EXAME FÍSICO em ORTOPEDIA

3ª edição

EXAME FÍSICO EM ORTOPEDIA

Tarcísio E. P. de Barros Filho
Osvandré Lech

Coordenador da 3ª edição: Alexandre Fogaça Cristante

Sarvier, 3ª edição, 2017
1ª edição, 2001
2ª edição, 2002

Projeto Gráfico/Diagramação
Triall Composição Editorial Ltda.

Revisão
Maria Ofélia da Costa

Capa
Triall Composição Editorial Ltda.

Impressão/Acabamento
PlenaPrint Indústria Gráfica

sarvier

Sarvier Editora de Livros Médicos
Rua dos Chanés 320 – Indianópolis
04087-031 – São Paulo – Brasil
Telefax (11) 5093-6966
sarvier@sarvier.com.br
www.sarvier.com.br

Dados Internacionais de Catalogação na Publicação (CIP)
(Câmara Brasileira do Livro, SP, Brasil)

Exame físico em ortopedia / [organização] Tarcisio E. P. de Barros Filho , Osvandré Lech ; coordenador Alexandre Fogaça Cristante. -- 3. ed. -- São Paulo : Sarvier, 2017.
Vários colaboradores.

Bibliografia
ISBN: 978-85-7378-258-5

1. Diagnóstico físico 2. Ortopedia - Diagnóstico I. Barros Filho, Tarcisio E. P. de. II. Lech, Osvandré. III. Cristante, Alexandre Fogaça.

17-04609 CDD-617.3
CDU-WE 141

Índices para catálogo sistemático:

1. Exame físico em ortopedia : Medicina 617.3

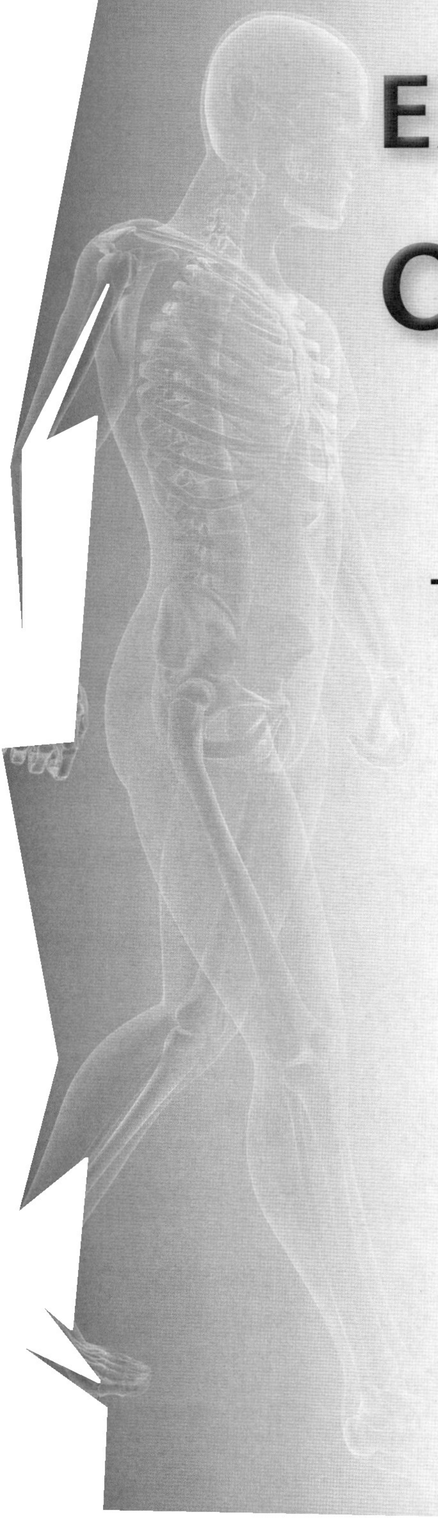

EXAME FÍSICO em ORTOPEDIA

3ª edição

Tarcísio E. P. de Barros Filho
Osvandré Lech

COORDENADOR
Alexandre Fogaça Cristante

sarvier

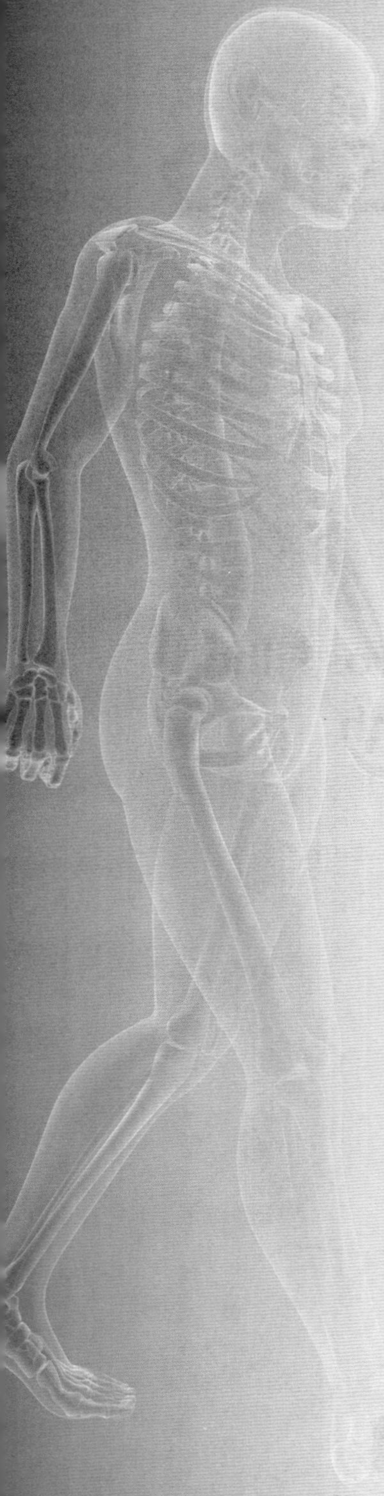

Colaboradores

Afrânio D. de Freitas

Especialista em Ortopedia/Traumatologia e Cirurgia da Mão. Fellow em Cirurgia de Mão em Strabourgo – França. Fellow em Cirurgia de Mão em Louisville – USA. Membro Titular da Sociedade Brasileira de Ortopedia e Traumatologia. Membro Titular da Associação Brasileira de Cirurgia da Mão. Ex-Presidente da Sociedade Brasileira de Cirurgia da Mão.

Akira Ishida

Professor Titular de Ortopedia da UNIFESP.

Aldo Junqueira Rodrigues Júnior†

In memoriam.

Alexandre Fogaça Cristante

Livre-Docente do IOT-HC-FMUSP.

Alfredo Luis Jácomo

Livre-Docente da FMUSP.

Anastácio Kotzias Neto

Médico Ortopedista do Hospital Infantil Joana de Gusmão de Florianópolis. Membro Titular da Sociedade Brasileira de Ortopedia e Traumatologia – SBOT e da Sociedade Brasileira de Ortopedia Pediátrica –SBOT. Mestre e Doutor em Ortopedia e Traumatologia pela Universidade Federal de São Paulo – UNIFESP-EPM. Fellow do DuPont Institute, Hospital for Children, Wilmington DE. Professor de Ortopedia do Curso de Medicina da Universidade do Sul de Santa Catarina – UNISUL.

Antonio Marcos Ferracini

Professor Adjunto de Ortopedia da Universidade Federal da Bahia. Mestre em Ciências pela Universidade Federal de São Paulo.

Arlindo G. Pardini Jr.

Livre-Docente em Ortopedia. Título de Especialista em Ortopedia e Cirurgia da Mão. Chefe do Serviço de Cirurgia da Mão do Hospital Ortopédico de Belo Horizonte. Membro Titular da Academia Mineira de Medicina. Ex-Presidente das Sociedades Brasileira de Ortopedia e Brasileira, Sul-Americana e Internacional de Cirurgia da Mão.

Arnaldo J. Hernandez

Professor Livre-Docente e Associado do Departamento de Ortopedia e Traumatologia da FMUSP.

Caio Augusto de Souza Nery

Professor Associado Livre-Docente do Departamento de Ortopedia e Traumatologia da Escola Paulista de Medicina da Universidade Federal de São Paulo – UNIFESP.

Carlos Humberto Castillo Rodriguez

Cirurgião de Ombro e Cotovelo. Membro da SBOT e SBCOC. Preceptor da Residência Médica da Universidade Federal da Fronteira Sul/Hospital São Vicente de Paulo/Instituto de Ortopedia e Traumatologia de Passo Fundo, RS.

Clovis Castanho Silveira Junior

Preceptor do IOT-HC-FMUSP.

Consuelo Junqueira Rodrigues

Livre-Docente em Anatomia Médico-Cirúrgica – FMUSP.

Erika M. Kalil Pessoa de Barros

Doutora pela FMUSP.

Fernando José Santos de Pina Cabral

Chefe do Serviço de Ortopedia e Traumatologia do Hospital Beneficência Portuguesa de Petrópolis. Mestre em Ortopedia e Traumatologia pela Universidade Federal do Rio de Janeiro – UFRJ.

Fernando Martins de Pina Cabral

Membro do Grupo de Cirurgia de Quadril do Instituto Nacional de Ortopedia e Traumatologia – INTO. Mestrando em Ciências Biológicas do Sistema Musculoesquelético no Instituto Nacional de Ortopedia e Traumatologia.

Flavio Gerardo Benites Zelada

Preceptor do IOT-HC-FMUSP.

Frederico Zatti Lima de Souza

Membro Titular da Sociedade Brasileira de Ortopedia e Traumatologia. Preceptor da Residência Médica da Santa Casa de Belo Horizonte.

Geraldo da Rocha Motta Filho

Chefe da Divisão de Ortopedia, Traumatologia e Cirurgia Especializada do Instituto Nacional de Traumatologia e Ortopedia – INTO. Mestre em Medicina do Departamento de

Ortopedia e Traumatologia da Universidade de São Paulo – Escola Paulista de Medicina – UNIFESP/EPM. Ex-Presidente da Sociedade Brasileira de Ortopedia e Traumatologia – SBOT. Ex-Presidente da Sociedade Brasileira de Cirurgia do Ombro e Cotovelo – BCOC. Ex-Presidente da Sociedade Brasileira de Trauma Ortopédico – SBTO.

Helton A. Defino

Professor Titular da Faculdade de Medicina da USP de Ribeirão Preto.

Isanio Vasconcelos Mesquita

Professor de Ortopedia e Traumatologia da Universidade Estadual do Piauí. Especialista em Cirurgia de Mão e Microcirurgia pela Universidade de São Paulo – USP-SP. Mestre e Doutorando em Ortopedia e Traumatologia pela Universidade de São Paulo – USP-SP. Membro Titular da Sociedade Brasileira de Ortopedia e Traumatologia. Membro Titular da Sociedade Brasileira de Cirurgia de Mão. Membro Titular da Associação Brasileira de Medicina e Cirurgia do Tornozelo e Pé. Membro Titular do Colégio Brasileiro de Cirurgiões. Membro Titular da Academia de Medicina do Piauí, Cadeira nº 48.

Jose Antônio Mancuso Filho

Professor do IOT-HC-FMUSP.

Júlio C. Nardelli

Mestre em Ortopedia IOT-HC-FMUSP. Médico Ortopedista Assistente do Grupo de Medicina do Esporte do IOT-HC-FMUSP.

Luiz Roberto Delboni Marchese

Preceptor do IOT-HC-FMUSP.

Luiz Roberto Gomes Vialle

Professor Titular da Escola de Medicina da Pontifícia Universidade Católica do Paraná. Grupo de Coluna.

Marco M. Amatuzzi

Professor Emérito da Faculdade de Medicina da USP.

Marcus Vinícius Galvão Amaral

Médico Ortopedista. Membro Titular da Sociedade Brasileira de Ortopedia e Traumatologia. Membro da Sociedade Brasileira de Cirurgia do Ombro e Cotovelo. Mestre em Ciências de Saúde aplicadas ao Sistema Musculoesquelético pelo Instituto Nacional de Ortopedia e Traumatologia. Coordenador do Centro de Cirurgia do Ombro e Cotovelo do Instituto Nacional de Ortopedia e Traumatologia.

Mario Augusto Taricco

Professor Associado da Disciplina de Neurocirurgia da Faculdade de Medicina da Universidade de São Paulo (FMUSP). Coordenador do Grupo de Coluna da Divisão de Neurocirurgia do Hospital das Clínicas da FMUSP.

Osvandré Lech

Chefe do Serviço de Ombro e Cotovelo do UFFS/HSVP/IOT, Passo Fundo, RS. Presidente do International Board of Shoulder and Elbow Surgery (IBSES). Editor Associado da Revista Brasileira de Ortopedia (RBO). Membro do Corpo Editorial do Bone and Joint Journal (Inglaterra), Journal of Shoulder and Elbow Surgery (EUA), Journal of Shoulder and Elbow Arthroplast (EUA), Acta Ortop Brasil e Acta of Shoulder and Elbow Surgery (Brasil).

Otávio Triz Neto

Membro SBOT e SBCOC. Preceptor da Residência Médica do Hospital Santa Rita, Maringá – PR.

Paulo Bertol

Mestre e Doutor em Ortopedia pela Universidade Federal de São Paulo (UNIFESP). Ortopedista Pediátrico do Serviço de Ortopedia e Traumatologia do Hospital Universitário da ULBRA, Universidade Luterana do Brasil, Canoas – RS.

Paulo Piluski

Cirurgião de Ombro e Cotovelo. Membro da SBOT e SBCOC. Membro da CECET da Sociedade Brasileira de Cirurgia de Ombro e Cotovelo. Preceptor da Residência Médica da Universidade Federal da Fronteira Sul/Hospital São Vicente de Paulo/Instituto de Ortopedia e Traumatologia de Passo Fundo.

Rames Mattar Jr.

Professor Associado do Departamento de Ortopedia e Traumatologia da FMUSP.

Rafael Garcia de Oliveira

Médico Preceptor do IOT-HC-TMUSP.

Raphael Martus Marcon

Livre-Docente do IOT-HC-FMUSP.

Reginaldo Perilo Oliveira

Diretor do Grupo de Coluna do IOT-HC-FMUSP.

Ricardo Horta Miranda

Membro Titular da Sociedade Brasileira de Ortopedia e Traumatologia. Membro Titular da Sociedade Brasileira de Quadril. Membro Titular da Associação Brasileira de Oncologia Ortopédica. Coordenador dos Grupos de Quadril e Ortopedia Oncológica da Santa Casa de Belo Horizonte. Assistente do Serviço de Ortopedia e Traumatologia da Rede Mater Dei de Saúde.

Robert Meves

Chefe do Grupo de Coluna da Santa Casa de São Paulo.

Ronaldo J. Azze

Professor Emérito da Faculdade de Medicina de São Paulo. Ex-Presidente da Sociedade Brasileira de Cirurgia da Mão. Ex-Titular de Ortopedia e Traumatologia da FMUSP.

Sergio S. Kuwajima

Doutor em Ortopedia pela Escola Paulista de Medicina da Universidade Federal de São Paulo.

Tarcísio E. P. de Barros Filho

Professor Titular do IOT-HC-FMUSP.

Esta Edição foi elaborada pela coordenação da Comissão de Ensino e Treinamento e pela Comissão de Educação Continuada da SBOT – 2015 e 2014

Comissão de Ensino e Treinamento da SBOT – 2014

Presidente	Osvaldo Guilherme Nunes Pires
Vice-Presidente	Marcos Norberto Giordano
Secretário Executivo	Alexandre Fogaça Cristante
Secretário Adjunto	André Kuhn
	Ivan Chakkour
	Ricardo Horta Miranda
	Giana Silveira Giostri
	Marcelo Carvalho Krause Gonçalves
	Luis Marcelo de Azevedo Malta

Comissão de Ensino e Treinamento da SBOT – 2015

Presidente	Alexandre Fogaça Cristante
Vice-presidente	Luis Marcelo de Azevedo Malta
Secretário Executivo	Giana Silveira Giostri
Secretário Adjunto	Marcelo Carvalho Krause Gonçalves
	Roberto Yukio Ikemoto
	Osvaldo Guilherme Nunes Pires
	Alexandre Francisco de Lourenço
	Jean Klay Santos Machado
	José Carlos Souza Vilela
	José Paulo Gabbi Aramburú Filho

Comissão de Educação Continuada da SBOT – 2014

Presidente	Jorge dos Santos Silva
Secretário	Marcelo Abagge
	Tito Henrique de Noronha Rocha
	João Maurício Barretto
	Antonio Marcos Ferracini
	João Carlos Belloti
	Paulo Silva
	Ney Coutinho Pecegueiro do Amaral
	Gilberto Francisco Brandão
	Marcos Henrique Ferreira Laraya
	Eduardo Sadao Yonamine

Comissão de Educação Continuada da SBOT – 2015

Presidente	Gilberto Francisco Brandão
Secretário	Ney Coutinho Pecegueiro do Amaral
	Antonio Marcos Ferracini
	João Carlos Belloti
	Eduardo Sadao Yonamine
	Marcos Henrique Ferreira Laraya
	Arnaldo Amado Ferreira Neto
	César Rubens da Costa Fontenelle
	Roberto Luiz Sobania
	Rodrigo Campos Pace Lasmar

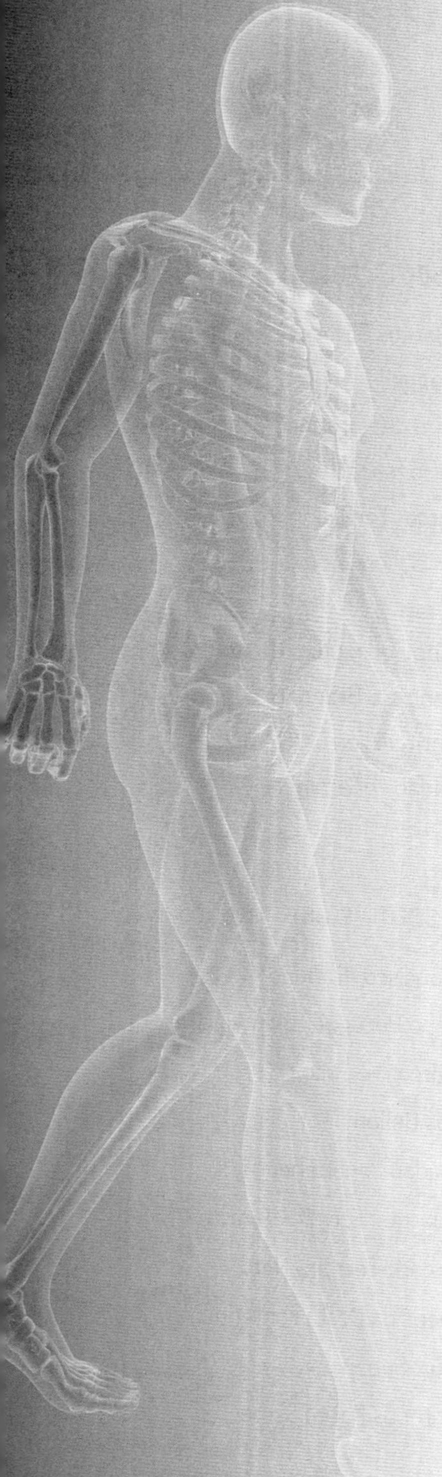

Prefácio

É com muita satisfação que escrevo algumas palavras por ocasião da terceira edição do livro Exame Físico em Ortopedia. A semiologia ortopédica, sem dúvida, é o caminho mais confiável para concluirmos um diagnóstico seguro que orientará o melhor tratamento a ser aplicado para nossos pacientes.

Este livro, idealizado e realizado pelos Doutores Osvandré Lech e Tarcísio Eloy Pessoa de Barros Filho, Ex-Presidentes da Sociedade Brasileira de Ortopedia e Traumatologia, e seus colaboradores, expressa de maneira inequívoca a paixão e o comprometimento de nossa Sociedade para com o ensino e educação continuada em nossa especialidade. Um livro fundamental para residentes, mas não menos importante para ortopedistas em todos os níveis de experiência profissional.

Dr. João Maurício Barreto
Presidente da SBOT
Rio de Janeiro, maio de 2017

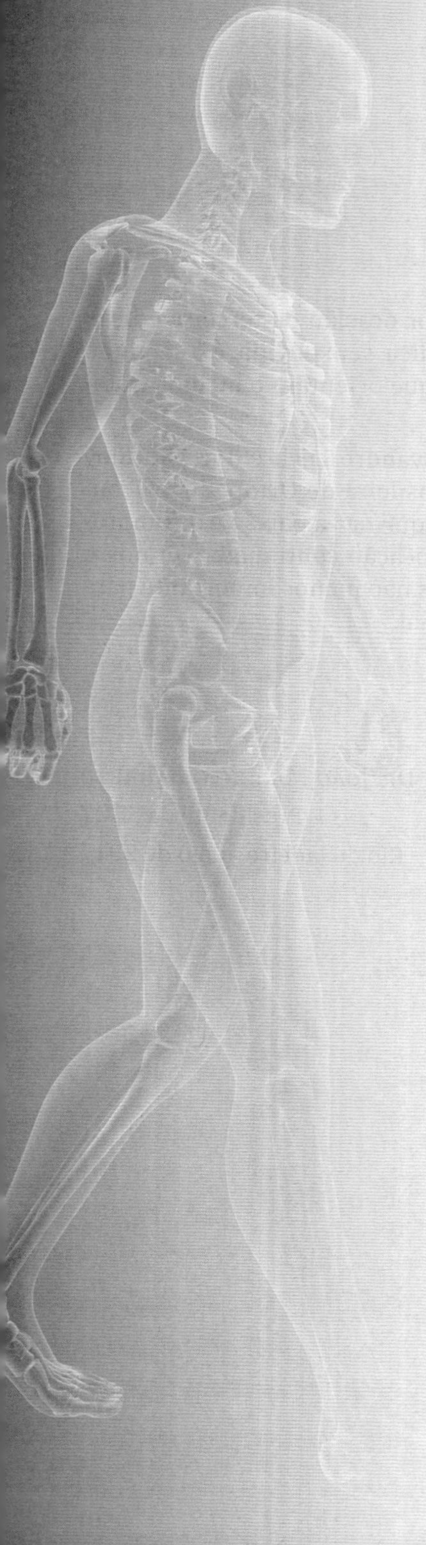

Prefácio da 1ª e 2ª Edições

Prefaciar uma publicação como a do Exame Físico em Ortopedia de Tarcísio E. P. de Barros Filho e Osvandré Lech é simples e prazeroso. Os autores são destacados professores de Ortopedia Nacional e os colaboradores de mesma estirpe. O tema não poderia ser mais oportuno visto ser o passso inicial para o diagnóstico e o consequente correto tratamento. A carência de obras desta natureza na literatura nacional completa o acerto da iniciativa. Que seja imitada.

É um livro para permancer ao lado da cabeceira de estudantes, residentes e médicos ortopedistas.

PROF. DR. ROBERTO A. L. SANTIN
Presidente da Sociedade Brasileira de Ortopedia e Traumatologia
2001

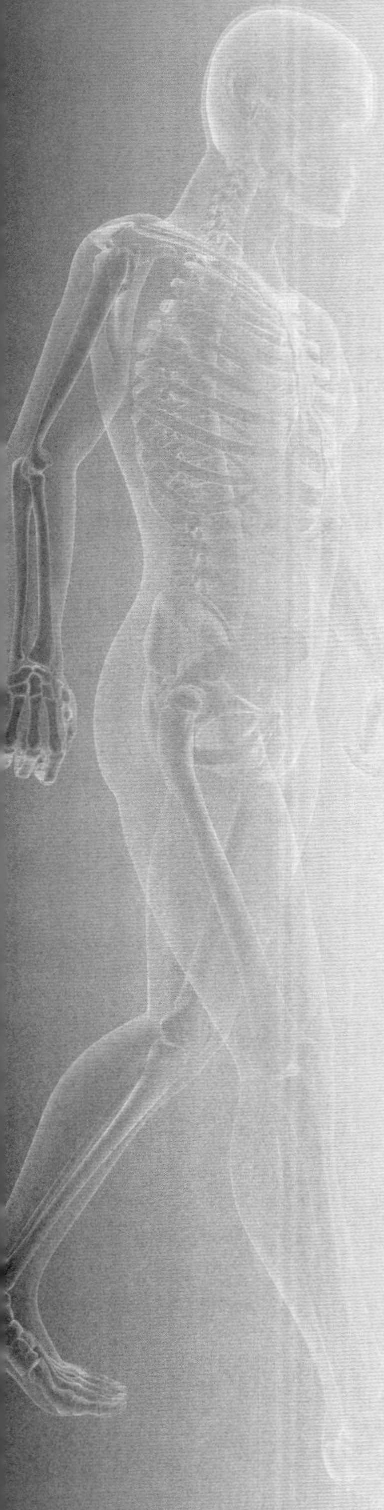

Apresentação da Terceira Edição

Was man weiss man sieht
Aquilo que vejo, conheço
Goethe

Diagnóstico por intuição é método rápido de conseguir diagnóstico errado
J. Chalmers da Costa

A terceira edição deste livro é fruto do trabalho dedicado de 41 ortopedistas de grande atuação na SBOT que entregam ao leitor esta necessária atualização do exame físico ortopédico. A organização deste livro foi da Comissão de Ensino e Treinamento (CET) da SBOT sob a coordenação do colega Professor Doutor Alexandre Fogaça Cristante.

O livro segue o modelo da edição anterior e objetiva manter o exame físico como o passo mais importante do diagnóstico. Em 14 capítulos ricamente ilustrados, o leitor encontrará um texto sintético e compreensível para aprendizado ou consulta rápida.

"*Se você quiser falar comigo, primeiro defina os seus termos*" é uma citação atribuída a Voltaire e seguidamente mencionada em conferências médicas. Sem dúvida, definir com precisão os achados do exame físico é o início mais seguro para obter o diagnóstico correto, a etapa inicial de um tratamento ortopédico eficaz.

Boa leitura!

Tarcísio Eloy Pessoa de Barros Filho
Osvandré Lech
São Paulo (SP) e Passo Fundo (RS), maio de 2017

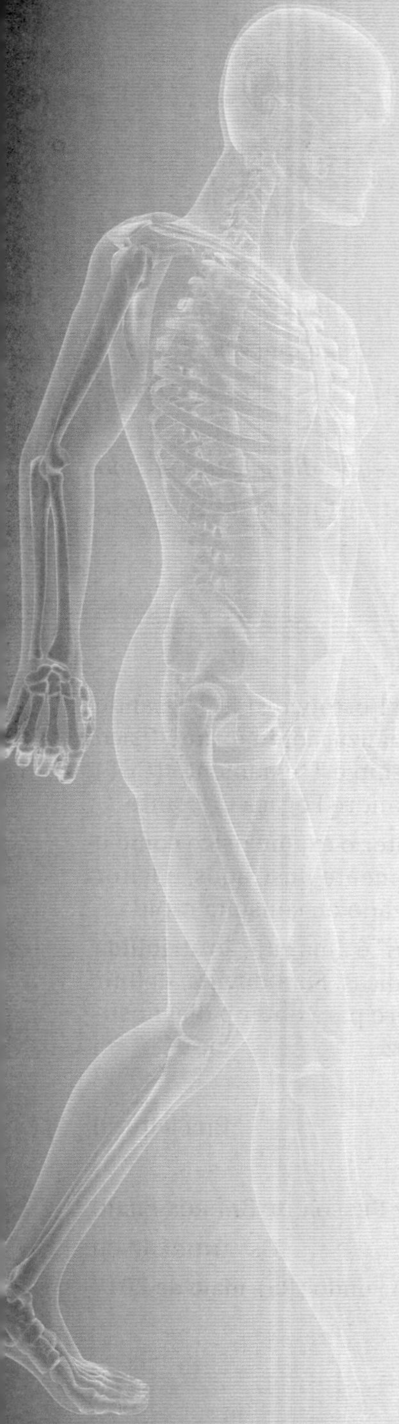

Conteúdo

Seção I

Eixo

Seção IV

SEÇAO

I

EIXO

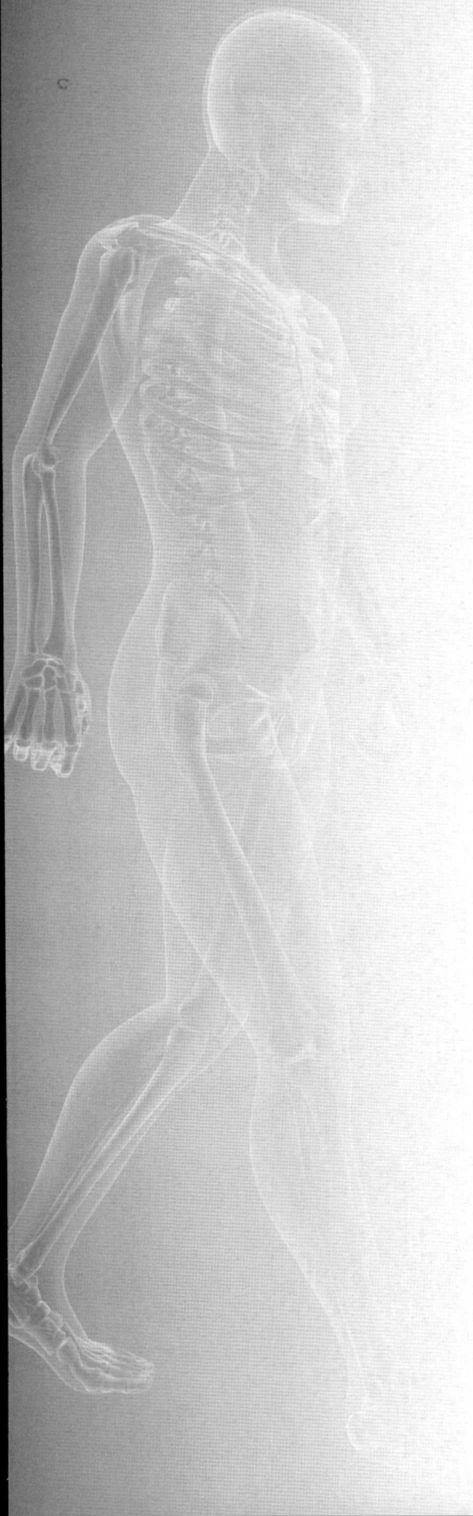

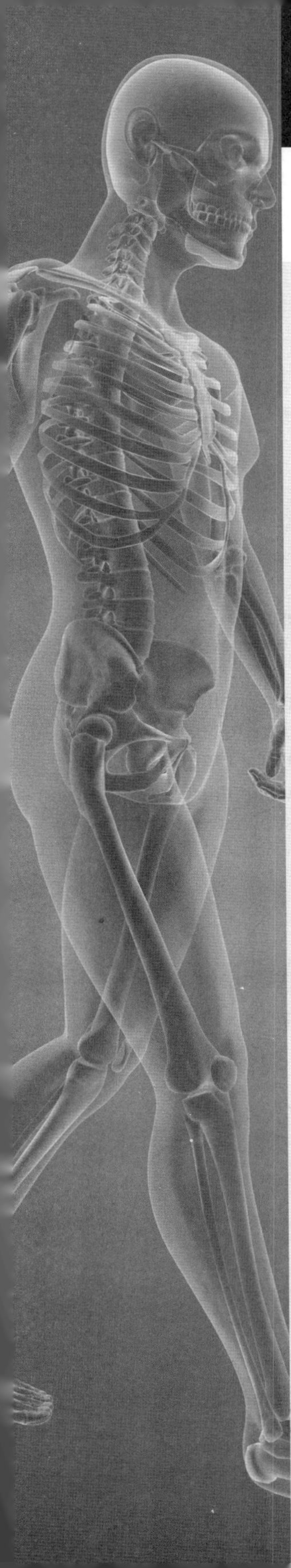

CAPÍTULO

1

Coluna Cervical

- Tarcísio E. P. de Barros Filho
- Raphael Martus Marcon
- Alexandre Fogaça Cristante
- Robert Meves
- Clovis Castanho Silveira Junior

A avaliação da coluna cervical, obviamente, deve estar integrada à da coluna vertebral como um todo. Porém, para efeito didático de sistematização, neste capítulo serão apresentadas as características específicas do exame físico desse segmento.

Após a anamnese geral do aparelho locomotor e específica quanto a queixas na região cervical, passa-se ao exame físico propriamente dito, na ordem descrita a seguir.

INSPEÇÃO ESTÁTICA

Nessa fase, podem ser observadas assimetrias do pescoço, como, por exemplo, nos quadros de torcicolos ou malformações, e a deformidade pode ser classificada em redutível (ativa ou passivamente) ou irredutível. A observação cuidadosa pode ser suficiente para o diagnóstico de torcicolo espasmódico, que se caracteriza pela presença de contrações involuntárias da musculatura cervical (Figura 1.1).

Geralmente, a presença de torcicolos está associada a espasmo protetor pós-traumatismo, infecções tonsilares ou doença do corpo vertebral. Em quadros avançados de infecção ou tumores, muitas vezes a cabeça pode estar sendo sustentada pelas mãos do paciente. Em recém-nascidos, deve-se observar a presença de tumoração no músculo esternocleidomastóideo (torcicolo congênito).

Ainda nessa fase, podem ser observadas alterações no tegumento, alterações na altura da implantação dos cabelos ou quais-

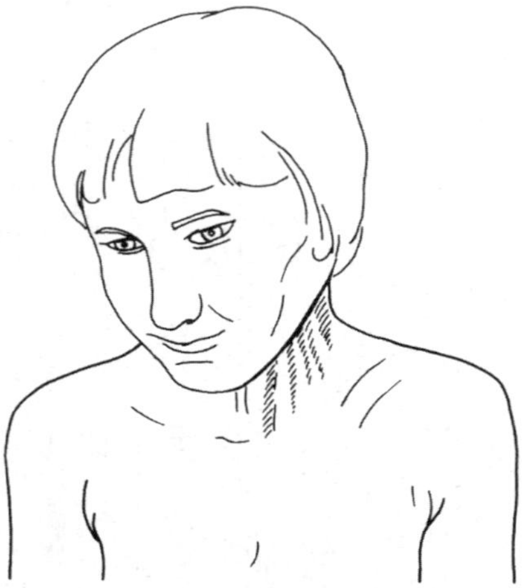

Figura 1.1 O torcicolo espasmódico é identificado na inspeção estática pela presença de alterações na musculatura cervical ou desvio da cabeça.

quer outras características que possam indicar a presença de alguma malformação associada. Além disso, pode ser notada na região a presença de tumores (por exemplo, tumor de Pancost, em que se observa assimetria na fossa supraclavicular – Figura 1.2).

Devem-se observar, também na região cervical, a presença de vesículas, descolorações ou cicatrizes. Cicatrizes cirúrgicas na face anterior do pescoço frequentemente se relacionam a cirurgias da tireoide, enquanto cicatrizes irregulares com depressões situadas no trígono anterior do pescoço podem evidenciar linfadenite tuberculosa prévia.

INSPEÇÃO DINÂMICA

Na fase de inspeção dinâmica é avaliada a amplitude de cada um dos movimentos da coluna cervical, solicitando-se ao paciente que faça ativamente a flexão e a extensão da cabeça, a rotação para ambos os lados e a inclinação lateral também para ambos os lados. A precisão desse exame pode ser melhorada pedindo-se para o paciente segurar entre os dentes uma espátula, a qual pode ser usada como referência no registro das angulações observadas. Na flexão, o paciente deve ser capaz de encostar o queixo no tórax e, na extensão, deve-se observar no

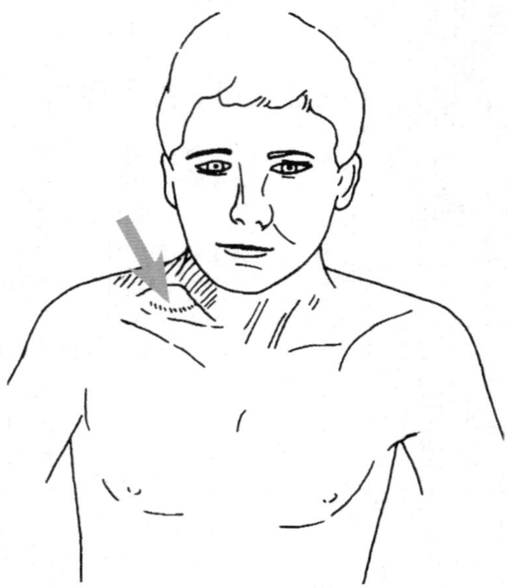

Figura 1.2 Assimetria na fossa clavicular sugere a presença de tumor de Pancost.

perfil um alinhamento da fronte e do nariz com o plano horizontal (arco normal de movimento na flexoextensão: 130°). Na rotação, o queixo deve estar alinhado com os ombros (arco normal de movimento para cada lado na rotação lateral: 80°). Na inclinação lateral, solicita-se para o paciente encostar a orelha no ombro. Deve-se solicitar ao paciente que tente fazer esse movimento sem a mobilização do ombro (arco normal de movimento na inclinação lateral para cada lado: 45°) (Figuras 1.3 a 1.5).

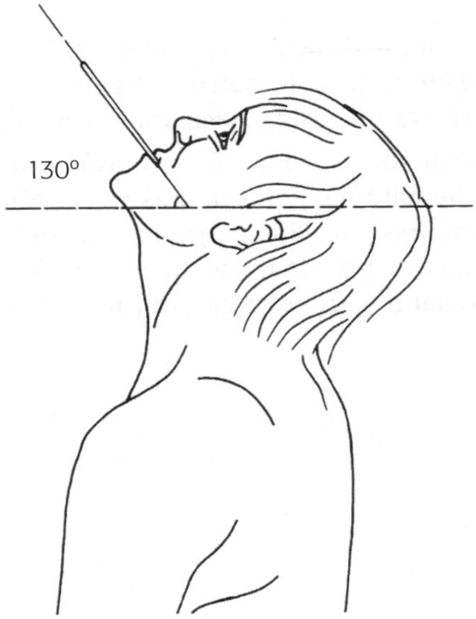

Figura 1.3 Flexoextensão.

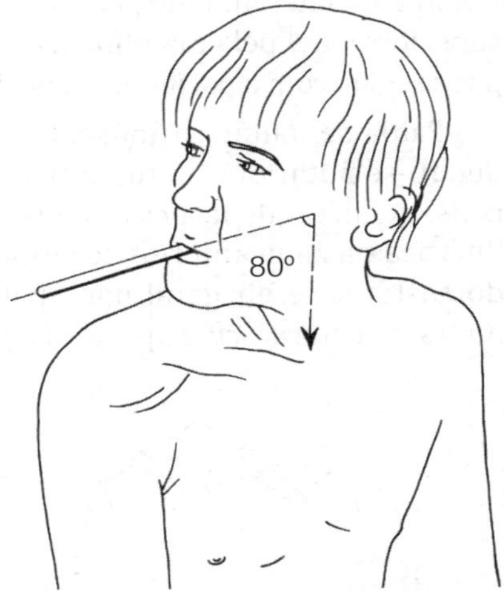

Figura 1.4 Rotação.

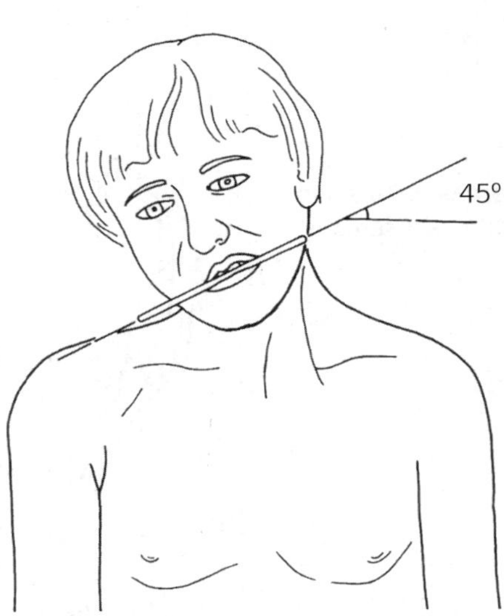

Figura 1.5 Inclinação lateral.

Assimetrias de movimentos, nessa fase, podem ser provocadas por deformidades ou por bloqueio antálgico.

PALPAÇÃO DE PARTES MOLES

A palpação de partes moles na região cervical pode ser dividida em duas zonas clínicas: face anterior (trígono anterior) e face posterior.

TRÍGONO ANTERIOR

Delimitado lateralmente pelas bordas anteriores dos músculos esternocleidomastóideos, superiormente pela mandíbula e inferiormente pela incisura supraesternal, deve-se palpar a região com o paciente em posição supina, para relaxamento da musculatura cervical.

Palpa-se, então, o músculo esternocleidomastóideo, em toda sua extensão, podendo-se notar dor ou tumorações ao longo dele (hematomas) que, muitas vezes, são consequências de lesões em hiperextensão em acidentes automobilísticos. Já a cadeia linfática da zona anterior se situa ao longo da borda anterior do músculo esternocleidomastóideo e, em geral, não é palpável. Quando presente, geralmente traduz infecções do trato respiratório superior (Figuras 1.6 e 1.7).

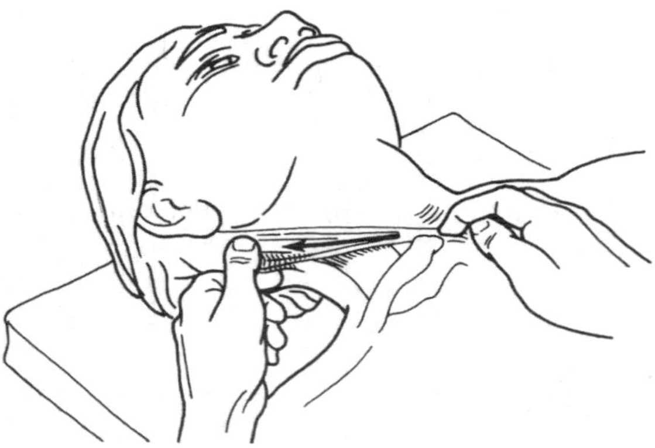

Figura 1.6 Os esternocleidomastóideos são palpáveis desde as origens até as inserções.

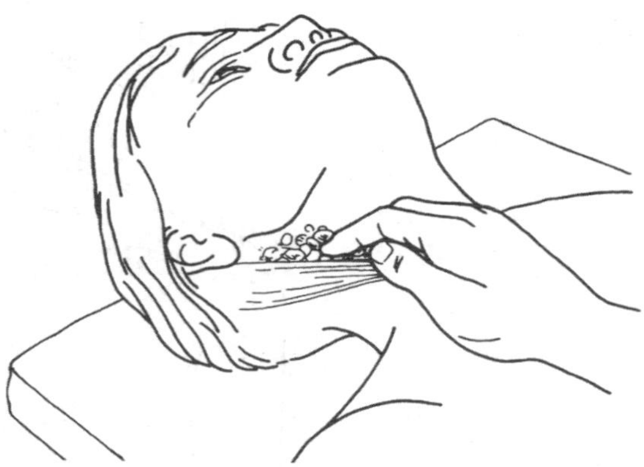

Figura 1.7 Cadeia linfática ao longo da borda medial do esternocleidomastóideo.

A glândula tireoide, as parótidas e a fossa supraclavicular devem ser palpadas em busca de irregularidades, cistos ou tumorações (Figuras 1.8 e 1.9).

Já o pulso carotídeo deve ser palpado e comparado com o do outro lado (note-se que essa manobra não deve ser efetuada simultaneamente para que não se provoque o reflexo carotídeo). O pulso carotídeo é mais bem sentido sobre o tubérculo C6, o qual será descrito na palpação óssea (Figura 1.10).

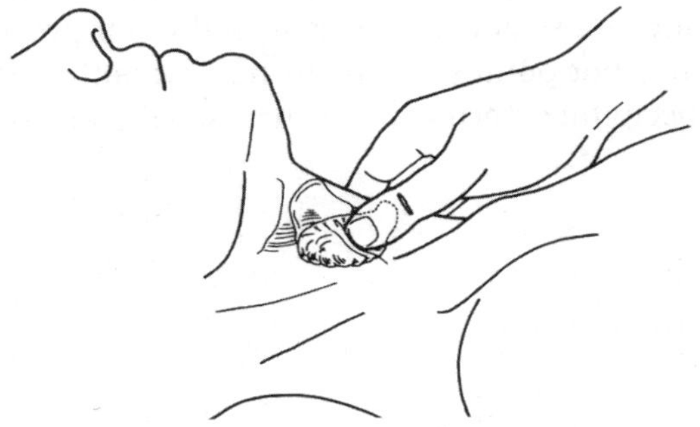

Figura 1.8 Tireoide normal: elástica e pouco nítida.

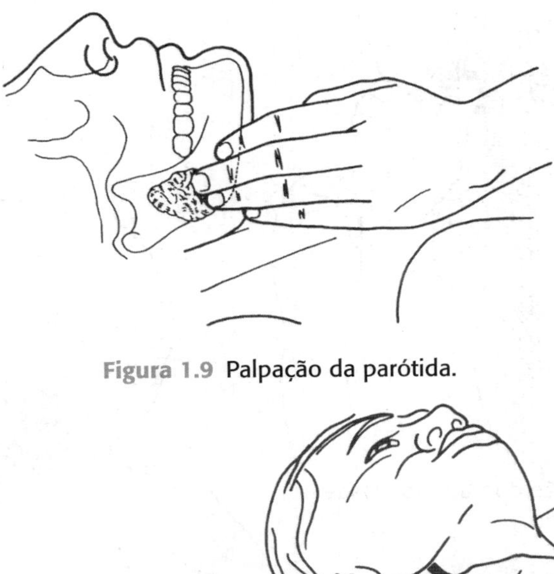

Figura 1.9 Palpação da parótida.

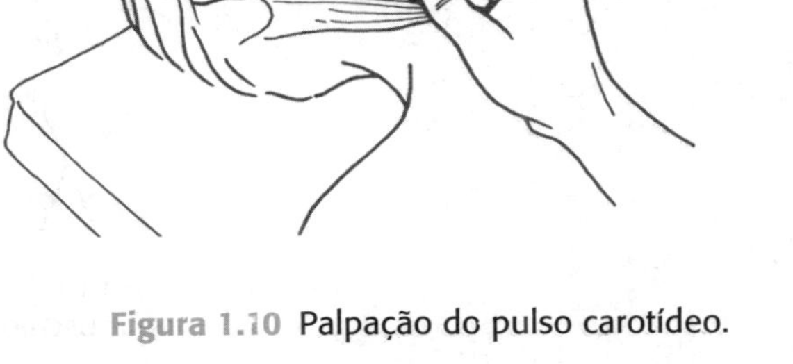

Figura 1.10 Palpação do pulso carotídeo.

FACE POSTERIOR

Com o paciente preferencialmente sentado, deve-se palpar, nessa região, o músculo trapézio, em toda sua extensão, à procura de locais de dor ou tumoração (hematomas), muitas vezes consequentes a traumatismos em flexoextensão do pescoço. Anteriormente a esse músculo, encontra-se outra cadeia linfática, a qual se torna palpável em condições patológicas. Ainda, na base do crânio, na protuberância occipital, podem-se palpar os nervos occipitais maiores, quando eles se encontram espessados por processos inflamatórios. Deve-se também procurar por pontos dolorosos no ligamento nucal superior, que vai desde a protuberância occipital externa até o processo espinhoso de C7 (Figuras 1.11 a 1.14).

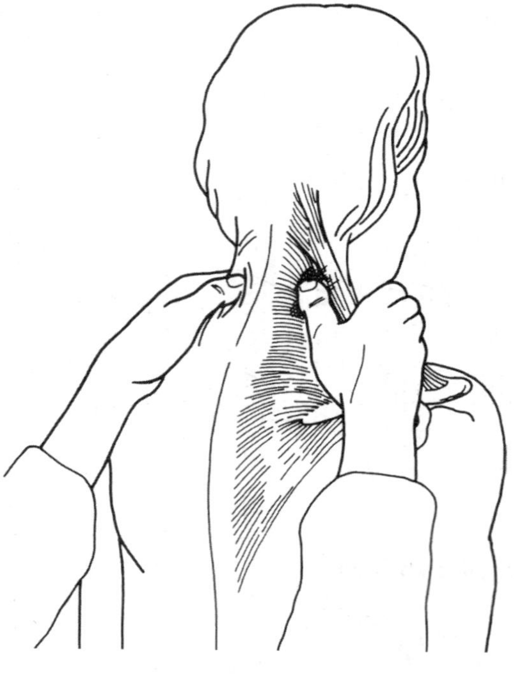

Figura 1.11 Palpação do trapézio: desde a origem até a inserção.

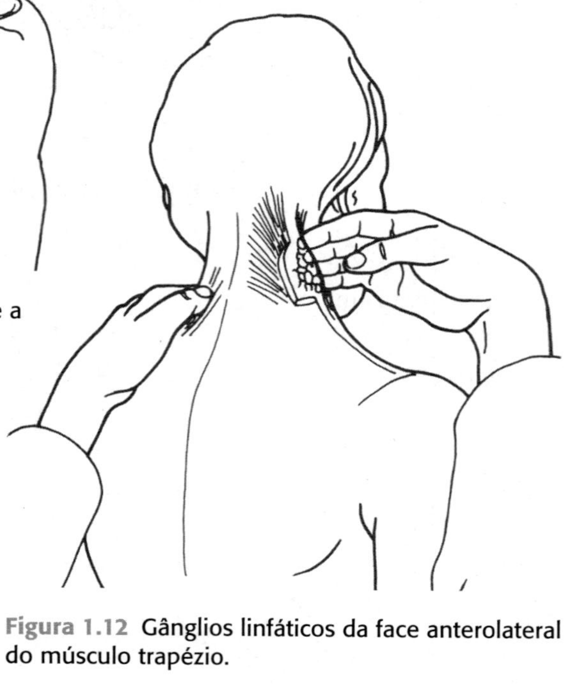

Figura 1.12 Gânglios linfáticos da face anterolateral do músculo trapézio.

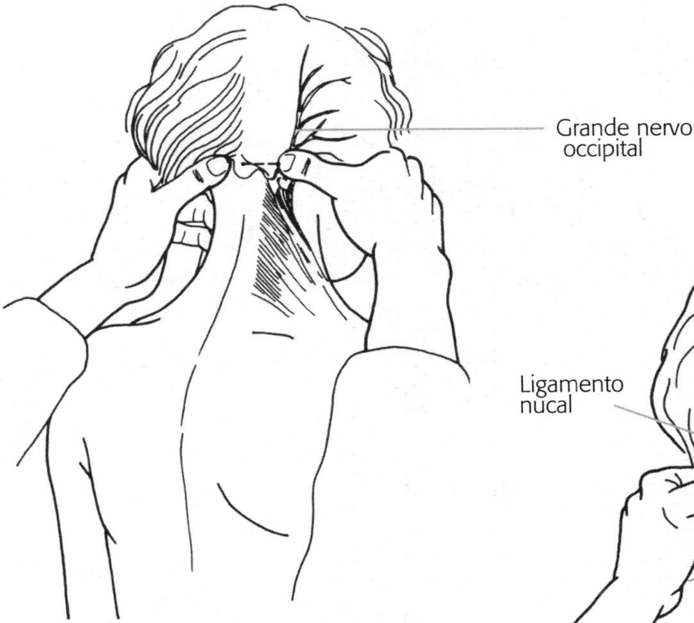

Figura 1.13 Palpação dos grandes nervos occipitais.

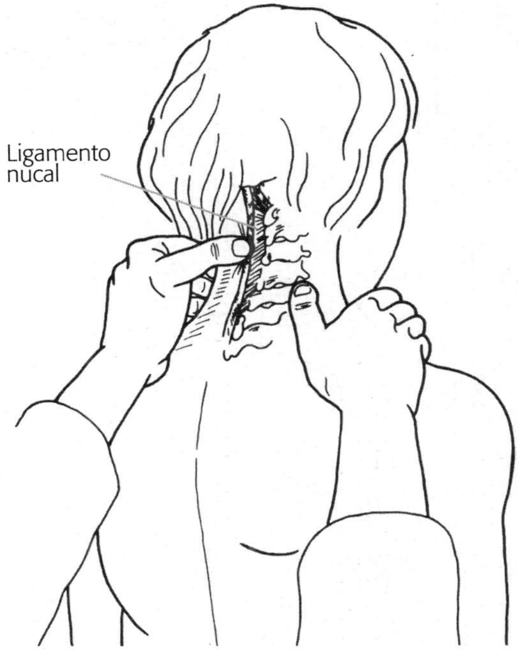

Figura 1.14 Ligamento nucal superior.

PALPAÇÃO ÓSSEA

Com o paciente em posição supina para relaxamento da musculatura cervical, palpam-se as estruturas ósseas nas regiões anterior e posterior.

Na região anterior, muitas estruturas são usadas como pontos de referência para a localização das vértebras. Assim, pode-se palpar o osso hioide, acima da cartilagem tireoidiana, o qual se opõe ao corpo vertebral de C3. A cartilagem tireoidiana, cujo ápice é vulgarmente denominado "pomo de adão", encontra-se no nível de C4. O primeiro anel cricoide (parte integrante da traqueia), situado abaixo da cartilagem cricoide e acima do sítio de eleição para a traqueostomia de urgência, opõe-se a C6. Ainda em C6, pode-se palpar, lateralmente ao anel cricoide, importante ponto de referência, que é o tubérculo carotídeo, um tubérculo anterior ao processo transverso de C6, podendo-se palpar adjacente a esse o pulso carotídeo (Figuras 1.15 a 1.18).

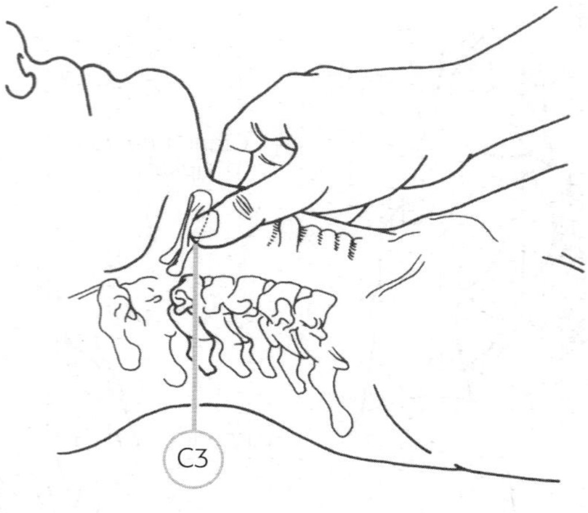

Figura 1.15 Osso hioide.

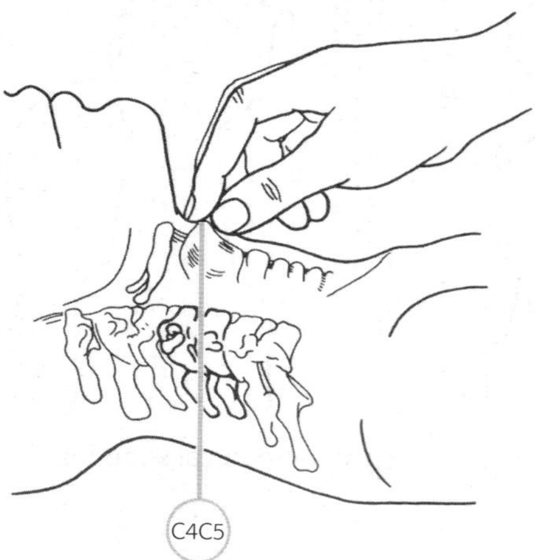

Figura 1.16 Cartilagem tireoidiana.

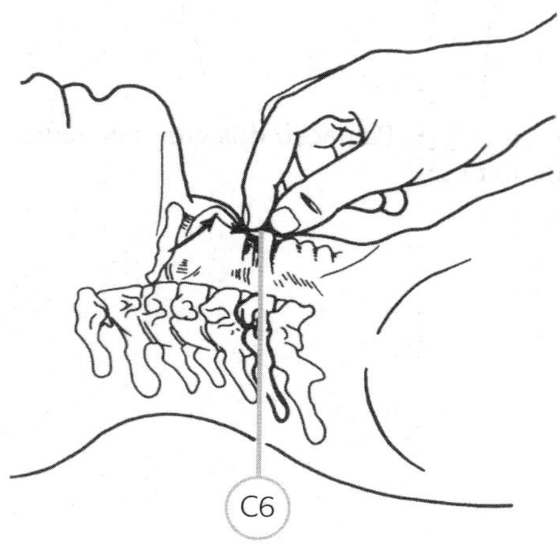

Figura 1.17 Primeiro anel cricoide.

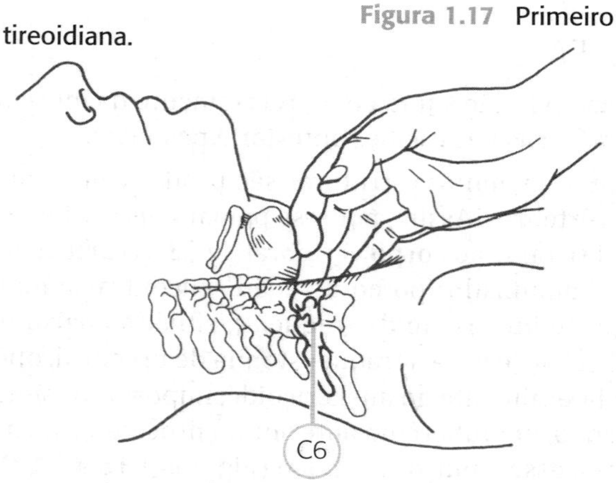

Figura 1.18 Tubérculo carotídeo.

FACE POSTERIOR

Na região cervical posterior, pode-se palpar superiormente o occipício (face posterior do crânio). Neste, encontra-se a protuberância occipital externa (em forma de cúpula, na linha média), e lateralmente a essa, a linha nucal superior. Lateralmente a essa linha se encontra o processo mastoide (Figura 1.19).

Já na linha média posterior se encontram os processos espinhosos das vértebras cervicais, sendo facilmente palpáveis os de C2 e C7. Os de Cl, C3, C4, C5 e C6 estão localizados mais profundamente. Deve-se tentar palpá-los à procura de dor, crepitação ou desalinhamento. Lateralmente aos processos espinhosos, pode-se ainda tentar palpar as superfícies articulares (Figura 1.20).

Na fase do exame de palpação, pode também ser pesquisada a amplitude de movimentação passiva da coluna cervical, repetindo-se os movimentos de flexoextensão, rotação e inclinação lateral, já citados em Inspeção dinâmica.

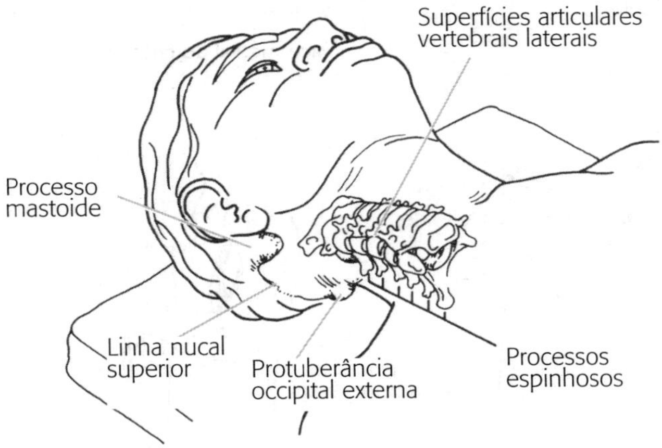

Figura 1.19 Anatomia do pescoço (face posterior).

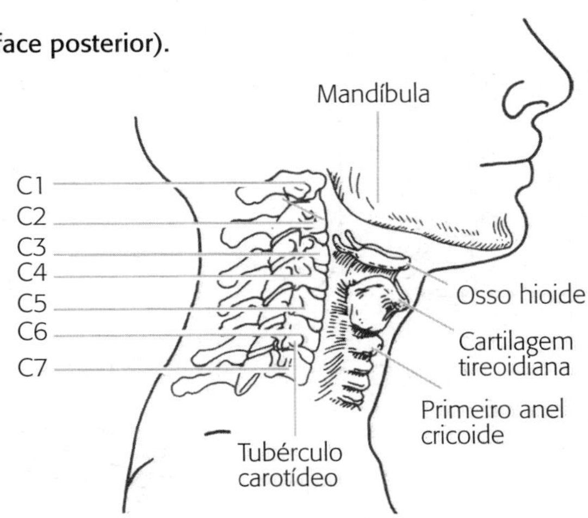

Figura 1.20 Anatomia da coluna cervical.

EXAME NEUROLÓGICO

O exame neurológico dos membros superiores deve ser parte rotineira da semiologia desse segmento vertebral, visto que várias afecções cervicais se manifestam por dores irradiadas por compressão de raízes cervicais. Para cada nível neurológico existe uma distribuição sensitiva, um teste motor e um exame de reflexos, os quais se encontram descritos no quadro 1.1 e nas figuras 1.21 a 1.25.

Quadro 1.1 Avaliação neurológica da coluna cervical (baseada na padronização da classificação neurológica da lesão medular da Associação Americana de Lesão Medular e da Associação Médica Internacional de Paraplegia).

Nível	Motor – músculo-chave	Reflexos	Sensibilidade
C5	Flexores do cotovelo	Bíceps	Face lateral do braço
C6	Extensores do punho	Braquiorradial	1º quirodáctilo
C7	Extensor do cotovelo	Tríceps	3º quirodáctilo
C8	Flexor profundo do 3º quirodáctilo	–	5º quirodáctilo
T1	Adutor do 5º quirodáctilo	–	Face medial do cotovelo

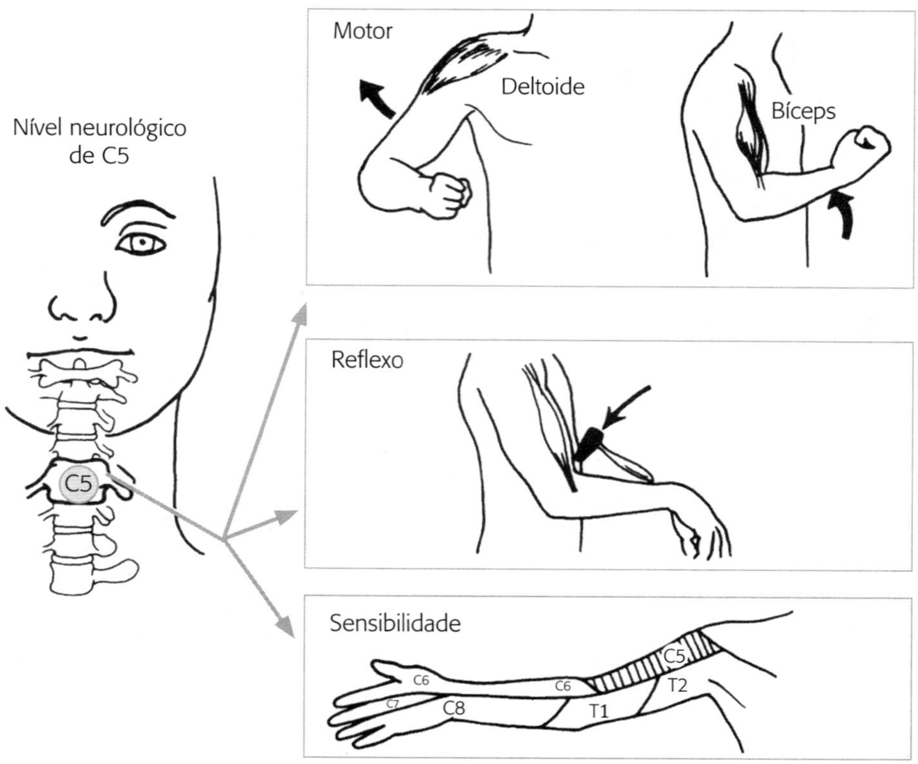

Figura 1.21 Exame da coluna cervical: nível neurológico de C5.

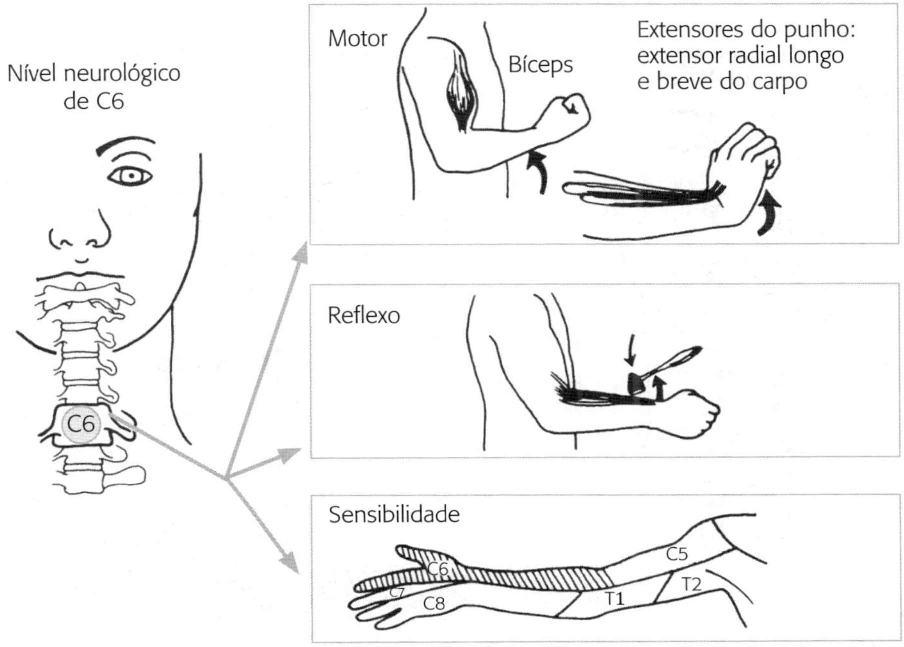

Figura 1.22 Exame da coluna cervical: nível neurológico de C6.

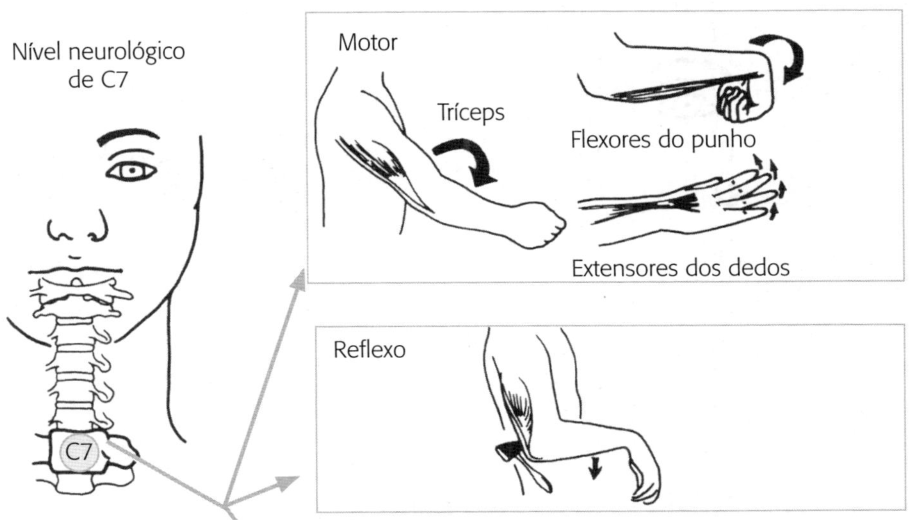

Figura 1.23 Exame da coluna cervical: nível neurológico de C7.

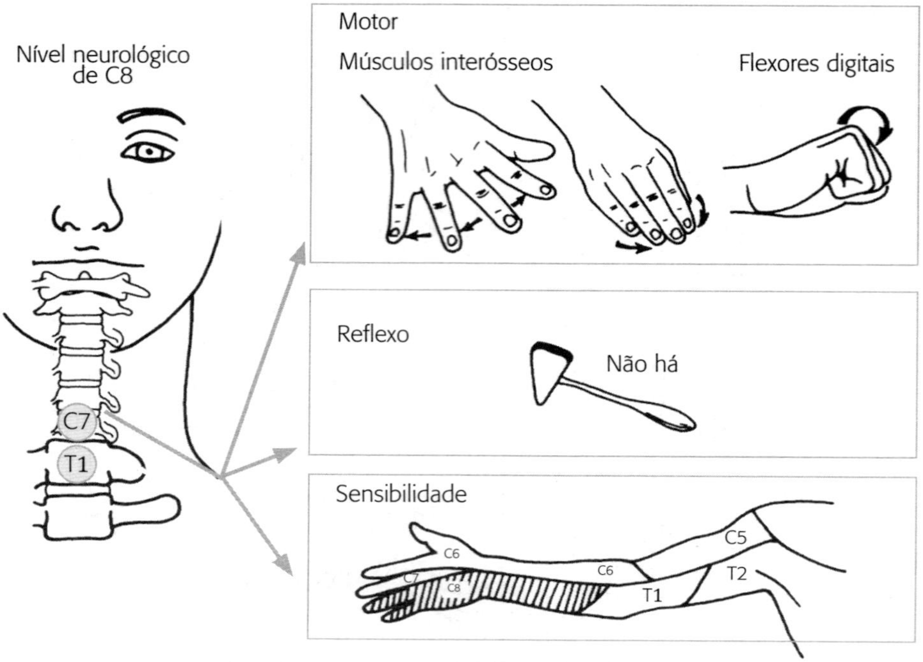

Figura 1.24 Exame da coluna cervical: nível neurológico de C8.

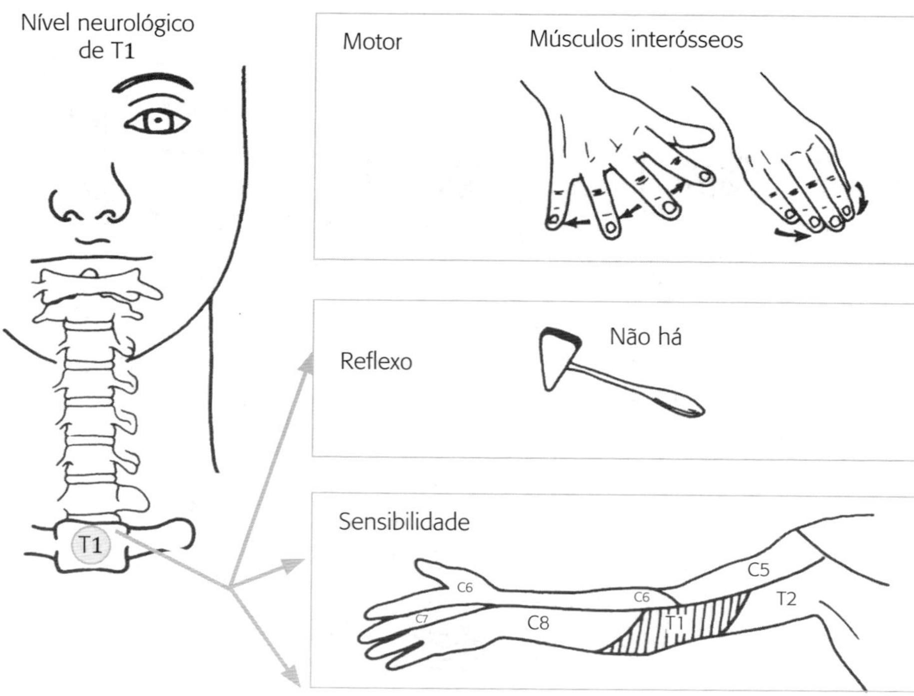

Figura 1.25 Exame da coluna cervical: nível neurológico de T1.

TESTES ESPECIAIS

Algumas manobras específicas devem ser realizadas como parte do exame físico. Entre estas destacamos:

TESTE DA DISTRAÇÃO

Com o paciente sentado e as mãos do examinador no queixo e na região posterior da cabeça do paciente, realiza-se a distração da região cervical, a qual, ao abrir os forames neurais, pode aliviar a dor consequente à compressão radicular nesse nível (Figura 1.26).

MANOBRA DE SPURLING

Realizada com flexão lateral da cabeça do paciente, na qual o examinador realiza pressão sobre o topo da cabeça. O teste é positivo quando ocorre aumento dos sintomas radiculares na extremidade. Dores inespecíficas podem ser consequentes a aumento de pressão das superfícies articulares das vértebras ou devido a espasmos musculares (Figura 1.27).

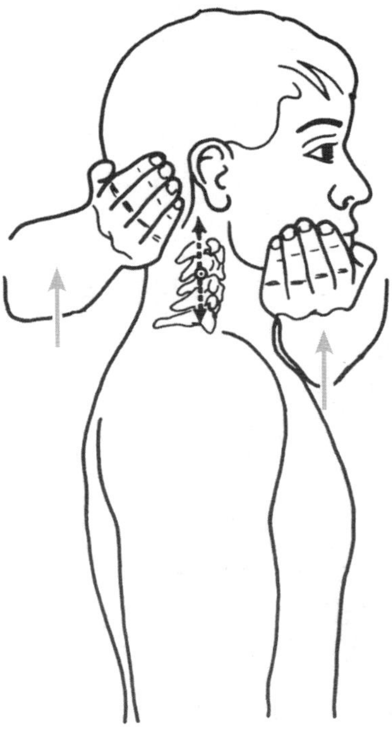

Figura 1.26 Teste da distração. A distração da coluna cervical aumenta o diâmetro dos forames neurais.

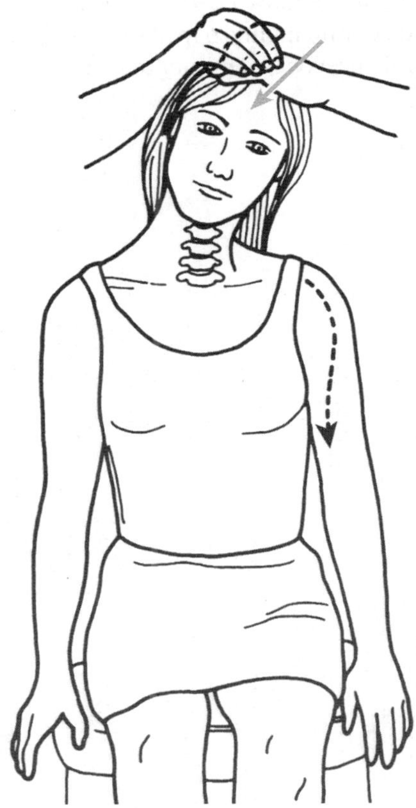

Figura 1.27 Manobra de Spurling. Flexão lateral da cabeça do paciente que provoca quadro de dor.

TESTE DA EXTENSÃO DA RAIZ

Usado para avaliar a compressão radicular, é realizado passivamente. O paciente tem seu braço estendido, abduzido e externamente rodado, com o cotovelo e punho estendidos e, em seguida, a cabeça é inclinada para o lado oposto. Isso pode reproduzir dor radicular causada pela irritação da(s) raiz(es) nervosa(s) (Figura 1.28).

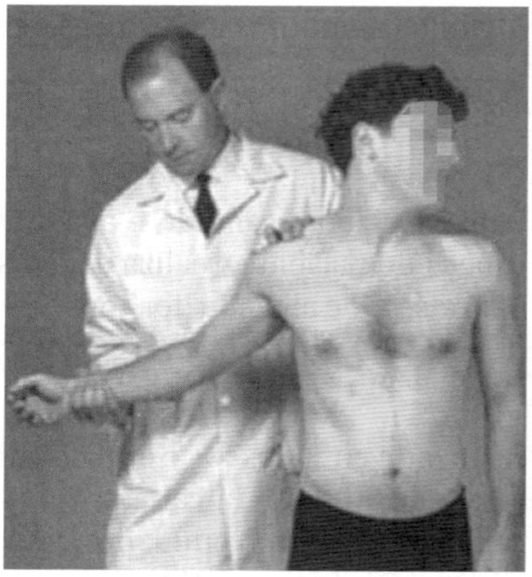

Figura 1.28 Teste da extensão da raiz nervosa.

TESTE DO ALÍVIO EM ABDUÇÃO DO OMBRO

Um sinal potencialmente útil na avaliação clínica da radiculopatia cervical é o teste que produz alívio na abdução (teste de abdução do ombro). Em posição sentada, solicita-se que o paciente ativamente coloque a mão da extremidade afetada no topo do crânio (Figura 1.29). Melhora substancial ou alívio da dor no membro ipsilateral sugere compressão da raiz nervosa, geralmente na região de C5-C6.

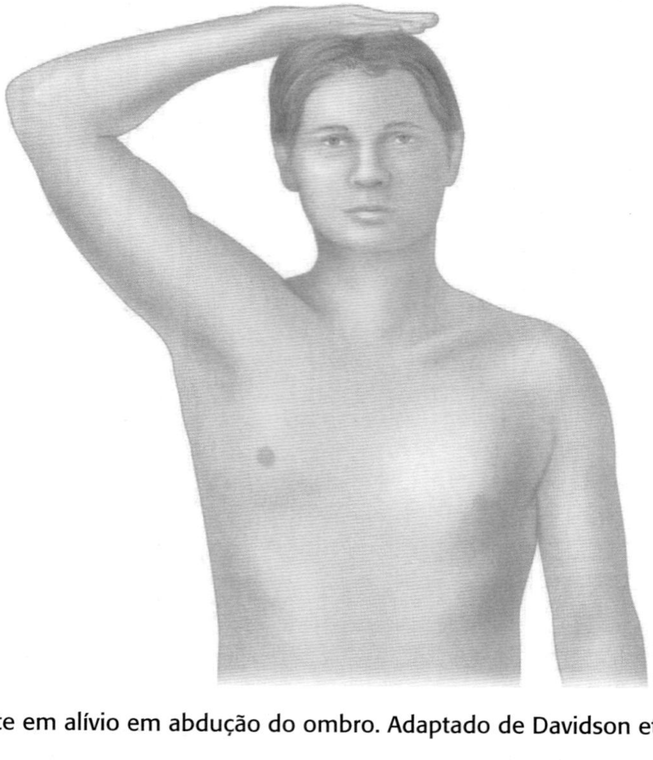

Figura 1.29 Teste em alívio em abdução do ombro. Adaptado de Davidson et al. e Fam et al.

SINAL DE LHERMITTE

Usado para o diagnóstico de irritação meníngea, sendo visualizado também na esclerose múltipla. Com o paciente na posição sentada, flete-se a cabeça de encontro ao tórax, podendo-se sensibilizar o teste com a flexão dos quadris. É positivo quando o paciente refere dor ou parestesias, podendo também se queixar de dor irradiada para as extremidades (Figura 1.30).

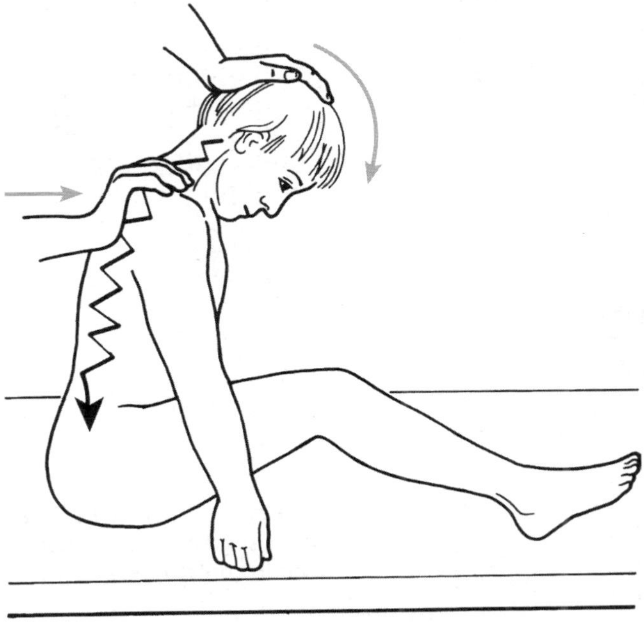

Figura 1.30 Sinal de Lhermitte.

MANOBRA DE VALSALVA

O paciente deve prender a respiração e fazer força como se quisesse evacuar. Com a manobra ocorre aumento da pressão intratecal, agravando os sintomas de eventuais lesões que comprimem o canal, como tumores e hérnias de disco cervicais.

TESTE DE DEGLUTIÇÃO

Algumas vezes, dor e dificuldade à deglutição podem ser decorrentes de doenças na região anterior da coluna cervical, como protuberâncias ósseas, osteófitos, intumescências dos tecidos moles devido a hematomas, infecções e tumores (Figura 1.31).

TESTE DA ARTÉRIA VERTEBRAL

Testa a patência das artérias vertebrais, as quais atravessam os forames vertebrais. Com o paciente em posição supina, deve ser mantido nas seguintes posições por pelo menos 30 segundos: extensão cervical, rotação para a direita e para a esquerda, rota-

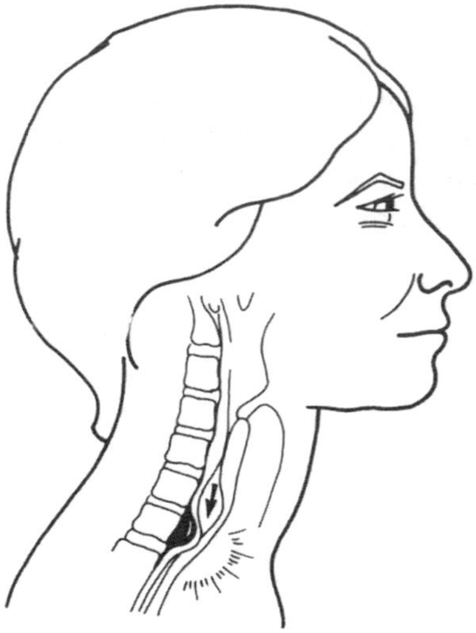

Figura 1.31 Disfagia de origem mecânica com compressão do esôfago.

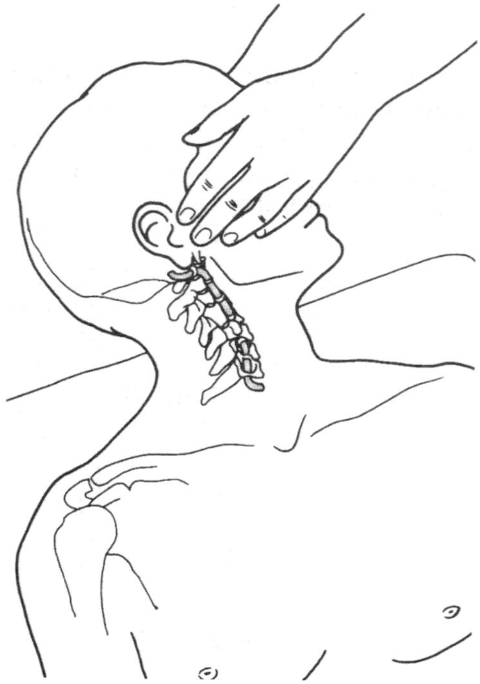

Figura 1.32 Teste da artéria vertebral. Esse teste deve ser feito se a manipulação cervical estiver sendo contemplada.

ção para ambos os lados com o pescoço estendido. A rotação para a direita geralmente afeta a artéria vertebral esquerda e vice-versa. Os sintomas de estenose são tonturas, sensação de cabeça vazia e nistagmo (Figura 1.32).

TESTE DE ADSON

Testa a permeabilidade da artéria subclávia que pode ser comprimida pela costela cervical ou contratura dos músculos escalenos anterior e médio. Palpando-se o pulso radial, deve-se abduzir e rodar externamente o membro superior do paciente. Em seguida, o paciente deve prender a respiração e mover a cabeça em direção ao membro examinado. Qualquer compressão da artéria será percebida, como diminuição ou mesmo desaparecimento do pulso (Figuras 1.33 e 1.34).

MANOBRAS DEFICITÁRIAS

Déficits grosseiros de força dos membros superiores são geralmente detectados com as manobras de oposição para grupos musculares específicos (ver Exame neurológico). Mas, muitas vezes nas paresias leves, somente com manobras deficitárias a diminuição de força será detectada. Para tanto, o paciente deve ser mantido na posição sentada, com os braços estendidos para a frente no plano horizontal e os dedos afastados entre si. Essa posição deve ser mantida durante 2 minutos e é possível constatar déficits distais, proximais ou globais.

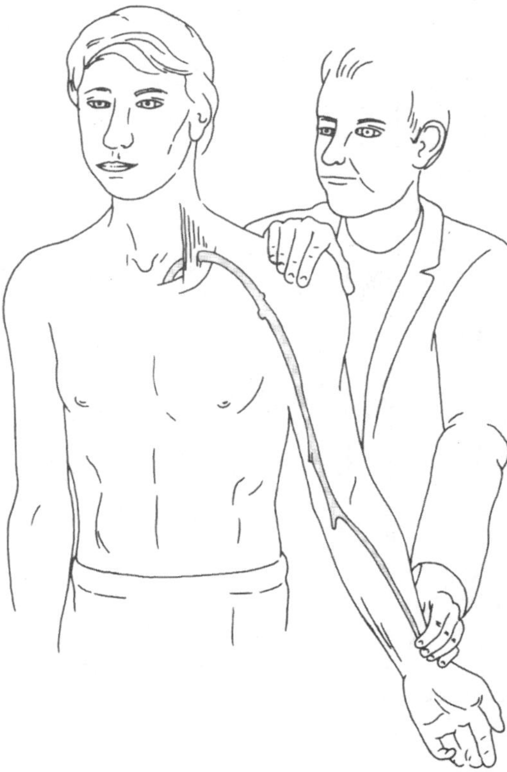

Figura 1.33 Teste de Adson.

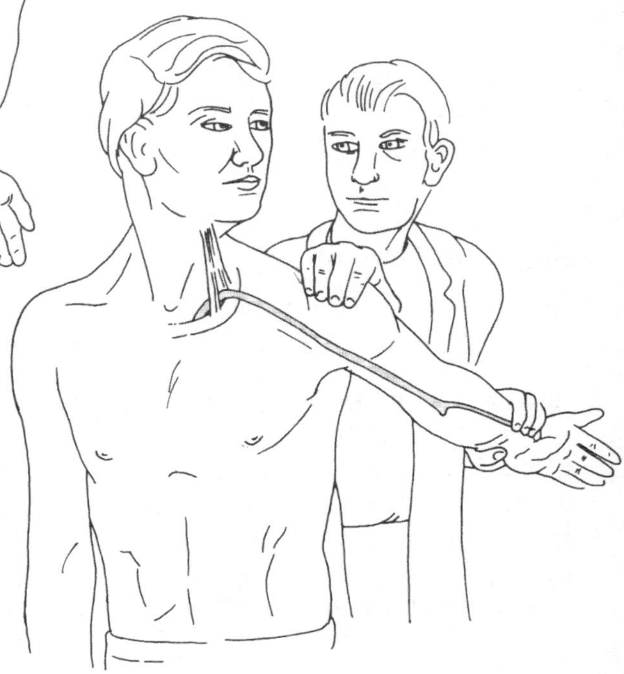

Figura 1.34 Teste de Adson: quando o paciente roda a cabeça, a ausência ou a diminuição do pulso indica compressão da artéria subclávia.

EXAME DE ÁREAS COM DORES REFERIDAS

Na maioria dos casos é a coluna cervical que irradia dor para outras áreas do membro superior. No entanto, é possível que a dor cervical possa ser resultado de doenças na garganta, articulação temporomandibular, mandíbula, dentes, face, orelhas e escalpo (Figura 1.35).

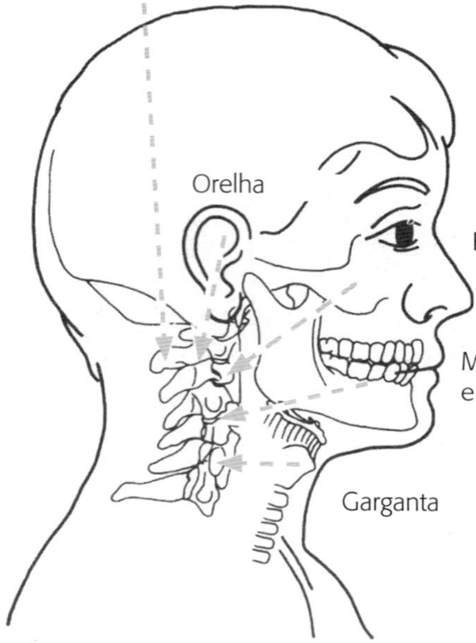

Figura 1.35 Causas de dor na coluna cervical.

BIBLIOGRAFIA

Davidson RI, Dunn EJ, Metzmaker JN. The shoulder abduction test in the diagnostic of radicular pain in cervical extradural compressive monoradiculopathies. Spine (Phila Pa 1976). 1981;6(5):441-6.

Fam AG, Lawry GV, Kreder HJ. Musculoskeletal examination and joint injection techniques. Philadelphia: Mosby Elsevier; 2006. p. 25-97.

Hoppenfeld S. Propedêutica ortopédica – coluna e extremidades. Rio de Janeiro: Atheneu; 1987.

Gross J, Fetto J, Rosen E. Exame musculoesquelético. Porto Alegre: Artimed; 2000.

McRae R. Clinical orthopaedic examination. New York: Churchill Livingstone; 1990.

Barros Filho TEP, Basile R Jr. Coluna vertebral – diagnóstico e tratamento das principais patologias. São Paulo: Sarvier; 1997.

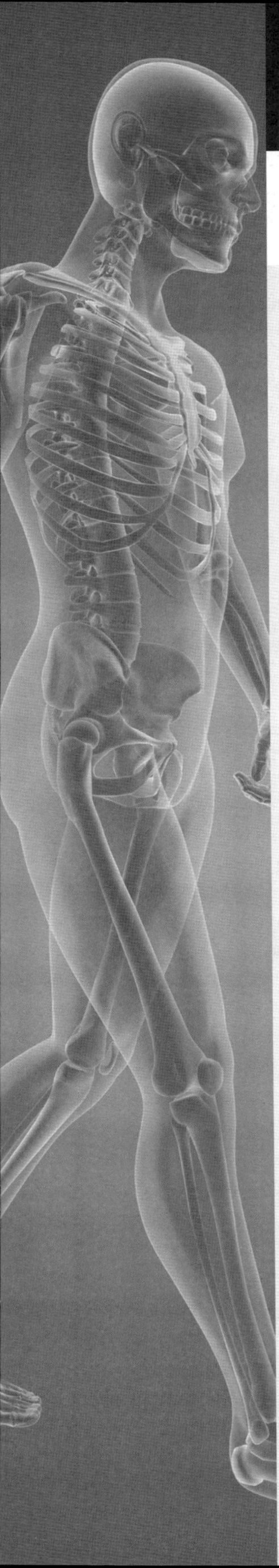

CAPÍTULO

2

Coluna Torácica

- Luiz Roberto Gomes Vialle
- Alexandre Fogaça Cristante
- Robert Meves
- Flavio Gerardo Benites Zelada

O cuidado dos pacientes com doenças da coluna vertebral pode ser extremamente desafiador devido à complexidade da anatomia e fisiopatologia espinal e à origem multifatorial da dor. Múltiplas estruturas são responsáveis por queixa de dor na coluna torácica. Sabe-se também que múltiplos fatores psicossociais podem produzir dor crônica e incapacidade funcional. Por meio da história e exame físico, torna-se possível identificar não só as manifestações físicas de uma doença vertebral, mas também a origem da aflição, sofrimento e incapacidade do paciente, que devem ser abordados para que se possa alcançar um bom resultado no tratamento.

A dor na topografia da coluna é queixa frequente que leva os pacientes a procurarem consulta médica, seja essa na região cervical, seja na torácica ou lombar. A distinção da dor entre *axial* ou *radicular* é fundamental quando se aborda um paciente com potencial problema espinal. A dor axial tem diferente etiologia, diagnóstico e provavelmente tratamento, do que a dor radicular. A dor axial comporta-se como uma dor difusa na topografia da coluna, sem características de irradiação, e não respeita a topografia de um dermátomo. Doenças que envolvem as estruturas musculotendíneas e ligamentares, articulações zigoapofisárias, vértebra e ânulo do disco intervertebral tendem a causar dor axial (Figura 2.1). Outras estruturas na região torácica que podem causar dor axial são as vasculares (exemplo, aorta), articulação costotransversal ou costovertebral, estruturas viscerais como pâncreas, pulmão e pleura, estômago e duodeno (Figura 2.2).

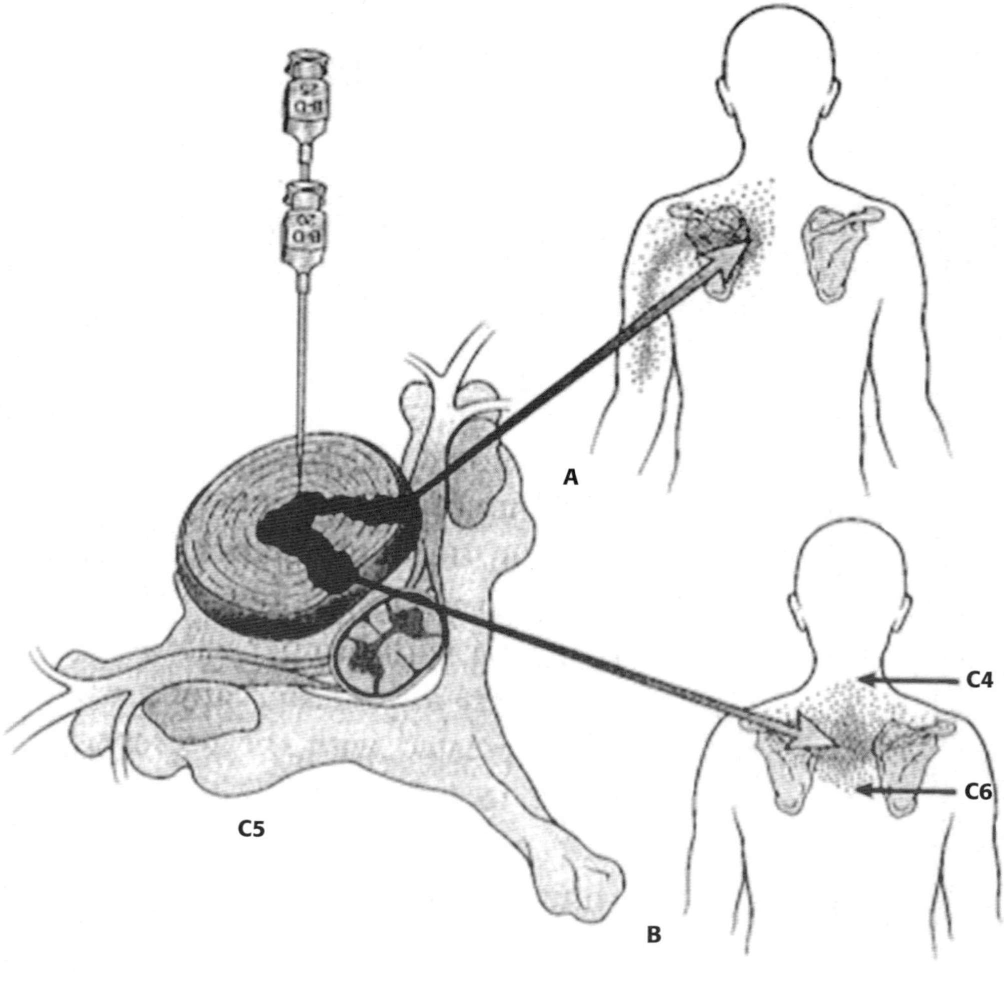

Figura 2.1 Padrão de dor referida da região posterolateral (**A**) e central (**B**) do disco intervertebral.

A dor radicular, por sua vez, é irradiada, que pode ser acompanhada de sensação de queimação ou agulhada e tem etiologia diferente. Se relacionada a doenças na coluna torácica, ela implica compressão neurológica de diferentes causas potenciais, entre elas, hérnia de disco, estenose do forame, estenose do canal, compressão tumoral ou doença intrínseca da raiz ou medula espinal (exemplo, herpes-zóster). Na região to-

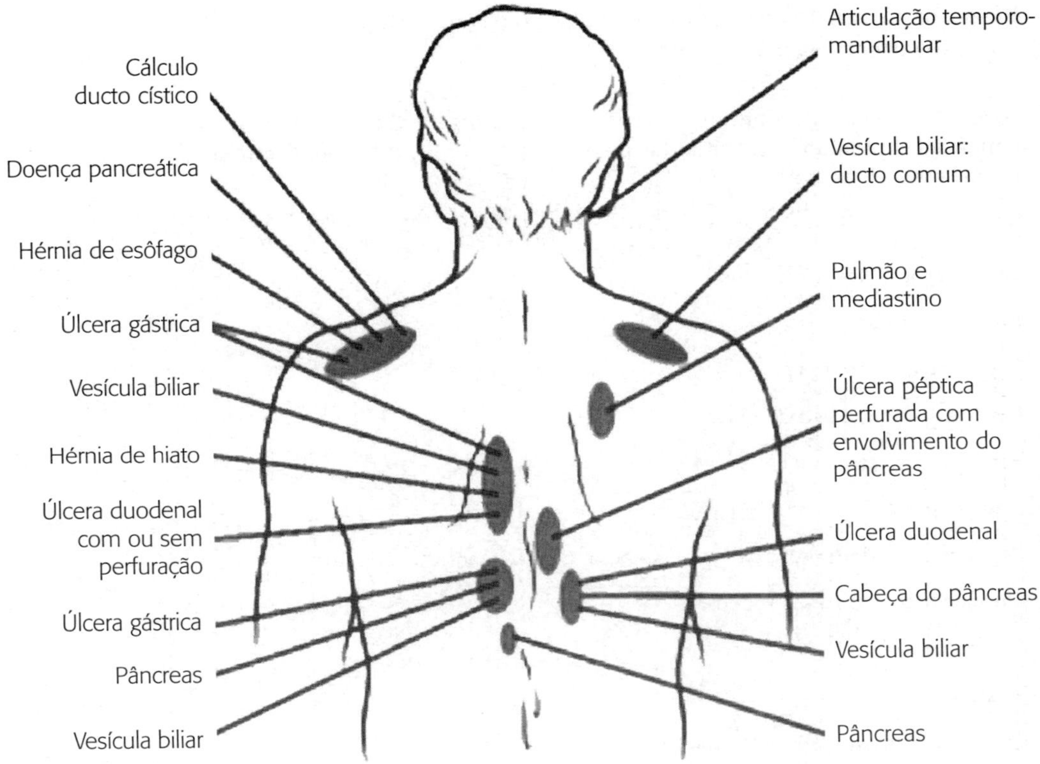

Figura 2.2 Padrão de dor referida das estruturas viscerais na região dorsal.

rácica, resulta em dor em faixas na da parede torácica ou abdominal, respeitando os dermátomos correspondentes.

Assim como na região lombar, é importante fazer a pesquisa dos sinais de alarme ou *red flags* que podem indicar situações de risco iminente de maior dano ao paciente, como doenças graves, que irão necessitar de tratamento específico. Entre essas condições podem-se citar as infecções da coluna como discite ou osteomielite, tuberculose, tumores metastáticos ou primários, fraturas, síndrome da cauda equina ou compressão medular central (região torácica), lesão neurológica progressiva com disfunção motora. Entre os sinais de alarme, podem-se citar idade maior que 50 anos, história prévia ou atual de câncer, duração da dor por mais de um mês sem melhora com tratamento específico, tabagismo, febre, imunossupressão, uso de drogas ilícitas para tumor e infecção. A presença de traumatismo, osteoporose e uso de corticoide podem ser sinais de fratura. Lesão neurológica significativa pode manifestar-se na região torácica, como mielopatia, com presença de alterações da marcha, perda do equilíbrio, fraqueza dos membros inferiores, alteração de sensibilidade no tronco e extremidades e alterações do controle esfincteriano intestinal e da bexiga ou disfunção sexual. No quadro 2.1 estão resumidos os principais sinais de alarme e as doenças que podem indicar situações urgentes ou emergentes.

Quadro 2.1 Sinais de alarme *red flags*. Situações urgentes ou emergentes que necessitam ser identificadas prontamente em todos os pacientes que se apresentam com queixas relacionadas à coluna vertebral.

Sinal	Situação
Febre	Infecção
Uso de drogas ilícitas injetáveis	
Imunossupressão	
Exposição à tuberculose	
História atual ou prévia de câncer	Câncer
Perda de peso sem motivo aparente	
Idade acima de 50 anos	
Persistência da dor por mais de 1 mês, apesar de tratamento adequado	
Dor que não alivia com o repouso	
Dor noturna	
Tabagismo	
Osteopenia ou osteoporose conhecida	Fratura
Idade acima de 50 anos	
História de traumatismo	
Fraqueza progressiva dos membros inferiores	Cauda equina ou lesão medular
Perda do equilíbrio ou coordenação motora	
Disfunção esfincteriana	
Parestesia em sela	

Outro aspecto do exame físico da coluna torácica presta-se especialmente para a identificação de deformidades vertebrais. Essa é uma área ampla, mas diferente de outras regiões anatômicas ou do próprio esqueleto apendicular, sua mobilidade é restrita devido à presença do gradeado costal e à anatomia articular das vértebras torácicas.

Destaca-se, nesse segmento, a importância da inspeção da coluna torácica, especialmente nos adolescentes, para detectar os sinais existentes de qualquer deformidade que eventualmente possa piorar com o crescimento.

De forma prática, o exame deve ser sistematizado em:

- Inspeção.
- Palpação.
- Manobras.
- Mensuração.

Essas serão mais bem executadas em sucessivas posições: paciente em pé, sentado e deitado. Para que o ato do exame se transforme em rotina e as etapas sejam invariavelmente cumpridas, é recomendável que, estando o paciente em determinada posição, nessa sejam efetuados todos os passos de inspeção, manobras etc. para que ele não precise mais voltar às posições anteriores. Essa disciplina, além de tornar o exame mais eficiente, desperta no paciente confiança em um examinador ordenado e seguro.

Por razões didáticas e por ser a coluna torácica posterior, em todas as posições iniciamos o exame pela visão posterior da região. É útil visualizar primeiro o roteiro do exame a ser seguido.

Roteiro do exame:

Em pé	– Inspeção posterior, lateral e anterior.
	– Manobras posterior e lateral.
Sentado	– Inspeção posterior, lateral e anterior.
	– Palpação posterior.
	– Manobra posterior.
Deitado	– Complementar inspeção, palpação e manobras nos três decúbitos.

POSIÇÃO EM PÉ

INSPEÇÃO

Inspeção posterior (em pé)

A inspeção começa com o paciente em pé, de costas para o examinador e, obrigatoriamente, com o tórax despido e os pés sem sapatos, para evitar o efeito de saltos ou desgastes de solados; pacientes do sexo feminino devem usar roupas apropriadas.

Analisa-se a postura global do paciente, sua massa muscular, buscando qualquer assimetria, contratura ou aumento de volume. Para observar se os ombros estão no mesmo nível, é preciso deixar o paciente relaxado, sem contrair a musculatura elevadora do ombro de um dos lados, o que é bastante comum e pode induzir a erros de interpretação. Se um dos ombros está de fato mais elevado, é provável que exista escoliose torácica alta, convexa para esse lado (Figura 2.3).

A assimetria das escápulas pode identificar também a doença de Sprengel ou escápula alta congênita (Figura 2.4).

A linha média vertebral precisa ser identificada; sempre retilínea, não pode apresentar desvios grosseiros da protuberância occipital à saliência da apófise espinhosa da 7ª vértebra cervical e daí até ao sulco interglúteo. Qualquer desvio nessa linha pode indicar a presença de deformidade.

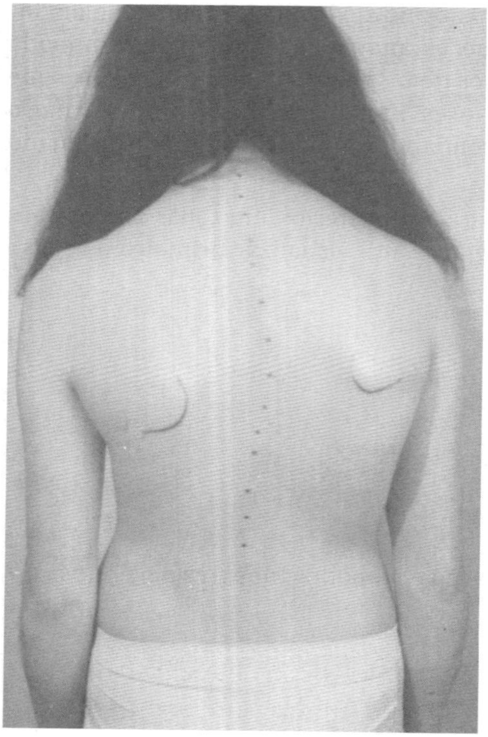

Figura 2.3 Escoliose torácica direita elevando o ombro e a escápula.

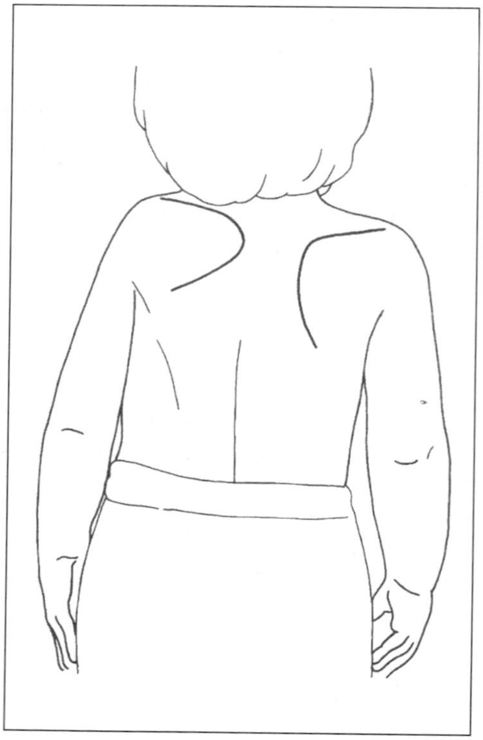

Figura 2.4 Escápula alta congênita.

A posição anatômica dos membros superiores, caídos paralelamente ao tronco, determina, na altura da cintura, de cada lado, um triângulo conhecido como "triângulo do talhe"; a comparação entre esses dois espaços, à direita e à esquerda, pode demonstrar, por meio de sua assimetria, a presença de escoliose (Figura 2.5), com a convexidade da curva diminuindo o triângulo de um lado e a concavidade aumentando do outro.

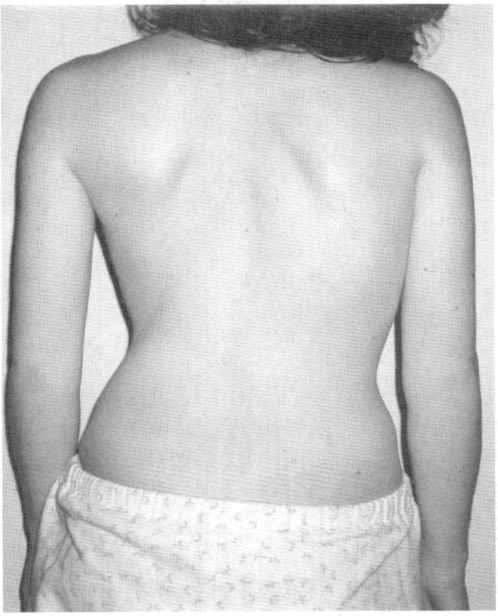

Figura 2.5 Triângulo do talhe alterado por escoliose à direita.

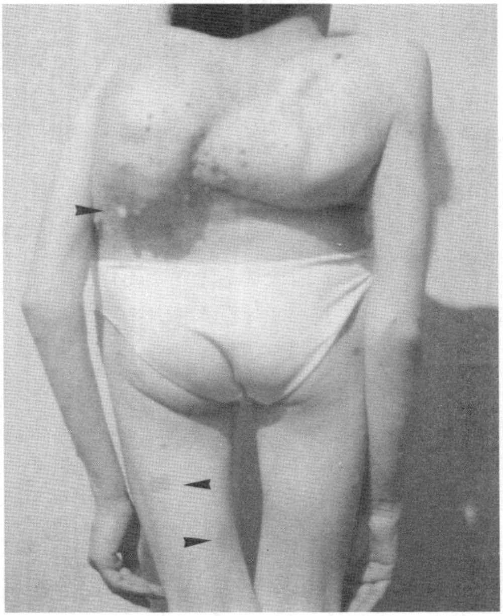

Figura 2.6 Nódulos e manchas típicos de neurofibromatose.

A inspeção da pele busca identificar em particular:

- Manchas cutâneas, de coloração "café com leite".
- Nódulos de dimensões variadas: manchas e nódulos costumam, na presença de deformidade, estar associados à neurofibromatose (Figura 2.6).
- Formações que possam ser indicativas de malformações congênitas ("estigmas"), como tufos pilosos ou retrações de pele.

Inspeção lateral (em pé)

Nessa posição, as curvaturas da coluna são mais bem observadas. Os braços devem estar em extensão, paralelos ao solo. As lordoses cervical e lombar devem estar compensadas pela cifose torácica e apresentar harmonia (Figura 2.7). A cifose do adolescente (dorso curvo ou enfermidade de Scheuermann – Figura 2.8), a cifose senil ou por osteoporose, a cifose da espondilite anquilosante (Figura 2.9), bem como as de outras etiologias são bem evidenciadas quando presentes. Essas são cifoses de raio longo, sem angulações agudas; a presença de ângulo agudo ou cifose de raio curto pode ser sinal de enfermidades como tuberculose (mal de Pott) ou neurofibromatose (Figura 2.10).

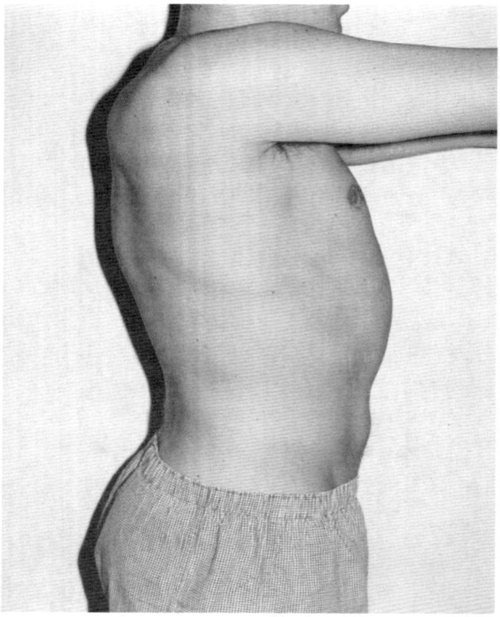

Figura 2.7 Cifose torácica e lordose lombar compensadas.

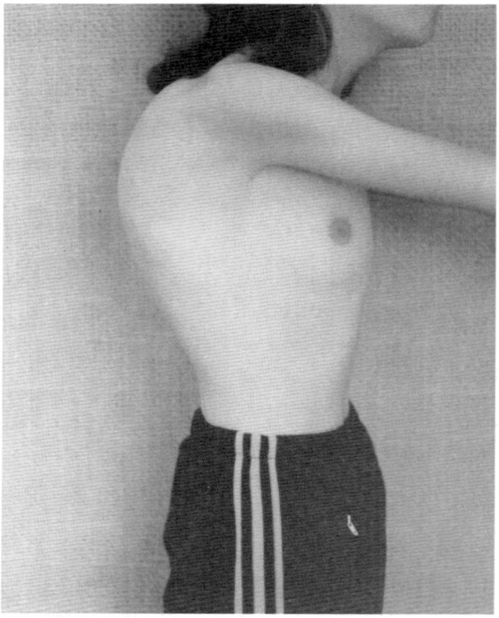

Figura 2.8 Cifose do adolescente.

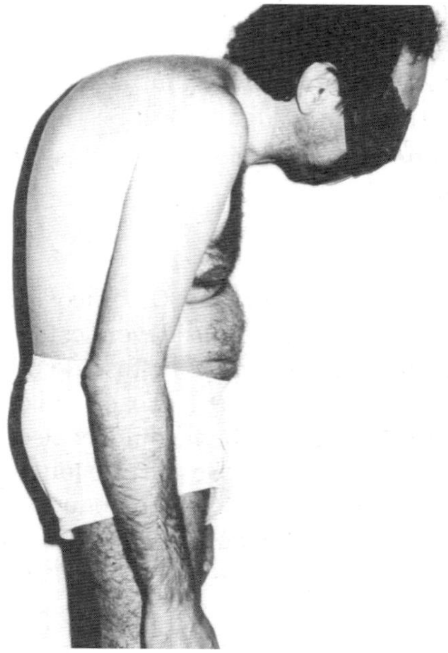

Figura 2.9 Cifose da espondilite anquilosante.

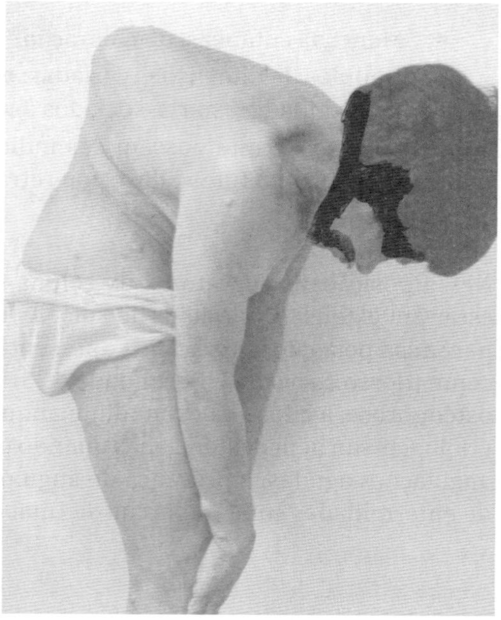

Figura 2.10 Cifose aguda da neurofibromatose.

A lordose lombar e a protrusão do abdômen têm de ser avaliadas; aumento da lordose pode sugerir espondilolistese associada à deformidade do segmento superior da coluna.

Inspeção anterior (em pé)

Com o tórax exposto, completamos a inspeção desse segmento. Em especial, procuramos observar:

- A presença dos dois músculos peitorais, por ser possível a ausência de um deles em um lado.
- A possível projeção de um dos seios pela rotação das costelas, quando há escoliose.
- A existência de deformidades da parede, destacando-se o *pectus carinatus*, saliente, e o *pectus excavatum*, retraído.

PALPAÇÃO

A palpação da região torácica se fará de melhor forma quando o paciente estiver sentado; por trás da mesa de exames a distância do examinador é a ideal e há mais estabilidade do paciente com o apoio da pelve. Na existência de dores, o paciente não reagirá, afastando-se à pressão da mão.

MANOBRAS E MENSURAÇÃO (em pé)

Exame posterior (em pé)

A primeira medida a ser tomada é a verificação do alinhamento da coluna por meio de um fio de prumo; apoiado na 7ª vértebra cervical, o fio deve acompanhar a linha média até o sulco interglúteo (Figura 2.11). A presença de desvio do eixo vertebral será notada e, se a coluna estiver descompensada, isto é, muito desviada para um lado, não permitindo que a cabeça fique centrada sobre a pelve, o fio de prumo não passará sobre o sulco interglúteo, podendo essa distância ser medida. Também, a distância entre o fio e a apófise espinhosa vertebral desviada pode ser medida com a própria régua de escoliose (Figura 2.12). Nas avaliações clínicas futuras, esse dado poderá ser utilizado para avaliar se houve piora da deformidade.

Nessa posição, também é possível avaliar o grau de nivelamento pélvico com uma régua de nível apoiada nas cristas ilíacas (Figura 2.13). Quando é produzido desnível por discreto encurtamento de um dos membros inferiores, pede-se ao paciente que eleve o calcanhar desse lado do solo, mantendo o joelho em extensão, até que a régua se nivele, corrigindo o encurtamento e seu efeito na coluna; pode-se medir a distância do calcanhar ao solo e julgar quanto deve ser compensado no calçado.

As manobras executadas ainda com o paciente em pé e de costas para o examinador são ativas e buscam determinar principalmente a amplitude articular do segmento examinado. Pelo conhecimento prévio da anatomia e da fisiologia da coluna vertebral, sabemos que é difícil separar a mobilidade dos segmentos torácico e lombar; por outro lado, devido à inclinação das facetas articulares, a flexoextensão da coluna é mais ampla na lombar, enquanto a inclinação lateral se dá mais na coluna torácica. As amplitudes aceitas para a coluna torácica são:

Flexão – até 45°.

Extensão – até 45°.

Inclinação lateral – até 45° para cada lado.

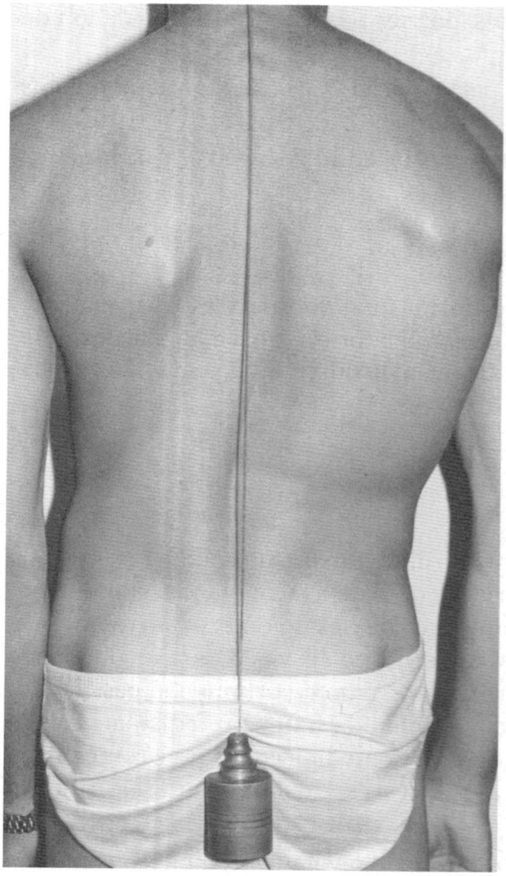

Figura 2.11 Fio de prumo, de C7 ao sulco interglúteo. Cabeça centrada sobre a pelve.

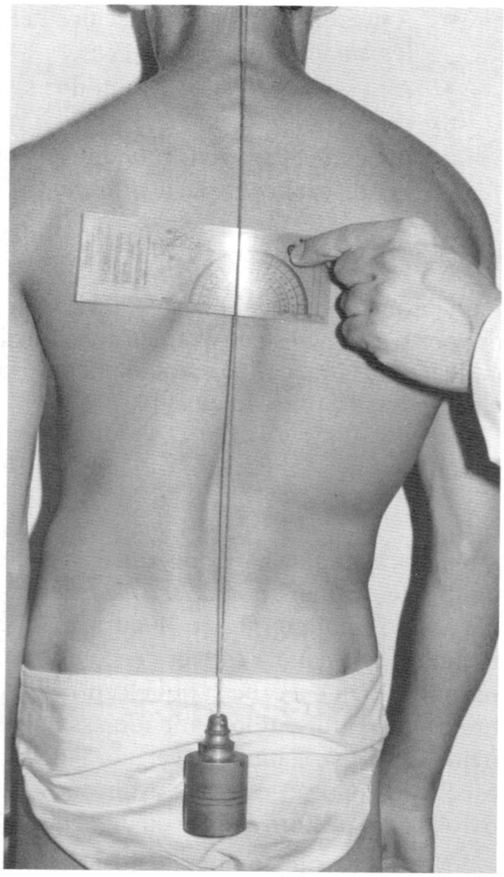

Figura 2.12 Distância entre a apófise espinhosa mais desviada e o fio de prumo é medida com a régua de escoliose.

Pode ser colocada uma fita métrica entre as apófises espinhosas de C7 e T12 e obter um valor numérico com a diferença entre as posições normal e flexionada, que atinge, em média, 2,5cm no indivíduo normal (Figura 2.14). As limitações podem ser devidas à dor pelo processo patológico básico do paciente ou por anquilose, no caso da espondilite.

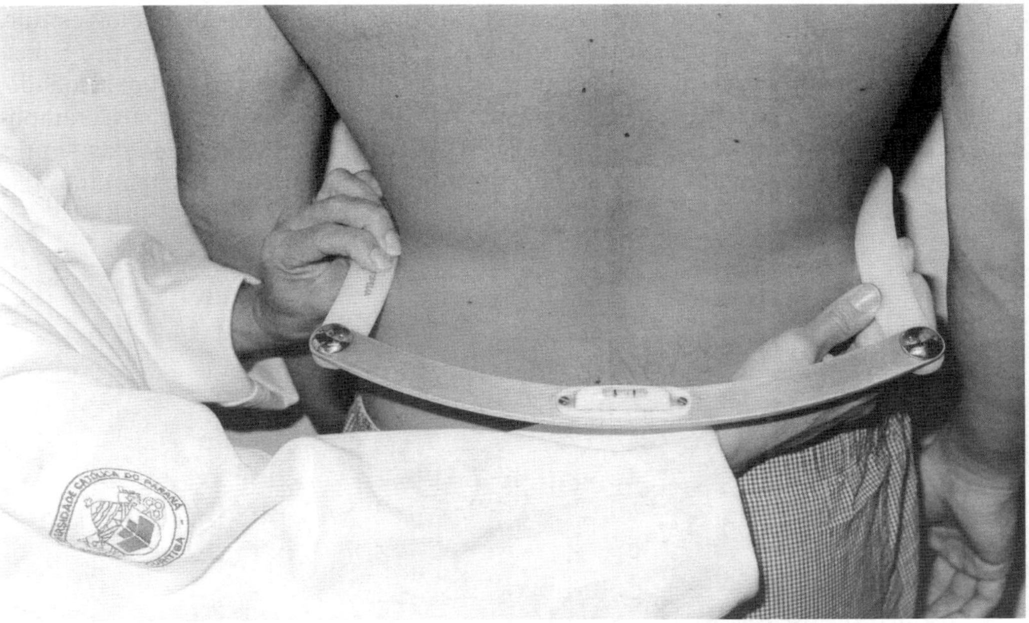

Figura 2.13 Régua de nível colocada sobre as cristas ilíacas.

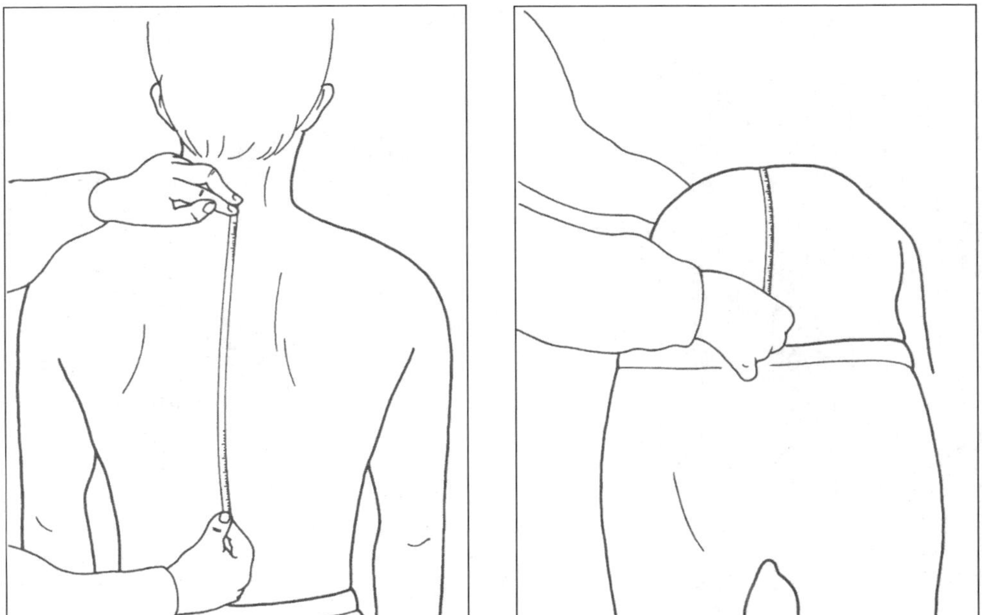

Figura 2.14 Fita métrica colocada entre C7 e T12 sobre as apófises espinhosas.

Também pode ser usado um calibrador (X-Caliper, Eisenlohr Technologies, Inc. USA – Figura 2.15) que, por meio de um dispositivo computadorizado, oferece a possibilidade de medir a variação angular por meio da inclinação do aparelho; acionado, quando em posição normal, sobre o segmento que se deseja avaliar, registra a amplitude atingida após o movimento (Figura 2.16). As rotações, quando medidas em pé, são ampliadas pelo movimento do quadril; sentado, a pelve não participa tanto das rotações, que podem ser mais bem avaliadas.

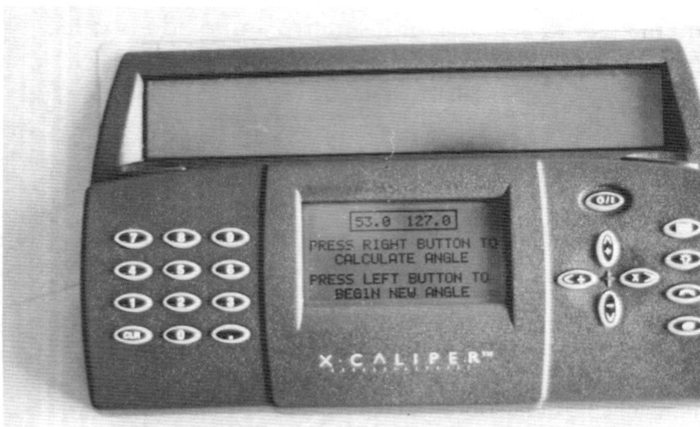

Figura 2.15 Calibrador que permite rápida e precisa aferição de ângulos.

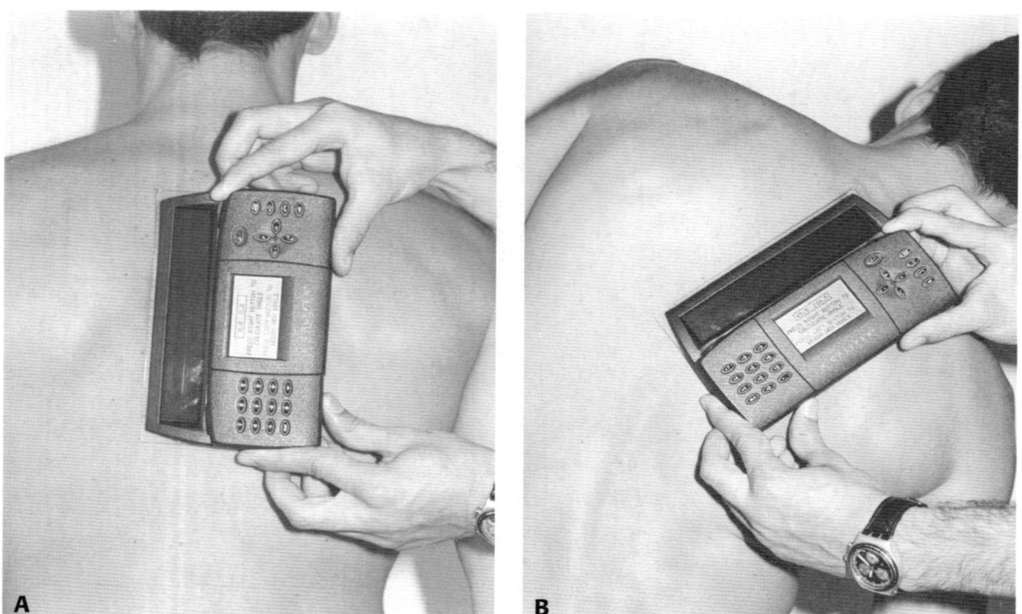

Figura 2.16 (**A**) Calibrador apoiado sobre o paciente. (**B**) Ângulo registrado após movimento.

Teste de inclinação anterior – esse teste merece ser destacado, por ser o mais sensível para determinar a presença de escoliose. Originalmente é realizado com o examinador sentado na frente do paciente, como nos programas de mapeamento escolar. Mas é mais rápido e tão eficiente se o examinador se abaixar para ter os seus olhos no mesmo nível da coluna do paciente, que estará inclinada para a frente, até estar paralela ao solo (não mais do que isso), com os braços pendentes. A rotação, que é a característica principal da escoliose, fará com que as costelas, na região torácica, e as apófises transversas, na região lombar, sejam empurradas para o lado da convexidade, criando uma saliência, a giba costal ou lombar (Figura 2.17). A altura da giba pode ser medida por meio de um goniômetro e uma régua; o goniômetro é apoiado na giba e nivelado em 0° (ficando paralelo ao chão) e a uma distância igual à da linha média, sendo que a distância das costelas opostas é obtida em centímetros (Figura 2.18). A angulação da giba, devido à rotação das vértebras, pode ser determinada pelo escoliômetro (Scoliometer, Orthopedic Systems, Inc. USA) com leitura direta do valor (Figura 2.19). Esses dados também serão usados no acompanhamento da deformidade.

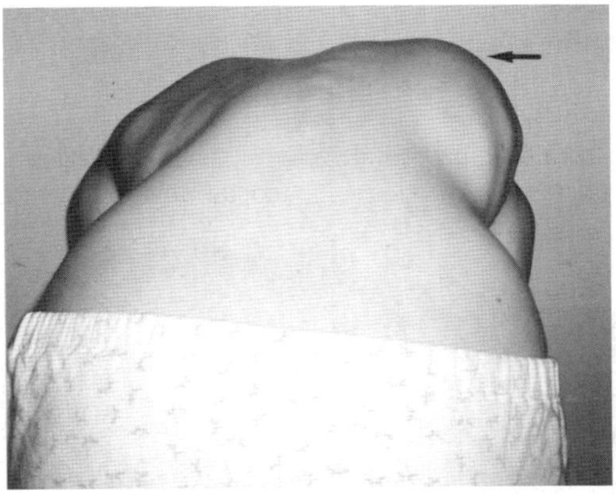

Figura 2.17 Giba costal no teste de inclinação anterior.

Existem limitações para esse teste quando há dor e a escoliose possa ser antálgica; nesse caso, haverá contratura muscular e rigidez que impedem a flexão da coluna. Tumores costumam ser responsáveis por esses quadros (Figuras 2.20 e 2.21).

O exame do músculo serrátil anterior pode ser realizado nesse momento, para aproveitar a posição em pé, especialmente se a observação mostrar qualquer alteração na posição da escápula, ou se na história o paciente referiu sintomas nessa região e que poderiam ser relacionados com a escápula. Com o paciente de frente para a parede e com ambas as mãos apoiadas contra ela, empurrando-a, a deficiência do músculo serrátil anterior será identificada quando a escápula se inclinar, afastando-se do gradeado costal e assumindo uma posição de elevação e translação medial, com o polo inferior rodado medialmente (Figuras 2.22 e 2.23A). A escápula alada também pode ser causada por insuficiência do músculo trapézio, inervado pelo nervo espinal acessório. Nesse caso, a escápula ficará mais baixa, translada lateralmente, e o ângulo inferior rodado lateralmente (Figura 2.23B).

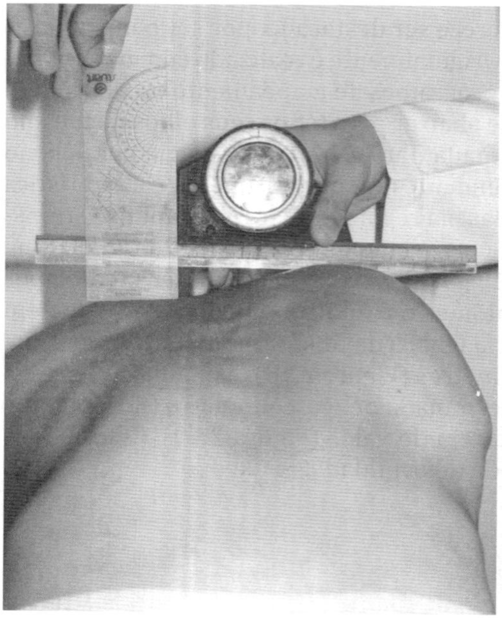

Figura 2.18 Medida da altura da giba costal em relação às costelas opostas.

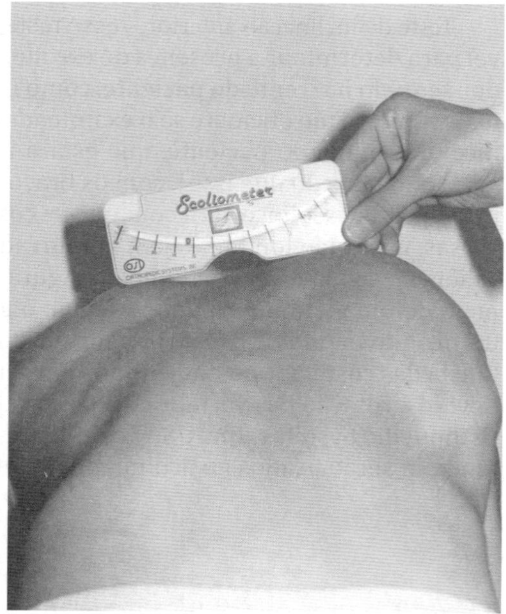

Figura 2.19 Registro da angulação da giba costal devido à rotação pelo escoliômetro.

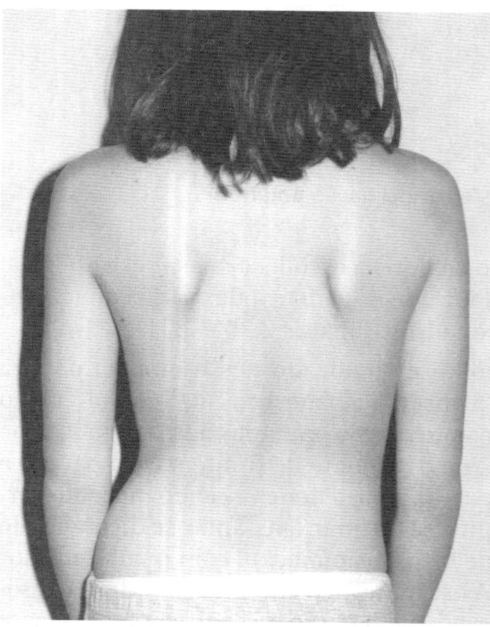

Figura 2.20 Escoliose antálgica por tumor ósseo (osteoma osteoide de T12).

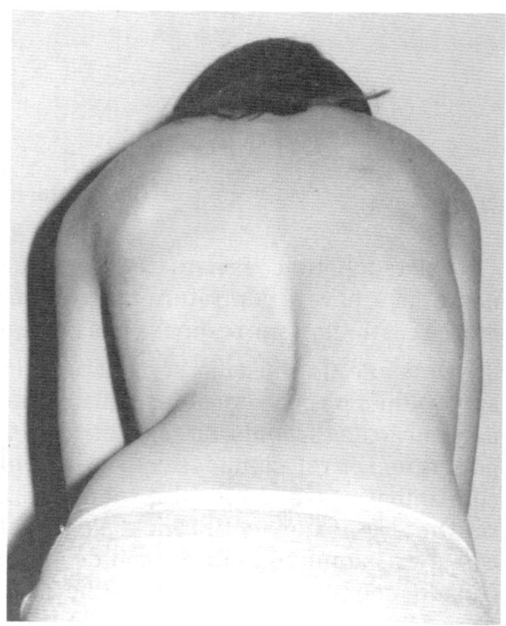

Figura 2.21 Limitação da flexão. Rigidez.

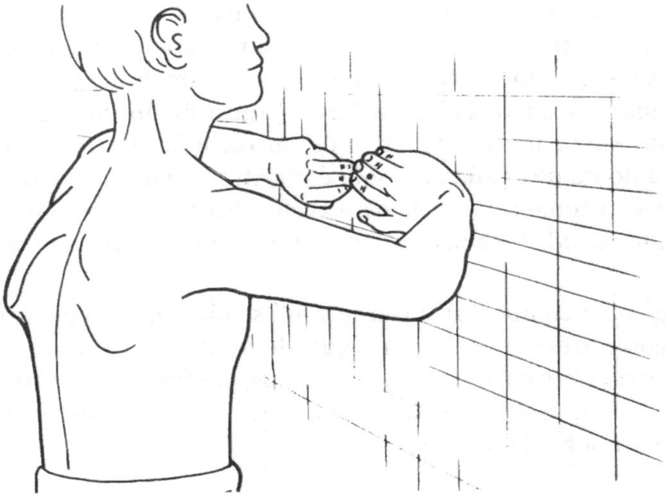

Figura 2.22 Insuficiência do músculo serrátil manifestada no teste.

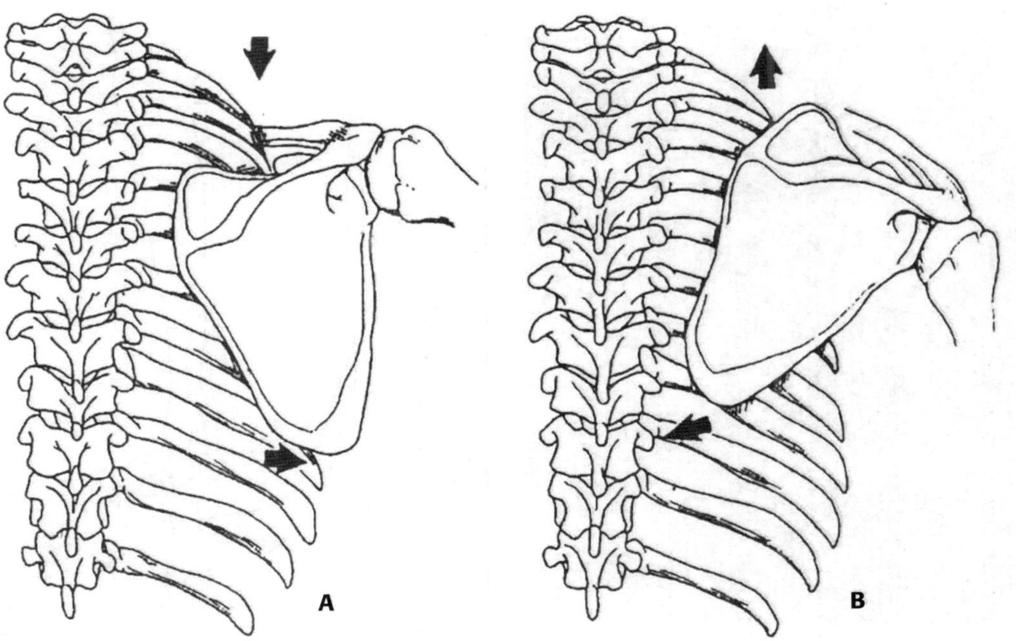

Figura 2.23 Posição da escápula devido à paralisia do serrátil anterior (**A**) e do trapézio (**B**).

Exame lateral (em pé)

Pede-se ao paciente que se incline para a frente, tentando tocar o solo, com os joelhos em extensão absoluta. Nessa posição, a cifose, se presente, é acentuada. Nos adolescentes com quadro compatível, a retração dos músculos isquiotibiais impede a flexão do quadril. Devem-se identificar a espinha ilíaca anterossuperior (EIAS) e o trocanter femoral, para perceber se estão no mesmo nível quando em flexão ou se a pelve não consegue ser totalmente flexionada (Figura 2.24). A retração dos músculos isquiotibiais é relacionada à cifose do adolescente e tem de ser reconhecida nessa fase do exame. A distância entre a ponta dos dedos e o solo é registrada em centímetros com o uso da fita métrica e servirá como referência para avaliar o alongamento muscular durante o tratamento (Figura 2.25). A palpação dos músculos demonstra a presença de tensão exagerada.

Outros testes para comprovar a retração muscular, ou seu encurtamento, podem ser aplicados agora; pede-se ao paciente que, de frente para a maca, coloque um dos membros inferiores sobre ela e tente alcançar o pé, confirmando a retração quando há dificuldade em realizar esse teste. Nesse ponto, termina o exame na posição em pé e coloca-se o paciente sentado na maca.

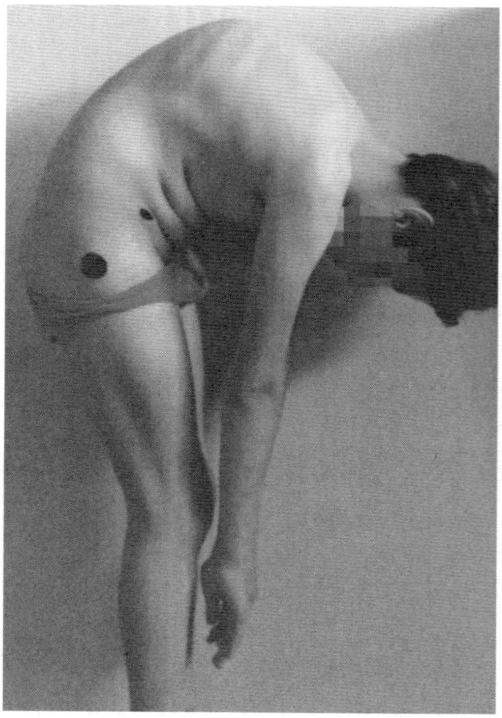

Figura 2.24 Retração dos músculos isquiotibiais impedindo a flexão ampla do quadril. Acentuação da cifose. Marca maior: trocanter femoral. Marca menor: EIAS.

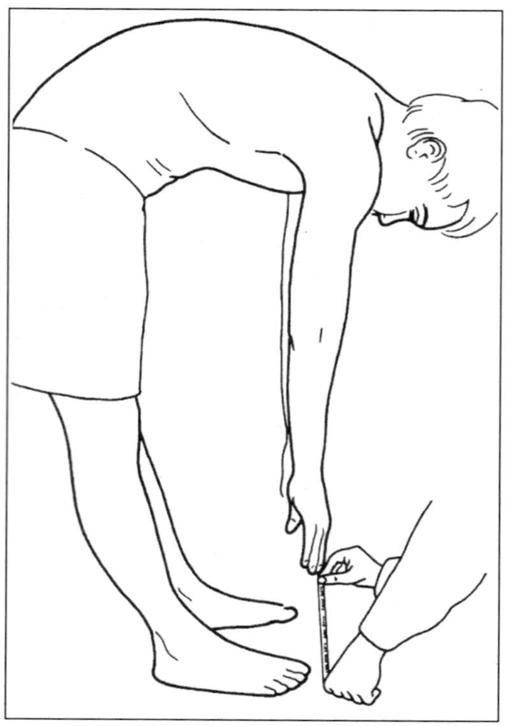

Figura 2.25 Método de avaliação da retração dos músculos isquiotibiais.

POSIÇÃO SENTADA

INSPEÇÃO

Inspeção posterior, lateral e anterior (sentado)

A inspeção pode ser rapidamente refeita com o examinador circulando em torno da maca de exames, procurando alguma modificação produzida com a mudança para a posição sentada.

É preciso observar se, ao eliminar a ação da pelve e dos membros inferiores, houve alguma alteração no aspecto da coluna, especialmente no que diz respeito a deformidades. Obliquidades pélvicas e diferenças de comprimento dos membros inferiores influem na apresentação de curvaturas da coluna. A postura habitual, quando sentado, é agora analisada, procurando determinar a ação da cifose ou lordose, sua correção, aumento ou inversão, bem como a projeção da cabeça e ombros sobre o tronco.

PALPAÇÃO

Palpação posterior (sentado)

A palpação começa delimitando a escápula e identificando sua espinha; normalmente, a escápula vai da 2ª à 7ª ou 8ª costela. Nos casos de escápula alta congênita, a palpação de seu ângulo superior pode identificar bandas fibrosas ou ósseas. A apófise espinhosa da 3ª vértebra torácica está na mesma linha da espinha da escápula, quando os membros superiores estão na posição anatômica; a 7ª vértebra cervical com sua apófise espinhosa saliente serve de referência para, a partir destes dois pontos, C7 e T3, palpar todas as demais vértebras. O ângulo inferior da escápula situa-se sobre T7 ou T8 (Figura 2.26).

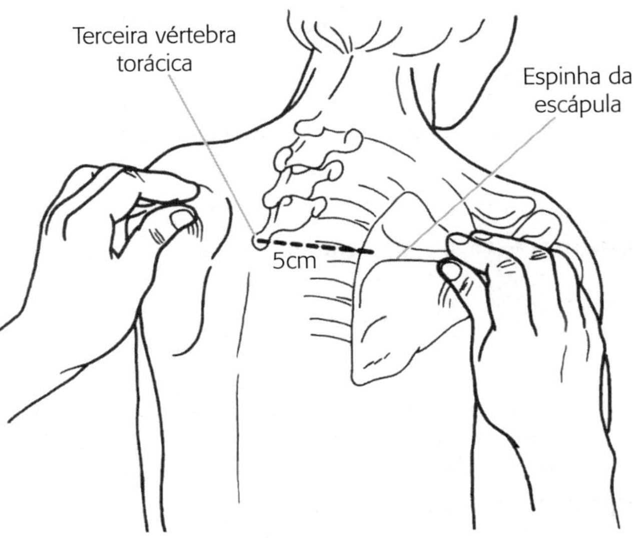

Figura 2.26 Relação entre a espinha da escápula e a 3ª vértebra torácica.

As apófises de T9 a T11, pontos de inserção e tração muscular, são locais frequentes de dor de origem postural, que pode ser despertada por compressão digital. Outra causa frequente de queixas dolorosas entre a escápula e a coluna é a afecção dos músculos romboides, de etiologia profissional em geral (LER/DORT); sua presença deve ser investigada pela palpação dos músculos romboides. Esses se originam da coluna, entre C7 e T5, e inserem-se na margem medial da escápula; são palpados com o membro superior em rotação interna máxima e adução (Figura 2.27). O gradeado costal deve ser palpado na sua totalidade, especialmente nas projeções das articulações costotransversais; essas sofrem processos inflamatórios nas espondiloartropatias e apresentam dor à palpação profunda. Os músculos trapézio e grande dorsal devem ter seus limites bem definidos à palpação.

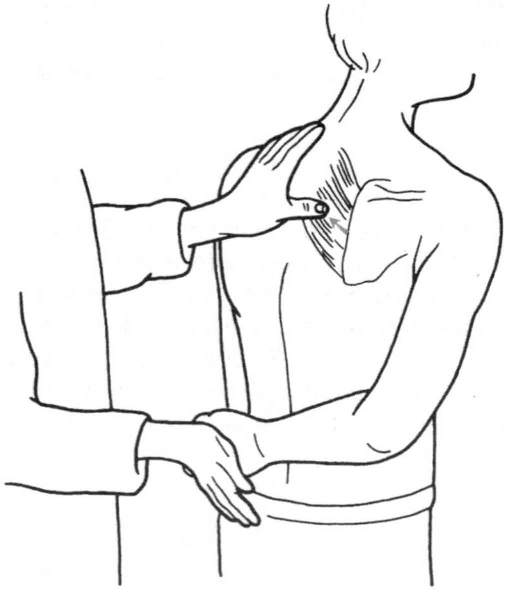

Figura 2.27 Palpação dos músculos romboides contra a resistência.

PALPAÇÃO LATERAL E ANTERIOR

A palpação dessas áreas deve ser feita com o paciente deitado.

MANOBRAS E MENSURAÇÃO (sentado)

Exame posterior (sentado)

As rotações para a direita e para a esquerda, com a pelve fixada pela posição sentada, podem atingir até 50°. Essas medidas angulares serão estimadas para cada paciente, visto que é difícil separar a participação da coluna lombar nesses movimentos; mais importante é despertar dor ou identificar limitações ao exame da mobilidade torácica.

A percussão das lojas renais é imperativa nos pacientes com queixas dolorosas nessa área (sinal de Giordano).

A medida da expansão torácica com fita métrica ao redor do tórax, na altura dos mamilos, deve mostrar uma amplitude de pelo menos 3cm entre a expiração e a inspiração profunda (Figura 2.28). Nos pacientes com dor, limitação da mobilidade e discreta cifose, a redução da amplitude torácica é sinal de calcificação dos ligamentos costotransversais, como ocorre na espondilite anquilosante.

As retrações musculares comuns aos portadores de cifose, especialmente adolescentes, incluem outros músculos além dos isquiotibiais, como os peitorais. Com abdução dos ombros a 90°, o examinador pode tracionar os braços para trás avaliando a flexibilidade e o grau de retração; alguns portadores de extrema flexibilidade chegam a encostar as mãos ou até a cruzar os braços posteriormente, como os praticantes de esportes.

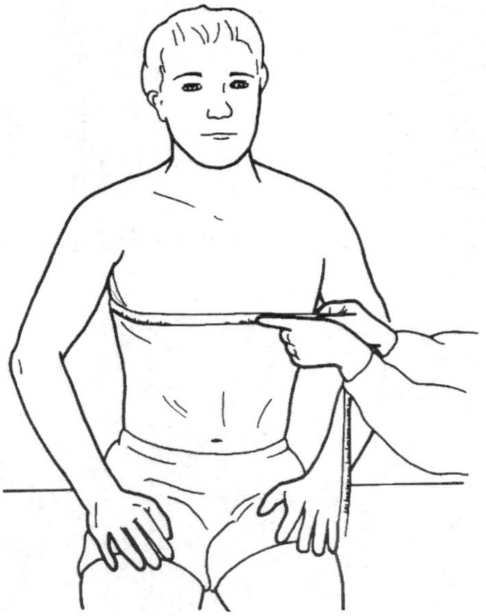

Figura 2.28 Medida da expansão torácica.

POSIÇÃO DEITADA

Nessa posição, não há possibilidade de o examinador ter a visão circunferencial do paciente, como em pé ou sentado; portanto, o exame se fará por completo (inspeção, palpação e manobras) em cada decúbito.

DECÚBITO VENTRAL

A inspeção e a palpação podem ser refeitas se restou alguma dúvida. Deve-se observar se uma deformidade previamente identificada sofreu alguma correção com a mudança de posição, indicando maior flexibilidade da curva. No caso da escoliose, a inclinação lateral para cada lado, forçada, também avalia essa flexibilidade (Figuras 2.29 e 2.30).

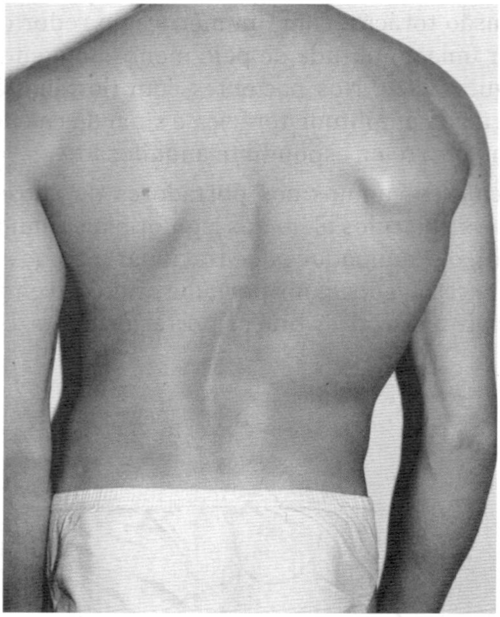

Figura 2.29 Escoliose torácica direita de 50°.

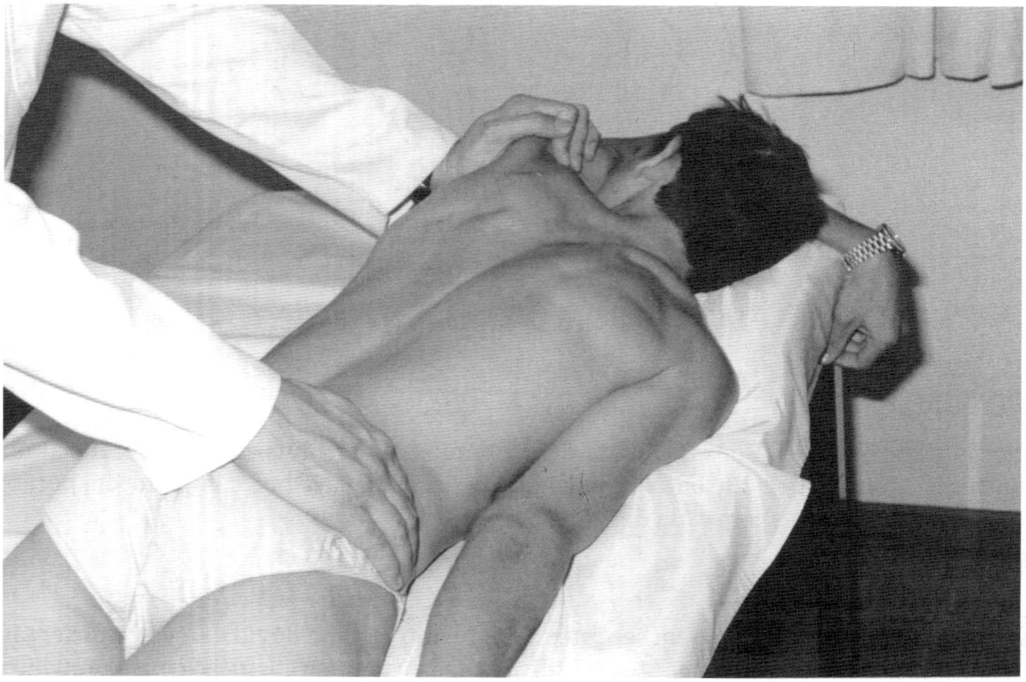

Figura 2.30 Correção forçada mostrando a flexibilidade.

A palpação dos pontos dolorosos já conhecidos deve ser realizada novamente, tentando a localização anatômica mais exata, para que possível estudo por imagem seja corretamente solicitado.

A hiperextensão da coluna, pedindo para o paciente elevar os membros superiores e o tronco, enquanto o examinador fixa os membros inferiores, deve produzir a retificação da cifose; nos portadores de cifose fixa, estruturada, haverá sempre cifose residual.

DECÚBITO DORSAL

A inspeção e a palpação são dirigidas para o arcabouço costoesternal. As alterações das costelas e do esterno (*pectus*) são verificadas com detalhes. As articulações das cartilagens costais são palpadas individualmente, podendo despertar dor, como na síndrome de Tietze (inflamações condrocostais).

Na coluna torácica não é feita avaliação muscular, mas pode ser interessante conhecer os dermátomos, especialmente para o exame após traumatismos vertebrais ou doenças neurológicas; será de utilidade para a localização mais precisa de uma eventual lesão. Os nervos torácicos seguem as costelas, com direção anteroinferior. Os dermátomos mais importantes são (Figura 2.31):

T4 – na altura dos mamilos.

T7 – apófise xifoide.

T10 – cicatriz umbilical.

T12 – virilha.

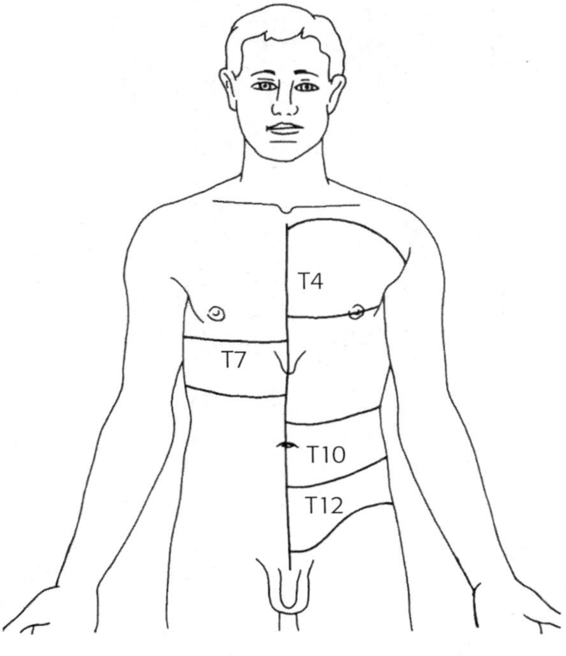

Figura 2.31 Dermátomos mais importantes.

DECÚBITOS LATERAIS (direito e esquerdo)

A palpação dos arcos costais é completada nessas posições, nas quais podem ser percebidos em toda a sua extensão, de cada lado. A rotação da coluna, especialmente na pesquisa de dor, pode ser realizada passivamente pelo examinador, fixando e empurrando a pelve para um lado e trazendo o ombro oposto para o outro (Figura 2.32). Como observação final, deve-se sempre estar atento à atitude do paciente enquanto se movimenta para adotar as variadas posições exigidas durante o exame. Na mudança de decúbito e ao subir e descer da maca, devem ser sempre analisadas a ocorrência de dor e sua intensidade, verificando se é compatível com a queixa apresentada.

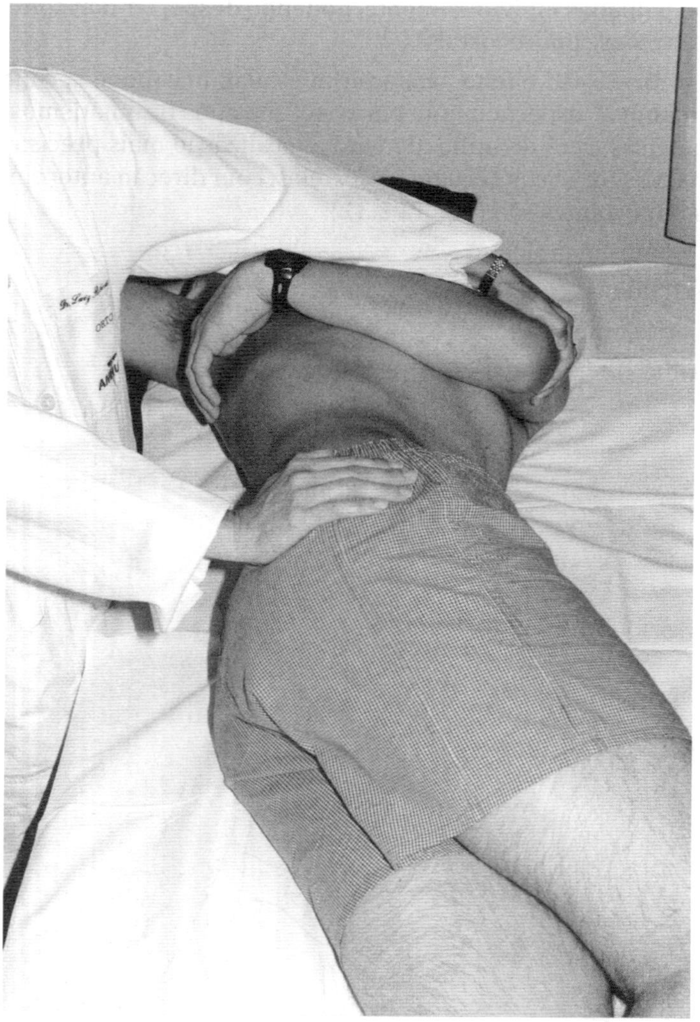

Figura 2.32 Rotação passiva da coluna em decúbito lateral.

EXAME NEUROLÓGICO

Os problemas neurológicos mais comuns na topografia da coluna torácica são manifestados com sinais de mielopatia ou radiculopatia. Os sintomas decorrentes de patologias da coluna vertebral, entretanto, podem sobrepor-se a doenças do sistema nervoso central e periférico, doença do corno anterior da medula ou doenças de causas neurológicas. Neste capítulo, será focado o exame neurológico direcionado para condições da coluna vertebral. Entre as doenças ortopédicas que podem cursar com compressão neurológica podem-se citar neoplasias metastáticas (Figura 2.33), linfomas, mieloma múltiplo, hérnia de disco torácica, infecções como espondilodiscite ou tuberculose e deformidades graves, principalmente as cifoses.

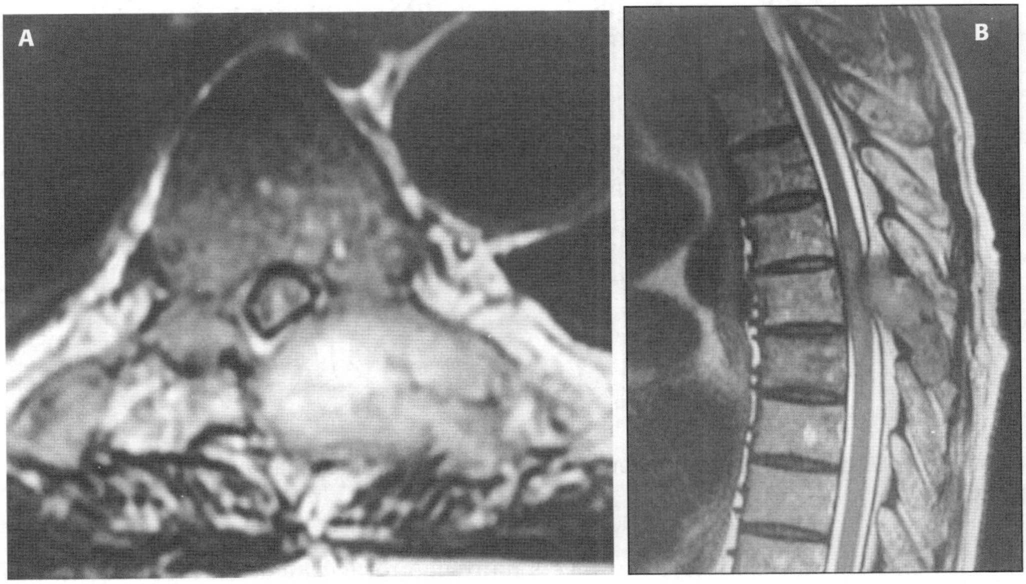

Figura 2.33 (**A**) Compressão medular por metástase de adenocarcinoma de próstata na coluna torácica (axial). (**B**) Corte sagital.

O canal vertebral na região torácica do adulto é ocupado em toda sua extensão pela medula espinal, que se estende até próximo à transição L1-L2. Doença que diminua o diâmetro do canal nessa região originaria sintomas de mielopatia como dor neuropática, alteração do equilíbrio e coordenação motora, marcha com base alargada, fraqueza motora abaixo do nível da lesão, hiper-reflexia, perda ou retenção urinária e das fezes.

O exame sensitivo na região torácica é feito pelos testes de sensibilidade tátil com um chumaço de algodão e sensibilidade dolorosa com agulha sem ponta nos dermátomos correspondentes. Para testar a sensibilidade térmica, usa-se algodão umedecido com solução alcoólica. A distribuição dos dermátomos segue o padrão mostrado pela *American Spinal Injury Association* (Figura 2.34), porém os principais dermátomos para efeito prático estão demonstrados na figura 2.31.

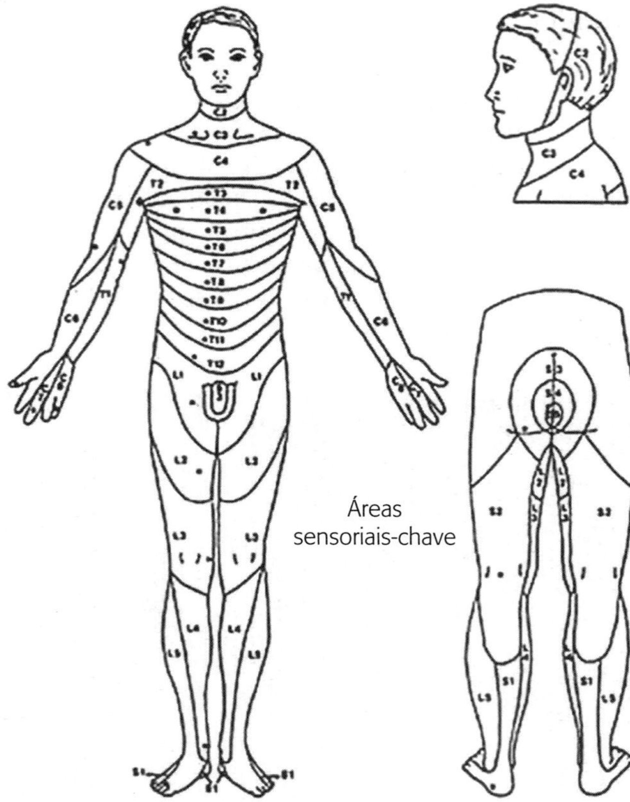

Figura 2.34 Distribuição dos dermátomos sensitivos de acordo com a *American Spinal Injury Association*.

Não existem raízes motoras testáveis na região torácica e as correspondentes às regiões cervical e lombar estão em capítulos específicos.

Entre os reflexos, o cutâneo abdominal é o único realizado na região torácica. Ele é feito pelo toque com objeto pontiagudo que percorre rapidamente de lateral para medial e a resposta esperada é a contração do músculo abdominal para o lado estimulado. Ele é mediado pelas raízes de T7-T12 e deve ser valorizado quando houver assimetria entre os lados (Figura 2.35).

Compressão medular na região torácica pode cursar com o aparecimento de reflexos patológicos, que indicam lesão do neurônio motor superior, entre eles:

- Sinal de Babinski – extensão do hálux ao se realizar reflexo cutaneoplantar, com estimulação da superfície plantar lateral em direção à cabeça dos metatarsos. Em situação normal, espera-se flexão do hálux ou artelhos (Figura 2.36).
- Oppenheim – estimula-se a região da crista da tíbia de proximal para distal, obtém-se extensão do hálux (Figura 2.37).

- Clônus – é observado quando um músculo é alongado passivamente e esse alongamento é mantido pelo examinador. Ocorrem contrações repetidas do grupamento muscular alongado que tendem a persistir enquanto o examinador mantiver o alongamento. Para obter o clônus do tornozelo, faz-se a dorsiflexão brusca do tornozelo e tenta-se manter nessa posição, obtendo-se flexões plantares repetidas.

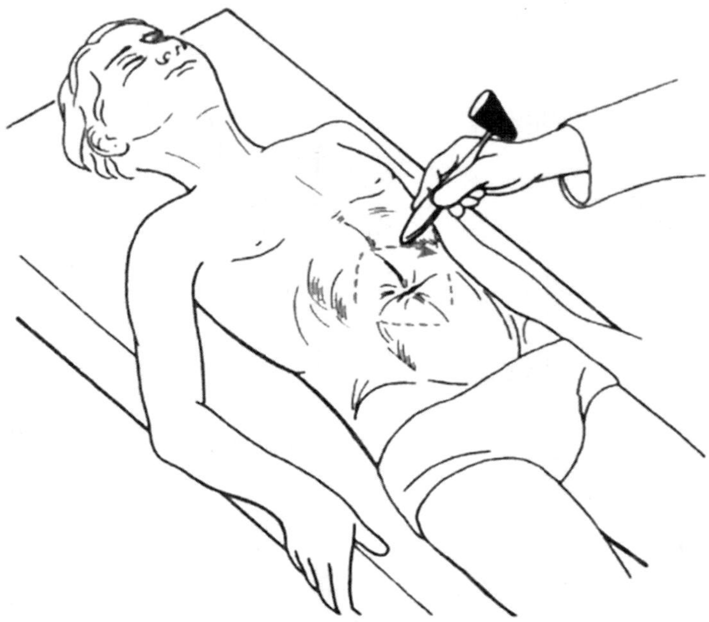

Figura 2.35 Reflexo cutâneo abdominal.

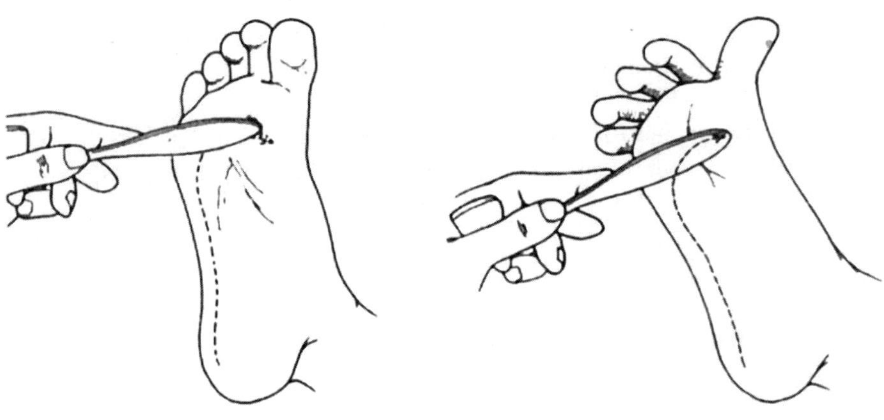

Figura 2.36 Reflexo cutaneoplantar. Sinal de Babinski.

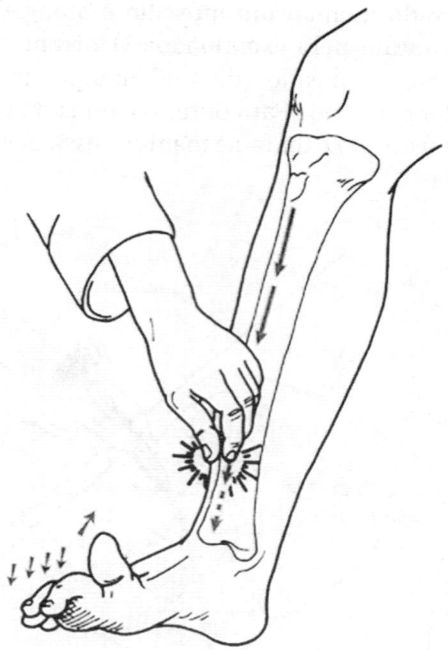

Figura 2.37 Sinal de Oppenheim.

BIBLIOGRAFIA

Bradford DS, Lonstein JE, Moe JH, Ogilvie JW, Winter RB. Moe's textbook of scoliosis and others spinal deformities. Philadelphia: WB Saunders; 1987.

Frymoyer IW. The adult spine. New York: Lippincott-Raven; 1997.

Magee DJ. Orthopedic physical assessment. 3rd ed. Philadelphia: WB Saunders; 1997.

Morrissy RT. Pediatric orthopaedics. Philadelphia: JB Lippincott; 1990.

White III AA, Panjabi MM. Clinical biomechanics of the spine. Philadelphia: JB Lippincott; 1978.

Herkowitz HN, Garfin SR, Eismont FJ, Bell GR, Balderston RA. Rothman-Simeone, the spine. 6ª ed. Philadelphia, PA: Elsevier Saunders; 2011.

Kuhn JE, Plancher KD, Hawkins RJ. Scapular winging. J Am Acad Orthop Surg. 1995;3:319-25.

Nitrini R, Bacheschi LA. A neurologia que todo médico deve saber. São Paulo: Atheneu; 2005.

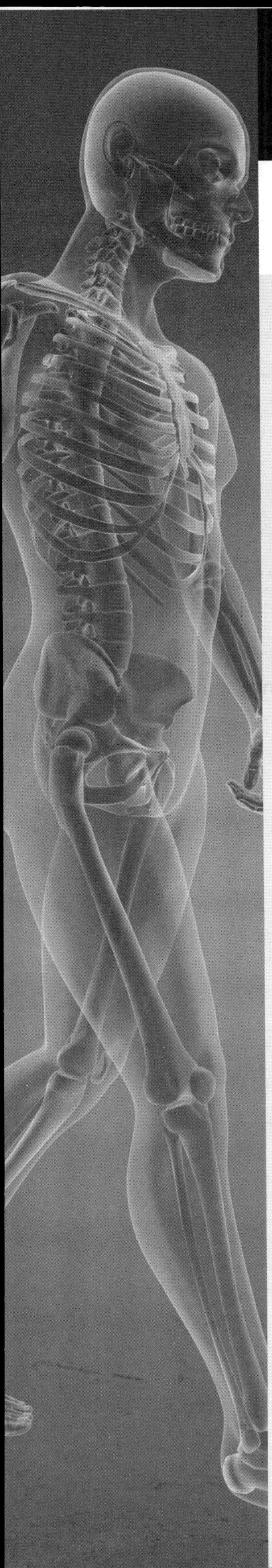

CAPÍTULO

3

Coluna Lombar

- Helton A. Defino
- Alexandre Fogaça Cristante
- Robert Meves
- Jose Antônio Mancuso Filho

A semiologia da coluna lombar deve seguir as orientações clássicas e já consagradas da semiologia médica, pois a anamnese e o exame físico ainda são a base para a elaboração e a orientação do diagnóstico, apesar do grande progresso que ocorreu na área do diagnóstico por meio de imagens.

A observação clínica (identificação, anamnese, interrogatório sobre os diferentes aparelhos, antecedentes pessoais e familiares) permite a realização de uma hipótese diagnóstica, e até mesmo do diagnóstico em muitos pacientes. Ao término da observação clínica, a formulação de uma hipótese diagnóstica é de grande utilidade, e ela será ou não confirmada pelo exame físico. Após o exame físico, deve ser possível a formulação de uma hipótese diagnóstica, que será confirmada pelos exames complementares (Figura 3.1).

As radiografias ou outros exames subsidiários não devem ser examinados antes da realização da observação clínica e do exame físico, pois o conhecimento prévio dos seus resultados pode induzir o médico a um diagnóstico incorreto (Figura 3.2). Existem indivíduos que são assintomáticos e apresentam alterações nos exames de imagens. Evidências anatômicas de hérnia de disco foram observadas em 20 a 30% das tomografias computadorizadas ou ressonância magnética realizadas em pessoas assintomáticas, com maior frequência nos indivíduos mais idosos.

A coluna lombar pode ser o sítio da manifestação de doenças sistêmicas (metástases tumorais, mieloma múltiplo, leucemia, anemia falciforme, espondilite anquilosante). A dor na coluna lombar pode ser a manifestação clínica de doença de órgãos

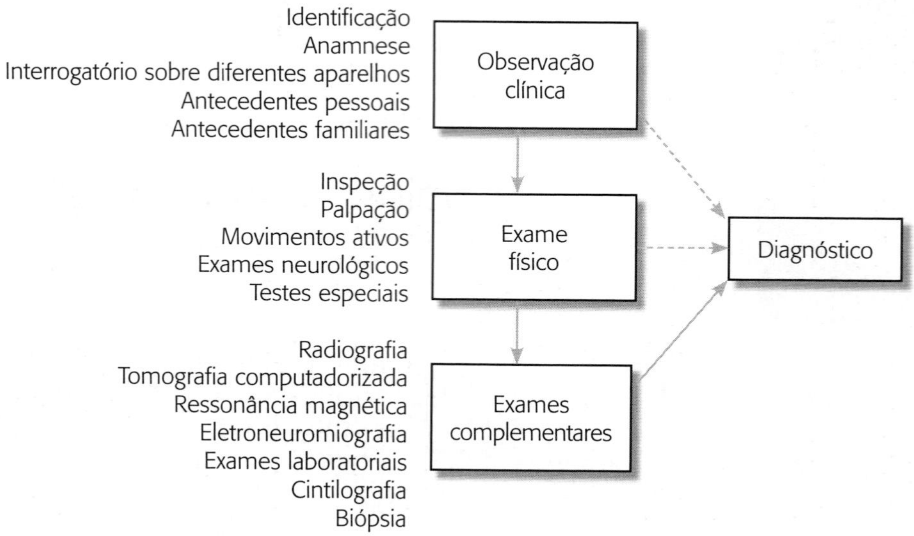

Figura 3.1 **Sequência das principais etapas da semiologia da coluna lombar.**

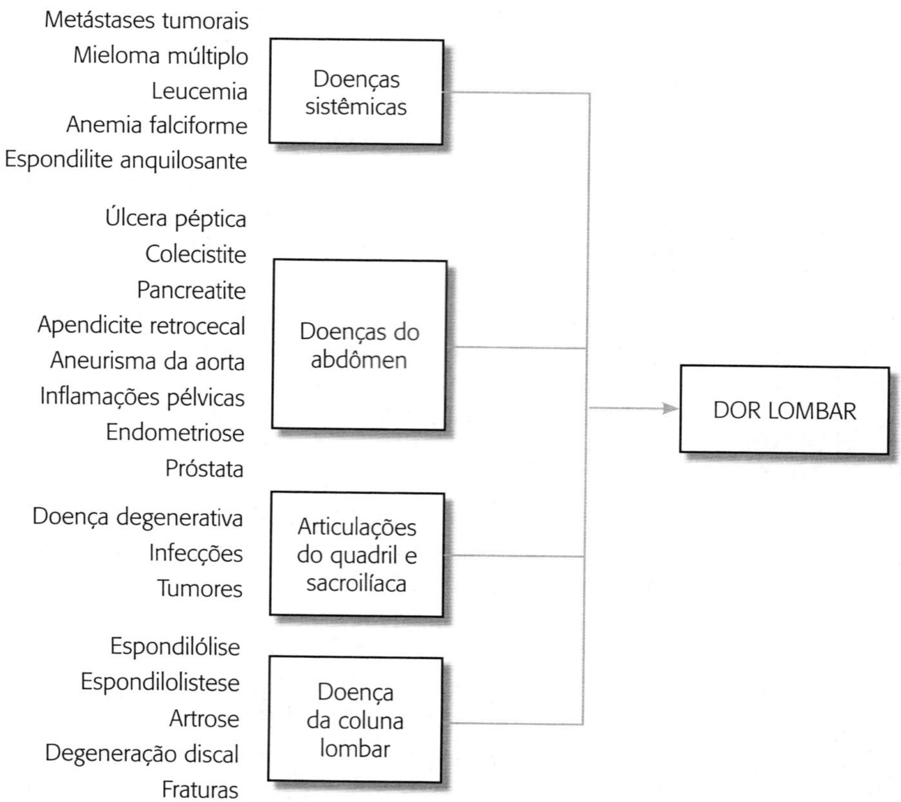

Figura 3.2 **Diferentes origens da dor lombar.**

localizados no abdômen (úlcera péptica, colecistite, pancreatite, apendicite retrocecal, aneurisma da aorta, inflamações pélvicas, endometriose, doença da próstata), e doenças da articulação do quadril e sacroilíaca podem apresentar sinais e sintomas na coluna lombar (Figura 3.3). A semiologia da coluna lombar pode ser didaticamente dividida em observação clínica e exame físico propriamente dito.

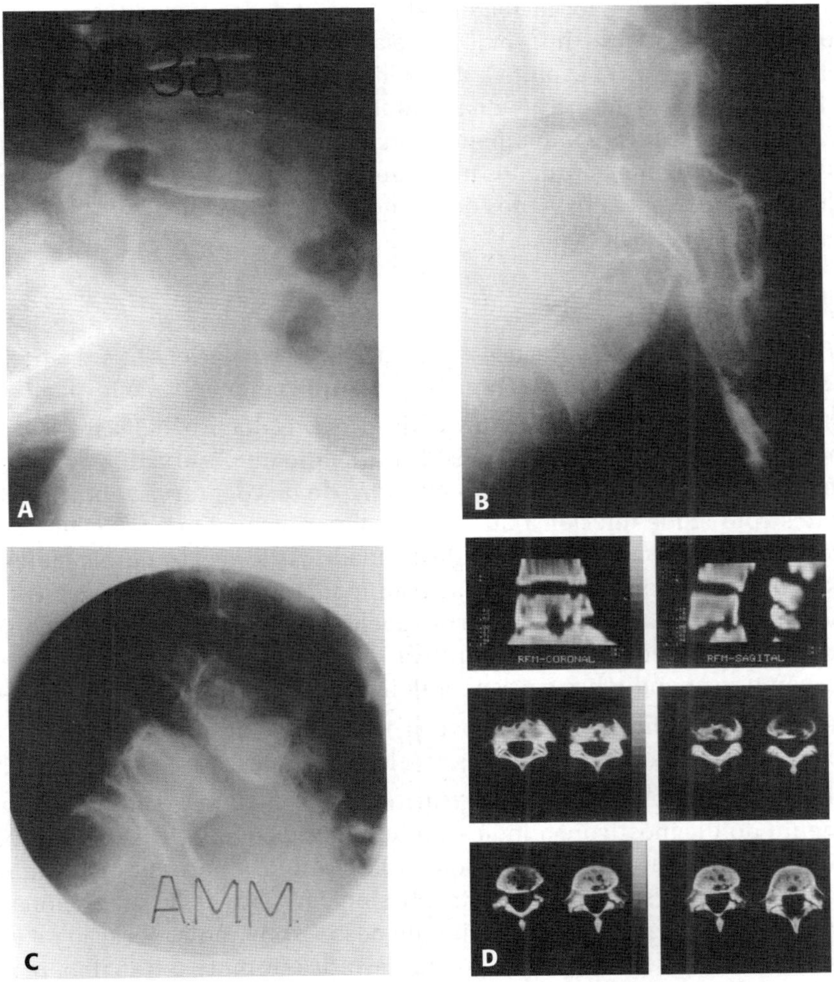

Figura 3.3 Situações em que a observação dos exames de imagens antes das etapas básicas da anamnese poderiam conduzir a diagnósticos incorretos. Ambos os pacientes apresentavam espondilolistese no segmento L5-S1 que não estava correlacionada com os sinais e os sintomas dos pacientes (tumor intrarraquídeo e espondilodiscite). **A**) Radiografia em perfil (paciente do sexo feminino com 73 anos de idade) mostrando a espondilolistese L5-S1. **B**) Mielografia mostrando a interrupção do contraste no canal medular, que correspondia à presença de tumor no interior do canal vertebral. **C**) Radiografia em perfil (paciente do sexo masculino com 19 anos de idade) mostrando a espondilolistese L5-S1. **D**) Tomografia computadorizada mostrando lesões compatíveis com espondilodiscite, que foram confirmadas com exames complementares.

OBSERVAÇÃO CLÍNICA

A observação clínica é o registro detalhado dos dados pessoais, sintomas e sinais apresentados pelo paciente e marca o início da relação entre o médico e o paciente, cuja importância dispensa maiores considerações.

A observação clínica é constituída pela identificação do paciente (nome, idade, sexo, cor, estado civil, profissão, nacionalidade, naturalidade e procedência), anamnese (obtenção pelo examinador de informações relacionadas à queixa e duração dos sintomas e elaboração da história evolutiva da doença, desde seu início até o momento da consulta, baseando-se na descrição e na cronologia dos sintomas), interrogatório sobre os diferentes aparelhos (complementa a anamnese na busca de possíveis sintomas que não foram diretamente abordados nela), antecedentes pessoais e antecedentes familiares (registro de eventos passados ou doenças que indiquem a etiologia da doença atual ou estejam a ela relacionados).

IDENTIFICAÇÃO

A identificação marca o início da relação entre o médico e o paciente, com o registro do nome, que basicamente serve para o registro e o arquivamento das informações.

A idade é um bom indicador da natureza da provável doença. A discite, na ausência da realização de procedimentos invasivos, é normalmente observada nas crianças ou adultos com mais de 60 anos de idade. O prolapso do disco intervertebral é incomum nos pacientes com idade inferior a 20 anos ou superior a 60 anos. A claudicação intermitente é infrequente abaixo de 40 anos de idade. As lesões tumorais metastáticas também são mais frequentes nas pessoas com idade superior a 50 anos. O registro do sexo possui valor estatístico, pois certas doenças são mais frequentes no sexo feminino, como a espondilolistese degenerativa, enquanto outras predominam no sexo masculino, como a espondilólise e a espondilolistese, ou a espondilite anquilosante.

O estado civil apresenta interesse especial na avaliação do estado emocional decorrente de problemas sexuais, sentimentais, intelectuais, familiares e sociais.

A profissão e as informações a ela relacionadas são de extrema importância no esclarecimento do diagnóstico, na indicação terapêutica e na previsão do retorno ao trabalho. As pessoas que exercem atividade física intensa necessitam de maior período para o retorno às suas atividades profissionais. A atividade profissional, associada a esforço físico intenso, levantamento de peso, exposição à vibração de veículos ou máquinas industriais (motoristas), postura estática durante o trabalho, realização constante de movimentos de flexão e rotação ou tarefas repetitivas, tem sido relacionada ao aumento do risco da dor lombar. A espondilólise e a espondilolistese têm sido observadas em maior porcentagem nos ginastas e halterofilistas.

Os fatores psicológicos e psicossociais relacionados ao trabalho são também de grande importância e estão mais relacionados à incapacidade para o trabalho do que à presença de lesões específicas na coluna vertebral. O fato de o indivíduo ser autônomo, empregado, empregador ou a existência de questões trabalhistas ou indenizatórias tem grande importância na avaliação diagnóstica, terapêutica e prognóstica. Estudos prospectivos têm demonstrado que os fatores psicológicos e psicossociais (hábitos precários de saúde, insatisfação com o trabalho, trabalho sem motivação, avaliação negativa dos supervisores) são fortes indicadores de incapacidade e ausência do trabalho devido à dor lombar, que não deve ser considerada somente um problema médico.

Muitos pacientes permanecem ativos apesar dos sintomas, enquanto outros apresentam restrição crônica das atividades profissionais, esportivas e de lazer. Deve ser considerada de extrema importância a interrupção das atividades físicas de lazer devido aos sintomas, acompanhada do exercício ininterrupto das atividades profissionais, ao contrário do relato do paciente, que não suporta suas atividades profissionais, mas continua praticando suas atividades esportivas de lazer nos finais de semana.

ANAMNESE

> "Nada é mais importante no diagnóstico da dor lombar que a história do paciente".

O registro da queixa principal e sua duração e a história pregressa da doença atual compõem a anamnese.

As queixas mais frequentemente relacionadas à coluna lombar são a dor, a deformidade e a incapacidade funcional. A dor é a queixa mais frequente e deve ser caracterizada pela sua localização, tipo (pontada, facada, alfinetada, peso, queimação), extensão, irradiação, fatores de melhora e piora, fenômenos concomitantes, horário de aparecimento e duração.

A dor pode estar localizada somente na região lombar (traumatismo, osteoartrite, espondilólise), na região lombar e no membro inferior (hérnia de disco, estenose do recesso lateral), ou somente no membro inferior (estenose do canal vertebral). A irradiação da dor para o membro inferior sugere o envolvimento das raízes nervosas, e os sintomas monorradiculares geralmente acompanham a distribuição dos dermátomos (Figura 3.4A). O envolvimento da raiz L4 causa dor na face anterior da coxa e medial da perna; a raiz L5, na face lateral da perna e dorsomedial do pé; e a raiz S1, na face lateral do pé e região plantar. Existem variações desse padrão clínico, não sendo incomum a observação de dor na nádega e face posterior da coxa relacionada à raiz L5 ou S1.

A dor radicular ("ciática"[1]), caracterizada pela sua distribuição ao longo do dermátomo do nervo espinal e frequentemente acompanhada de déficit motor ou sensitivo

---

[1] A palavra ciática é conhecida há centenas de anos e literalmente esse significa "relacionada ao quadril". A primeira utilização desse termo não foi em artigo científico, mas na obra de Shakespeare: *Timons of Athens*, na qual um dos personagens exclamava *Thou could sciatica, cripples our senators as lamely as their manners*. Domênico Cotugno, em 1576, foi o primeiro a utilizar uma definição anatomopatológica para a palavra ciática, acreditando que ela representava afecção local do nervo ciático na coxa.

Em 1929, Dandy e Schmorl descreveram, praticamente ao mesmo tempo e independentemente, a existência de condromas ou tumores cartilaginosos oriundos do disco interver-

correspondente à raiz nervosa afetada, deve ser diferenciada da dor referida do esclerótomo (Figura 3.4B). Esse tipo de dor aparece quando os tecidos de origem mesodérmica (porção externa do ânulo fibroso, faceta articular, ligamentos interespinhais) são estimulados por agentes nocivos. Essa modalidade de dor apresenta distribuição menos definida que a dor radicular, é aguda e difusa e não segue a distribuição dos dermátomos. Pode irradiar-se para a face posterior da coxa e tende a piorar durante o dia, particularmente com o aumento da carga. Em casos mais graves, pode apresentar irradiação distal até a perna e o pé.

A dor da síndrome miofascial também deve ser diferenciada das demais e está localizada nos pontos-gatilhos situados sobre a espinha ilíaca posterossuperior. Ela apresenta padrão clínico característico (dor, rigidez, fadiga, influência das alterações climáticas, colo irritável, distúrbios do sono) e responde à injeção de anestésico local (Figura 3.5).

As palavras e as expressões utilizadas pelo paciente para a definição do tipo de dor estão intimamente relacionadas com fatores culturais e sociais. Termos como alfinetada, queimação, agulhada e adormecimento estão mais associados com a dor radicular, enquanto cãibra ou dor profunda estão mais associadas às dores referidas ou problemas vasculares. A maioria dos portadores de hérnia de disco apresenta queixas de dor radicular, mas queixas de formigamento ou adormecimento no membro inferior, isoladas ou associadas à dor radicular, podem também ser observadas.

Os fatores de melhora e piora da dor fornecem informações muito importantes para a determinação da etiologia da doença. Nos pacientes com hérnia de disco observamos melhora da dor quando os pacientes sentam em cadeira inclinada, durante o repouso, com os quadris e os joelhos fletidos, ou durante a deambulação, enquanto o ato de sentar em cadeira com assento rígido ou flexível, dirigir, curvar para a frente, levantar pesos, tossir ou espirrar pioram os sintomas (Quadro 3.1).

Os pacientes com estenose do canal vertebral apresentam dor lombar difusa e adormecimento nos membros inferiores (MMII), que aparecem após a deambulação, na posição ereta ou nas atividades que exigem a extensão da coluna lombar. Esses sintomas melhoram na posição sentada, em repouso, com quadris e joelhos em flexão, e com a flexão da coluna lombar. A melhora dos sintomas ocorre após 5 a 20 minutos. Alguns pacientes referem melhora dos sintomas na posição de cócoras. A claudicação neurogênica deve ser diferenciada da claudicação de origem vascular, cujos sintomas também se manifestam durante a marcha, com o aparecimento de dor na panturrilha e acompanhada de cãibras, que apresenta melhora na posição ereta com a interrupção da marcha, em 1 a 3 minutos.

---

tebral, que comprimiam as raízes nervosas com consequente dor ciática. Cinco anos mais tarde, Mixter e Barr apresentaram, pela primeira vez, a correlação entre a ciática e a presença de hérnia da porção central e mole do disco intervertebral. A partir desse relato, a compressão da raiz do nervo espinal pelo material herniado do disco intervertebral tem sido considerada a causa da ciática. Muitos ainda consideram o disco intervertebral uma das causas de lombalgia e ciática, e estudos clínicos e experimentais têm demonstrado que existe grande variação na apresentação clínica e na relação causa e efeito entre o disco e a raiz nervosa adjacente.

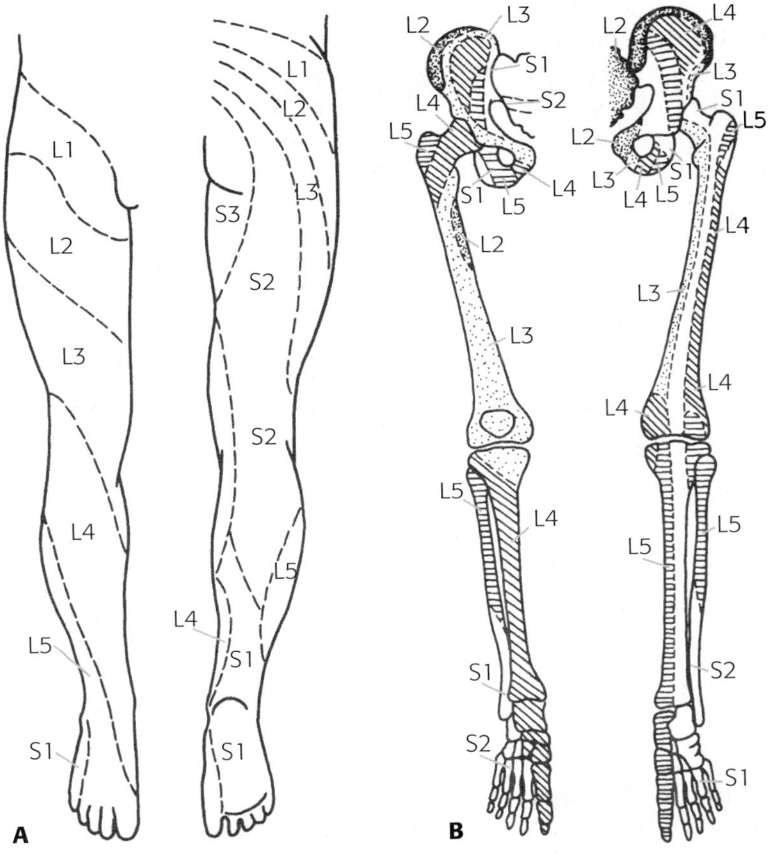

Figura 3.4 Distribuição dos dermátomos (**A**) e esclerótomos (**B**) no membro inferior.

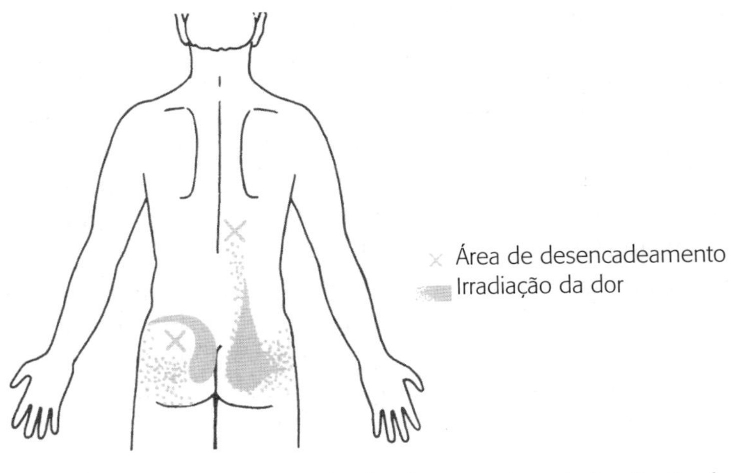

Figura 3.5 Pontos-gatilhos na região lombar e na área de irradiação da dor.

Quadro 3.1 Comparação dos achados clínicos observados na doença degenerativa do disco intervertebral e hérnia de disco.

	Degeneração discal	Hérnia de disco
Dor lombar	+	+
Irradiação MI	–	+
Rigidez matinal e dor	+	+
Mobilização	Alivia sintoma	Piora sintoma
Exercício	Dor piora após	Dor piora durante e após
Posição ereta	Piora pouco	Piora muito
Marcha	Alivia	Piora
Assento firme	Alivia	Piora
Assento não firme	Agrava	Agrava
Decúbito	Alivia	Alivia somente em algumas posições
Flexão lombar	Indolor	Dolorosa
Lasègue	–	+
Sinais neurológicos	–	+
Achados radiográficos	+	–

Os portadores de artrose da faceta articular referem rigidez matinal ou dor profunda na região lombar quando ficam na posição ereta por longos períodos, e alívio dos sintomas quando caminham ou sentam em cadeiras ou sofás de assentos rígidos ou firmes.

A associação dos movimentos da coluna lombar com a dor fornece também importantes informações. A piora da dor durante o movimento de flexão e extensão da coluna lombar ocorre nas fraturas, distensão muscular, tumores e processos infecciosos. A piora da dor durante a flexão é observada nos pacientes com hérnia de disco. Muitas vezes, os sintomas subjetivos desaparecem e o paciente continua apresentando limitação da flexão lombar. A piora da dor durante a extensão da coluna lombar está presente na espondilólise, espondilolistese e artrose facetária. Nas doenças relacionadas a problemas orgânicos ou viscerais, a dor é indiferente à realização dos movimentos (aneurisma de aorta, cálculo renal, pancreatite etc.).

O ato de tossir ou espirrar aumenta a pressão intratecal (a pressão no interior da cobertura da medula espinhal) e exacerba a dor da hérnia de disco ou outras situações em que exista compressão das estruturas nervosas no interior do canal medular. Na hérnia de disco, os pacientes podem relatar que os sintomas agravam com a tosse ou o espirro somente nos períodos de agudização do problema.

Especial atenção deve ser dirigida ao paciente que refere que "tudo piora a sua dor". O aparecimento da dor noturna espontânea, que não melhora e se torna constante, deve ser investigada para a procura de problemas orgânicos como tumores, infecção e doenças abdominais ou pélvicas. Quando essas doenças são excluídas, é muito provável que os problemas psicossomáticos sejam sua causa principal. Isso não significa que o paciente esteja imaginando sua dor, mas reflete a reação individual do paciente ao desconforto e sua capacidade para suportá-lo. Esses casos são muito frequentes e sua avaliação clínica inadequada conduz a tratamentos ineficientes, com resultados cirúrgicos insatisfatórios, nos quais o paciente continua a queixar dos sintomas e o médico afirma que a cirurgia foi tecnicamente realizada de forma correta.

A pesquisa das atividades que melhoram ou pioram a dor do paciente durante suas atividades de vida corresponde, na realidade, a testes semiológicos para provocar o aparecimento dos sintomas. Entrar no interior de veículo e sentar corresponde ao teste da flexão do tronco e elevação do membro inferior (MI). Ficar sentado na cama com os MMII estendidos por longos períodos corresponde ao teste de elevação. O aparecimento de sintomas de claudicação intermitente que se manifestam durante a deambulação, mas que não aparecem ao pedalar uma bicicleta, corresponde ao teste de van Gelderen realizado na bicicleta para diferenciar a claudicação neurogênica da vascular.

As posições de alívio da dor relatadas pelo paciente, devidamente correlacionadas com as funções das estruturas anatômicas, podem ser utilizadas como posições de repouso para o tratamento. Posições assumidas durante o sono e sua relação com a dor também auxiliam no entendimento do mecanismo da dor. A posição prona estende a coluna lombar e aumenta a tensão nos seus elementos posteriores, do mesmo modo que a rotação, enquanto a posição supina tende a aplanar a lordose.

Os fenômenos concomitantes à dor devem ser também pesquisados. A radiculopatia (diminuição da sensibilidade, parestesia e diminuição da força muscular do dermátomo correspondente) pode aparecer isolada ou coexistir com sinais de fraqueza nos MMII e membros superiores (MMSS), acompanhados de distúrbios da marcha ou disfunção vesical, que são sugestivos de mielopatia, cuja causa principal em pacientes com mais de 60 anos de idade é a espondiloartrose cervical. O aparecimento de distúrbios da função vesical e intestinal, sem sinais de lesão do neurônio motor superior, exige avaliação imediata para excluir o diagnóstico de síndrome da cauda equina, que é causada por compressão das raízes da cauda equina por lesão, ocupando o espaço do canal vertebral, como uma grande hérnia de disco central ou tumor. O quadro clínico da síndrome da cauda equina manifesta-se com a disfunção da bexiga e do intestino, variável perda sensitiva e motora nas extremidades inferiores e anestesia em sela. Grande prolapso central do disco intervertebral, causado por traumatismo, manipulação vertebral ou pelo ato de tossir ou espirrar, pode ser o início súbito da paresia da cauda equina, que coincidentemente se torna evidente com o alívio da dor lombar causada pela distensão do ligamento longitudinal posterior, e essa melhora do quadro doloroso não deve ser interpretada como melhora da protrusão e da compressão, que deve ser considerada urgência cirúrgica.

As artrites inflamatórias geralmente acometem o esqueleto axial, e as queixas de dor são acompanhadas de rigidez matinal. Na espondiloartropatia, a dor e a rigidez são mais intensas pela manhã e melhoram durante o dia e com a atividade. A dor lombar é mais frequente nas artropatias soronegativas, e a rigidez matinal da espondilite anquilosante apresenta maior período de duração, geralmente superior a 30 minutos.

A dor lombar pode ser de intensidade, duração e frequência variáveis nos seus episódios de ocorrência. A dor de início agudo está relacionada a distensão, fraturas, infecções, tumores e doenças orgânicas. A dor da hérnia de disco também pode ser aguda, mas é frequente o relato de episódios álgicos anteriores. Na espondiloartrose, estenose do canal e espondilolistese, a dor é de início insidioso.

A dor noturna é característica de infecção ou tumor, e na tuberculose ela é atribuída ao relaxamento da musculatura.

As fraturas das vértebras causam dor semelhante à que ocorre no esqueleto apendicular. As fraturas podem ser o resultado de traumatismo agudo, ou de atividade normal, quando existe qualquer condição patológica presente no osso que enfraqueça sua estrutura, como ocorre na osteogênese imperfeita, no mieloma, nas metástases, na osteoporose ou nos tumores. Não existe diferença na apresentação clínica das fraturas, e o paciente apresenta melhora da dor com o repouso e a exacerbação dos sintomas com os movimentos. Doença silente pode existir na vértebra e somente ser descoberta no momento da ocorrência de fratura patológica. Até 50% da vértebra pode ser destruída sem evidenciar a lesão na radiografia. A tomografia computadorizada, a ressonância magnética e a cintilografia óssea mostram essas lesões, que devem ser suspeitadas pela história do traumatismo (Figura 3.6).

Diante da queixa de deformidade, deve ser caracterizado seu tipo (escoliose, cifose, hiperlordose), averiguada sua etiologia, bem como as possíveis complicações existentes (neurológicas, cardiopulmonares). O início da deformidade, sua progressão, os tratamentos anteriormente realizados, as complicações funcionais e principalmente a caracterização da queixa atual do paciente (dor ou deformidade) auxiliam não somente na elaboração do diagnóstico, mas também no seu tratamento. Em algumas situações, o paciente procura o atendimento devido à dor, e não está interessado na correção de sua deformidade que, por ser muito evidente, pode atrair mais a atenção do médico que os sinais e os sintomas relatados pelo paciente.

A escoliose não provoca dor e, especialmente nas crianças, a presença desse sintoma associado à escoliose deve motivar a pesquisa de lesões tumorais ou infecção.

A doença de Scheuermann é menos frequente na região lombar, porém a queixa de dor é mais frequente nessa localização, tendo sido observada em 78% dos portadores de cifose na região toracolombar. A dor é localizada geralmente sobre a área da cifose, geralmente intermitente e profunda, não sendo incapacitante.

A incapacidade funcional é uma queixa muito relacionada às síndromes dolorosas da coluna lombar e faz parte de um complexo problema socioeconômico da sociedade moderna, cujo custo atinge cifras incalculáveis. Essa queixa deve ser muito bem analisada e fatores relacionados com insatisfação no trabalho, falta de motivação, distúrbios psicológicos, compensações trabalhistas e outros problemas psicossociais devem

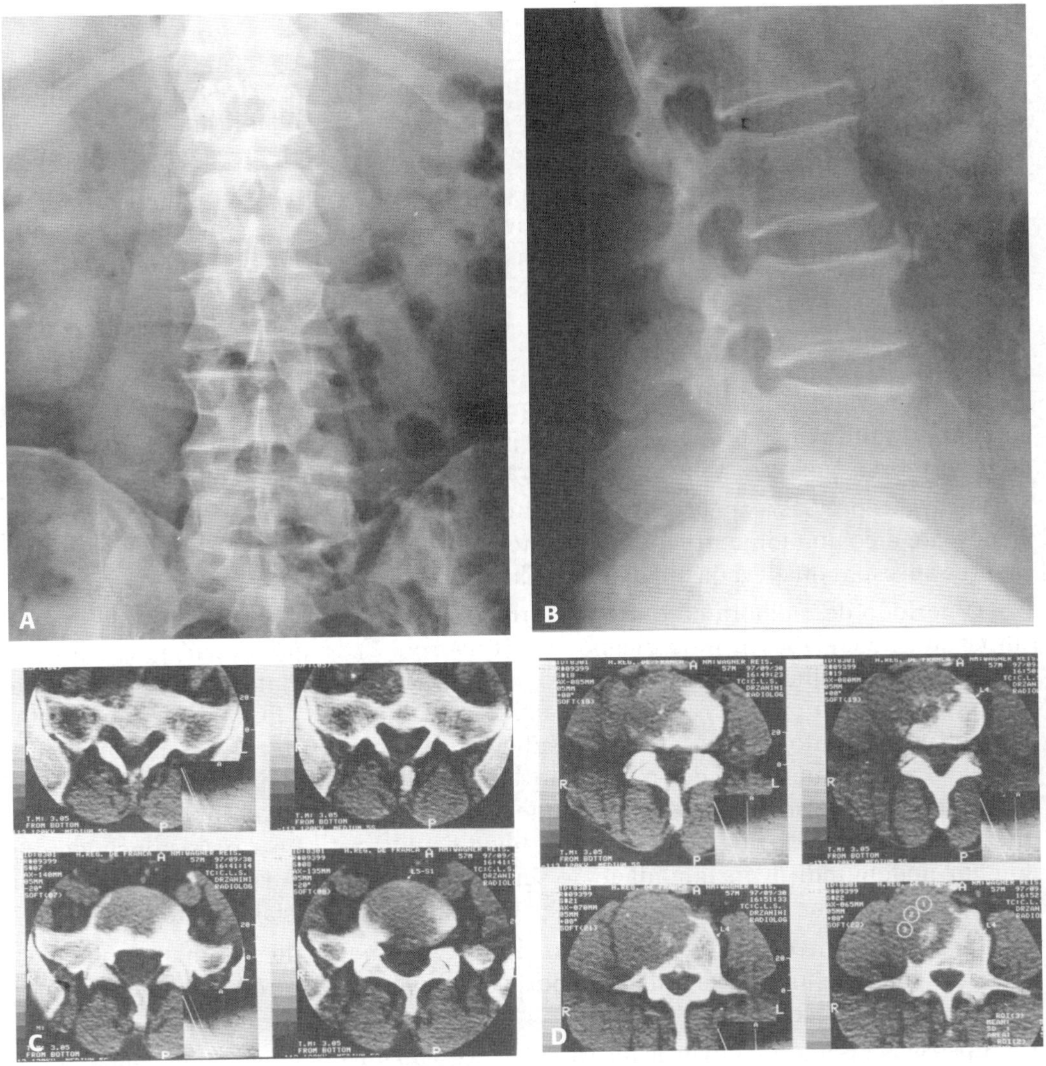

Figura 3.6 Radiografia em AP (**A**) e perfil (**B**) de paciente com lesões líticas de vértebras lombares devido à metástase de tumor (melanoma). **C** e **D**) As lesões das vértebras lombares são mais bem visualizadas pela tomografia computadorizada.

ser detectados durante a anamnese. A percepção de incapacidade pela sociedade moderna sofreu transformações profundas, e ocorreu grande aumento nas taxas de incapacidade, com consequente aumento do custo para as indústrias, e gestores da saúde, incluindo-se nesses custos tratamentos clínicos, exames complementares e cirurgias realizadas. A negligência desses fatos inclui o profissional no âmbito dos problemas relacionados com a coluna lombar e não parte da sua solução.

INTERROGATÓRIO SOBRE OS DIFERENTES APARELHOS

Sintomas gerais como febre, emagrecimento, adinamia e indisposição geral são importantes no diagnóstico dos processos infecciosos e tumorais. As informações acerca do funcionamento dos diferentes órgãos e sistemas auxiliam na orientação do diagnóstico.

A avaliação do estado nutricional dos pacientes que serão submetidos à cirurgia apresenta grande importância, pois tem sido relatada maior porcentagem de complicações pós-operatórias nos pacientes com deficiência nutricional.

ANTECEDENTES PESSOAIS

A presença de diabetes, problemas vasculares ou tratamento prévio de tumores malignos é de grande importância, bem como antecedentes de traumatismo na região lombar durante a infância ou adolescência podem ser o evento inicial da lesão do disco intervertebral, que resulta em sua deterioração durante os anos seguintes.

Cirurgias prévias, como realização de instrumentação e artrodese posterior estendendo até a coluna lombar, são importantes na gênese da dor lombar, pois esses pacientes apresentam elevada incidência de lombalgia (Figura 3.7).

O período de melhora da dor após a realização de cirurgias prévias é de grande importância na elaboração do diagnóstico (Quadro 3.2). Naqueles pacientes que não apresentaram melhora da dor no período pós-operatório imediato, deve-se considerar que o diagnóstico pré-operatório estava incorreto, a cirurgia foi realizada incorretamente (nível errado, descompressão insuficiente) ou a seleção do paciente foi inadequada. O aparecimento de dor intensa após intervalo de dias ou semanas é sugestivo de discite. O aparecimento lento da dor, que aumenta de intensidade após três a quatro meses, é característico da aracnoidite. O alívio da dor ciática e a persistência da dor lombar podem indicar instabilidade do segmento vertebral. A recidiva tardia da dor ciática pode indicar recidiva da hérnia de disco, fibrose cicatricial ou estenose.

História de antecedentes de infecção, comprometimento do sistema imunológico, diabetes, infecção urinária e utilização por via intravenosa de drogas são importantes nos processos infecciosos.

Cirurgias prévias ou doenças na articulação do quadril também podem auxiliar no esclarecimento dos sintomas na coluna lombar.

História prévia de doença de Scheuermann tem sido observada em maior porcentagem nos pacientes com lombalgia ou espondilolistese.

O papel do fumo na gênese da dor lombar é controvertido, mas ele tem sido apontado como fator de risco na ocorrência da pseudoartrose após artrodese da coluna lombar.

Doenças psiquiátricas, particularmente a depressão, podem contribuir para os sintomas e os sinais relacionados à dor e à incapacidade.

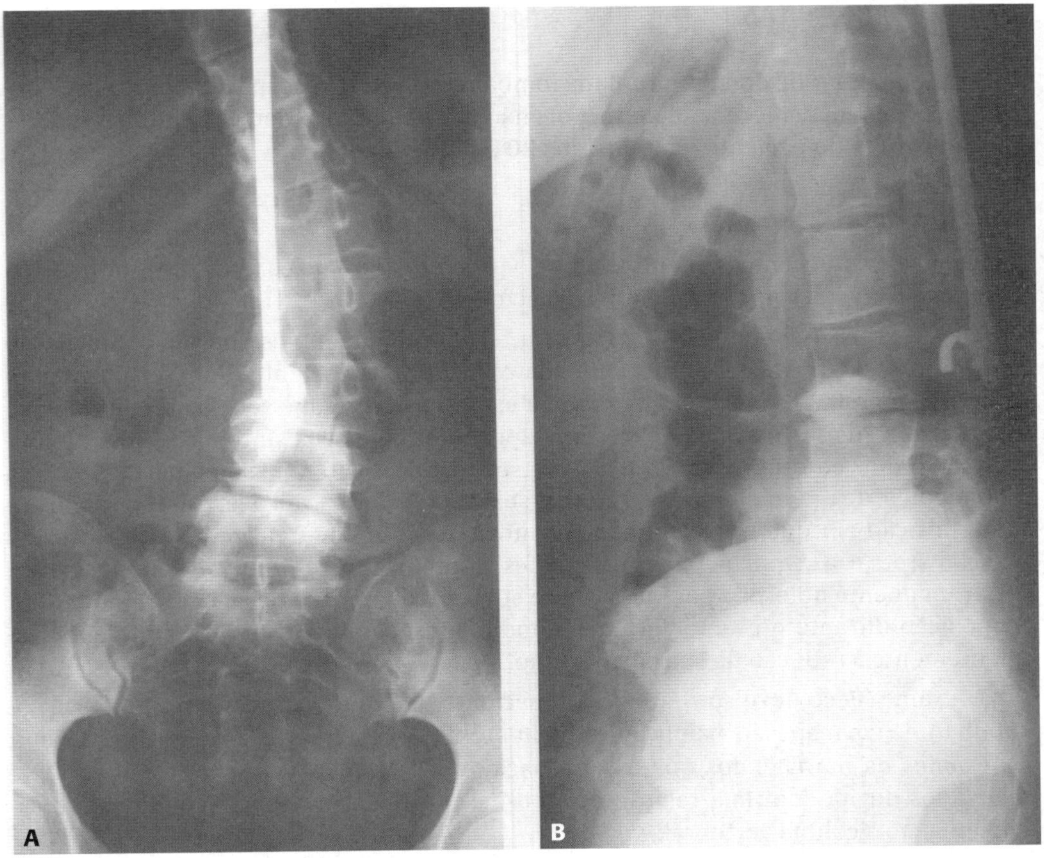

Figura 3.7 Radiografias em AP (**A**) e perfil (**B**) de paciente com queixa de lombalgia portadora de escoliose, tendo sido submetida à artrodese e à instrumentação vertebral posterior. Observar a degeneração dos discos intervertebrais abaixo da área da artrodese e a redução da lordose lombar.

Quadro 3.2 Principais características clínicas da síndrome pós-laminectomia e suas causas.

Sintoma	Causa
Persistência da dor ciática	Diagnóstico incorreto
	Cirurgia incorreta
Alívio da dor ciática e persistência da dor lombar	Falha do segmento vertebral (instabilidade)
Dor lombar intensa após intervalo de dias ou semanas	Discite
Recidiva tardia da dor ciática	Recidiva da compressão
	Fibrose cicatricial
	Estenose

ANTECEDENTES FAMILIARES

A história familiar de doença da coluna lombar é significativa, especialmente em crianças com suspeita de hérnia de disco, pois não é infrequente a detecção de cirurgia nos pais ou irmãos do paciente por volta dos 20 anos de idade.

EXAME FÍSICO

O exame físico inicia no momento em que o paciente entra no consultório, por meio da observação do seu comportamento e aspecto geral.

O exame físico é efetuado logo após o término da anamnese para a confirmação da hipótese diagnóstica feita durante sua realização. O paciente deve ser observado durante a marcha e seus movimentos, seu estado físico geral e seu estado psicológico examinados. Alguns pacientes parecem deprimidos com seus sintomas, enquanto outros são indiferentes. O exame físico deve ser realizado em uma sequência conhecida pelo médico, de modo que todos os testes sejam executados, aproveitando-se ao máximo a posição em que o paciente se encontra. Inicialmente, realizam-se os testes na posição ereta e, a seguir, na mesa de exames. É importante lembrar que, muitas vezes, é extremamente doloroso para o paciente subir ou descer da mesa, bem como mudar de posição durante o exame, fato que conduz à exaustão durante o exame e consequentemente à redução de sua colaboração.

O exame físico deve ser feito com o paciente utilizando somente roupa íntima, e subdividido em inspeção, palpação, movimentos, exame neurológico e testes especiais. Os exames da marcha, dos quadris, da bacia e dos MMII devem ser rotineiramente realizados devido à íntima relação de sintomas localizados nesses segmentos do esqueleto com a coluna vertebral.

A inspeção deve ser realizada com o paciente na posição ereta e despido, examinando-se as faces anterior, posterior e lateral da sua superfície corporal.

A pele é inspecionada para a procura de cicatrizes (cirurgias anteriores ou ferimentos), escoriações, equimoses ou hematomas (nos pacientes traumatizados podem indicar lesão dos ligamentos posteriores e presença de fratura instável), lesões de pele como manchas "café com leite" (Figura 3.8) (presentes na neurofibromatose, displasia fibrosa e doenças do colágeno), tufos pilosos (podem indicar *espina bifida* oculta ou diastematomielia), edema ou depressão anormal (espondilolistese). Lesões ou manchas na pele, localizadas na linha média, sugerem a presença de lesões neurais ocultas ou anomalias do mesoderma.

No plano sagital, o alinhamento da coluna é globalmente inspecionado, observando-se a postura do paciente e a relação, entre si, das curvas sagitais da coluna vertebral. O aumento ou a redução da lordose lombar devem ser observados, e essas alterações podem estar relacionadas a problemas localizados na coluna lombar (deformidades congênitas, tumores, infecção, espondilite anquilosante, estenose do canal vertebral, sequela de traumatismos ou cirurgias) ou secundárias à deformidade presente na articulação do quadril ou segmentos mais altos da coluna vertebral (Figura 3.9).

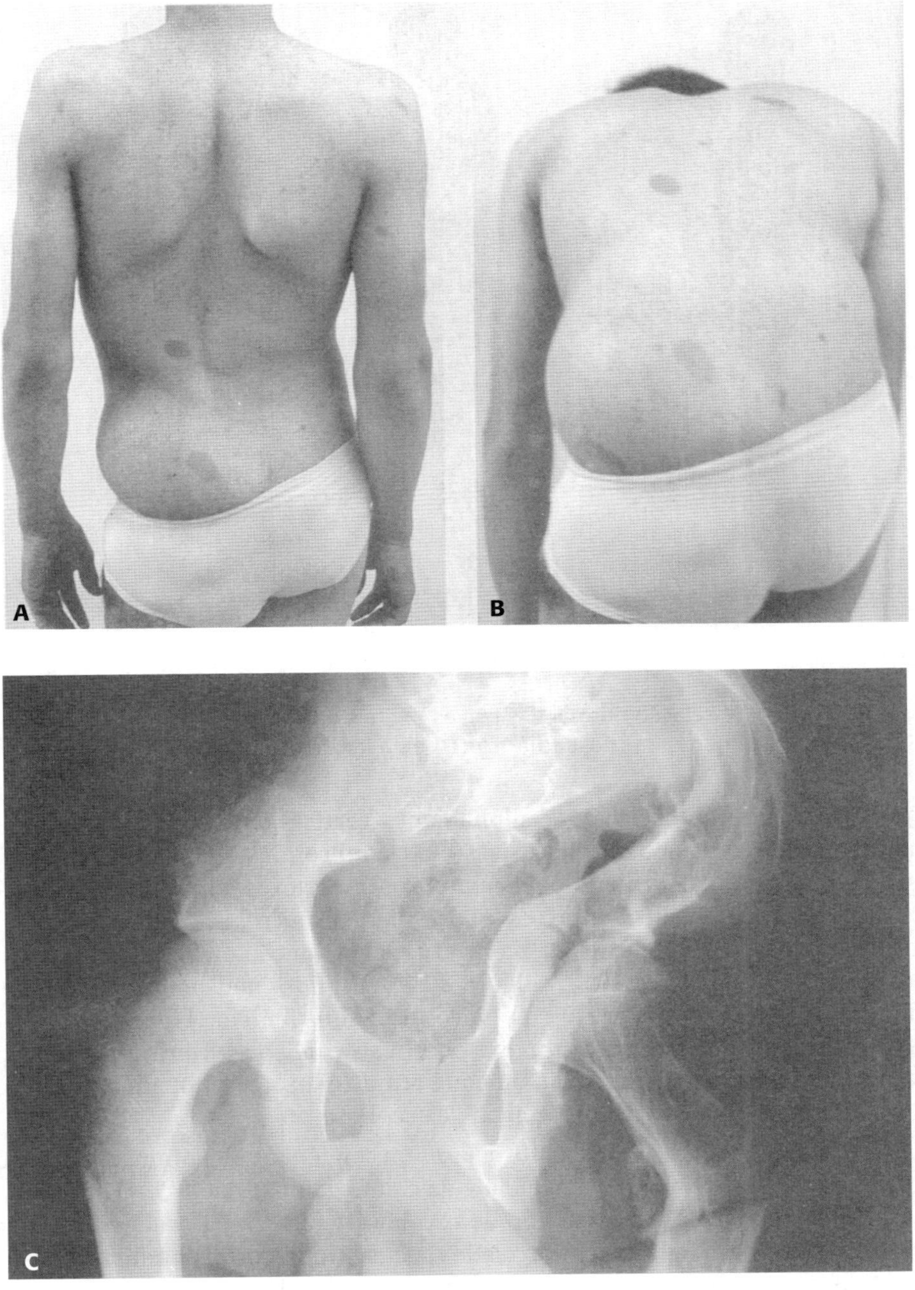

Figura 3.8 Portador de neurofibromatose (observar as manchas "café com leite" presentes no tronco) e com aparente deformidade na coluna lombar (**A** e **B**) devido à deformidade da bacia, evidenciadas pela radiografia (**C**).

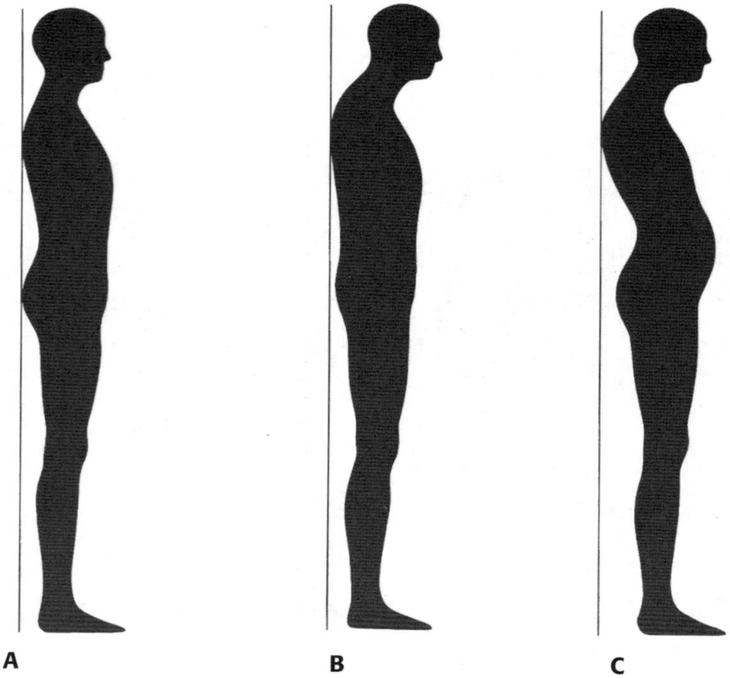

Figura 3.9 Relação normal das curvas sagitais da coluna vertebral (**A**), aumento da cifose torácica (**B**) e da lordose lombar (**C**).

No plano frontal é observado o alinhamento vertical da coluna vertebral, o alinhamento horizontal das cristas ilíacas, a simetria do contorno lateral da cintura e do triângulo do talhe, que é formado pelos membros superiores e face lateral do tronco. O desvio da coluna no plano frontal (escoliose) pode estar relacionado a diferença de comprimento dos MMII (Figura 3.10), contraturas em adução ou abdução na articulação do quadril, escoliose idiopática (Figura 3.11), escoliose neuromuscular ou congênita (Figura 3.12) e, também, processos álgicos da coluna lombar (Figura 3.13) (hérnia de disco, infecções, tumores), nos quais a escoliose é devida à contratura reflexa da musculatura paravertebral. Esse tipo de contratura reflexa geralmente provoca aplanamento da lordose lombar, acompanhada de escoliose.

Nas escolioses idiopáticas, neuromusculares ou congênitas, denominadas escolioses estruturadas, observa-se que a deformidade da coluna lombar não é corrigida com manobras na bacia e nos MMII. Nesse tipo de escoliose é observada saliência da musculatura paravertebral no lado da convexidade da curva, que corresponde à rotação das vértebras do lado convexo da curva, a qual é denominada giba. Por meio da manobra de Adams (flexão anterior do tronco), podemos diferenciar as escolioses estruturadas das demais. A giba torna-se evidente durante a flexão anterior do tronco nas escolioses estruturadas e desaparece naquelas devido a encurtamento dos MMII, doenças do quadril e problemas álgicos, que são denominadas escoliose não estruturada.

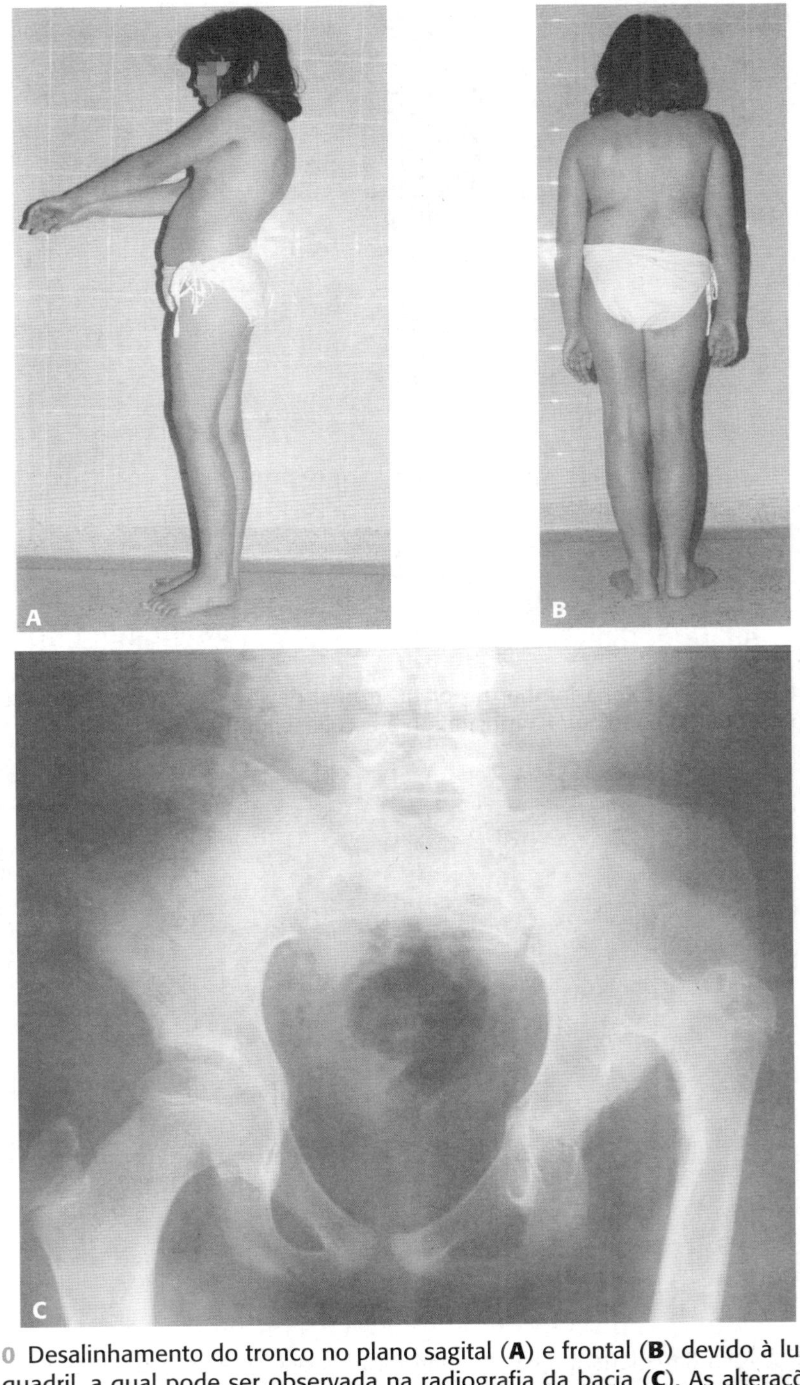

Figura 3.10 Desalinhamento do tronco no plano sagital (**A**) e frontal (**B**) devido à luxação congênita do quadril, a qual pode ser observada na radiografia da bacia (**C**). As alterações clínicas do alinhamento do tronco são devidas ao encurtamento do membro inferior provocado pela luxação congênita do quadril.

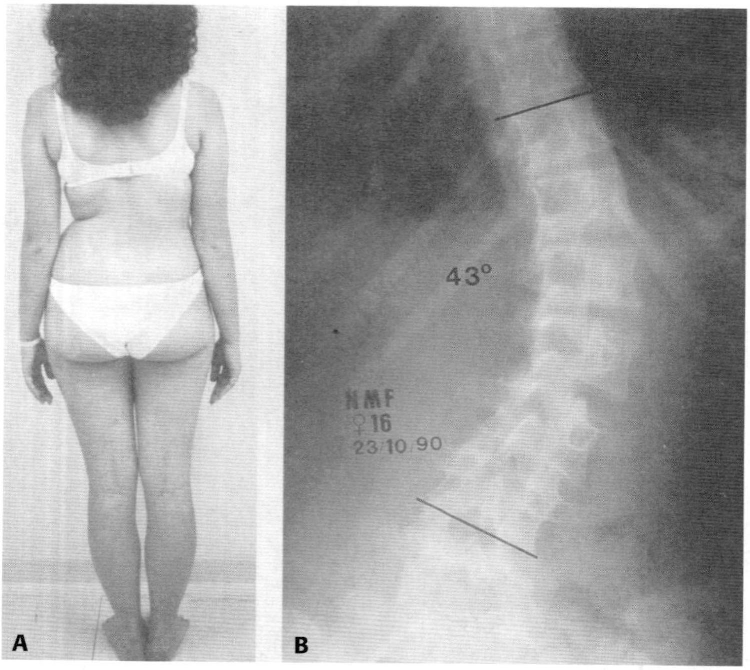

Figura 3.11 Desvio da coluna lombar no plano frontal devido à escoliose idiopática. Aspecto clínico da paciente (**A**) e radiografia mostrando a escoliose lombar (**B**).

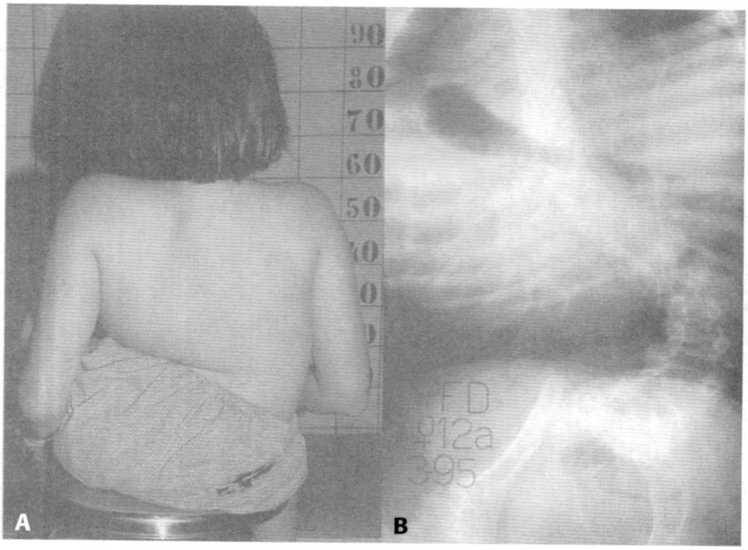

Figura 3.12 Desvio da coluna lombar no plano frontal devido à escoliose neuromuscular. Aspecto clínico da paciente (**A**) e radiografia mostrando a escoliose lombar (**B**) secundária à mielomeningocele.

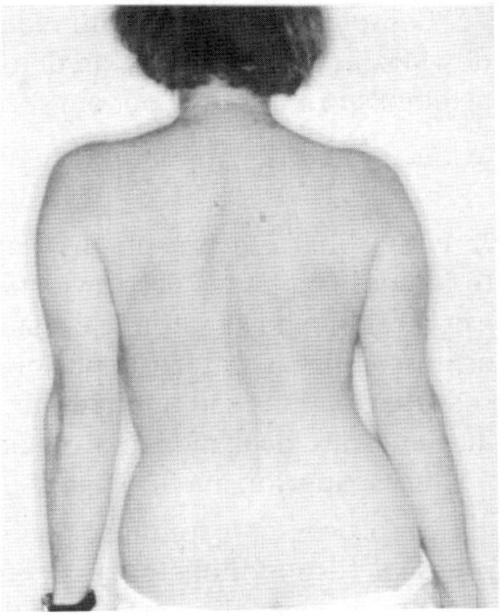

Figura 3.13 Portadora de hérnia de disco com presença de desvio da coluna lombar no plano frontal, secundária à contratura muscular, que estava presente na fase aguda da doença.

O equilíbrio da coluna vertebral é avaliado no plano frontal por meio de uma linha de prumo, apoiada sobre o occipital ou C7, que está em linha nos indivíduos normais com o sulco glúteo (Figura 3.14).

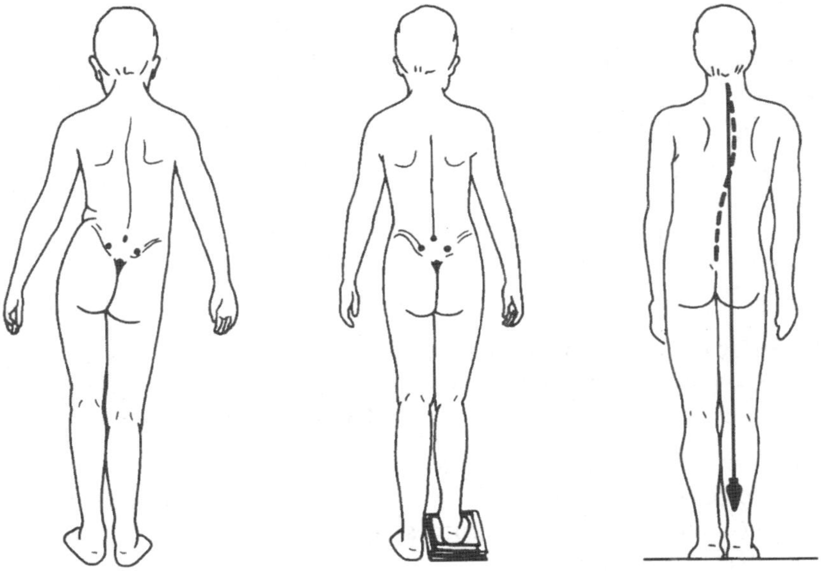

Figura 3.14 Representação da escoliose do tipo não estruturado devido à diferença de comprimento dos membros inferiores (**A**) e o desaparecimento da deformidade da coluna lombar com correção da diferença dos membros inferiores (**B**). Nas escolioses do tipo estruturado observa-se assimetria do tronco e seu desalinhamento mesmo com a bacia nivelada (**C**).

Complementando o exame da coluna lombar, é de grande importância a inspeção dos MMII para a procura de deformidades, atrofia muscular, fasciculações, pé cavo e artelhos em garra, que podem ser manifestação da doença localizada na região lombar.

PALPAÇÃO

As cristas ilíacas e as espinhas ilíacas posterossuperiores e anterossuperiores são bilateralmente palpadas para a verificação da horizontalização da bacia. No plano frontal, essas referências anatômicas estão localizadas na mesma linha e, no plano sagital, as espinhas ilíacas anterossuperiores estão localizadas abaixo da espinha ilíaca posterossuperior. Elas são também importantes pontos de referência anatômica. As cristas ilíacas estão localizadas na região do espaço discal entre L4 e L5, e a espinha ilíaca posterossuperior, em S2 (Figura 3.15).

Os processos espinhosos são palpados na procura de pontos dolorosos ou depressões (espondilolistese). Nos traumatismos vertebrais, a palpação entre os processos espinhosos pode permitir a identificação de lesão dos ligamentos posteriores e de fraturas do tipo B (fraturas com lesão dos ligamentos posteriores) (Figura 3.16).

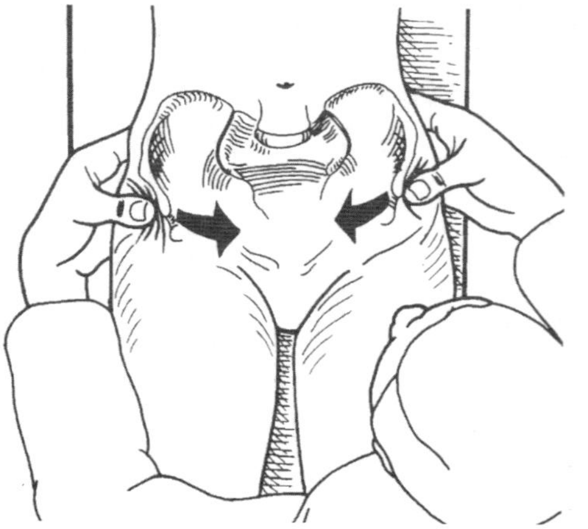

Figura 3.15 Palpação da crista ilíaca e espinhas ilíacas anterossuperiores e posterossuperiores.

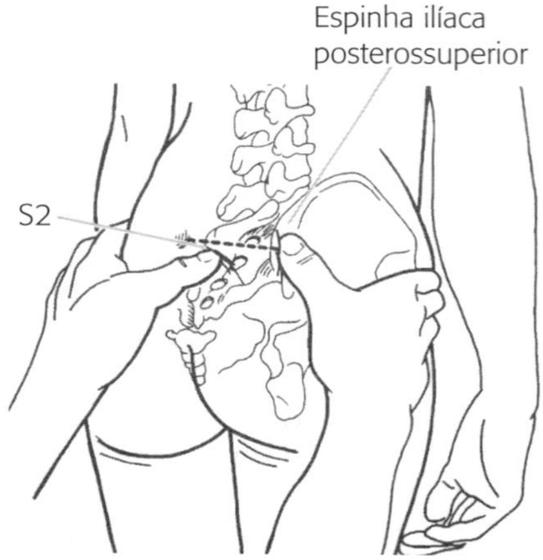

Figura 3.16 Palpação dos processos espinhosos das vértebras, crista ilíaca posterior e espinha ilíaca posterossuperior.

A musculatura paravertebral é palpada para a identificação de contratura muscular ou presença de nódulos e tumorações. Pequenas regiões hipersensíveis, denominadas ponto-gatilho e relacionadas às síndromes miofasciais, podem também ser palpadas na região lombar (ver Figura 3.5).

O nervo ciático deve ser palpado em todo seu trajeto, desde a região da nádega até a região poplítea. Essa palpação permite a identificação de compressões nervosas localizadas fora do canal e forame vertebral. O nervo ciático pode ser comprimido por tumores localizados na pelve, na nádega pode ser lesado por injeções intramusculares profundas, ou traumatismos penetrantes no quadril (Figura 3.17).

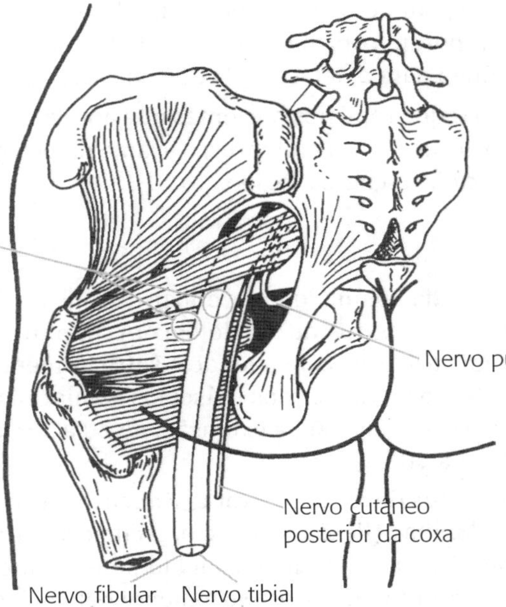

Figura 3.17 Trajeto do nervo ciático após sua saída da pelve e os pontos vulneráveis à lesão (aplicação incorreta de injeções intramusculares e traumatismos do quadril e da bacia).

Na região anterior, a musculatura abdominal deve ser palpada com o paciente na posição semissentada, para a observação de assimetria ou fraqueza desse músculo, que recebe inervação segmentar. A porção superior é inervada por T7 até T10, e a inferior, por T11 a L1 (Figura 3.18).

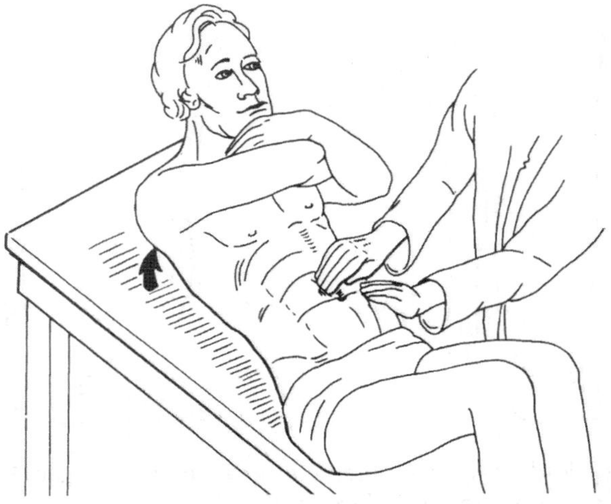

Figura 3.18 Musculatura abdominal e posição do paciente para o exame.

O promontório sacral pode ser palpado nos indivíduos magros, assim como o corpo vertebral de L4, L5 e S1, porém com alguma dificuldade. Nessa fase do exame, realiza-se a palpação do abdômen para a detecção de dor, massas, organomegalias e frêmitos.

Deve ser realizado o toque retal nos pacientes que apresentam dor coccígea ou sintomas relacionados à próstata, e nas mulheres, o exame da pelve cujos sintomas sejam sugestivos de doença localizada nessa região.

MOVIMENTOS

O exame dos movimentos da coluna lombar é mais complexo do que aparenta e tem sido descrito na maioria dos textos de semiologia. A amplitude dos movimentos da coluna lombar apresenta variações com a idade e sofre influência da flexibilidade das articulações e do grau de alongamento dos músculos isquiotibiais. A amplitude da flexão na coluna lombar varia de 40 a 60°; a extensão, de 20 a 35°; a inclinação lateral, de 15 a 20°; e a rotação, de 3 a 18°.

O exame dos movimentos deve considerar a avaliação da amplitude dos diferentes movimentos da coluna lombar (flexão, extensão, inclinação lateral e rotação), o aparecimento da dor, espasmo muscular, rigidez ou bloqueio. A flexão da coluna lombar é produzida pelos músculos abdominais, especialmente pelo músculo reto abdominal. A extensão da coluna lombar é produzida pelo grupo dos músculos eretores da coluna.

Durante o exame do movimento de flexão do tronco, deve ser avaliado se esse está sendo realizado na coluna lombar, pois é possível tocar o solo com as mãos sem que haja movimento nesse segmento vertebral. Durante a realização do movimento, deve ser observado se ocorre inversão da lordose lombar, cuja concavidade inicial em situações normais apresenta forma convexa ao final do movimento (Figura 3.19).

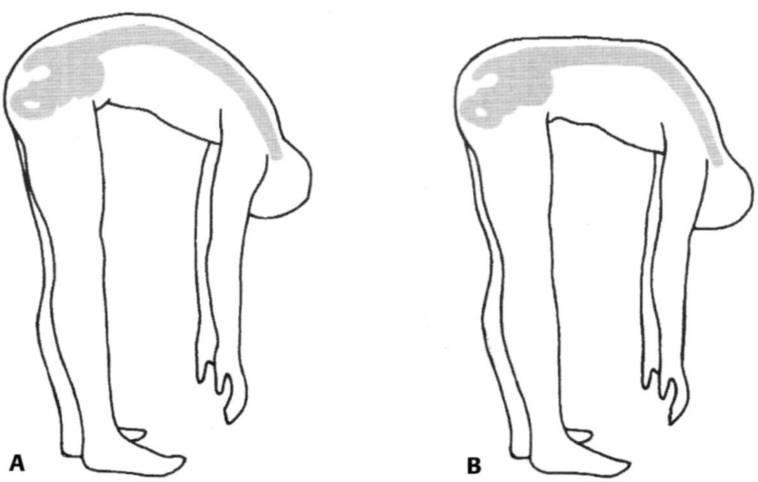

Figura 3.19 Observar a lordose lombar durante o movimento de flexão. Em situações normais, deve ocorrer a reversão completa da lordose lombar (**A**), que não é observada em situações patológicas (**B**).

A limitação do movimento de flexão ou aparecimento de dor é frequentemente devido à irritação do nervo ciático por hérnia de disco, mas pode ocorrer em outras situações (entorses, fraturas, infecções, tumores), sendo um achado não específico.

Por outro lado, a dor ocasionada pela extensão pode ser também um achado não específico, mas está intimamente relacionada com espondilólise ou espondilolistese nos pacientes jovens e estenose do canal e artrose facetária nos mais idosos.

A observação da maneira como o movimento de retorno à posição ereta é realizado após a flexão é também muito importante. Deve ser observado se o paciente realiza o movimento de modo suave, ou se inicialmente estende a coluna lombar e fixa-a na posição de lordose para, a seguir, realizar a extensão dos quadris até alcançar a posição ereta. Esse modo de realizar o movimento pode ser observado em pacientes que apresentam artrose das facetas articulares.

O aparecimento ou a melhora da dor radicular durante os movimentos de inclinação lateral estão intimamente relacionados com a posição do fragmento herniado do disco intervertebral em relação à raiz nervosa. Quando a protrusão do disco for lateral à raiz nervosa, os sintomas são exacerbados com a inclinação para o mesmo lado dos sintomas, ocorrendo alívio da dor quando a protrusão está localizada medialmente à raiz nervosa (Figura 3.20).

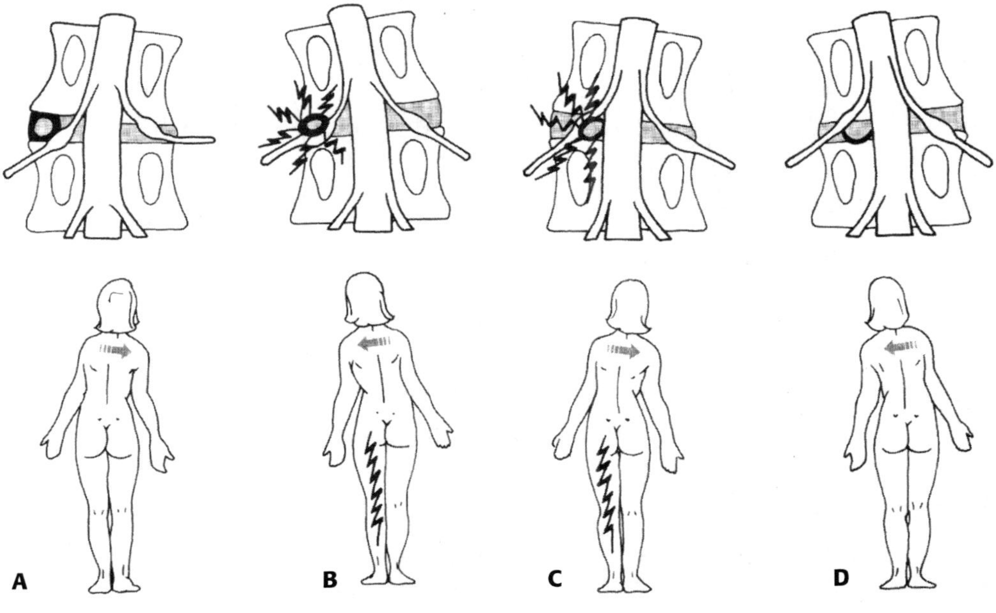

Figura 3.20 Relação existente entre a localização da hérnia de disco intervertebral e o aparecimento dos sintomas de compressão radicular durante a inclinação lateral do tronco. Quando a protrusão do disco é lateral à raiz nervosa (**A** e **B**), os sintomas são exacerbados com a inclinação para o mesmo lado (**B**) e melhoram com a inclinação para o lado oposto (**A**). Quando a protrusão do disco é medial à raiz nervosa (**C** e **D**), os sintomas são aliviados com a inclinação para o mesmo lado (**D**) e exacerbados com a inclinação para o lado oposto (**C**).

Os movimentos devem ser realizados de forma combinada, pois as lesões raramente ocorrem durante a realização de um movimento puro de flexão, extensão, inclinação lateral ou rotação. As combinações de movimentos mais utilizadas para o exame são: flexão lateral e flexão, flexão lateral e extensão, flexão e rotação, extensão e rotação. A combinação desses movimentos pode originar sintomas diferentes daqueles observados durante a realização dos movimentos isoladamente.

O teste de Schober modificado auxilia na identificação dos pacientes que apresentam limitação verdadeira dos movimentos da coluna lombar. Com o paciente na posição ortostática é delimitado um espaço de 15cm (10cm acima e 5cm abaixo do processo espinhoso de L5), e o teste é considerado positivo se não ocorrer aumento de pelo menos 6cm na flexão máxima (Figura 3.21).

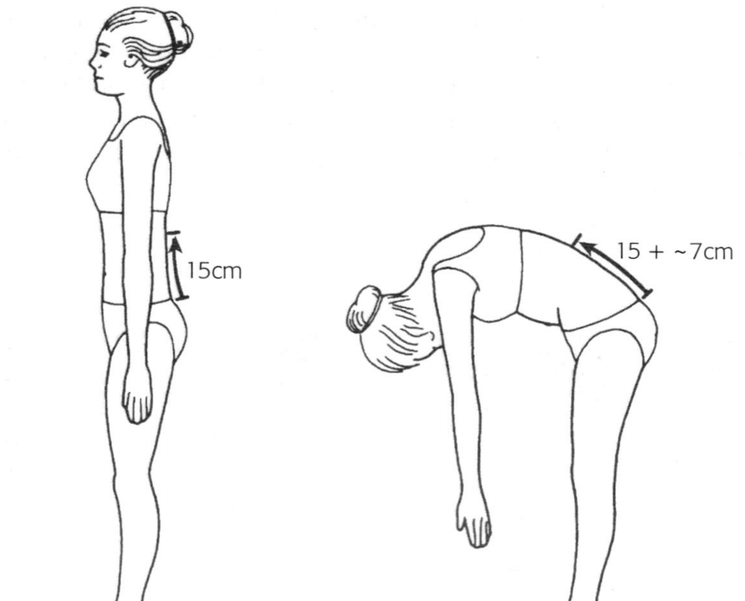

Figura 3.21 Teste de Schober modificado.

EXAME NEUROLÓGICO

O exame neurológico permite a identificação do nível da lesão neurológica e é realizado por meio da avaliação da sensibilidade, da motricidade e dos reflexos.

A avaliação da parte motora deve considerar a existência da lesão do neurônio motor superior e a da lesão do neurônio motor inferior (células do corno anterior da medula espinhal, raiz ventral do nervo espinal), apesar de a medula espinhal não se estender, no adulto, além da porção inferior da primeira vértebra lombar.

Nas lesões do neurônio motor inferior, o examinador geralmente detecta, durante o exame físico, evidências de lesões ainda despercebidas pelo paciente, enquanto nas lesões do neurônio motor superior ocorre o contrário. O paciente percebe os sintomas muito antes do aparecimento dos sinais clínicos. O primeiro sintoma da compressão do trato corticospinal, responsável pelos sintomas iniciais da lesão medular devido à compressão, é o enrijecimento súbito do membro inferior, tropeção sobre pequenas ondulações e dificuldade de caminhar em terreno irregular. O paciente refere incapacidade de caminhar rapidamente ou interromper uma corrida, e clônus espontâneo do tornozelo pode ser relatado como "vibração do pé e tornozelo", que aparece ao subir degrau ou escada. Os sintomas de lesão do neurônio motor superior dependem da velocidade de compressão da medula espinhal, podendo ocorrer no período de horas ou dias (tumores) ou de modo insidioso, demorando cerca de um a dois anos, como ocorre na doença degenerativa da coluna vertebral, não sendo incomum a interpretação dos sintomas iniciais de sofrimento medular, como os relacionados ao processo natural de envelhecimento ou artrose.

Nas lesões do neurônio motor superior são observados sinais de lesão piramidal que ocorrem em combinação e em uma sequência que consiste na alteração dos reflexos (exacerbação dos reflexos abaixo da lesão, ausência do reflexo abdominal superficial, do reflexo cremastérico e do reflexo plantar), alteração do tônus e finalmente fraqueza muscular.

As lesões do neurônio motor inferior causam perda e fraqueza da musculatura e perda dos reflexos locais.

A avaliação da sensibilidade tem como base o exame dos dermátomos (ver Figura 3.4) (áreas de sensibilidade cutânea inervadas por determinado segmento medular), e as sensibilidades térmica, tátil e dolorosa podem ser pesquisadas.

A força motora é avaliada por meio do exame da força muscular dos diferentes miótomos (grupos musculares inervados por um mesmo segmento da medula) e classificada em graus de 0 a 5 (Quadro 3.3).

Quadro 3.3 Escala de avaliação da força muscular.

Grau 0 – ausência de contração muscular
Grau I – presença de contração muscular sem movimento
Grau II – movimentos com eliminação da força da gravidade
Grau III – movimento vence a força da gravidade
Grau IV – movimento contra a força da gravidade e alguma resistência
Grau V – normal: movimento contra a força da gravidade e grande resistência

Uma maneira simples e eficiente de testar os músculos da panturrilha e os dorsiflexores do tornozelo é a observação da marcha sobre a ponta dos pés e sobre os calcanhares, que testam, respectivamente, a musculatura da panturrilha (S1-S2) e os dorsiflexores do tornozelo (L4-L5). Esses testes são, muitas vezes, a única representação objetiva precoce da fraqueza da musculatura e auxiliam também na detecção de pacientes simuladores, que não apresentam alteração desses músculos durante a marcha, e a demonstram durante a realização do exame com o paciente em decúbito.

Um método simples de memorização das raízes nervosas que suprem os grupos musculares do membro inferior é:

• Quadril:	L2-L3	– flexão
	L4-L5	– extensão
• Joelho:	L3-L4	– extensão
	L5-S1	– flexão
• Tornozelo:	L4-L5	– flexão dorsal
	S1-S2	– flexão plantar

O exame dos reflexos envolve a pesquisa dos relacionados às raízes nervosas (Figuras 3.22 a 3.24) e também ao neurônio motor superior (reflexo cremastérico superficial, reflexo abdominal superficial) (Figuras 3.25 e 3.26).

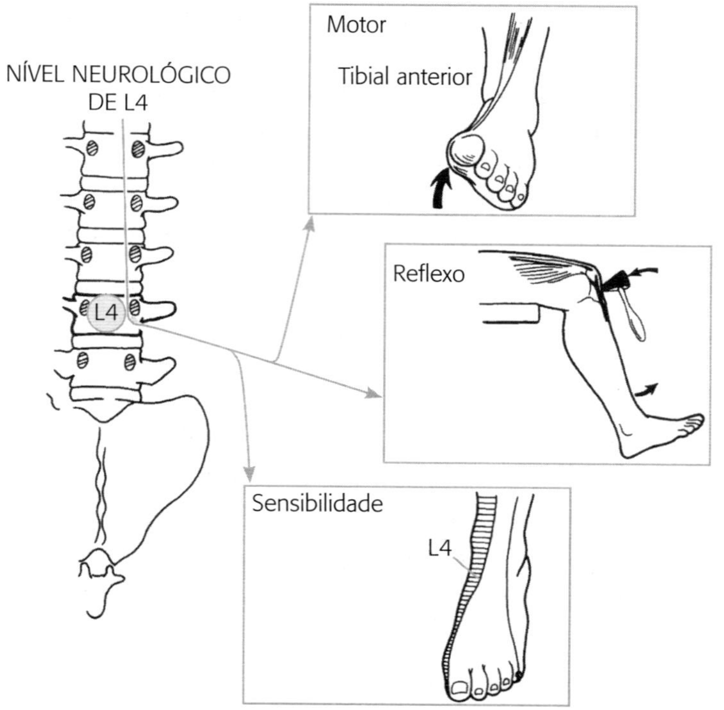

Figura 3.22 Principais elementos do exame da motricidade, da sensibilidade e do reflexo correspondente à raiz L4.

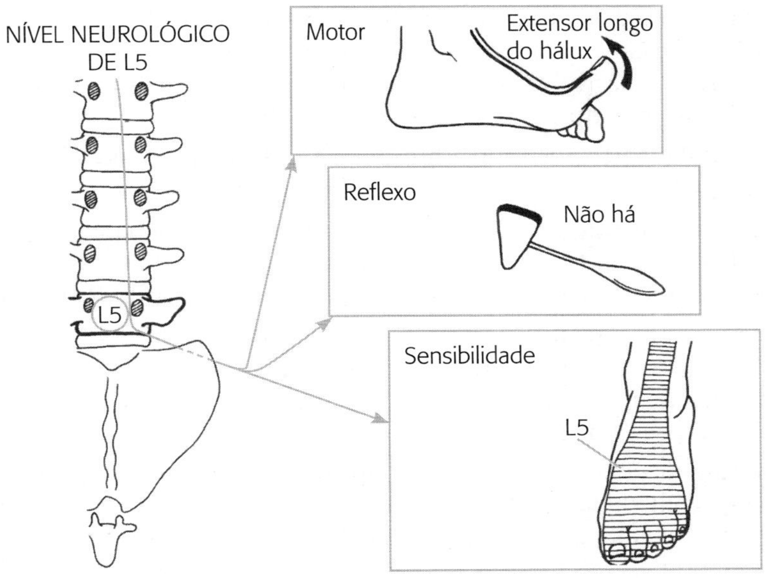

Figura 3.23 Principais elementos do exame da motricidade, da sensibilidade e do reflexo correspondente à raiz L5.

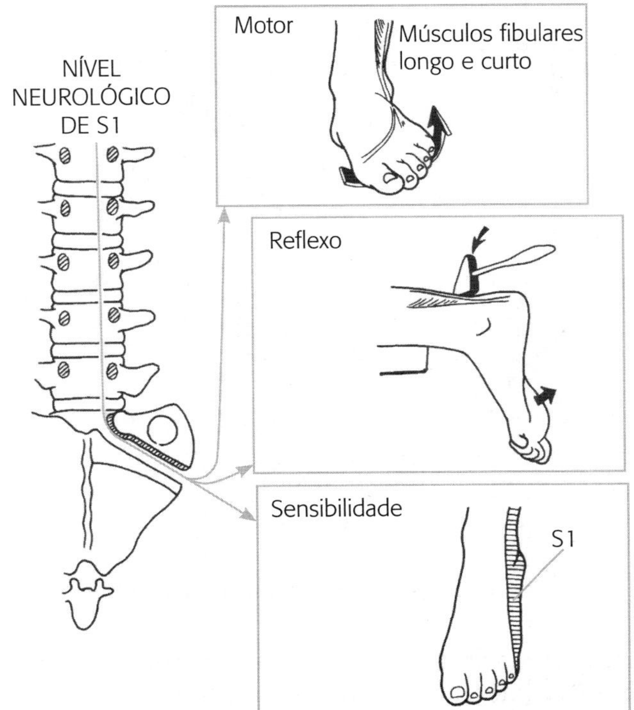

Figura 3.24 Principais elementos do exame da motricidade, da sensibilidade e do reflexo correspondente à raiz S1.

O reflexo adutor é pesquisado com a coxa do paciente em discreta rotação externa e com os joelhos fletidos, e, por meio da percussão dos dedos colocados sobre os tendões dos adutores, é possível sentir sua contratura na presença do reflexo. Esse reflexo é mediado pelo nervo obturador e corresponde ao nível L3.

O reflexo patelar é pesquisado por meio da percussão do tendão patelar. É mediado pelo nervo femoral e corresponde ao nível L4 (ver Figura 3.22).

O reflexo aquíleo é pesquisado por meio da percussão do tendão de Aquiles que, em situações normais, responde com a flexão plantar do pé. O ramo tibial do nervo ciático conduz os impulsos nervosos desse reflexo, que corresponde à raiz S1 (ver Figura 3.24).

Os reflexos lateral e medial do músculo isquiotibial são pesquisados por meio da percussão dos tendões medial e lateral desse músculo. Esse reflexo corresponde à raiz S1, e o ramo tibial do nervo ciático conduz os impulsos do reflexo da porção medial do músculo, enquanto o ramo fibular do nervo ciático conduz os impulsos da porção lateral.

O reflexo cutâneo abdominal é pesquisado por meio do toque da pele dos quadrantes do abdômen com objeto pontiagudo, cuja reação normal é a contração do músculo abdominal para o lado do quadrante estimulado. A ausência bilateral do reflexo indica lesão do neurônio motor superior, e a ausência unilateral, lesão do neurônio motor inferior de T7 a L2 (Figura 3.25).

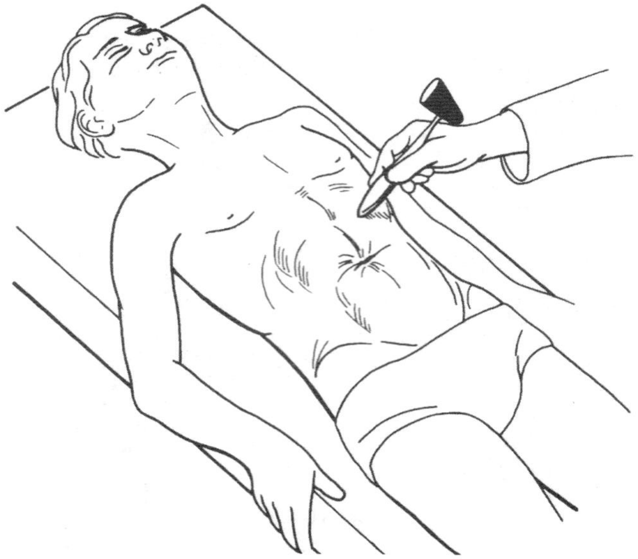

Figura 3.25 Reflexo abdominal superficial.

O reflexo cremastérico está relacionado ao do neurônio motor superior e testa a integridade do nível T12 (eferente) e L1 (aferente). A elevação unilateral do sacro escrotal após estímulo da pele na face interna da coxa caracteriza a presença do reflexo normal (Figura 3.26).

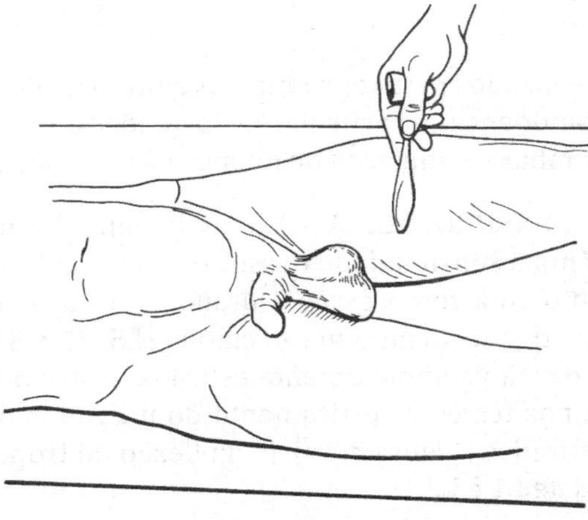

Figura 3.26 Reflexo cremastérico superficial.

Sinais de mielopatia como hiper-reflexia, clônus, sinal de Babinski (Figura 3.27) e sinal de Oppenheim (Figura 3.28) também devem ser pesquisados para a detecção de lesões localizadas na medula espinhal.

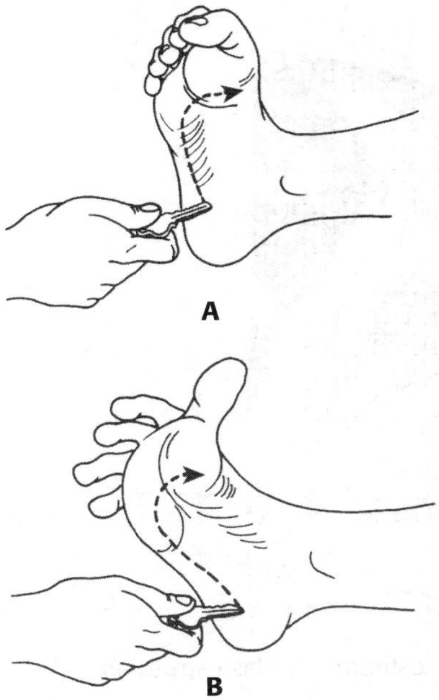

Figura 3.27 Flexão dos artelhos após a estimulação da superfície plantar que ocorre em situação normal (**A**), e o sinal de Babinski (**B**), no qual ocorre a extensão dos artelhos, indicando a lesão do neurônio motor superior.

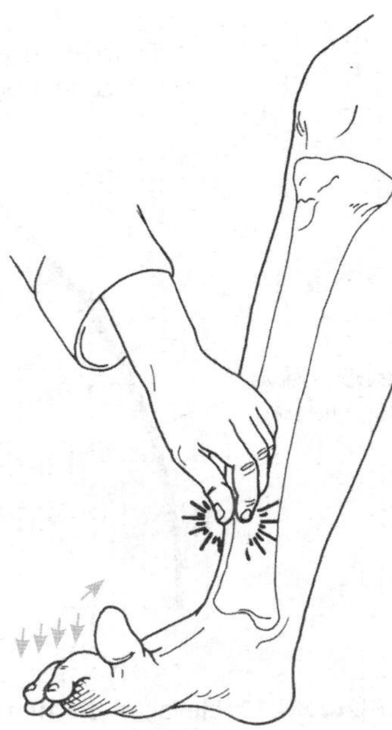

Figura 3.28 Sinal de Oppenheim.

TESTES ESPECIAIS

Os testes especiais são realizados para reproduzir os sintomas relacionados aos nervos ciático e femoral: detectar doenças da articulação do quadril ou sacroilíaca que possam simular dor na coluna lombar e simulação de doença não orgânica pelo paciente.

TESTES PARA DISFUNÇÃO NEUROLÓGICA – São fundamentados no deslocamento das raízes nervosas e também na sensibilidade desses tecidos à aplicação de forças mecânicas, como o estiramento ou a compressão. Durante a elevação do membro inferior (EMI), as raízes nervosas que formam o nervo ciático (L5, S1 e S2) realizam um deslocamento de 2 a 6mm e estão completamente estiradas entre 60° e 80° de flexão do quadril. Por outro lado, nos testes de estiramento do nervo femoral são as raízes de L2, L3 e L4 que estão estiradas (Figura 3.29). Já na flexão do tronco o deslocamento é cranial e maior na raízes de L1 e L2.

Os testes são considerados positivos quando os sintomas radiculares relatados pelo paciente são reproduzidos durante sua realização. Esse detalhe é muito importante, pois esses testes podem causar desconforto e outras dores, uma vez que são destinados a provocar sintomas pela imposição de estresse mecânico aos tecidos nervosos.

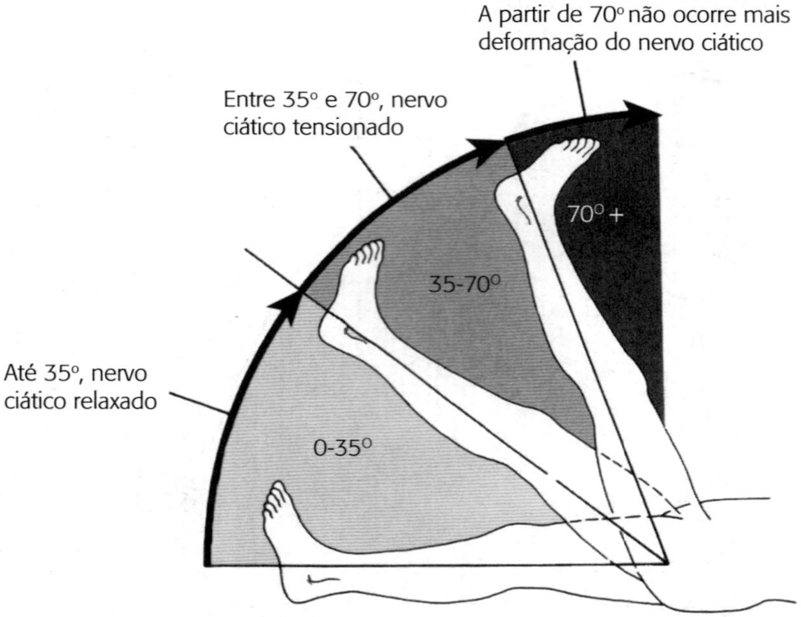

Figura 3.29 Elevação do membro inferior e estiramento das estruturas.

TESTE DE ELEVAÇÃO DO MEMBRO INFERIOR (EMI) – realizado por meio da elevação passiva do membro inferior com o joelho mantido em extensão. A elevação é feita pelo tornozelo, que permanece em posição neutra e relaxada, e é anotado o grau de flexão do quadril quando aparecem os sintomas, frequentemente dor no MI (Figura 3.30).

Esse teste é útil para a localização de hérnias entre L4-L5 e L5-S1, sua sensibilidade é de 72-97% e sua especificidade é de 11-66%. A tensão no nervo ciático geralmente ocorre entre os 35° e 70° da flexão do quadril, e a partir dos 70° o estresse localiza-se apenas na coluna lombar. Em pessoas que apresentam hipermobilidade das articulações, o teste de elevação do MI, mesmo em presença de doença da raiz nervosa, pode não ser positivo aos 110° ou 120° de flexão do quadril. Cuidado deve ser tomado para impedir a rotação da bacia durante a execução dos testes, pois essa flete a coluna lombar produzindo sintomas.

Sinal de Bragard – após a realização do EMI, o membro inferior pode ser abaixado até a posição em que os sintomas desaparecem, e então é realizada a dorsiflexão passiva do tornozelo (Figura 3.28B), que provoca o reaparecimento dos sintomas. Esse sinal é importante para diferenciar irritação radicular e doenças localizadas na coxa ou encurtamento dos músculos isquiotibiais. Essa manobra pode ser potencializada com a flexão ativa da coluna cervical durante sua execução.

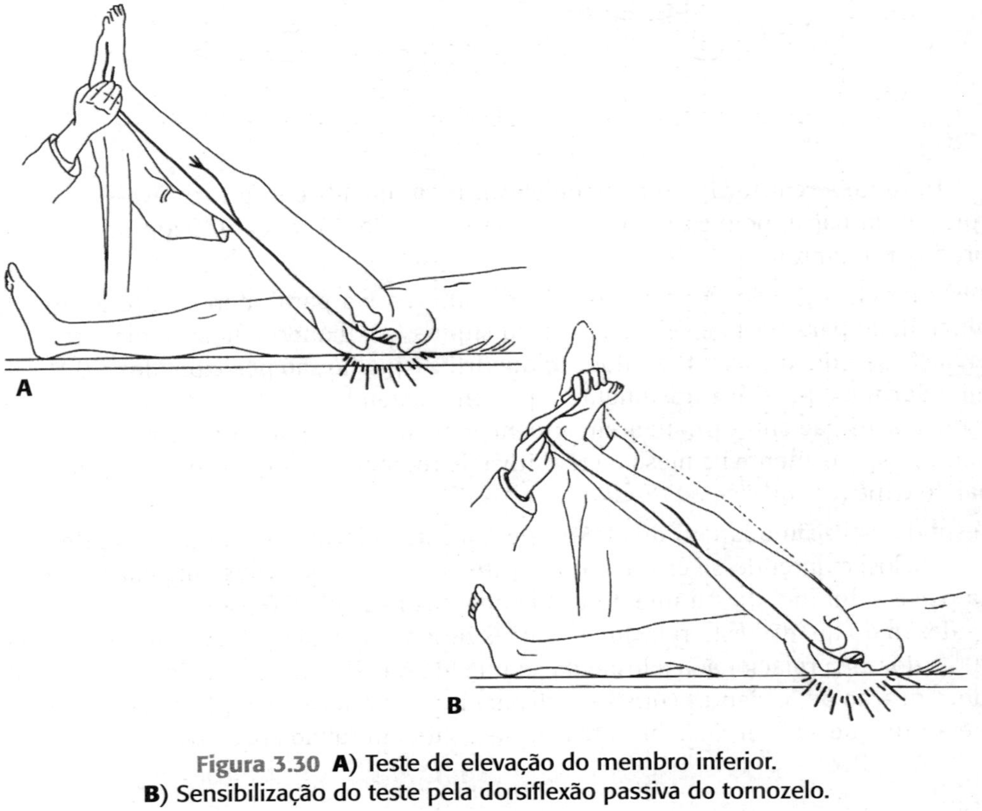

Figura 3.30 **A**) Teste de elevação do membro inferior.
B) Sensibilização do teste pela dorsiflexão passiva do tornozelo.

Sinal de *bowstring* – mantendo-se a posição de flexão do quadril que provocou o aparecimento de dor durante a realização do EMI e flexionando-se o joelho cerca de

20°, é possível provocar o reaparecimento dos sintomas radiculares por meio da aplicação de pressão sobre o nervo tibial na fossa poplítea (Figura 3.31).

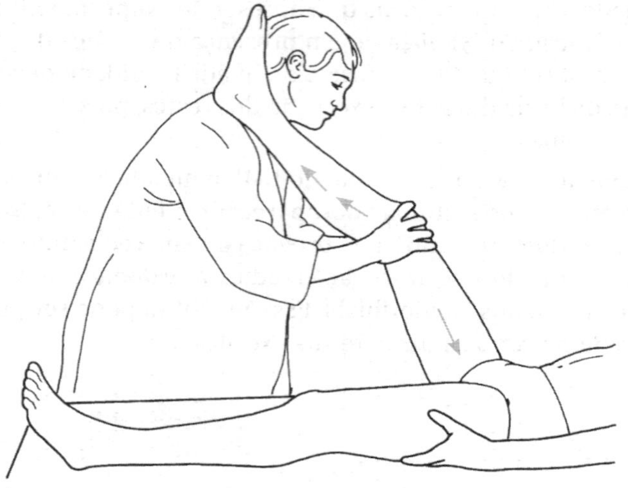

Figura 3.31 Sinal de *bowstring*[2].

Durante a realização do teste de elevação do membro inferior, deve-se impedir a rotação da bacia, pois esse movimento realiza a flexão da coluna lombar, que pode produzir os sintomas.

Teste de elevação do MI sentado – é uma alternativa para doentes que apresentam dificuldade para permanecer na posição supina, auxiliando ainda na detecção de simulações – com o paciente sentado, o quadril e o joelho são posicionados a 90°, o examinador pede para que ativamente o paciente estenda o joelho. Caso exista irritação radicular, os pacientes frequentemente inclinam o tronco para trás apoiando ambas as mãos posteriormente na mesa na tentativa de reduzir o ângulo de elevação do MI – sinal do tripé (*tripod sign* ou *flip sign*).

Teste de elevação bilateral dos MMII – é realizado elevando-se ambos os MMII pelos tornozelos, mantendo-se os joelhos em extensão. Esse teste causa inclinação superior da pelve e diminui o estiramento dos elementos neurais. A dor que ocorre até os 70° de flexão do quadril está relacionada ao esforço na articulação sacroilíaca. Acima dos 70°, a dor está relacionada à lesão da coluna lombar (Figura 3.32). Esse teste é útil na identificação de pacientes com dor psicogênica que referem o sintoma com angulação menor do que a observada durante a elevação unilateral do MI.

[2] O teste de elevação do membro inferior é muitas vezes mencionado como teste de Lasègue. Contudo, o teste descrito por Lasègue consiste na flexão do quadril e joelho a 90°, seguida de extensão do joelho. Todavia, a interpretação correta do teste é mais importante do que sua terminologia.

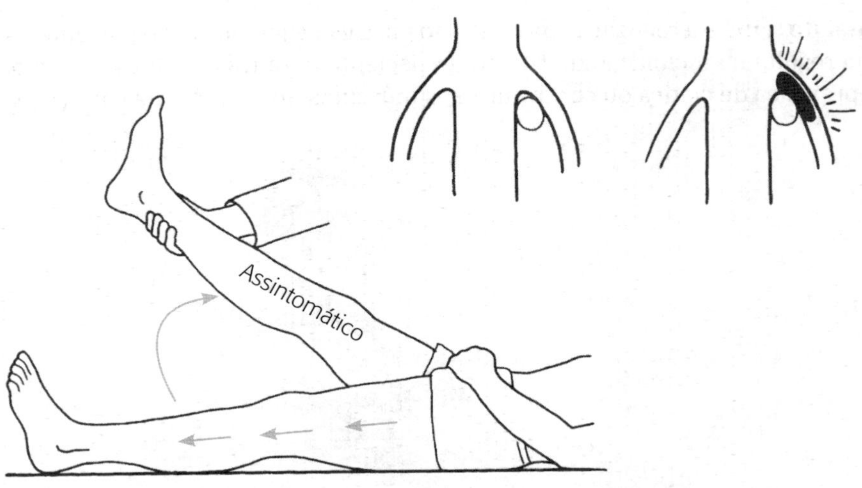

Figura 3.32 Elevação do membro inferior assintomático.

Elevação do MI contralateral – o aparecimento dos sintomas durante a elevação do membro inferior que não apresenta sintomas (Figura 3.33) é indicativo de grande protrusão do disco intervertebral ou presença de fragmentos livres do disco intervertebral, em geral localizados medialmente à raiz nervosa. Esse é um teste mais específico porém menos sensível que a EMI, sua sensibilidade é de 23-42% e sua especificidade de 85-100%.

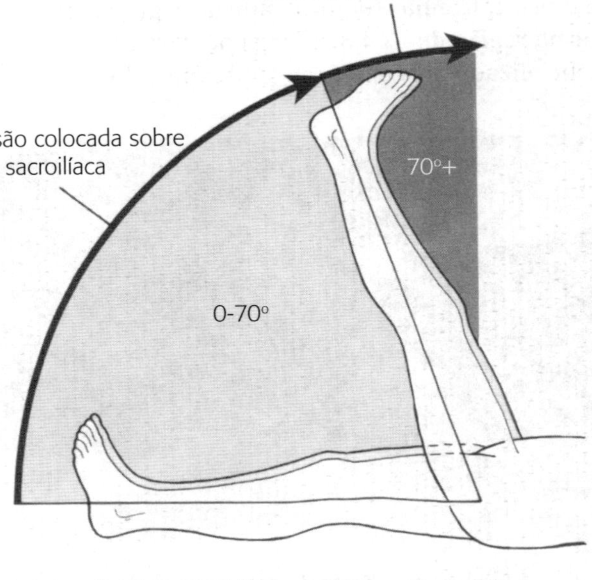

Figura 3.33 Teste da elevação bilateral dos membros inferiores.

Sinal do tripé – a realização da extensão passiva do joelho com o paciente na posição sentada resulta na inclinação do tronco do paciente para trás. Esse sinal está associado com a presença de ciática ou contratura dos músculos posteriores da coxa (Figura 3.34).

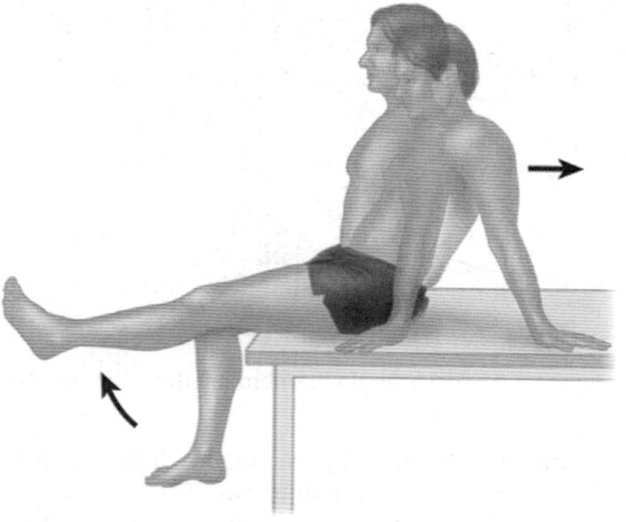

Figura 3.34 Sinal de tripé.

TESTES DE ESTIRAMENTO DO NERVO FEMORAL

Teste de Nachlas – com o paciente em decúbito ventral, é realizada a flexão passiva do joelho até que o calcanhar toque a nádega (Figura 3.35). O aparecimento de dor na região lombar na região de L2-L3, nádega ou coxa pode indicar compressão radicular. Pode ser potencializado pela extensão simultânea do quadril.

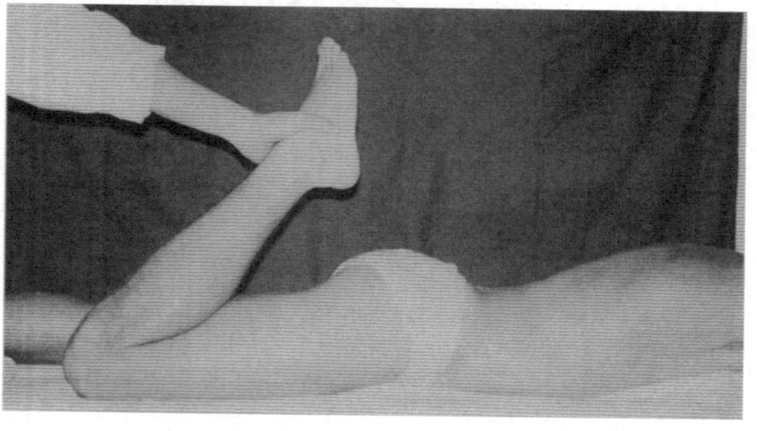

Figura 3.35 Teste de estiramento do nervo femoral.

Teste de estiramento do nervo femoral em decúbito lateral – o paciente é apoiado sobre o membro não afetado, que é levemente flexionado no quadril e joelho. A coluna deve estar alinhada, evitando-se a hiperextensão. O quadril é mantido em extensão de 15°, e o joelho fletido gradualmente.

Teste de Brudzinski – o paciente em decúbito dorsal é instruído para realizar a flexão ativa da coluna cervical, e o teste é considerado positivo quando a flexão da coluna cervical desencadeia o aparecimento dos sintomas e o paciente realiza a flexão dos joelhos e quadris para aliviá-los (Figura 3.36).

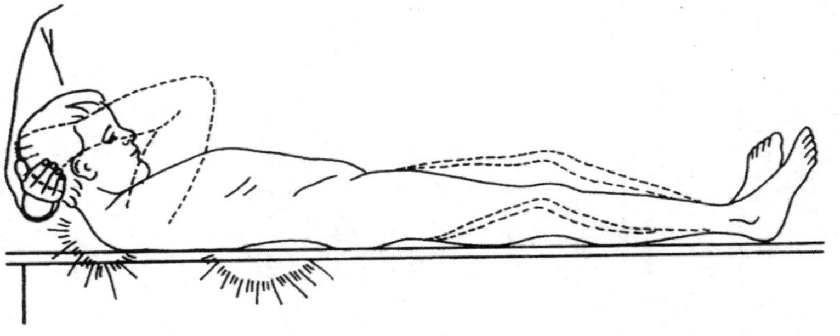

Figura 3.36 Teste de Brudzinski.

Teste de Naffziger – as veias jugulares são comprimidas de ambos os lados por aproximadamente 10 segundos, enquanto o paciente permanece na posição supina. A face do paciente fica ruborizada e é pedido para ele tossir. O aparecimento de dor na região lombar causado pela tosse indica a presença de aumento da pressão intratecal (Figura 3.37).

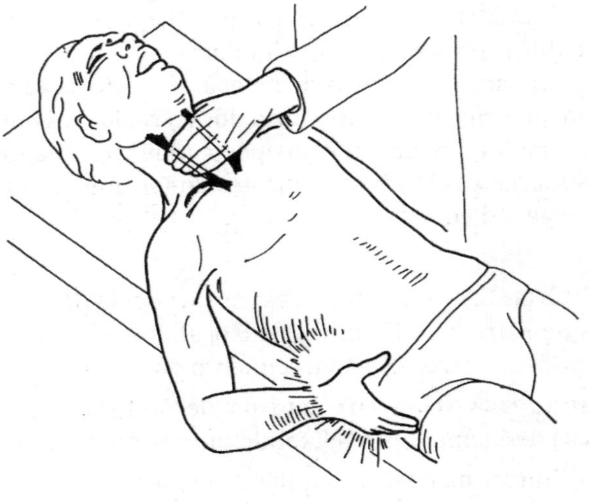

Figura 3.37 Teste de Naffziger.

Manobra de Valsalva – com o paciente na posição sentada, é solicitada a realização de expiração forçada com a boca fechada e esforço semelhante ao ato de evacuar. O aparecimento ou agravamento da dor indica aumento da pressão intratecal (Figura 3.38).

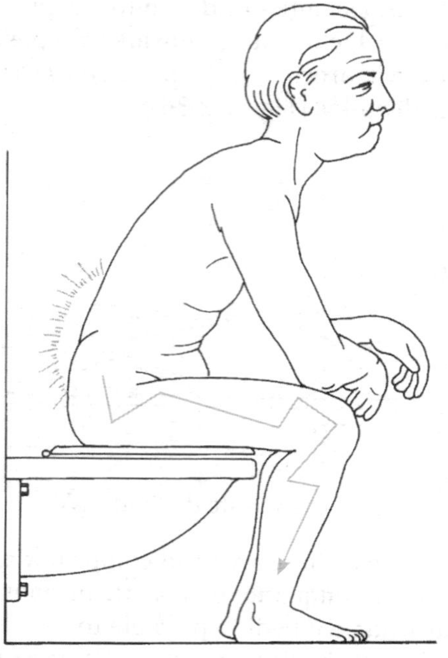

Figura 3.38 Manobra de Valsalva.

TESTES PARA ARTICULAÇÃO DO QUADRIL E SACROILÍACA – a articulação do quadril pode ser a causa de dor referida na coluna lombar e esse fato é complicado pela frequente coexistência em pacientes idosos de osteoartrose do quadril e dores lombares. A dor com origem no quadril geralmente causa dor na região inguinal e parte proximal da coxa. Em casos de muita dúvida, mesmo após a realização de exames complementares, pode ser necessária a aplicação de anestésico local no quadril para auxiliar no esclarecimento da origem da dor.

ARTICULAÇÃO SACROILÍACA – pode ser a responsável pela dor lombar. Sua compressão, distração, teste de Patrick ou FABERE (flexão, abdução e rotação externa) ou manobra de Gaenslen podem provocar o aparecimento da dor oriunda dessa articulação.

Compressão sacroilíaca – com o paciente em decúbito lateral, a crista ilíaca é comprimida contra a mesa de exame. Testa bilateralmente as sacroilíacas de uma só vez.

Distração sacroilíaca – na posição supina, as espinhas ilíacas anteriores são comprimidas contra a mesa de exame. Essa manobra estressa ambas as sacroilíacas e é positiva quando a dor é reproduzida. Essas manobras podem gerar desconforto em regiões diferentes das sacroilíacas, dessa maneira não sendo consideradas teste positivo.

Teste de Patrick ou FABERE – é realizado na posição supina, com o quadril e o joelho flexionados, e o pé apoiado sobre o joelho contralateral. A pelve é fixada com uma das mãos, enquanto a outra exerce pressão sobre o membro realizando sua abdução e rotação externa. O teste é positivo quando a dor que aparece ou é exacerbada e na região sacroilíaca – superior medial da nádega (Figura 3.39).

Teste de Gaenslen – o paciente é posicionado em decúbito dorsal com os quadris e os joelhos fletidos até a face anterior do tronco. Com uma das nádegas sem contato com a superfície de apoio da mesa de exame, o membro inferior do lado da nádega sem apoio é solto em direção ao solo, e a manobra é positiva quando é manifestada dor na região sacroilíaca (Figura 3.40).

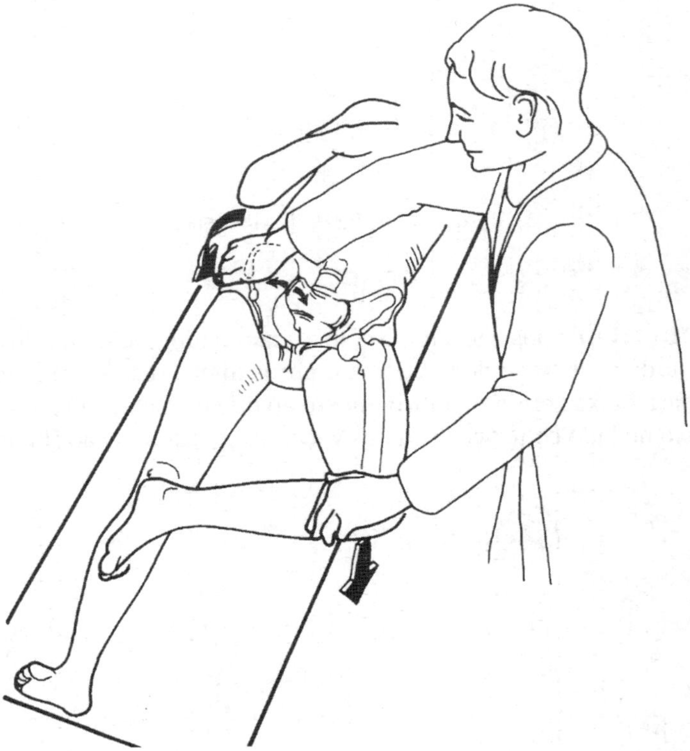

Figura 3.39 Teste de FABERE ou Patrick.

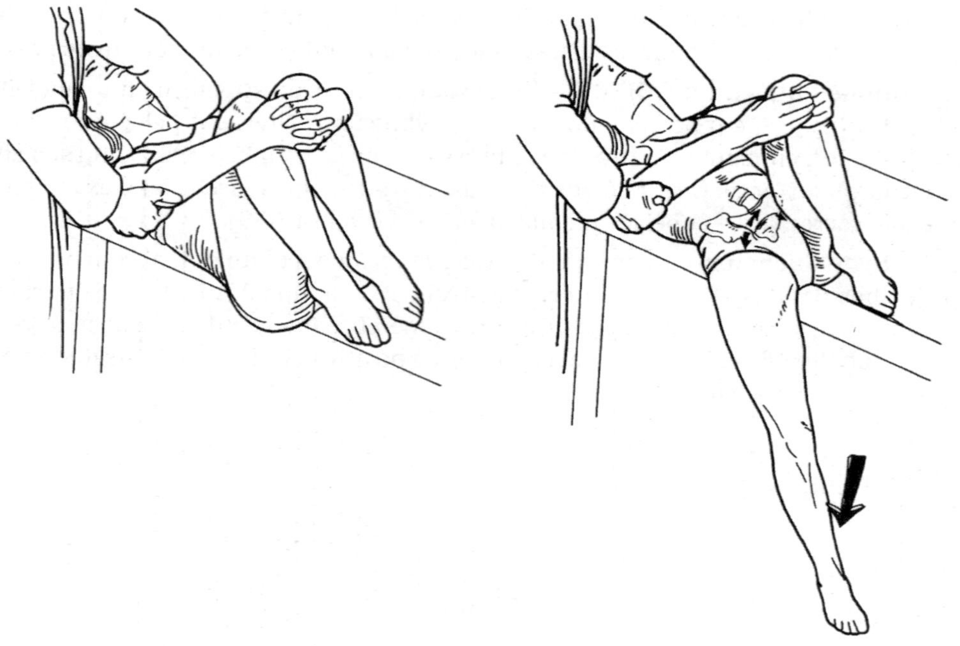

Figura 3.40 Teste de Gaenslen.

TESTES PARA DETECTAR SIMULAÇÃO

TESTE DE HOOVER – na posição supina com o examinador sustentando ambos os calcanhares é solicitada a elevação de um dos membros inferiores. Normalmente, o paciente realiza força para baixo com o membro oposto ao que está elevando, e a ausência dessa força para baixo no lado contrário ao da elevação sugere simulação (Figura 3.41).

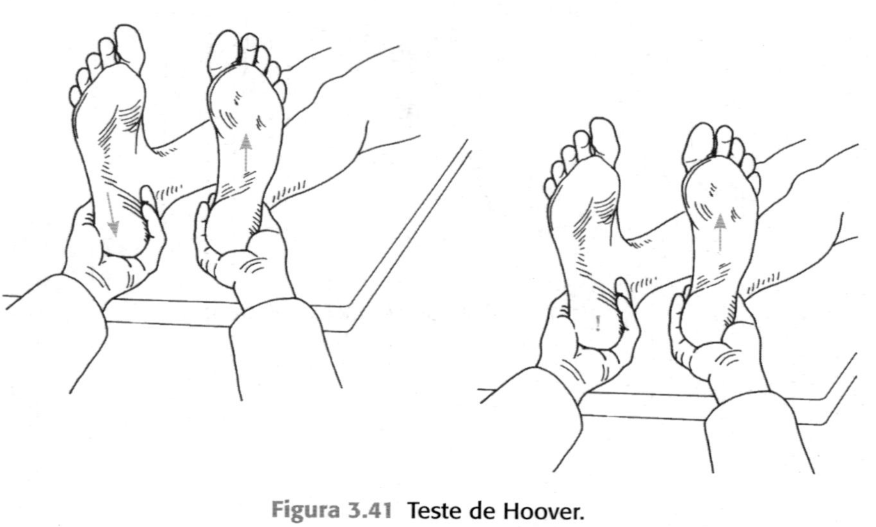

Figura 3.41 Teste de Hoover.

TESTE DE BURNS – o paciente fica ajoelhado sobre uma cadeira e é solicitado que ele apanhe objetos no solo, o que é possível por meio da flexão dos quadris, mesmo em pacientes com doenças da coluna lombar (Figura 3.42). O teste é positivo se o paciente relata que não consegue fazer esse movimento.

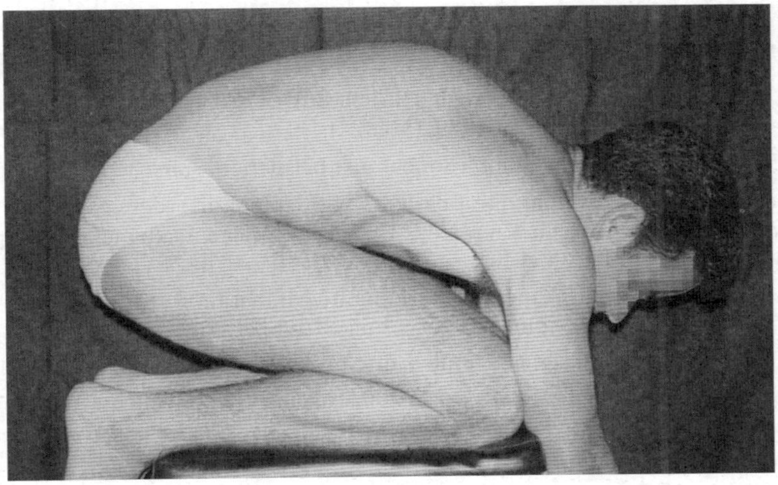

Figura 3.42 Teste de Burns.

Sinais de Waddel – a identificação de sinais não orgânicos em pacientes com lombalgia é de grande importância, com a finalidade de sugerir uma origem psicológica ou socioeconômica como causa da dor. Descreveram cinco sinais para a identificação de pacientes que expressam componentes não orgânicos durante a descrição de queixa de dor:

1. Teste da sensibilidade – presença na região lombar de sensibilidade superficial aumentada ao tato leve, ou sensibilidade profunda disseminada em localização não correspondente com o padrão anatômico.
2. Teste de simulação – como exemplo, aparecimento da dor lombar à compressão axial do crânio ou durante a rotação do ombro.
3. Teste de "distração" – realização de teste que reproduz testes físicos especiais, mas com a atenção do paciente desviada. Um exemplo é a realização do teste de elevação do MI com o paciente na posição sentada, simulando-se o exame físico do joelho.
4. Distúrbios regionais – anormalidades motoras ou sensitivas em múltiplas regiões, que não podem ser explicadas com base neuroanatômica.
5. Hiper-reação durante o exame – é a verbalização desproporcional dos sintomas, expressão facial inadequada, tremores, desmaios e sudorese durante o exame físico da coluna.

Os pacientes que apresentam três ou mais desses sinais merecem avaliação psicossocial adicional. Algumas críticas e revisões já foram feitas aos sinais de Waddell desde sua publicação em 1980, sendo que atualmente esses sinais não são mais confirmatórios de doença não orgânica e devem ser lidos com cautela para não subestimar a dor e os sintomas do paciente.

BIBLIOGRAFIA

Evanski PM, Carver D, Nehemkis A, Waugh TR. The Burn's test in low back: correlation with hysterical personality. Clin Orthop. 1979;140:42-4.

Herzog RJ. The radiologic assessment for a lumbar disc herniation. Spine. 1996;21(f24S):19S-38S.

Klein JD, Garfin SR. Clinical evaluation of patients with spinal disorders, sec. 3. In: Garfin SR, Vaccaro AR. Spine – Orthopaedic Knowledge Update. American Academy of Orthopaedic Surgeons, Rosemont IL; 1997.

Klein JD, Hey LA, Yu CS, Klein BB, Coufal FJ. Perioperative nutrition and postoperative complications in patients undergoing spinal surgery. Spine. 1996;21:2676- 82.

Scham SM, Taylor TKF. Tension signs in lumbar disc prolapse. Clin Orhtop. 1971;75:195-204.

Simon LP. Low back pain – clinical diagnosis and management. Connecticut: Appleton-Century--Crofts; 1988.

Waddell G, McCullough JA, Kummel E, Venner RM. Nonorganic physical signs in low-back pain. Spine. 1980;5:117-25.

Fishbain DA, Cutler RB, Rosomoff HL, Rosomoff RS . Is there a relationship between nonorganic physical findings (Waddell signs) and secondary gain/malingering? Clin J Pain. 2004;20(6):399-408.

Andersson GB, Deyo RA. History and physical examination in patients with herniated lumbar discs. Spine, 1996;21(24 Suppl):10S-18S.

Fam L, Render K. Musculoskeletal examination and joint injection techniques, Mosby: Elsevier 2006. ISBN 10: 0-323-03003-3 ISBN 13: 9-780-323-03003-8.

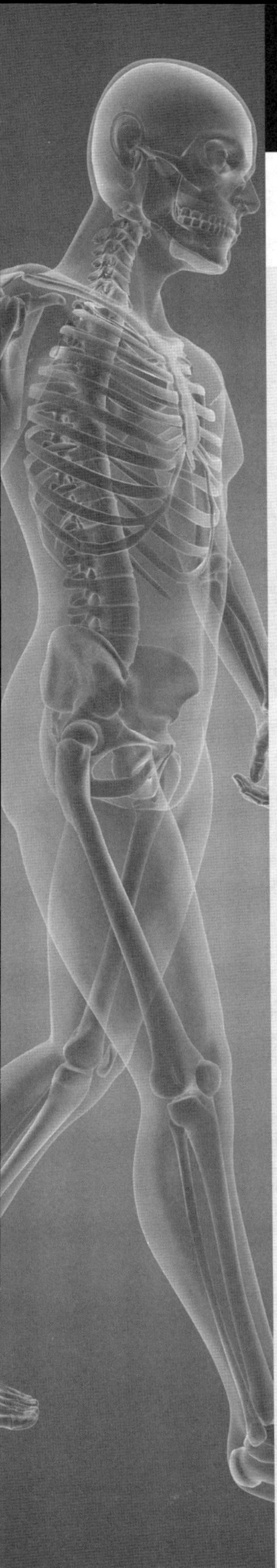

CAPÍTULO

4

Traumatismo Raquimedular

- Erika M. Kalil Pessoa de Barros
- Mario Augusto Taricco
- Reginaldo Perilo Oliveira
- Luiz Roberto Delboni Marchese
- Alexandre Fogaça Cristante
- Robert Meves

A medula é o maior condutor de informações sensitivas e motoras entre o cérebro e o corpo. Ela contém tratos espinais (matéria branca) cercando áreas centrais (matéria cinzenta) organizados longitudinalmente, onde a maioria dos núcleos das células neuronais se encontra. A matéria cinzenta é organizada em segmentos contendo neurônios sensitivos e motores. Axônios de neurônios sensitivos entram e axônios de neurônios motores saem através da segmentação de nervos ou raízes.

A medula propriamente dita termina, aproximadamente, entre os níveis vertebrais L1-L2. A parte mais distal da medula é chamada de cone medular. A cauda equina é composta pelos nervos lombossacrais pareados (direito e esquerdo) que se originam na região do cone medular e transitam dentro da membrana tecal até saírem pelos forames intervertebrais sacrais.

O exame neurológico permite diagnosticar a existência de lesão medular, localizá-la topograficamente e dizer se é completa ou incompleta. Esses dados vão influenciar na conduta terapêutica e prognóstico do paciente. É importante avaliarmos a princípio se o paciente apresenta condições de cooperar com o exame, isso quer dizer se está consciente e orientado. Caso contrário podemos avaliar de forma menos precisa um possível déficit motor pela movimentação assimétrica dos membros aos estímulos dolorosos.

No exame neurológico são avaliados três componentes: **motricidade**, **sensibilidade** e **reflexos**, o que permite a realização de um diagnóstico sindrômico e topográfico.

Termos utilizados nas lesões neurológicas	
Dermátomo	Refere-se à área da pele inervada por axônios sensitivos dentro de cada nervo segmentar (raiz).
Miótomo	Refere-se ao grupo de fibras musculares inervadas pelos axônios motores dentro de cada nervo segmentar (raiz).
Nível neurológico	Refere-se ao segmento mais distal da medula espinal com função sensitiva normal e função motora antigravitacional (força $\geq$ 3) em ambos os lados do corpo.
Nível sensitivo	Refere-se ao segmento mais distal da medula que tem função sensitiva de toque leve e de sensibilidade profunda (dolorosa com agulha). Pode diferir de um lado para outro.
Nível motor	Refere-se ao segmento mais distal da medula que tem função motora com força $\geq$ 3, contanto que o nível acima tenha força normal = 5.
Nível esquelético	Refere-se ao nível em que, por meio do exame radiológico, encontra-se o maior dano vertebral. Nem sempre está presente, uma vez que é possível uma lesão neurológica sem lesão estrutural.
Lesão incompleta	Se for encontrada preservação parcial da função sensitiva e/ou motora abaixo do nível neurológico, incluindo o segmento sacral mais baixo (S4-S5), a lesão se define como incompleta. A sensibilidade sacral inclui sensação na região da união cutaneomucosa perianal, assim como a sensação anal profunda. A prova da função motora é a presença de contração voluntária do esfíncter anal externo ao exame digital.
Lesão completa	Esse termo é usado quando houver ausência da função motora e sensitiva no segmento sacral mais baixo (S4-S5).
ZPP	Zona de preservação parcial – este termo, usado somente em lesões completas, refere-se aos dermátomos e miótomos caudais aos níveis sensitivo e motor que permanecem parcialmente inervados. Descrita separadamente para motor e sensitivo de cada lado.
Tetraplegia	Descreve diminuição ou perda da função motora e/ou sensitiva dos segmentos cervical devido à lesão dos elementos neurais dentro do canal medular. A tetraplegia resulta em diminuição da função dos membros superiores, tronco, membros inferiores e órgãos pélvicos. Não inclui lesões do plexo braquial ou dos nervos periféricos fora do canal vertebral.
Paraplegia	Descreve diminuição ou perda da função motora e/ou sensitiva dos segmentos torácicos, ou sacrais (porém não cervicais), secundários a danos dos elementos neurais dentro do canal vertebral. A paraplegia deixa íntegros os membros superiores; contudo, dependendo do nível, podem incluir tronco, membros inferiores e órgãos pélvicos. O termo é corretamente usado para descrever lesões da cauda equina e do cone medular, porém não lesões do plexo lombossacral ou lesões de nervos periféricos fora do canal.

MOTRICIDADE

A avaliação da motricidade é realizada por meio de manobras de oposição. Essas manobras permitem avaliar determinados grupos musculares, nos quais o examinador fará resistência aos movimentos solicitados ao examinado. Esse procedimento deverá ser feito no sentido craniocaudal e comparando um lado com o outro. Para uniformizar essa avaliação, tornando-a mais rápida e objetiva, sugere-se utilizar o exame estandartizado pela *American Spinal Injury Association* (ASIA).

Tabela de escala de força muscular do *Medical Research Council*:
0 = Nenhuma contração visível
1 = Contração visível sem movimento do segmento
2 = Movimento ativo com eliminação da gravidade
3 = Movimento ativo contra a gravidade
4 = Movimento ativo contra a gravidade e resistência
5 = Força normal

Os músculos a serem examinados foram escolhidos porque são inervados, preferencialmente, por determinadas raízes e de fácil avaliação:

Músculos avaliados para as raízes cervicais	
C5:	Flexores de cotovelo
C6:	Extensopres de punho
C7:	Extensores de cotovelo
C8:	Flexor profundo dos dedos no dedo médio
T1	Pequenos abdutores dos dedos
Músculos avaliados para as raízes lombares	
L2:	Flexores de quadril
L3:	Extensores de joelho
L4:	Dorsiflexores de tornozelo
L5:	Extensor longo de hálux
S1:	Plantiflexores de tornozelo

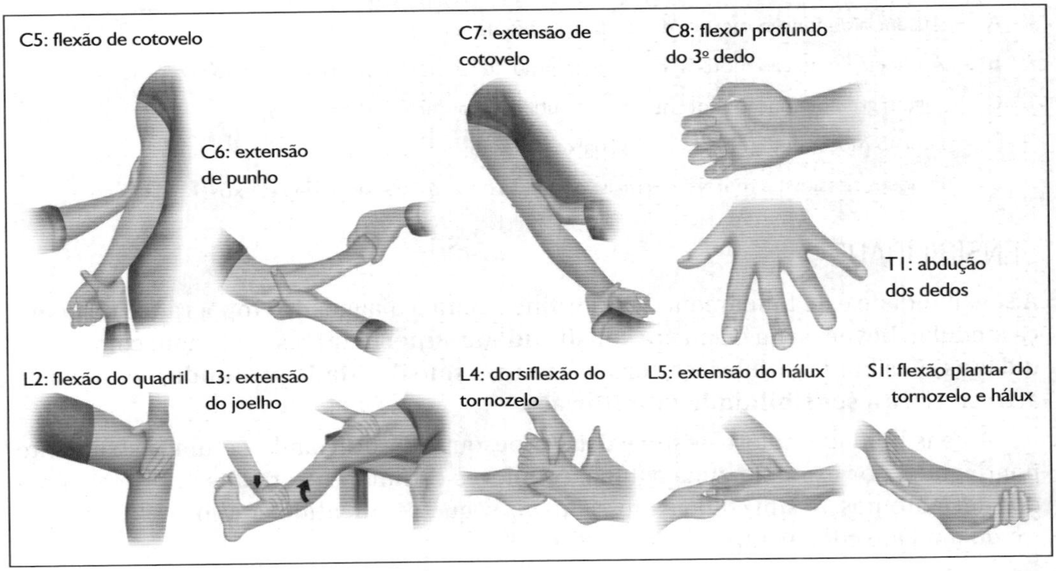

Em alguns casos, os pacientes podem apresentar discretos défícts motores, deixando a dúvida de sua existência ou não. Nessas situações, devem-se realizar as manobras deficitárias. Para avaliar os membros superiores utiliza-se a manobra dos membros estendidos, em que o paciente, na posição ereta ou sentada, deverá estender os membros superiores, deixando-os paralelos ao solo, permanecendo assim durante 2 minutos. Caso apresente déficit motor, este se manifestará por queda de um dos segmentos. Para avaliar os membros inferiores, utiliza-se a manobra de Mingazzini, colocando o paciente em posição supina e pedindo que flexione a coxa sobre o tronco e flexione o joelho, ficando cada segmento do membro inferior em 90° em relação ao outro. Caso apresente déficit motor, esse se manifestará por queda lenta de um dos segmentos.

A pesquisa dos reflexos bulbocavernoso e anal é importante para analisar se o paciente ainda se encontra ou não na fase de choque medular, que em cerca de 99% dos casos se encerra nas primeiras 24 a 48 horas após o traumatismo raquimedular.

O **reflexo anal** é pesquisado estimulando a região perianal com agulha, sendo observada contração reflexa do esfíncter anal.

O **reflexo bulbocavernoso** é pesquisado estimulando a glande (no paciente masculino), ou o clitóris (no paciente feminino) do paciente, sendo observada contração reflexa do esfíncter anal. Outro modo prático de pesquisá-lo, especialmente em pacientes do sexo feminino, é efetuar leve tração da sonda vesical, sendo observada contração reflexa do esfíncter anal.

A presença desses reflexos caracteriza o final da fase de choque medular. Após essa fase, a classificação de Frankel é estabelecida, baseando-se na presença ou ausência de motricidade e sensibilidade abaixo do nível da lesão, sendo o paciente classificado de A a E, como exposto a seguir.

Escala funcional de Frankel modificada pela **ASIA**:	
Grau	
A	Ausência de função motora e sensitiva abaixo da lesão
B	Ausência de função motora, com algum grau de sensibilidade preservada abaixo da lesão
C	Algum grau de função motora mas sem utilidade prática (FM grau < 3)
D	Função motora útil (FM grau ≥ 3) abaixo da lesão
E	Funções sensitiva e motora normais, podendo ocorrer alteração de reflexos

SENSIBILIDADE

A sensibilidade é de fundamental importância para o diagnóstico topográfico da doença medular. Devem ser avaliadas a **sensibilidade superficial** (estando aqui compreendidas as sensibilidade dolorosa, térmica, tátil), a **sensibilidade profunda**, por meio da artrestesia, e a **sensibilidade vibratória**.

A sensibilidade dolorosa superficial é pesquisada utilizando-se um instrumento pontiagudo, por exemplo, uma agulha, com leves estímulos exercidos nos determinados dermátomos. Assim como a motricidade, segue-se o sentido craniocaudal, comparando um lado com o outro.

A sensibilidade térmica é pesquisada utilizando-se recipiente de vidro com água fria e outro com água quente, ou aspergindo pequena quantidade de éter e álcool sobre a pele do paciente. Como as vias eferentes desse tipo de sensibilidade são semelhantes às da sensibilidade dolorosa superficial, a pesquisa da sensibilidade térmica só é realizada em casos mais específicos.

A sensibilidade tátil é pesquisada utilizando-se algodão, ou pincel, estimulando a superfície corpórea do examinado, da mesma maneira que foi feita a pesquisa da sensibilidade dolorosa superficial.

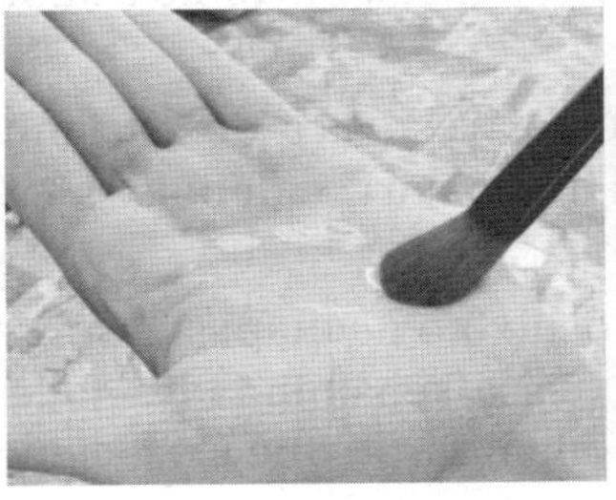
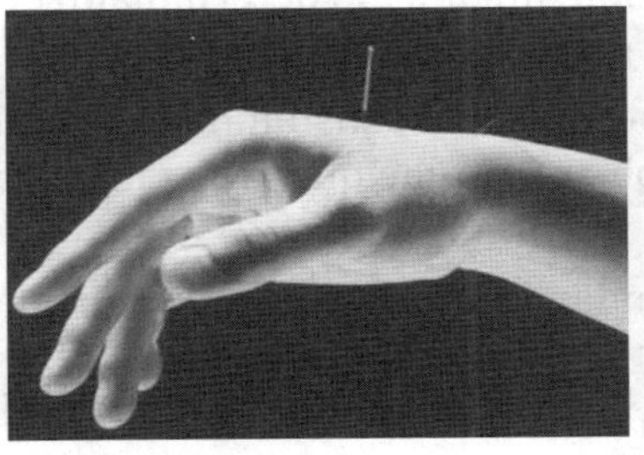
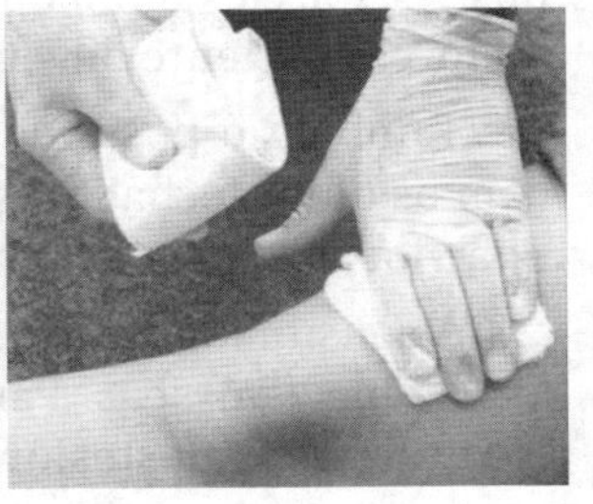

Existem determinados pontos da superfície corpórea que, quando estimulados, fornecem dados importantes da integridade dos dermátomos correspondentes:

C2 – Protuberância occipital
C3 – Fossa supraclavicular
C4 – Saliência da articulação acromioclavicular
C5 – Borda lateral da fossa antecubital
C6 – Polegar
C7 – Dedo médio
C8 – Dedo mínimo
T1 – Borda medial da fossa antecubital
T2 – Ápice da axila
T3 – Terceiro espaço intercostal
T4 – Linha do mamilo
T5 – Quinto espaço intercostal
T6 – Nível do apêndice xifoide
T7 – Sétimo espaço intercostal
T8 – Rebordo costal
T9 – Nono espaço intercostal
T10 – Nível da cicatriz umbilical
T12 – Ponto médio do ligamento inguinal
L2 – Porção anteromedial da coxa
L3 – Côndilo medial do fêmur
L4 – Maléolo medial
L5 – Porção proximal do hálux
S1 – Superfície lateral do calcanhar
S2 – Linha média da fossa poplítea
S3 – Tuberosidade isquiática
S4 e S5 – Área perianal

A escala da ASIA (Associação Americana de Lesão Medular) surgiu em 1984, definindo 10 pares de músculos-chave a serem avaliados e criando um índice motor, mas ainda não incorporava o índice sensitivo. A escala sofreu revisões posteriores (1992 e 2002). Em 1992, a escala incorporou ao escore motor o escore sensitivo, produzindo índices motor e sensitivo. Os índices sensitivo e motor são a soma numérica dos escores, refletindo o grau de deficiência neurológica associado com a lesão medular (figura a seguir).

A sensibilidade profunda artrestésica é pesquisada com o paciente de olhos fechados. Assim, o examinador movimenta um determinado dedo e, depois, o artelho examinado, e o paciente deverá dizer sua posição.

Também é possível pesquisar a sensibilidade profunda artrestésica do paciente com os olhos fechados, solicitando-lhe que faça a manobra índex-nariz e depois calcanhar-joelho.

A sensibilidade profunda vibratória é pesquisada com o auxílio de diapasão sobre as saliências ósseas. Para ter um dado mais quantitativo dessa sensibilidade, pode-se utilizar o palestesiômetro, o qual gradua a intensidade de vibração que está sendo usada para estimular.

REFLEXOS

O arco reflexo é formado por uma via aferente (sistema periférico), centro de associação (sistema central) e uma via periférica (sistema periférico); para se obter um reflexo, é necessária a integridade de todos seus componentes. Existem os reflexos osteotendíneos e os superficiais ou cutâneos.

Os reflexos osteotendíneos são pesquisados no sentido craniocaudal, com o auxílio de martelo, e comparados um lado com o outro do paciente. Ao pesquisá-los, eles poderão estar abolidos, diminuídos, presentes, vivos ou exaltados (quando a área reflexora está aumentada, o que indica comprometimento do sistema nervoso central). Os principais reflexos osteotendíneos a serem pesquisados são o bicipital (C5), o estilorradial (C6), o tricipital (C7), o patelar (L4), o aquileu (S1). Em pacientes com hiperatividade reflexa, provocando-se passivamente a distensão brusca do tendão, pode-se obter uma série de contrações clônicas e rítmicas, involuntárias, cuja duração é variável, a qual recebe o nome de clono; assim, pode-se ter o clono do pé, pela distensão do tríceps sural, e o clono da patela, pela distensão do músculo quadríceps.

Os reflexos cutâneos são avaliados com o uso de um estilete aplicado em determinadas áreas da pele. Os reflexos cutaneoabdominais são pesquisados pela estimulação rápida da parede abdominal no sentido lateromedial das regiões epigástrica (T6-T8) e hipogástrica (T11-T12). Condições desfavoráveis da parede abdominal, tais como flacidez, grande tensão muscular, cicatrizes operatórias, acúmulo de tecido adiposo, podem prejudicar a avaliação desses reflexos, os quais poderão ser valorizados só quando houver assimetria entre eles. Os reflexos cremastéricos são examinados pela estimulação cutânea da parte medial e superior das coxas, sendo o nível medular do arco em L1 e L2. O reflexo cutaneoplantar é pesquisado pela estimulação da parte interna do pé, cujo nível medular do arco se faz em L5-S2, e a resposta esperada é a flexão dos arte-

Padronização da classificação neurológica da lesão medular

Motor
Músculo-chave

	D	E	
C2			
C3			
C4			
C5			Flexores do cotovelo
C6			Extensores do punho
C7			Extensor do cotovelo
C8			Flexor profundo do 3º quirodáctilo
T1			Abdutor do 6º quirodáctilo
T2			
T3			
T4			
T5			
T6			
T7			
T8			
T9			
T10			
T11			
T12			
L1			
L2			Flexores do quadril
L3			Extensores do joelho
L4			Dorsiflexores do tornozelo
L5			Extensor longo do hálux
S1			Flexores plantares do tornozelo
S2			
S3			
S4-5			
Totais	+	=	Índice motor
(Máximo)	(50)	(50)	(100)

0 = Paralisia total
1 = Contração visível ou palpável
2 = Movimento ativo sem oposição da força de gravidade
3 = Movimento ativo contra a força da gravidade
4 = Movimento ativo contra alguma resistência
5 = Movimento ativo contra grande resistência

NT = Não testável

Contração anal voluntária (sim/não)

Sensitivo
ponto-chave da sensibilidade

	Toque leve D	Toque leve E	Agulha D	Agulha E
C2				
C3				
C4				
C5				
C6				
C7				
C8				
T1				
T2				
T3				
T4				
T5				
T6				
T7				
T8				
T9				
T10				
T11				
T12				
L1				
L2				
L3				
L4				
L5				
S1				
S2				
S3				
S4-S5				
Totais	+		+	
(Máximo)	(56)	(56)	(56)	(56)

0 = Ausente
1 = Comprometido
2 = Normal
NT = Não testável

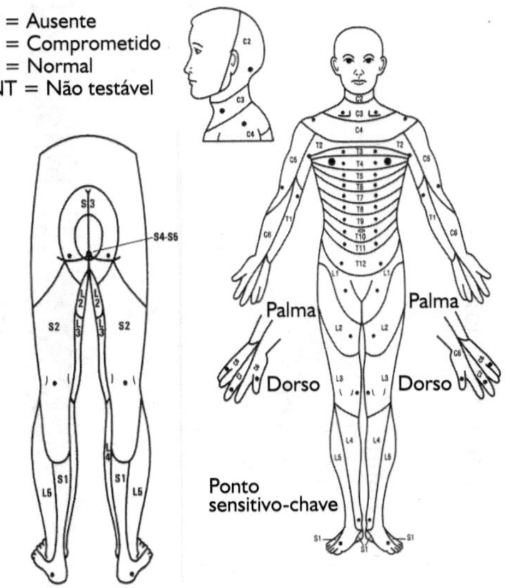

Qualquer sensibilidade anal (sim/não)
= Índice de estimulação com agulha (máx.: 112)
= Índice de estimulação com toque leve (máx.: 112)

Níveis neurológicos Últimos segmentos com função normal	D	E
Sensitivo		
Motor		

Completa ou incompleta?
Incompleta = presença de qualquer função sensitiva ou motor em S4-S5 ____
Escala de deficiência ASIA

Zona de preservação parcial
Segmentos parcialmente inervados

	D	E
Sensitivo		
Motor		

lhos; nos pacientes com comprometimento do trato corticoespinal (piramidal), tem-se como resposta a extensão do hálux, recebendo o nome de sinal de Babinski.

Os reflexos podem ser graduados como:

0 = abolido
1+ = hipoativo
2+ = normoativo
3+ = vivo
4+ = hiperativo

PRINCIPAIS SÍNDROMES

Síndrome	Exame físico
Síndrome de compressão medular	Motricidade – diminuída. Reflexos – exaltados. Sensibilidade – nível sensitivo.
Síndrome de Brown-Séquard • Perda ipsilateral motora e propriocepção • Perda contralateral da dor e temperatura	Motricidade – diminuída de um lado. Reflexos – exaltados do mesmo lado do comprometimento motor ou bilateralmente. Sensibilidade – dolorosa comprometida do lado oposto.
Síndrome centromedular	Motricidade – diminuída na região comprometida, normal nos demais segmentos. Reflexos – exaltados abaixo da lesão, abolidos na região da lesão. Sensibilidade – hipoestesia ou anestesia dolorosa na região comprometida e normal nos demais segmentos (anestesia suspensa).
Síndrome de transecção medular (fase aguda)	Motricidade – ausente. Reflexos – ausentes. Após o término do choque medular, os reflexos tornam-se exaltados. Sensibilidade – ausente.
Síndrome da cauda equina • Arreflexia de bexiga, intestino e membros inferiores	Motricidade – ausente ou diminuída. Reflexos – ausentes. Sensibilidade – ausente.
Síndrome da artéria espinal anterior • Perda da função motora e sensibilidade à dor e à temperatura	Motricidade – diminuída. Reflexos – exaltados. Sensibilidade – dolorosa e térmica abolida, tátil preservada.
Síndrome do choque medular • Normalmente esta fase se esgota em 24-48h do trauma	Motricidade – ausente. Reflexos – ausentes. Sensibilidade – ausente.
Lesão radicular	Motricidade – pode estar comprometida (determinado grupo muscular). Reflexos – possível comprometimento de um único reflexo. Sensibilidade – pode haver alteração na área correspondente à inervação dessa raiz.

Síndrome	Exame físico
Lesão do plexo	Motricidade – comprometimento de mais de uma raiz (grupos musculares) que formam o plexo. Reflexos – comprometimento de mais de uma raiz que formam o plexo. Sensibilidade – comprometimento de mais de uma raiz que formam o plexo.

BIBLIOGRAFIA

American Spinal Injury Association. Padrões Internacionais para Classificação Neurológica e Funcional das Lesões na Medula Espinal. Edição em Português, São Paulo; 1999.

Kalil EM, Taricco MA, Oliveira RP. Fraturas da coluna cervical. In: Barros Filho TCP, Basile Jr R. Coluna vertebral - Diagnóstico e tratamento das principais patologias. São Paulo: Sarvier; 1997. p. 160-84.

Benze EC. Biomechanics of lumbar and lumbosacral spine fracture. In: Rea GL, Miller CA (eds). Spinal trauma. Current evaluation and management. Park Ridge: American Association of Neurological Surgeons; 1993. p.165-95.

American Spinal Injury Association. International standarts for neurological classification of spinal cord injury [online]. Atlanta (US): American Spinal Injury Association; 2011 [acessado 2012 Jul 1º]. Disponível em:http://www.asia-spinalinjury.org/publications/59544_sc_Exam_Sheet_r4.pdf

Magerl F, Harms J, Gertzbein SD et al. A new classification of spinal fractures. Presented at the Societe Internationale Orthopedie et Traumatologie Meeting, Montreal. Canada, September 9, 1990.

Kirshblum SC, Burns SP, Biering-Sorensen F. International standards for neurological classification of spinal cord injury (Revised 2011). The Journal of Spinal Cord Medicine. 2011;34(6): 535-46.

Frankel HL, Hancock DO, Hystop G. The value of postural reduction in the initial management of closed injuries to the spine with paraplegia and tetraplegia. Paraplegia. 1969; **7**: 179-92.

Defino HLA. Lesões traumáticas da coluna vertebral. Bevilacqua Editora; 2005.

CAPÍTULO

5

Propedêutica da Marcha

▪ Isanio Vasconcelos Mesquita

INTRODUÇÃO

A marcha humana é o translado do corpo de um lugar para outro com mínimo gasto de energia através de uma sequência rítmica de eventos com repetitiva perda e recuperação do equilíbrio.

Na evolução do homem, o desenvolvimento da locomoção desde o arrastar reptiliano até a complexa marcha bípede sempre foi motivo de interesse, demonstrado já nas antigas pinturas rupestres, nos relatos renascentistas de Leonardo da Vinci, Galileu e Newton, nos registros fotográficos de movimento do fotógrafo britânico Muybridge feitos na Califórnia com o uso de múltiplas câmeras no final do século XIX, passando pelos estudos do Dr. Verne Inman para criação de dispositivos prostéticos para membros inferiores após a Segunda Guerra Mundial, que deram origem ao desenvolvimento do primeiro laboratório de análise de marcha e chegando aos modernos métodos de análise quantitativa do movimento.

As atuais técnicas de análise da marcha trouxeram grande avanço em vários campos da ortopedia, avaliando de forma precisa os resultados funcionais de movimento antes e após uma intervenção, sobretudo em doenças como paralisia cerebral, mielodisplasia, distrofia muscular de Duchenne, deficiências congênitas e adquiridas dos membros, osteoartrose de joelho e quadril, deficiência do ligamento cruzado anterior, acidentes vasculares encefálicos, lesões da medula espinhal, entre outras.

Para uma compreensão adequada da marcha normal e de seus desvios mais frequentes, torna-se necessário inicialmente o entendimento dos conceitos gerais e da terminologia utilizada no estudo do movimento.

PARÂMETROS BÁSICOS

O ato de caminhar constitui-se em uma atividade dinâmica e cíclica que promove a transferência do corpo através do espaço de forma suave, desenvolvida por intrincado processo que envolve vários reflexos (postural, labiríntico, de endireitamento) e padrões motores sequenciais aprendidos (balanço do tronco, balanço dos membros superiores, movimento da cabeça).

Um ciclo da marcha completo compreende os eventos que ocorrem entre dois contatos com o solo pelo mesmo membro. A distância percorrida na mesma duração de tempo de um ciclo da marcha completo, ou seja, a distância compreendida entre o impacto do pé e novo impacto do mesmo pé, corresponde à "passada". O comprimento do passo é medido pela distância que vai do calcâneo de um pé ao calcâneo do pé oposto durante a fase de apoio duplo dos pés, correspondendo normalmente à metade do comprimento da passada (Figura 5.1).

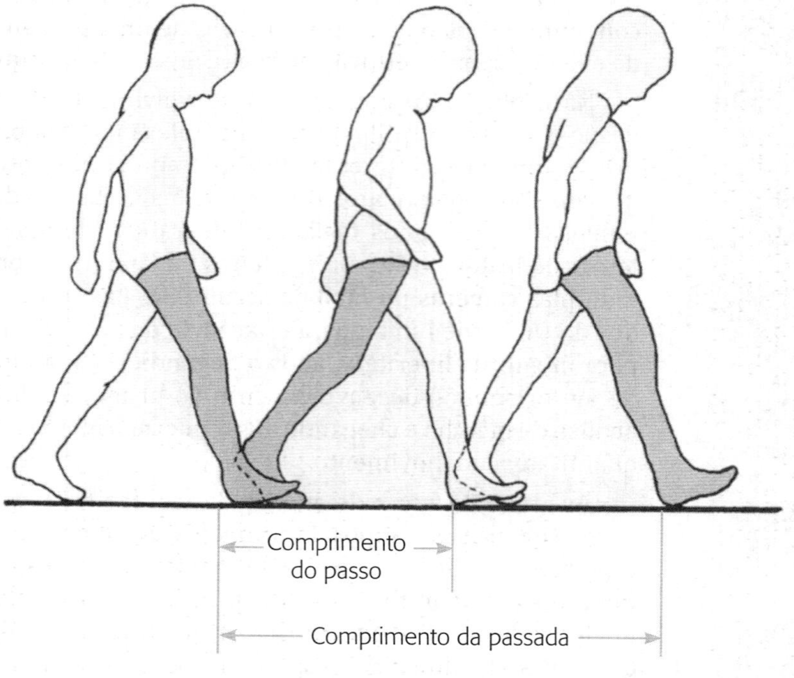

Figura 5.1 Delimitações do passo e da passada.

A quantidade de passos por unidade de tempo equivale à cadência da marcha, geralmente expressa em passos por minuto. A progressão do movimento em uma mesma direção em relação ao tempo é a velocidade da marcha, normalmente medida em centímetros por segundo.

Durante a marcha, o peso do corpo muda continuamente de lugar, sendo chamado de centro de gravidade o ponto no qual pode-se considerar concentrado o peso corporal naquele dado instante.

A deambulação humana precisa ser estudada levando-se em consideração a influência de múltiplos fatores, como padrões individuais, idade, influências sociais e ambientais, forças externas, processos patológicos, mecanismos de defesa, entre outros, todos podendo modificar alguma etapa do complexo mecanismo da marcha.

MARCHA NORMAL

Fisiologicamente, a deambulação inicia-se na criança entre 12 e 18 meses. Em geral, é uma marcha de base alargada, com quadris e joelhos levemente fletidos, braços em extensão e abdução, além de rotação externa exagerada nos membros inferiores. Existe cadência aumentada e os passos são curtos. O pé apoia-se de forma plantígrada. Gradativamente, com a progressão do crescimento, a cadência vai diminuindo, o comprimento do passo aumentando e o apoio do pé passa progressivamente a iniciar-se pelo calcanhar. A velocidade da caminhada também aumenta com a idade e com o comprimento dos membros. O crescimento do tronco em relação aos membros inferiores no ser humano dá-se de maneira desproporcional. Devido a isso, quanto mais jovem a criança, mais alto está situado seu centro de gravidade e menor será sua estabilidade. Na criança com idade inferior a 3 anos, há inconsistência do padrão de deambulação, que estabiliza com a maturidade neurológica, adquirindo a maioria dos padrões cinemáticos do indivíduo adulto em torno dos 3 a 5 anos. Entretanto, mudanças nos parâmetros de tempo-distância (cadência, velocidade, comprimento do passo) podem ocorrer até os 7 anos, quando o padrão adulto de marcha é completamente alcançado. As mudanças ocorridas com a idade e a similaridade final da marcha entre os indivíduos parece ser decorrência da necessidade de maior eficiência e economia energética na locomoção.

Com o envelhecimento, o organismo sofre degeneração dos sistemas neurológico e musculoesquelético, ocorrendo esforço adaptativo com redução da cadência, diminuição do comprimento do passo e aumento do tempo de duplo apoio.

No adulto normal, o ciclo da marcha faz-se em duas fases:

- fase de apoio (ou fase de posição), quando o pé está em contato com o solo e o membro inferior está apoiando todo ou parte do peso do corpo; e
- fase de balanço (ou fase de oscilação), quando o pé não está tocando o solo, e o peso do corpo está colocado no membro oposto.

Padronizou-se o contato do calcanhar de um pé como o evento inicial, cujo ciclo se encerra pela ocorrência desse mesmo fato.

A fase de apoio constitui os 60% iniciais do ciclo, sendo dividida em cinco subfases: apoio do calcanhar (15%), aplanamento do pé (15%), médio apoio ou acomodação intermediária (25%), desprendimento do calcanhar (25%) e desprendimento dos dedos (5%), sendo que os dois últimos períodos juntos formam a fase de impulso (Figura 5.2).

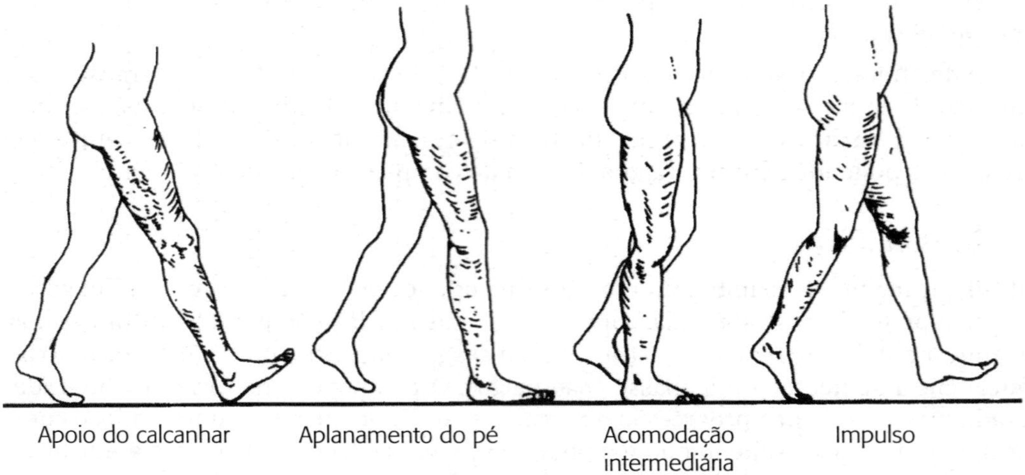

Figura 5.2 Fase de apoio da marcha e seus componentes.

A fase de balanço compreende 40% do ciclo da marcha e subdivide-se em três períodos: aceleração (ou balanço inicial), oscilação intermediária (ou balanço médio) e desaceleração (ou balanço final) (Figura 5.3).

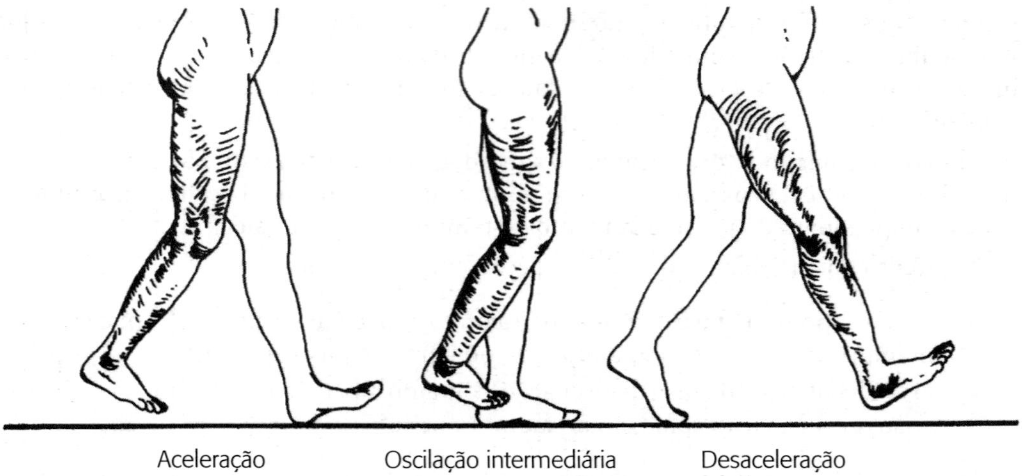

Figura 5.3 Fase de balanço da marcha e seus componentes.

FASE DE APOIO

Inicia-se com o contato do calcanhar no solo, com o pé dorsifletido, joelho em total extensão e o quadril em cerca de 25° de flexão. A seguir, o peso corporal vai sendo transmitido para a frente, seguindo pela borda externa do pé, sendo esse também um período de resposta à carga, que termina quando o pé se torna plano e corresponde a 15% do ciclo da marcha.

O aplanamento do pé corresponde a outros 15% do ciclo da marcha, ocorrendo inicialmente flexão do joelho de cerca de 15°, mantendo-se a flexão do quadril em aproximadamente 25°. Essa fase se mistura com o início da fase de médio apoio ou acomodação intermediária.

No período de acomodação intermediária, no qual a pessoa está equilibrada sobre o membro inferior de apoio, com o membro contralateral em fase de balanço gerando força para a frente. No médio apoio, o tornozelo encontra-se entre 0 e 5 graus de dorsiflexão, com o joelho a 0° e o quadril também a 0° e o corpo progride sobre o pé de forma controlada, podendo o tornozelo chegar a 10° de dorsiflexão e o quadril a 20° de extensão. Esse período dura cerca de 25% do ciclo da marcha.

O último tempo da fase de apoio é o impulso, que se inicia com o desprendimento do calcanhar, seguido pelo desprendimento dos dedos, quando ocorre aceleração que corresponde a 5% do ciclo da marcha. Nesse período, o tornozelo assume uma posição de 20° de flexão plantar e o joelho pode chegar a 40° de flexão.

Logo após a flexão do joelho ocorrida no período de impulso, o membro inferior contralateral terminou sua fase de balanço; seu pé está tocando o solo, em uma preparação para transferência do peso do corpo para o novo membro de apoio, com o peso sobre o membro de apoio original já diminuindo rapidamente. É claro que o pé do balanço toca o solo antes que o pé oposto, de apoio, seja elevado, ocorrendo um período no qual ambos os membros estão no solo simultaneamente, que é conhecido como fase de duplo apoio (ou fase de suporte duplo), e corresponde a 25% da duração total da fase de apoio. À medida que a velocidade aumenta, a fase de apoio é encurtada muito mais que a fase de balanço, e o período de duplo apoio diminui até desaparecer completamente. Quando isso ocorre (desaparecimento da fase de duplo apoio), as fases de balanço dos membros superpõem-se e ocorrem períodos em que ambos os pés estão sem contato com o solo. O movimento do desprendimento do hálux (saída do solo) ocorre antes do impacto do calcanhar oposto, criando períodos de "flutuação dupla", onde nenhum dos pés está sobre o solo (Figura 5.4). Nesse exato momento, considera-se que o indivíduo

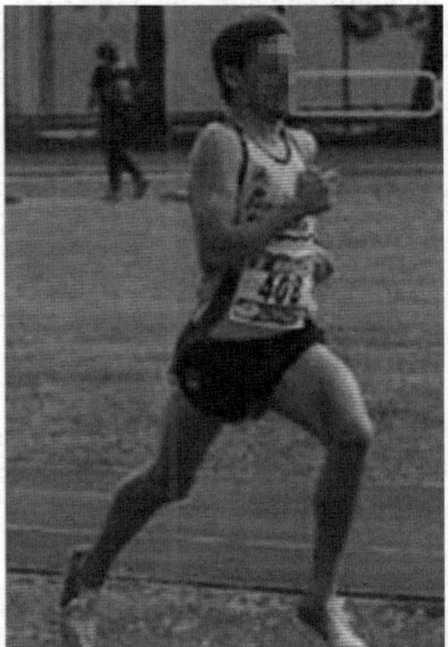

Figura 5.4 Período de "flutuação dupla da marcha" durante a corrida.

parou de caminhar e começou a correr. À medida que a velocidade da corrida aumenta, a duração da flutuação dupla também aumenta.

FASE DE BALANÇO OU OSCILAÇÃO

Inicia-se após o desprendimento dos dedos e continua-se com o pé sendo elevado do solo em flexão plantar (10°), em um movimento em forma de arco, pela flexão do quadril (15°) e do joelho (60°), movendo-se para a frente no período inicial de aceleração, que corresponde a 10% da fase de balanço. Nesse período, ocorre a flexão máxima do joelho, para evitar que a ponta do pé se arraste no solo.

O período de oscilação intermediária começa quando o membro em balanço ultrapassa o membro oposto em apoio; o joelho começa a estender-se, ficando em cerca de 25° de flexão, com o quadril também em cerca de 25° de flexão. O trajeto do pé é um arco de balanço para a frente. Esse período ocupa 80% da fase de balanço.

Nos 10% finais da fase de balanço ocorre desaceleração, quando as forças de gravidade e da musculatura do membro travam suavemente o movimento de balanço para a frente. O tornozelo e o joelho encontram-se a 0°, com o quadril a 25° de flexão. O calcâneo, então, volta a tocar o solo e a sequência total do ciclo da marcha está completa.

FATORES CINEMÁTICOS E CINÉTICOS DA MARCHA

O modelo mecânico dinâmico da marcha considera o movimento que ocorre nas articulações e segmentos do corpo (isto é, cinemática) e as forças que produzem o movimento (isto é, cinética). Os dados cinemáticos descrevem a marcha e seus desvios, incluindo os ângulos das articulações, velocidades e acelerações. Os dados cinéticos provocam alterações do movimento, incluindo as forças reativas do solo, força gravitacional, forças musculares e ligamentares.

Dessa forma, são muitos os fatores que atuam sobre o corpo humano durante seu deslocamento para a frente, muitas vezes modificando esse movimento: gravidade, contra-ação do solo, necessidade de conservação de energia, posição dos segmentos e movimentos articulares, ação muscular etc.

CENTRO DE GRAVIDADE

Na posição anatômica, o centro de gravidade de um homem adulto normal situa-se na intersecção do plano frontal com o plano sagital, a 55% de sua altura a partir do solo. Esse ponto está situado a 5cm adiante da segunda vértebra sacral, dentro da pelve verdadeira, que é a porção inferior da pelve que abriga os órgãos genitais e partes terminais do sistema digestivo.

Na marcha normal, o caminho seguido pelo centro de gravidade do corpo é uma curva uniforme e regular que se move para cima e para baixo no plano vertical, oscilando cerca de 4,5cm entre a altura máxima e a mínima (alguns autores aproximam essa distância para 2 polegadas). O ponto mais baixo ocorre no momento do choque do calcanhar, e o mais alto, na fase de acomodação intermediária (Figura 5.5). O centro de gravidade do corpo é deslocado também lateralmente no plano horizontal, em uma amplitude média de 4,37cm (ou, segundo alguns autores, também definida como 2 polegadas). O movimento é em direção ao membro de apoio e alcança seu limite lateral na fase de acomodação intermediária. Na marcha, a combinação dos movimentos nos planos horizontal e vertical descreve uma curva sinusoidal dupla (Figura 5.6).

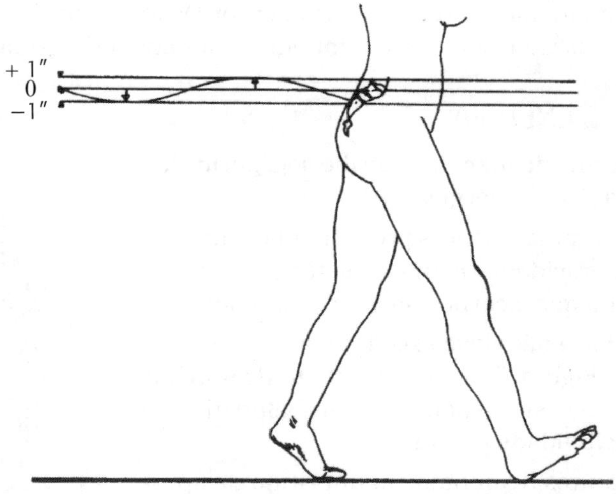

Figura 5.5 Oscilação vertical do centro de gravidade.

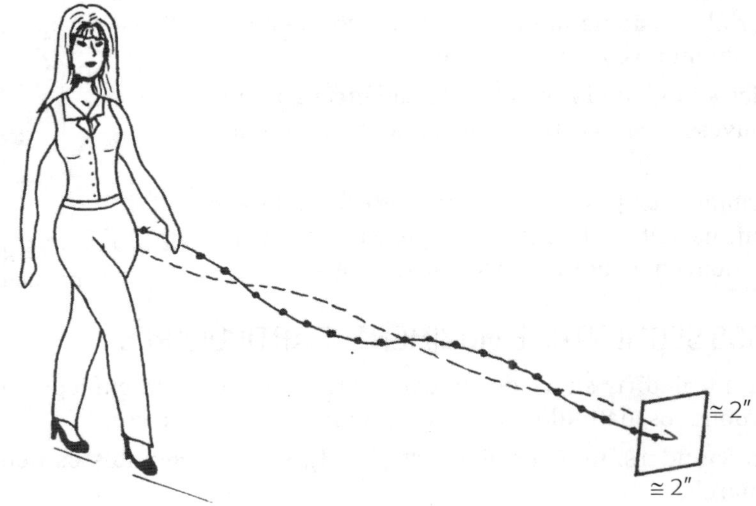

Figura 5.6 Oscilação em dois planos do centro de gravidade (sinusoide dupla).

CONTRA-AÇÃO DO SOLO

A fricção entre o solo e o pé afeta a marcha modificando a aceleração e a desaceleração.

As forças envolvidas nesse processo (forças de carga vertical, deslizamentos medial, lateral, para a frente e para trás, e forças de torção) podem ser medidas em laboratório de marcha, utilizando-se um dispositivo chamado placa de força.

Se a superfície por onde o paciente estiver andando for escorregadia e a marcha insegura, o número de passos por minuto (cadência) diminui, para preservação do equilíbrio e também para maior conservação de energia. De forma conjunta, a velocidade e o comprimento da passada e do passo também diminuem nessa situação.

CONSERVAÇÃO DE ENERGIA

O ser humano funciona de maneira que lhe seja permitida a máxima conservação de energia.

A marcha possui características próprias, que tendem a manter o centro de gravidade em uma trajetória suave e de baixa amplitude para que o corpo conserve mais energia.

A extensão da base não deve exceder 5 a 10cm de um calcanhar a outro (Figura 5.7). Se o paciente deambular ampliando a base, deve-se suspeitar de cerebelopatias ou diminuição da sensibilidade plantar.

A média dos adultos deambula em um ritmo de aproximadamente 90 a 120 passos por minuto, sendo que o dispêndio de energia é de cerca de 100 calorias por 1,5 quilômetro.

Qualquer alteração na uniformidade de coordenação da marcha aumenta o consumo de energia.

Na velhice e nos estados de fadiga a cadência diminui, como se houvesse esforço para conservar mais ainda a energia.

O comprimento do passo é de cerca de 40cm e também pode diminuir na velhice, fadiga ou na presença de dor, resultando também em maior conservação de energia.

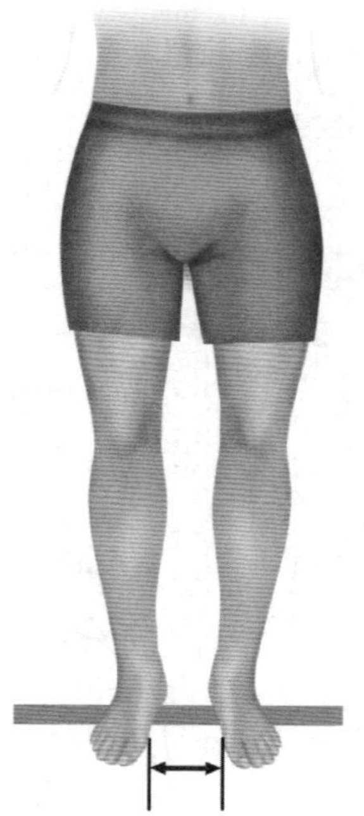

Figura 5.7 Largura da base na marcha.

POSIÇÃO DOS SEGMENTOS E MOVIMENTOS ARTICULARES

Para manter a trajetória suave do centro de gravidade, entram em jogo alguns mecanismos coordenados, definidos como "determinantes da marcha".

Segundo Saunders, Inman e Ebehart (1953), são os seguintes os determinantes básicos da marcha:

ROTAÇÃO PÉLVICA

A pelve roda no plano horizontal 4 graus para a frente no membro do balanço e 4 graus para trás no membro do apoio, com uma magnitude de rotação total de aproximadamente 8° (Figura 5.8). Como a pelve é rígida, a rotação ocorre, na realidade, na articulação do quadril, sofrendo rotação medial no lado da oscilação (balanço), e rotação lateral no lado do apoio. Isso tem um efeito de elevar as extremidades do arco da trajetória do centro de gravidade, de modo que a passada é alongada sem baixar a altura do centro de gravidade no instante do choque do calcâneo. Dessa forma, o gasto de energia é muito reduzido.

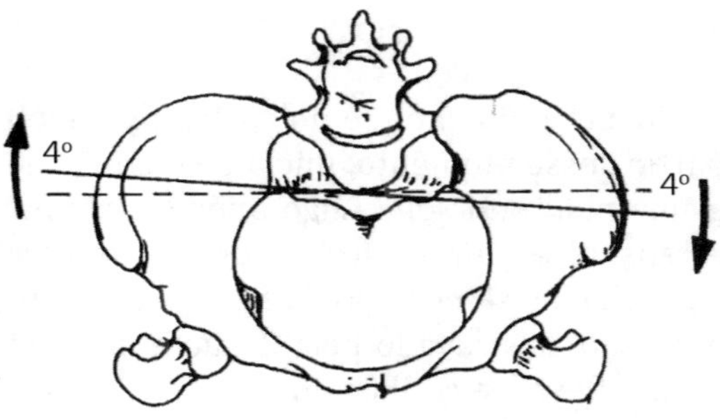

Figura 5.8 Rotação pélvica.

INCLINAÇÃO PÉLVICA

A pelve inclina-se para baixo em relação ao plano horizontal no lado oposto àquele do membro de apoio. O deslocamento angular ocorre na articulação do quadril e é, em média, 5° (Figura 5.9). Ao permitir essa inclinação pélvica, o joelho da extremidade em oscilação deve entrar em flexão para que o pé não arraste o chão, o que também provoca diminuição do pêndulo do membro, economizando energia. A inclinação pélvica também conserva energia por diminuir o deslocamento vertical do centro de gravidade.

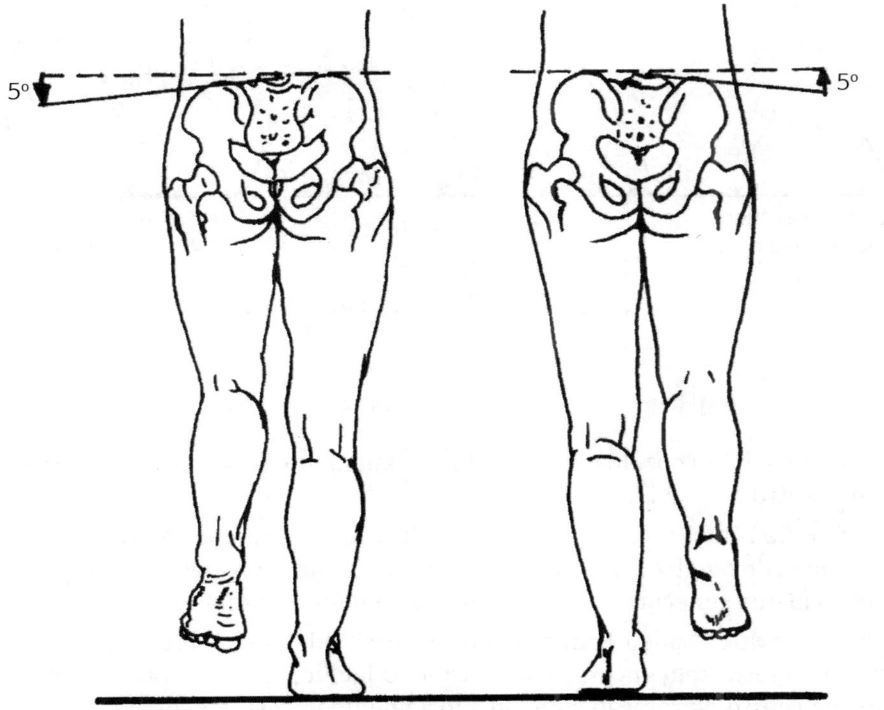

Figura 5.9 Inclinação da pelve para baixo no lado oposto ao do membro de apoio.

POSIÇÕES DO JOELHO

No instante do choque do calcâneo, o joelho se encontra em extensão completa e, a partir desse momento, inicia-se uma flexão (em média de 15°) que dura até que o pé esteja plano no solo. Logo após a acomodação intermediária, o joelho passa para a extensão por um período muito curto e volta a flexionar-se ao iniciar a elevação do calcanhar. Esse período da fase de posição no qual o joelho é primeiro bloqueado em extensão, destravado pela flexão e novamente bloqueado em extensão antes de uma última flexão, é conhecido como "período de fixação dupla do joelho" ou "período do bloqueio duplo do joelho". A flexão do joelho reduz o deslocamento vertical do centro de gravidade, poupando energia. Por exemplo, ao ser dado o impulso para o próximo passo, o tornozelo estando em 20° de flexão plantar tende a elevar o centro de gravidade, porém nesse instante o joelho flete cerca de 40° para contrabalançar (Figura 5.10).

Fica evidente pela discussão prévia que tanto a rotação pélvica, quanto a inclinação pélvica e a flexão do joelho no apoio achatam o arco de percurso do centro de gravidade do corpo, sendo que os dois últimos determinantes deprimem o ápice desse arco, enquanto a rotação pélvica atua elevando suas extremidades.

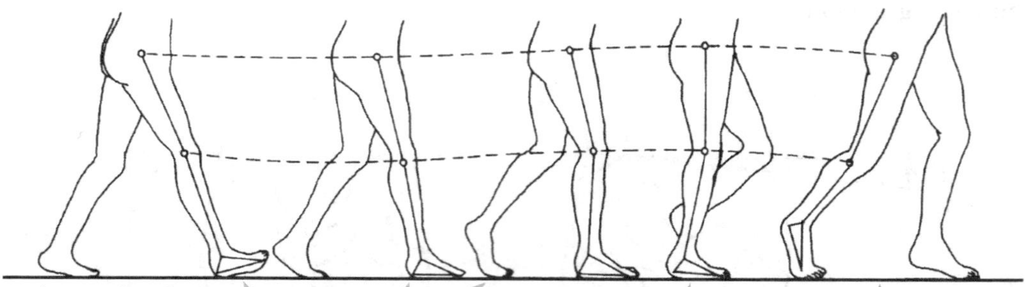

Figura 5.10 Posições do joelho na marcha.

MOVIMENTOS COMBINADOS DO TORNOZELO E JOELHO

Os movimentos do tornozelo e joelho estão intimamente relacionados para suavizar o trajeto do centro de gravidade.

O centro de rotação do tornozelo é considerado sendo um ponto no eixo que conecta os topos dos maléolos lateral e medial, enquanto o do joelho corresponde a um ponto no eixo que conecta os côndilos femorais lateral e medial.

No impacto do calcâneo, com o tornozelo dorsifletido e o joelho estendido, o centro de rotação do tornozelo encontra-se elevado. O joelho, então, começa a fletir, inferiorizando seu centro de rotação compensatoriamente. A seguir, ocorre aplanamento do pé, inferiorizando o centro de rotação do tornozelo, o que é compensado por rápida extensão do joelho. Então, o calcâneo começa a desprender-se do solo, elevando novamente o centro de rotação do tornozelo, quando o joelho flete outra vez (Figura 5.11).

Assim, cada vez que o tornozelo faz flexão dorsal, o joelho automaticamente estende, e quando o tornozelo faz flexão plantar, o joelho flete, para manter uma trajetória suave do centro de gravidade.

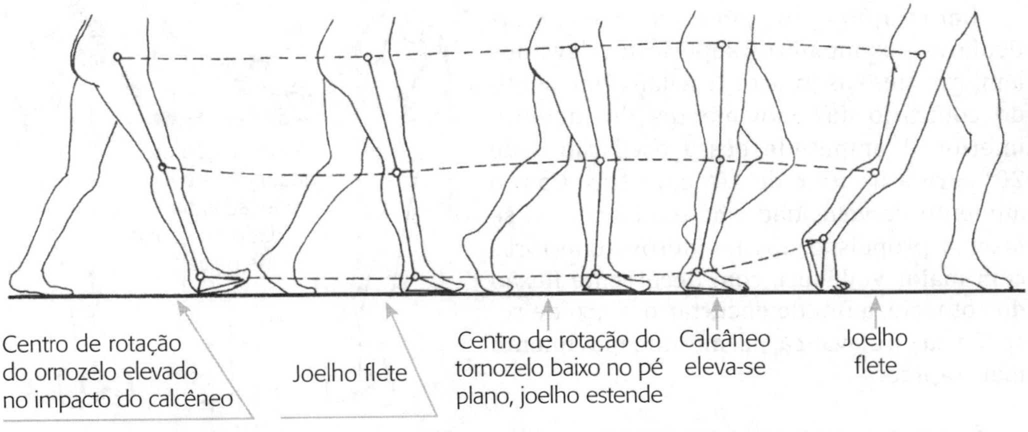

Figura 5.11 Tornozelo e joelho em movimento.

DESLOCAMENTO LATERAL DA PELVE

Na marcha normal, o centro de gravidade do corpo desvia-se cerca de 2 a 2,5cm lateralmente em plano horizontal em direção ao membro que sustenta peso, de modo a centralizar o peso do quadril (Figura 5.12).

Considerando-se a distância entre as articulações dos quadris, esse deslocamento teoricamente deveria ser maior, entretanto o fato de os fêmures serem distalmente desviados para medial provoca estreitamento da base de suporte, de modo que a amplitude total do movimento horizontal do centro da gravidade é de 4 a 5cm (somatório dos dois lados), próxima da amplitude total do deslocamento vertical (Figura 5.13).

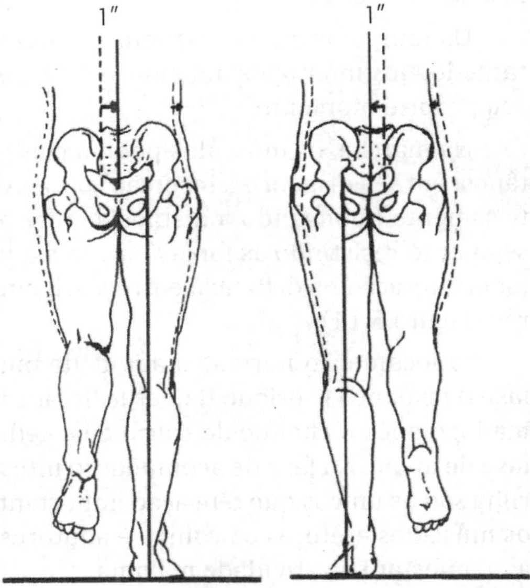

Figura 5.12 Deslocamento lateral da pelve em direção ao membro que sustenta o peso.

Os aumentos de amplitude em qualquer um desses determinantes básicos da locomoção são compensados por reduções em um outro, para a menor oscilação possível do centro de gravidade durante a marcha e, consequentemente, menor gasto de energia.

Em relação à posição e movimentos articulares dos membros superiores, devemos lembrar que os braços oscilam em sentido contrário aos movimentos do membro inferior. A amplitude dessa oscilação é de 20° para a frente e de 10° para trás. Com o aumento da velocidade, há tendência em se fazer a propulsão dos membros superiores com maior violência, com decorrente flexão do cotovelo, a fim de encurtar o braço de resistência da alavanca, permitindo movimento mais rápido.

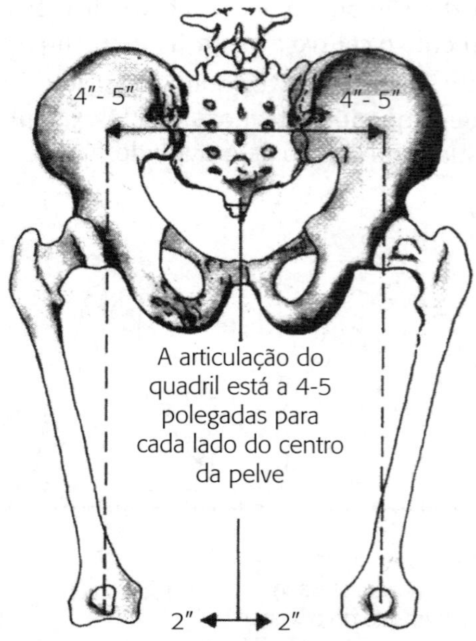

Figura 5.13 Estreitamento da base de suporte por inclinação medial do fêmur e diminuição da necessidade de deslocamento lateral da pelve.

AÇÃO MUSCULAR NA MARCHA

A energia inicial para começar, acelerar e desacelerar os segmentos do membro é suprida pela ação muscular.

Os músculos atuam durante a marcha por períodos muito curtos, sendo que durante longos intervalos o membro é propelido para a frente por ação tipo pêndulo de seu próprio momento.

Na marcha, os músculos podem contrair-se concentricamente (encurtando a distância entre a origem e a inserção) para proporcionar força motora; contrair-se excentricamente (alongando a distância entre a origem e a inserção) para desacelerar um segmento resistindo às forças passivas que o movem; ou contrair-se isometricamente (sem alteração na distância entre a origem e a inserção) para atuar como estabilizadores (Figura 5.14).

Na locomoção normal, a atividade muscular principal começa nos 10% finais da fase de balanço (período de desaceleração). Os músculos atingem sua atividade máxima logo após o choque do calcâneo e cedem antes que termine os primeiros 10% da fase de apoio. Na fase de acomodação intermediária e impulso, os músculos da panturrilha são os únicos que têm ação importante. Durante os últimos 10% da fase de apoio, os músculos eretores da coluna e adutores do quadril também entram em ação, vindo a manifestar sua atividade máxima.

Os dorsiflexores do pé (tibial anterior, extensor longo dos dedos e extensor longo do hálux) contraem-se concentricamente no início da fase de oscilação para proporcionar força suficiente para liberar o pé do chão e também mantê-lo em dorsiflexão, proporcionando um espaço adequado entre o pé e o solo, até que o joelho atinja maior

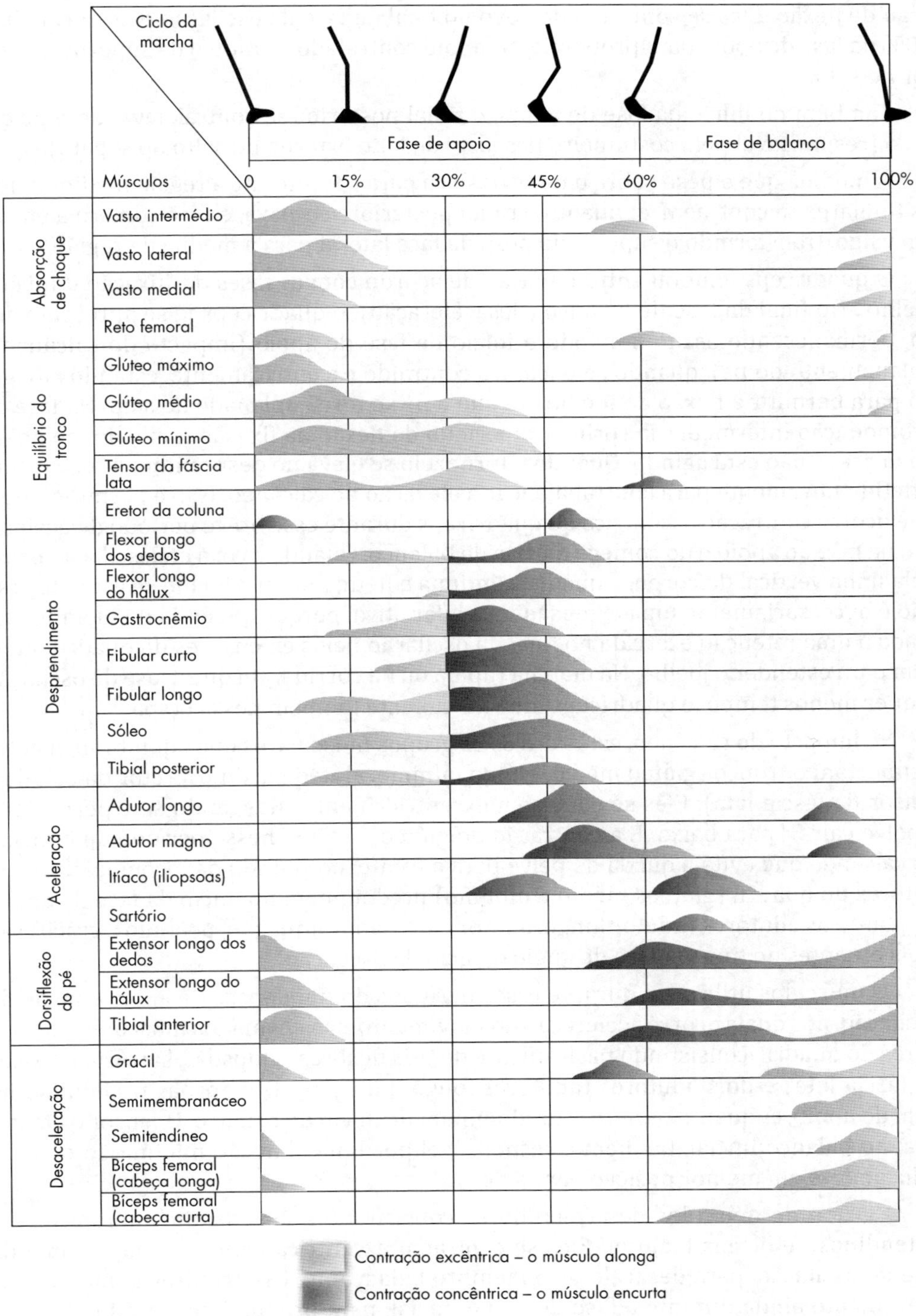

Figura 5.14 Esquema da ação muscular na marcha.

grau de flexão. Eles se contraem de novo no final da fase de oscilação e nos primeiros 10% da fase de apoio para proporcionar apoio controlado e gradual da superfície plantar no solo.

Também no início da fase de apoio, o tibial posterior se contrai, levando o pé em varo (responsável pelo costumeiro desgaste do lado externo do salto do sapato).

À medida que o peso sobre o pé se desloca para a frente, até a região mediotársica, os fibulares se contraem, enquanto o tibial posterior se relaxa, e o pé começa a entrar em valgo, transferindo o suporte do peso da face lateral para a medial da região.

O quadríceps femoral entra em ação de acordo com as fases da "fixação dupla do joelho". No final da fase de balanço (desaceleração), o quadríceps já se apresenta ativo, permanecendo assim por todo o início da fase de apoio (impacto do calcâneo e aplanamento do pé), quando se encontra contraído excentricamente, estando alongado para permitir a flexão do joelho até que o pé se torna aplanado ao solo. Na fase de acomodação intermediária (primeiro período de flexão da fixação dupla do joelho), o quadríceps não está agindo. Quando o tornozelo se eleva no desprendimento, o joelho é fletido novamente para contrabalançar a elevação do calcâneo. Isso é permitido porque ocorre contração excêntrica do quadríceps durante esse breve período de aceleração na fase do apoio e no começo da fase de balanço. Quando a coxa em oscilação passa pela linha vertical do corpo, o quadril continua a fletir, porém o joelho se estende. Isso não é necessariamente uma extensão muscular ativa, porque a inércia do membro somada a uma retenção exercida no final da oscilação pelos extensores do quadril intervêm para estender o joelho. Na marcha rápida ou na corrida, em que a fase de oscilação requer menos tempo, o quadríceps atua ativamente também nessa etapa.

No impacto do calcâneo, estão ativos os grupos musculares que equilibram a pelve e suportam o tronco (glúteo médio, glúteo mínimo, glúteo máximo, eretor da coluna e tensor da fáscia lata). Eles se contraem excentricamente, alongando-se e permitindo à pelve cair 5° para baixo. É a contração do glúteo máximo nesse período de impacto do calcâneo que evita a queda da pelve para a frente, no sentido da locomoção. Os abdutores do quadril (glúteos médio e mínimo) predominam no início da fase de apoio, enquanto os adutores (adutor longo, adutor curto, adutor magno, pectínio e grácil) são mais atuantes no final da fase de apoio e início da oscilação.

Os músculos utilizados durante esses períodos do fim da fase de apoio e início da oscilação, nos quais ocorre aceleração do movimento, são chamados músculos aceleradores do quadril, consistindo basicamente de três flexores (iliopsoas, sartório e tensor da fáscia lata) e dois adutores (adutores longo e magno). O iliopsoas predomina no final do apoio, enquanto os outros predominam no início do balanço. O tensor da fáscia lata, no balanço inicial, também é responsável por uma abdução mínima do quadril, colocando-o em melhor posição para a flexão.

O grupo de músculos desaceleradores consiste do grácil, semimembranoso, semitendinoso e bíceps femoral. Eles se contraem excentricamente durante o final da fase de oscilação, para desacelerar o membro balançante. Essa contração mantém-se brevemente ainda durante a fase de apoio inicial, para proporcionar estabilidade ao membro.

Portanto, cada grupo muscular deve ter sua ação analisada na fase em que tem ação preponderante, seja por contração concêntrica, seja por contração excêntrica (Quadros 5.1 e 5.2).

Toda esta complexa atividade muscular descrita pode ser medida durante a marcha pela eletromiografia, que registra de forma gráfica a atividade elétrica associada com a contração muscular esquelética. A eletromiografia dinâmica utiliza tanto eletrodos internos como eletrodos superficiais para gravar esses potenciais mioelétricos. Os eletrodos superficiais captam sinais de outros músculos na mesma área, tendo seu uso limitado para músculos superficiais, como o glúteo máximo, ou grupos musculares, como os isquiotibiais. Os eletrodos internos, introduzidos com agulhas finas e inseridos no ventre muscular, são ideais para estudar músculos mais profundos ou menores, pois captam a atividade de um músculo específico.

Quadro 5.1 Ação muscular na fase de apoio.

Apoio	Tornozelo	Joelho	Quadril
Apoio inicial	Neutro Músculo tibial anterior	Extensão completa Músculo quadríceps	Fletido 25° sagital e neutro coronal
Resposta à carga/ aplanamento	Flexão plantar de 10° Músculo tibial anterior desacelera	Flexão de 15° Músculo quadríceps estabilizado pelos adutores	Fletido 25° Estabilizado pelos extensores e adutores
Apoio médio	Dorsifletido 5° Músculo solear	Estende-se passivamente à reação ao solo	Estende-se passivamente 0-5° de adução Estabilizado pelo glúteo médio
Apoio final	Dorsiflexão 10° Músculo gastrocnêmio	Extensão máxima sem ação muscular	Quadril 20° de extensão passiva, reação ao solo
Pré-balanço ou impulso	Flexão plantar de 20° Músculo gastrocnêmio	Flete 40° Passivo	Flexão 20° Passivo

Quadro 5.2 Ação muscular na fase de balanço.

Balanço	Tornozelo	Joelho	Quadril
Inicial	Flexão para 10° Músculo tibial anterior	Flexão para 6° Passiva pela flexão do quadril de 0° a 15°	Flexão para 15° Músculos: ilíaco, reto anterior, sartório e adutores Direto: flexão do quadril Indireto: flexão do joelho
Médio	Neutro Músculo tibial anterior	Flexão 25° Passivo	Flexão 25° Passivo
Final	Neutro Músculo tibial anterior	Extensão máxima do quadríceps Isquiotibiais modulam	Flexão 25° Isquiotibiais desaceleram

MARCHA PATOLÓGICA

A busca das alterações na marcha deve iniciar-se desde a entrada do paciente na sala de exames, procurando-se por claudicação e deformidades óbvias dos membros inferiores e da coluna que possam comprometer a deambulação, tentando-se ainda determinar em que componente de que fase o problema se torna manifesto.

Para uma avaliação global da marcha, pede-se que o paciente ande normalmente, ande sobre a ponta dos pés, sobre os calcanhares, que corra e que suba escadas. Para a pesquisa dos transtornos neuromusculares, pode-se solicitar ao paciente que caminhe com um pé atrás do outro, isto é, que coloque um calcâneo diretamente em frente aos dedos do outro pé; que ande sobre uma linha no chão; que simule a marcha sobre um trilho para a frente e para trás, com os olhos abertos e depois fechados; que caminhe de lado e ao redor de uma cadeira; que caminhe rapidamente e pare subitamente.

Nas doenças neurológicas, pode-se também obter alguma informação ouvindo o paciente caminhar. O som chapado da marcha de uma pessoa tem um pé caído, o andar arrastado ou esfregado, característico do espástico, e o pisar da ataxia são bem conhecidos. A inspeção dos sapatos do paciente, notando os locais de desgaste na sola e avaliando as dobras dorsais, é de grande valor. Quando o paciente tem aparelhos, como muletas ou órteses, ele deve ser observado caminhando com eles e, se possível, sem eles.

As anormalidades da marcha podem ser produzidas por debilidade muscular, deformidades ósseas ou articulares e distúrbios neurológicos.

O conhecimento de qual componente da marcha é mais afetado por cada uma dessas anormalidades facilita muito o diagnóstico, por meio de observação rigorosa das alterações ocorridas em cada fase em particular.

DEBILIDADE MUSCULAR

O tipo de claudicação depende da localização da fraqueza e de seu grau, porém devemos lembrar que, de modo geral, na marcha com fraqueza muscular o centro da gravidade do corpo é desviado em direção ao músculo paralisado na fase de apoio.

Glúteo médio – é o principal abdutor do quadril e atua elevando a pelve do lado oposto ao membro que está apoiado, equilibrando o tronco sobre o quadril de apoio. Se o glúteo médio estiver paralisado, a pelve do lado oposto ao membro apoiado cairá (sinal de Trendelenburg positivo) e o paciente, a cada fase de apoio da marcha, desviará seu tronco em direção ao lado do glúteo médio debilitado, tentando retornar o centro de gravidade para o lado que está sustentando peso. Esse movimento de abdução ou "guinada do glúteo médio" é mais evidente na fase de acomodação intermediária. Pode estar presente, por exemplo, na marcha de pacientes com sequelas de luxação congênita do quadril (Figuras 5.15 e 5.16).

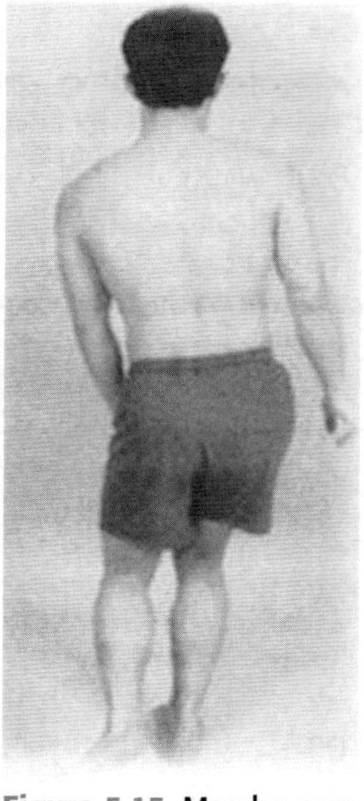

Figura 5.15 Marcha com deficiência do glúteo médio direito.

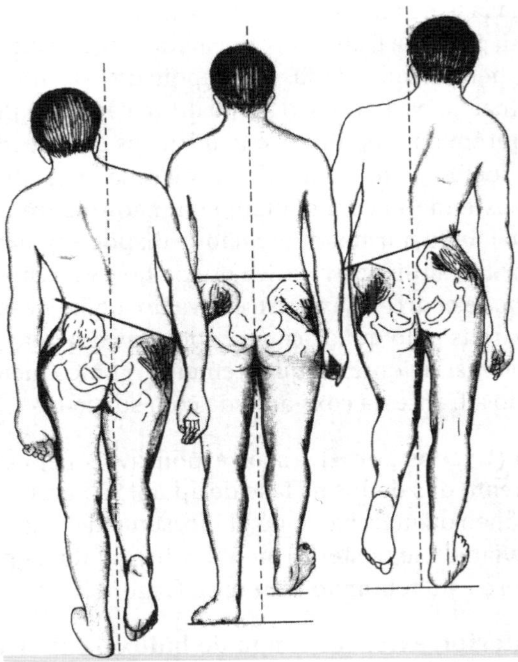

Figura 5.16 Marcha com deficiência bilateral do glúteo médio.

Glúteo máximo – é o principal extensor do quadril. O paciente com paralisia desse músculo hiperestende seu tronco para trás na articulação do quadril quando põe o peso do corpo no membro afetado, trazendo o centro de gravidade posterior ao eixo da articulação do quadril. Esse mecanismo compensatório evita que o quadril, durante sua flexão, seja insuficiente e ocorra falha com a flexão abrupta. Esse movimento de extensão ou "guinada do grande glúteo" é mais evidente na fase de acomodação intermediária (Figura 5.17).

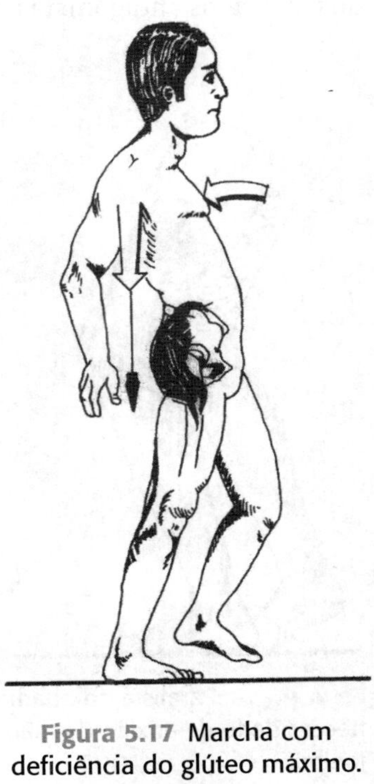

Figura 5.17 Marcha com deficiência do glúteo máximo.

Quadríceps femoral – é o principal extensor do joelho. É essencial para subir escadas e fornecer estabilidade ao joelho. Entretanto, um paciente com quadríceps debilitado pode andar quase normalmente em solo nivelado, desde que não tenha deformidade em flexão do joelho. Isso ocorre porque, no joelho com carga, o centro de gravidade normalmente passa anterior ao centro da articulação, permitindo ao paciente bloqueá-lo em extensão na fase de apoio. Se houver deformidade em flexão do joelho, o centro de gravidade ficará posterior e o joelho cederá, a menos que o paciente flexione seu tronco para a frente na fase de apoio do membro afetado. Outra maneira de readquirir o equilíbrio é segurar a parte da frente da coxa afetada com a mão. A hipotonia do quadríceps pode ser mais bem notada nas fases de apoio do calcanhar e acomodação intermediária. Durante o final da oscilação e o apoio do calcanhar, o joelho normalmente se encontra estendido, porém na hipotonia do quadríceps o paciente pode não conseguir manter a extensão do joelho no início do apoio (marcha do joelho instável), sendo que por vezes ele tentará estendê-lo com o auxílio da mão (Figura 5.18). Na acomodação intermediária, já que o joelho normalmente não se dispõe em linha reta, a hipotonia do quadríceps pode gerar instabilidade relativa do joelho e marcha que lembra a atáxica. Além disso, também pode ocorrer flexão excessiva do joelho nesse período da marcha. Em casos graves de paralisia do quadríceps associada com deformidade em flexão do joelho e glúteo máximo insuficiente, frequentemente o único meio de o paciente poder caminhar é suportando a frente da coxa afetada com sua mão.

Gastrocnêmio-sóleo (tríceps sural) – são responsáveis pela propulsão final para a frente no desprendimento dos dedos na fase de apoio. Se paralisados, o paciente apresenta marcha em calcâneo ou marcha do pé plano, sem que haja impulso dos pododáctilos e com a tíbia desviando-se posteriormente sobre o talo na porção final da fase de apoio quando o membro está tentando retirar-se (Figura 5.19).

Pré-tibiais (tibial anterior, extensor longo do hálux e extensor longo dos dedos) – o paciente com fraqueza dos dorsiflexores do pé na fase de oscilação não consegue manter seu tornozelo dorsifletido devido à força da gravidade e à ação sem oposição dos músculos antagonistas da panturrilha, apresentando seu tornozelo em flexão plan-

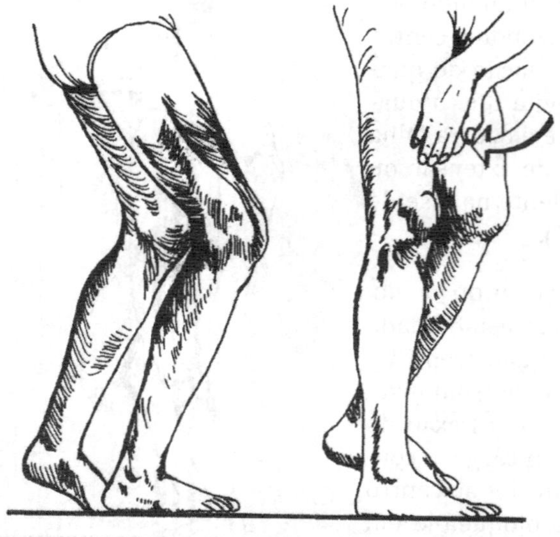

Figura 5.18 Paralisia do quadríceps femoral, com necessidade de auxílio da mão para estender o joelho.

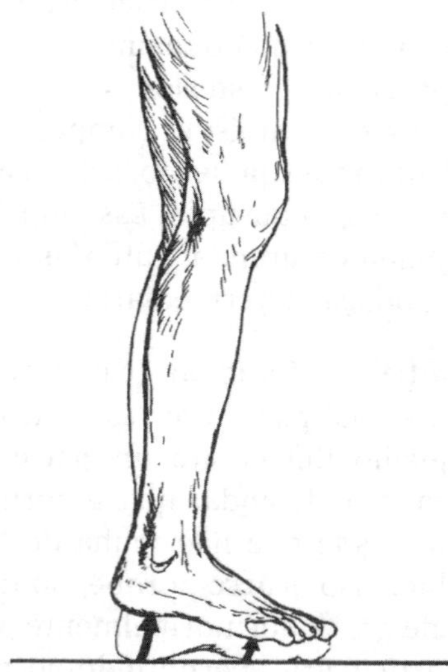

Figura 5.19 Marcha com deficiência do tríceps sural (marcha do pé plano).

tar (pé caído). Para não arrastar seus dedos no solo na fase de oscilação, o paciente roda externamente e eleva para um nível mais alto que o normal todo o membro inferior, fletindo excessivamente o joelho e o quadril. A ponta do sapato pode ainda arranhar o solo, produzindo uma marcha conhecida como escarvante (Figura 5.20). Além dessa alteração produzida na fase de balanço, a marcha com hipotonia dos pré-tibiais também pode ser evidenciada no período de aplanamento do pé (fase de apoio), quando o pé não conseguirá se aplanar de maneira uniforme e controlada, caindo bruscamente no solo após o apoio do calcanhar (Figura 5.21).

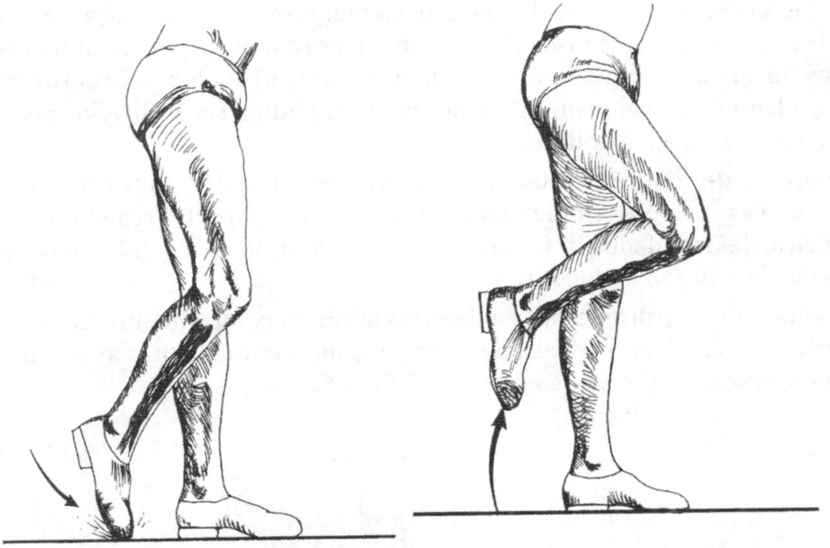

A ponta do sapato pode arranhar o solo (marcha escarvante)

O paciente aumenta compensatoriamente a flexão do quadril e do joelho

Figura 5.20 Marcha com deficiência dos dorsiflexores do pé (fase de balanço).

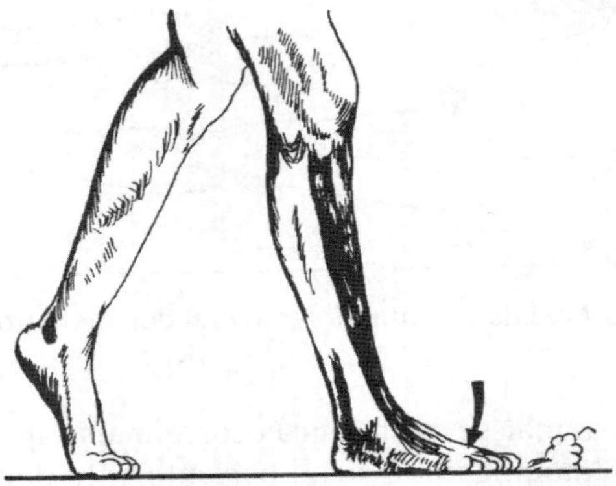

Figura 5.21 Marcha com deficiência dos dorsiflexores do pé (fase de apoio).

Musculatura posterior da coxa (semitendinoso, semimembranoso e bíceps femoral) – esses músculos contraem-se para desacelerar a oscilação, permitindo apoio do calcanhar de forma controlada e suave. Em vigência de sua hipotonia, o apoio do calcanhar se fará de maneira abrupta, o que espessará o coxim do calcanhar e hiperestenderá o joelho (simulando algumas características da marcha atáxica).

DEFORMIDADES ÓSSEAS E ARTICULARES

Uma causa comum de claudicação é o encurtamento de um membro inferior.

Em geral, discrepância de até 1,25cm pode passar despercebida devido a mecanismos compensatórios utilizados pelo paciente, tais como inclinação da pelve e do ombro, tornando-os mais baixos do lado do membro mais curto; manutenção do pé e do tornozelo do membro mais curto em uma postura em equino; e flexão do joelho e do quadril do lado mais comprido. Tais mecanismos podem ser utilizados pelo paciente de forma isolada ou em conjunto.

A diferença de comprimento entre os membros inferiores pode ser real (quando a desigualdade está no próprio tamanho dos ossos) ou aparente (resultante de obliquidade pélvica, deformidade em flexão, abdução ou adução da articulação do quadril ou deformidade em flexão do joelho).

O método mais utilizado para a determinação do comprimento real de um membro inferior consiste em medir-se a distância compreendida entre as espinhas ilíacas anterossuperiores e os maléolos mediais (Figura 5.22).

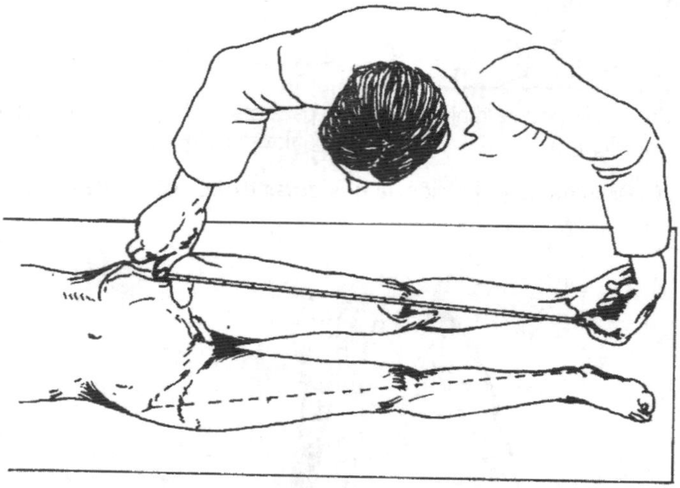

Figura 5.22 Medida do comprimento real dos membros inferiores.

Pode-se ainda determinar se a diferença ocorre mais especificamente no comprimento da tíbia ou do fêmur, pedindo-se ao paciente para deitar em decúbito dorsal, com os joelhos fletidos a 90° e os pés aplanados sobre a mesa de exame. Observando-se o paciente a partir da região distal para a região proximal na mesa de exame, se um dos joelhos se mostra mais alto que o outro, a tíbia desse lado é maior (Figura 5.23A). Em visão lateral do paciente, se um dos joelhos se projeta adiante do outro, significa que o fêmur dessa extremidade é maior (Figura 5.23B).

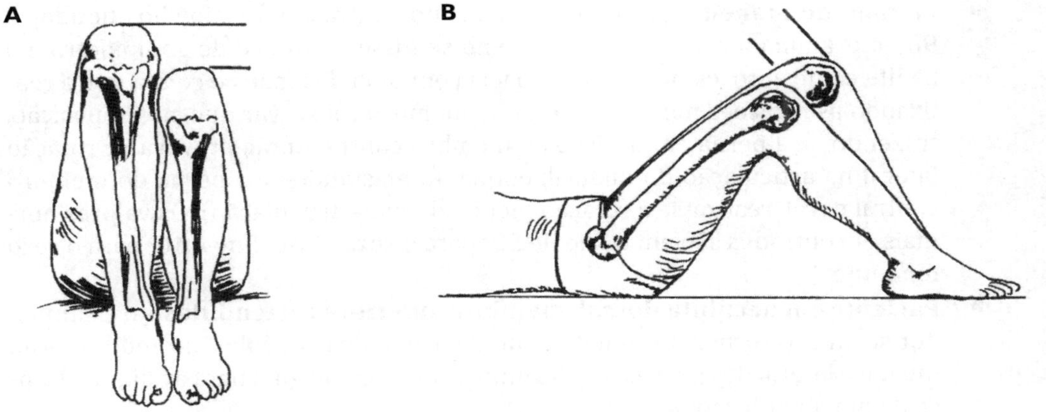

Figura 5.23 Diferença no comprimento tibial (**A**) e no femoral (**B**).

Caso não se observe discrepância real no comprimento dos membros, deve-se buscar a existência de discrepância aparente, colocando-se o paciente em decúbito dorsal com os membros inferiores em posição neutra e mensurando-se as distâncias entre a cicatriz umbilical e os maléolos mediais (Figura 5.24).

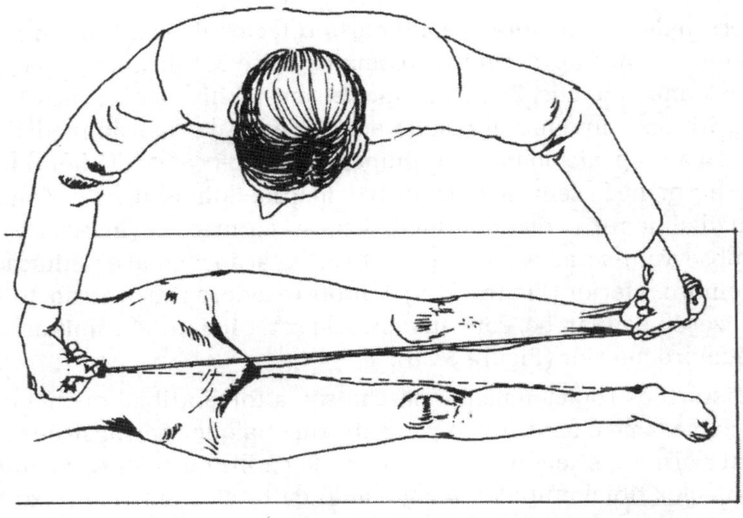

Figura 5.24 Medida do comprimento aparente dos membros inferiores.

Além das discrepâncias lineares, a marcha pode alterar-se em consequência de distúrbios rotacionais, causados em sua maioria por alterações na posição do colo femoral ou por torções tibiofibulares interna ou externa.

A avaliação dessas alterações pode ser feita por qualquer um dos seguintes métodos de exame:

- **Método de Staheli** – paciente em decúbito ventral com os joelhos fletidos a 90°, o examinador utiliza a perna como se fosse um braço de goniômetro e o zênite como zero, estabilizando a bacia com uma das mãos e com a outra realizando as rotações medial e lateral do membro (observar que, nessa posição, trazendo-se a perna em direção ao membro contralateral, provoca-se rotação lateral na articulação do quadril, enquanto afastando-se a perna do membro contralateral, realiza-se a rotação medial daquela articulação). Os valores normais encontrados são em torno de 50° para o sexo masculino e 40° para o sexo feminino.
- **Paciente em decúbito dorsal, membros inferiores estendidos** – o examinador segura os tornozelos imediatamente acima dos maléolos, fazendo rotação medial e lateral das pernas e utilizando a patela como guia para avaliar o alcance da movimentação.
- **Paciente em decúbito dorsal, pernas pendentes à borda da mesa, joelhos fletidos** – o examinador fixa uma de suas mãos à coxa do paciente (para evitar a lateralização do fêmur durante o teste) e com a outra mão segura a extremidade distal da perna, rodando todo o membro medial e lateralmente, usando a tíbia e a fíbula como alavancas.

Os resultados dos testes acima poderão demonstrar rotação medial ou lateral excessiva dos membros inferiores, que pode ocorrer, por exemplo, como consequência da anteversão ou da retroversão do colo femoral, respectivamente.

A anteversão do colo femoral é a alteração rotacional mais comum na criança. Ao nascer, a criança normal apresenta aproximadamente 35° de anteversão, que diminui para 30° com 1 ano de idade, 25° aos 5 anos e se estabiliza em 15° aos 15 anos. Anteversão excessiva do colo femoral resulta em aumento da rotação medial do membro inferior, devido ao reposicionamento compensatório da cabeça femoral no acetábulo, para que ela permaneça centralizada na articulação. Com isso, os pododáctilos serão desviados medialmente, ocorrendo medialização da marcha (marcha em *toeing in*). Nesse caso, observam-se, ao exame, aumento da rotação medial e limitação da rotação lateral do membro inferior (Figura 5.25). Por outro lado, a retroversão do colo femoral causa lateralização da marcha, com aumento da rotação lateral e limitação da rotação medial do membro inferior (Figura 5.26).

Outros distúrbios rotacionais da marcha são a torção tibial medial e a torção tibial lateral, cujo exame é feito com o paciente em qualquer das posições dos métodos descritos anteriormente, sendo que o examinador utiliza o polegar e o indicador para palpar os maléolos tibial e fibular, imaginando entre eles um eixo (eixo bimaleolar), cujo valor normal a ser considerado é 10° de rotação lateral.

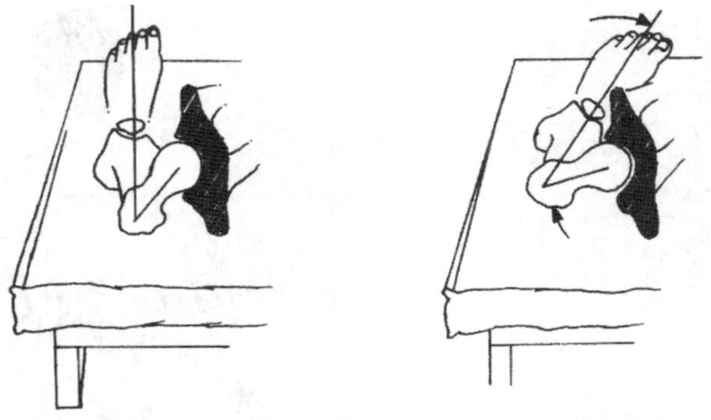

Figura 5.25 Medialização da marcha pela anteversão excessiva do colo femoral.

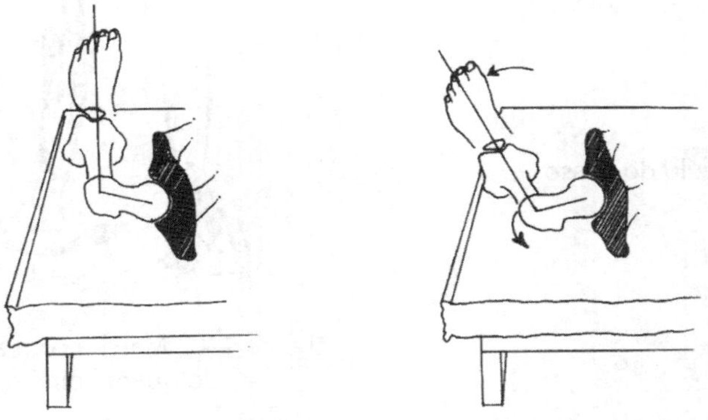

Figura 5.26 Lateralização da marcha pela retroversão excessiva do colo femoral.

Durante a marcha normal, os pés deslocam-se em rotação lateral de até 18° com relação ao ângulo de locomoção. Esse é o chamado ângulo do passo ou ângulo de Fick (Figura 5.27).

A marcha resultante de anteversão excessiva do colo femoral ou de torção tibial medial realiza-se com desvio medial dos pododáctilos em relação a esse ângulo, sendo chamada por alguns de "marcha do periquito". Por outro lado, a marcha resultante de retroversão do colo femoral (ou mesmo diminuição da anteversão normal) ou de torção tibial lateral é conhecida como "marcha de Carlitos", em referência ao famoso comediante que deambulava com excessiva rotação lateral dos pés.

Existem ainda as doenças articulares capazes de produzir anormalidades na marcha, entre elas a anquilose, que pode ocorrer nas articulações do membro inferior. Nesse caso, o tipo de desvio do movimento dependerá da articulação envolvida e da posição da fusão. Se o quadril estiver anquilosado, haverá exagero dos movimentos da coluna lombar durante a fase de balanço; se o joelho for rígido, a pelve se elevará para evitar o choque do pé contra o solo durante a fase de balanço (Figura 5.28). Esses dois casos são fáceis de ser identificados. Contrariamente, a marcha do tornozelo anquilosado é pouco evidente, sendo difícil de distinguir da normal.

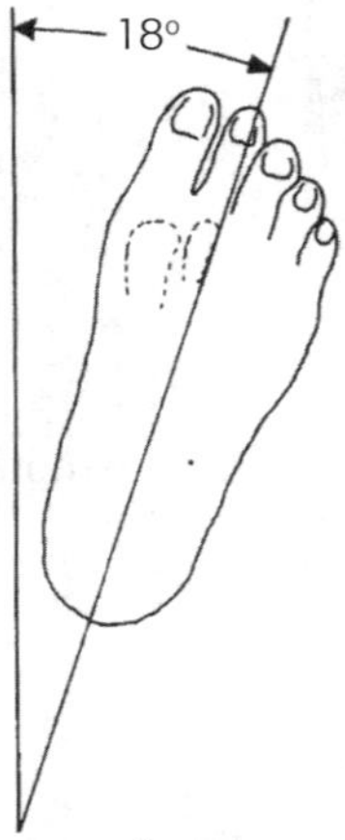

Figura 5.27 Ângulo do passo ou de Fick.

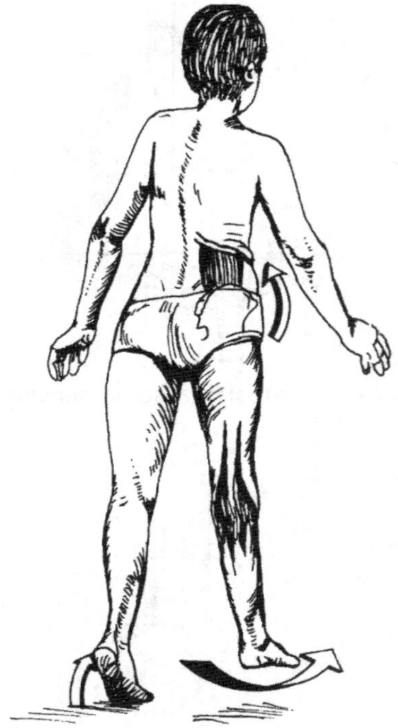

Figura 5.28 Marcha com anquilose do quadril direito.

Outra doença articular que ocasiona alterações na marcha é a luxação congênita do quadril, na qual a cabeça do fêmur pode encontrar-se bem mais proximalmente na pelve, aproximando a origem e a inserção do músculo glúteo médio, prejudicando sua ação e diminuindo sua força. A criança deambula com a "guinada do glúteo médio" e marcha de Trendelenburg.

Qualquer afecção dolorosa das articulações ou mesmo dos ossos dos membros inferiores pode ocasionar marcha antálgica, onde o paciente tende a reduzir o tempo em que o peso é suportado pela região afetada, encurtando a fase de apoio e utilizando-se de passos rápidos e cuidadosos.

MARCHA NOS DISTÚRBIOS NEUROLÓGICOS

A locomoção normal e a postura corporal exigem integridade das funções motora, sensorial, cerebelar e outras, de modo que qualquer alteração em algum desses sistemas resultará em comprometimento durante as fases da marcha. O exame dinâmico do paciente é extremamente importante nas suspeitas de afecções neurológicas, observando o paciente deambular de todas as formas possíveis. Descreveremos a seguir as alterações mais importantes e as características dentro da prática ortopédica diária:

Marcha espástica – caracterizada na maior parte das vezes por hipertonia, hiper-reflexia e desequilíbrio muscular, nessa marcha em especial deve-se observar o paciente andando sem nenhum auxílio e também com a ajuda de muletas, andadores ou mesmo com apoio manual do acompanhante, sendo necessário conferir o sinergismo dos membros superiores e inferiores, o controle e a posição da cabeça, deformidades do tronco, inclinação pélvica, base de apoio e a posição de cada região do corpo. Nos casos leves, o paciente consegue deambular, mas pode não conseguir fazê-lo com um pé na frente do outro. Nos casos graves, a criança pode deambular somente nas barras paralelas ou com muletas, ou mesmo a marcha ser inviável. Ocorre exagero do reflexo muscular de estiramento, desequilíbrio de certos grupos musculares e deformidades, as quais são bem típicas. A criança pode apresentar marcha dedo-dedo, dedo-calcâneo ou plantígrada (Figura 5.29). O músculo tibial anterior pode até ser zero cerebral em força motora. O padrão mais comum no pé é a deformidade em equino, que pode vir associada ou não ao valgismo ou varismo. O joelho e o quadril podem ser mantidos em flexão (padrão mais comum) ou o joelho pode hiperestender-se quando o calcâneo toca o solo na marcha dedo-calcâneo. Existe adução e rotação interna exagerada dos quadris por espasticidade dos adutores do quadril e dos isquiotibiais mediais, de modo que os joelhos podem cruzar-se um em frente ao outro, raspando e girando ao redor um do outro. É a chamada marcha em tesoura (Figura 5.30). Pode haver marcha em Trendelenburg, com a queda do lado oposto da pelve na fase de apoio. Em relação aos membros superiores, observa-se que, quando deambulando, o paciente não balança os membros superiores normalmente. A postura do membro superior é típica: ombro aduzido e rodado medialmente, cotovelo fletido, antebraço pronado, punho fletido, polegar aduzido e dedos fletidos na palma da mão (Figura 5.31).

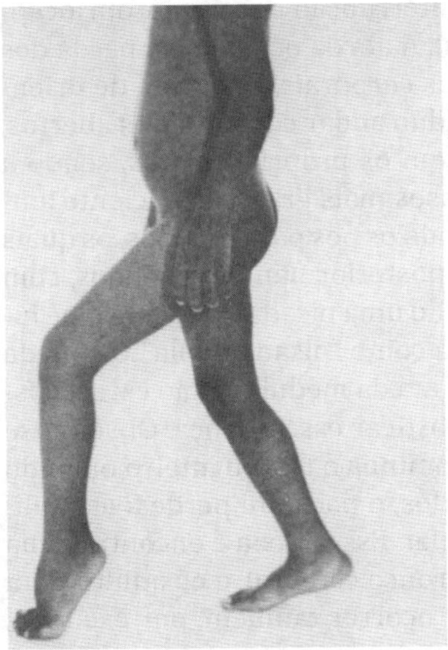

Figura 5.29 Marcha dedo-dedo na hemiplegia espástica.

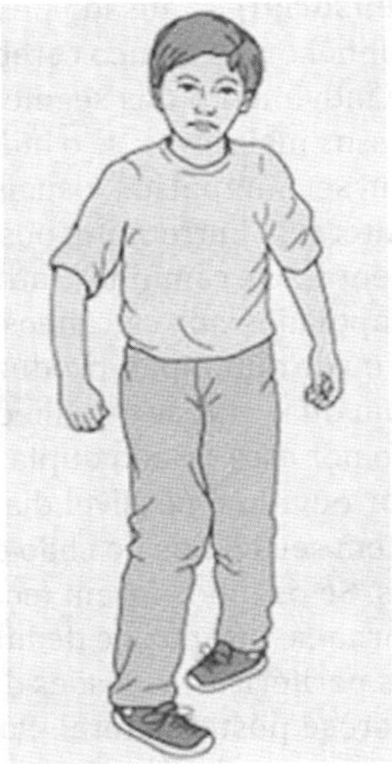

Figura 5.30 Marcha em tesoura.

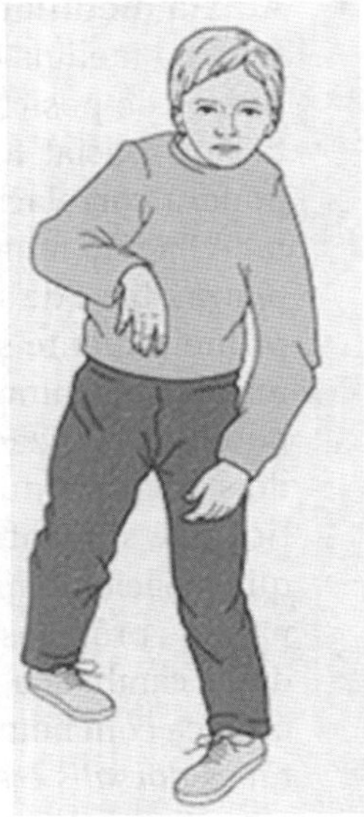

Figura 5.31 Deformidades típicas da marcha espástica.

Atualmente, com estudos quantitativos da marcha, podem-se ter informações sobre postura, ação muscular e consumo de energia, fazendo-se uma programação cirúrgica mais adequada para cada caso, mesmo sabendo-se que o centro da doença está no cérebro, o que torna qualquer procedimento muito limitado.

Marcha ceifante – corresponde a um padrão predominantemente espástico de deambulação caracterizado por incapacidade em aumentar a velocidade ou adaptar-se às irregularidades nas condições do solo, além das dificuldades em elevar o pé durante a fase de balanço da marcha. Encontrada nas hemiplegias espásticas, que são causadas após doenças neurovasculares, como derrame ou acidente vascular cerebral, que envolvem o hemisfério cerebral ou o tronco cerebral. Nela, o membro inferior encontra-se estirado sobre o solo, o pé em ligeiro equino e, às vezes, os dedos flexionados. O membro inferior torna-se rígido e aparentemente maior que o oposto. Quando quer andar, o paciente leva o membro estirado inicialmente para fora, por ser demasiadamente longo, depois, para a frente, descrevendo um movimento de circundução ao redor da coxa, como se ceifasse a terra.

Marcha atáxica ou ebriosa – afeta o controle postural e a coordenação dos movimentos das múltiplas articulações. A falta de equilíbrio manifesta-se principalmente na posição bípede ou durante a marcha, melhorando na posição sentada ou deitada, sendo resultado da disfunção em um ou mais locais do complicado sistema responsável pelo equilíbrio e deambulação. O paciente está a par do distúrbio de movimento e adota estratégias compensatórias para realizar as funções.

Existem quatro tipos principais de marcha atáxica:

- **Ataxia medular (sensorial)** – causada pela interrupção das vias proprioceptivas na medula espinhal ou no tronco cerebral. A ataxia ocorre pela perda dos sensos de posição e movimento dos segmentos corporais, com falta de orientação espacial. Em casos mais leves, se o indivíduo andar com os olhos abertos, poderá correlacionar seus impulsos visuais com os proprioceptivos, sendo a marcha não muito alterada. Entretanto, nos casos mais graves, o paciente ampliará a base de sustentação e caminhará atirando os pés para os lados, os quais primeiramente são apoiados nos calcâneos e posteriormente nos dedos, com um som de palmada ou de dois tapas, produzindo uma pisada forte com o pé hipotônico realizada em duas etapas e conhecida como "pisada dupla". O som de dois tapas produzido por essa pisada dupla da ataxia medular é tão característico que somente por ouvi-lo é possível diagnosticar essa doença. Observa-se que o paciente mantém seus olhos no chão e caminha o tempo inteiro olhando para os próprios pés. Se os olhos forem fechados, o paciente perde a estabilidade, cambaleia e torna-se incapaz de deambular. Essa ataxia é encontrada na criança com neurites periféricas ou lesões do tronco cerebral, e no adulto, com *tabes dorsalis* e esclerose posterolateral. Pode ocorrer também, por exemplo, em neuropatia diabética ou alcoólica ou em problemas que afetam a coluna dorsal, tais como tumores da medula espinhal.

- **Ataxia cerebelar** – causada por doenças que comprometam os mecanismos de coordenação motora do cerebelo ou de suas vias aferentes ou eferentes. Está presente com os olhos abertos ou fechados, sendo uma marcha instável, irregular e de base alargada. O paciente apresenta andar vacilante, cambaleia e é incapaz de deambular com um pé na frente do outro ou de seguir uma linha reta no seu trajeto. As anormalidades da marcha com ataxia cerebelar incluem dificuldade com a localização precisa dos pés, que geralmente estão muito separados. Pode haver tremores ou movimentos oscilatórios de todo o corpo.
- **Ataxia vestibular** – pode ocorrer em distúrbios vestibulares periféricos ou distúrbios centrais que afetam o núcleo vestibular e/ou suas conexões aferentes e eferentes, por exemplo, com derrames medulares. O sistema vestibular está envolvido na iniciação e regulação das reações posturais e na estabilização da cabeça, via reflexos vestibuloespinhais, e também ajuda a sentir a orientação do corpo na vertical. Desse modo, o paciente com ataxia vestibular apresenta distúrbios de equilíbrio em pé e sentado. O paciente tende a cambalear quando caminha, tem uma base de suporte ampla e pode inclinar-se para trás ou para o lado da lesão. Os movimentos da cabeça, tronco e membros superiores estão muitas vezes diminuídos. Ele pode apresentar também vertigem, visão embaçada e nistagmo.
- **Ataxia mista** – corresponde ao tipo mais grave, medular e cerebelar, com envolvimento das colunas posteriores, trato espinocerebelar, colunas laterais e cerebelo. A ausência de reflexo patelar, o nistagmo, o sinal de Babinski positivo e outros achados musculoesqueléticos podem estar presentes. Ocorre, por exemplo, na esclerose múltipla e na ataxia de Friedreich.

Marcha parkinsoniana (festinante) – o paciente apresenta postura de flexão geral: coluna para a frente, cabeça, tórax, cotovelos, quadris e joelhos moderadamente fletidos (Figura 5.32). Podem ocorrer rigidez muscular, imobilidade inicial e expressão

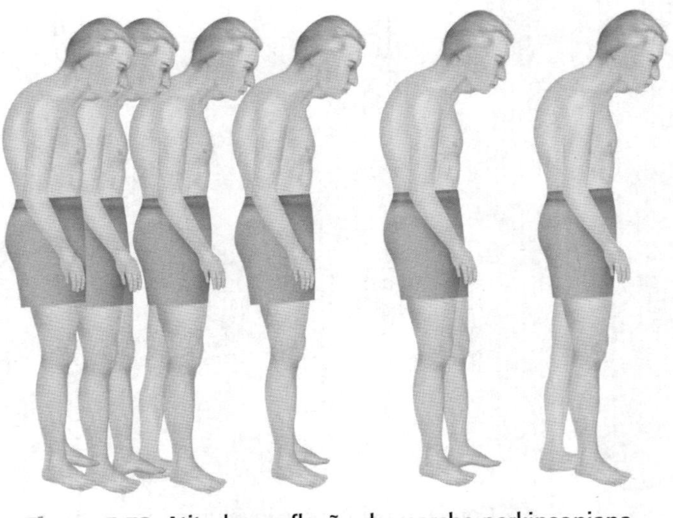

Figura 5.32 Atitude em flexão da marcha parkinsoniana.

facial fixa. Embora os membros inferiores permaneçam imóveis, há frequentemente tremor afetando os dedos e punhos, de 4 a 5 ciclos por segundo. Os passos são curtos, de modo que os pés apenas deixam o solo e a sola dos pés se arrasta no chão. A marcha com passos caracteristicamente pequenos é denominada *marche à petis pas*. A locomoção para a frente pode levar a passos sucessivamente mais rápidos, podendo o paciente cair se não for apoiado; esse andar cada vez mais rápido é chamado de festinação. Quando empurramos para a frente ou para trás, os pacientes podem não conseguir compensar por movimentos de flexão ou extensão do tronco. A consequência é uma série de passadas propulsivas ou retropulsivas, podendo os pacientes caminharem de modo surpreendentemente rápido por breve período.

Marcha coreica – caracterizada por passos irregulares, movimentos involuntários tipo dança, arrítmicos e aperiódicos (Figura 5.33). Ocorre predomínio nas extremidades distais dos membros, mais nos superiores, que se acentua quando o paciente faz meia volta. Um exemplo é a coreia de Sydenham, uma das maiores manifestações clínicas da febre reumática, de evolução autolimitada, cujos movimentos espasmódicos incontroláveis ocorrem quando as lesões comprometem os núcleos da base e suas conexões com as regiões límbica, lobo frontal e tálamo.

Marcha distrófica – observada em diversas miopatias, porém mais típica na distrofia muscular progressiva. A criança apresenta dificuldade para correr e subir escadas,

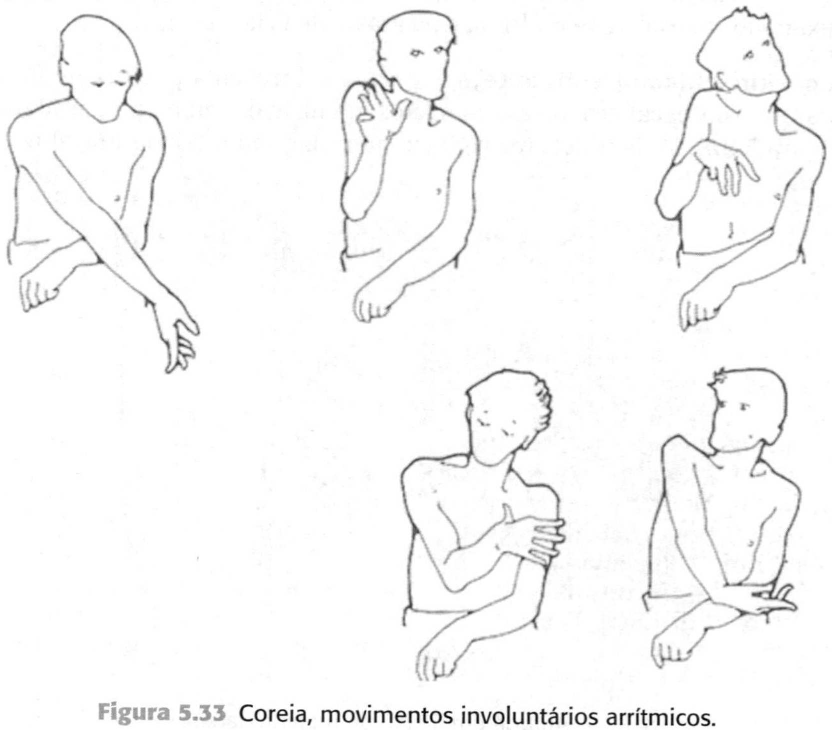

Figura 5.33 Coreia, movimentos involuntários arrítmicos.

anda com lordose lombar exagerada e apresenta "gingado" na marcha por não conseguir fixar a pelve. A inclinação lateral e a rotação exageradas da pelve são meios usados para compensar a fraqueza dos glúteos, resultando em guinada do quadril para o lado do apoio, para transferir o peso do corpo. O uso excessivo dos músculos do tronco e membros superiores nessa marcha a levou a receber a denominação de "marcha do pinguim". Além disso, a criança tem dificuldade em levantar-se de uma posição supina no chão, necessitando virar-se para a posição prona e "escalar em si própria", colocando suas mãos primeiro nos joelhos, depois nas coxas e finalmente nos quadris, empurrando-os com os braços, sequência que é conhecida como sinal de Gowers (Figura 5.34). Na distrofia muscular do tipo Duchenne, a postura é bem típica e por si só já fornece boas indicações a respeito de como se dá a marcha distrófica. A criança apresenta-se com o pescoço flexionado, os ombros retraídos, a coluna vertebral lordótica, os quadris e joelhos flexionados e os pés em equino (Figura 5.35).

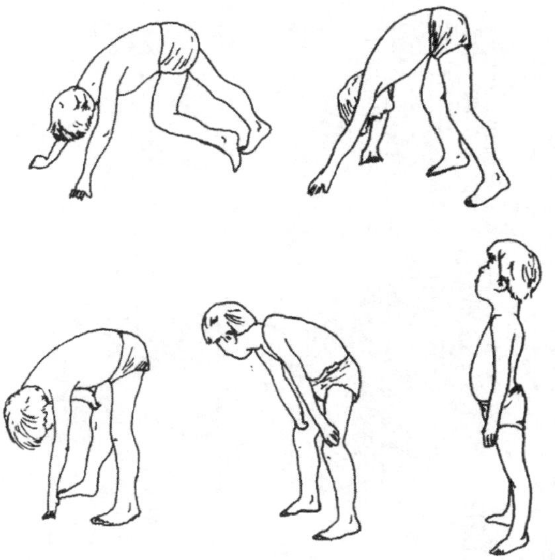

Figura 5.34 Sinal de Gowers.

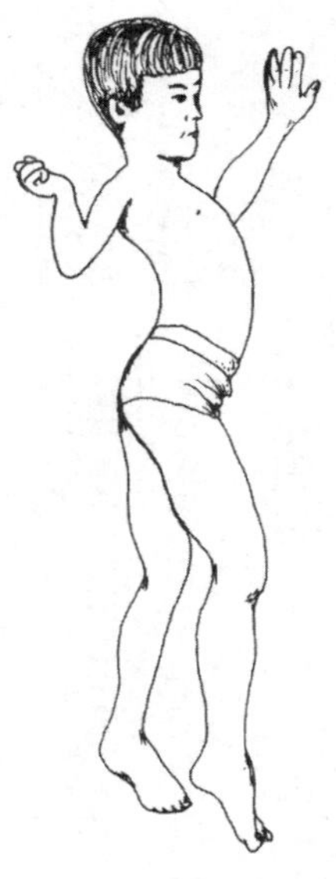

Figura 5.35 Postura típica da distrofia muscular de Duchenne.

BIBLIOGRAFIA

Adams RD, Victor M. Adams & Victor. Neurologia. 5ª ed. Rio de Janeiro: McGraw-Hill; 1993. p. 50-75.

Barros Filho TEP, Lech O. Exame físico em ortopedia. 2ª ed. São Paulo: Sarvier; 2001. p. 82-106.

Bruschini S. Ortopedia pediátrica. São Paulo: Atheneu; 1993. p. 117-8.

Hebert S, Xavier R. Ortopedia e traumatologia: pricípios e prática. 3ª ed. Porto Alegre: Artes Médicas; 2003. p. 19-31.

Hoppenfeld S. Propedêutica ortopédica. São Paulo: Atheneu; 1999. p. 166-7 e 172-4.

Inman VT. Conservation of energy in ambulation. Bull Prosthet Res. 1968;10(9):26.

Leite MN, Faloppa F. Propedêutica ortopédica e traumatológica. 1ª ed. Porto Alegre: Artmed; 2013. p. 286-93.

Morrissy RT, Weinteim SL. Ortopedia pediátrica. 5ª ed. Barueri: Manole; 2001. p. 139-63.

Nery CAS. Propedêutica do tornozelo e pé adulto. In: Manual de propedêutica ortopédica. Universidade Federal de São Paulo; 1997. p. 6-17.

Samoito WL. Propedêutica neurológica básica. 5ª ed. São Paulo: Atheneu; 1998.

Saunders JBM, Inman VT, Eberhart HD. The major determinants in normal and pathological gait. J Bone Joint Surg. 1953;35(A):543.

Tachdjian MO. Ortopedia pediátrica. 2ª ed. vol. 3. São Paulo: Manole; 1995. p. 1605-745 e 2126-50.

SEÇÃO

II

MEMBRO SUPERIOR

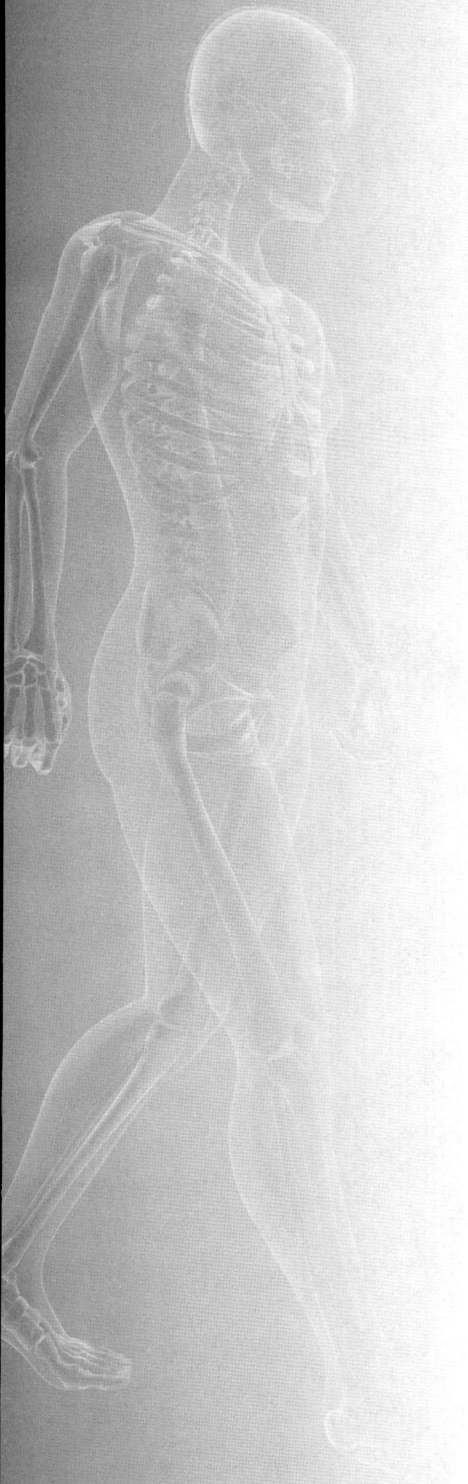

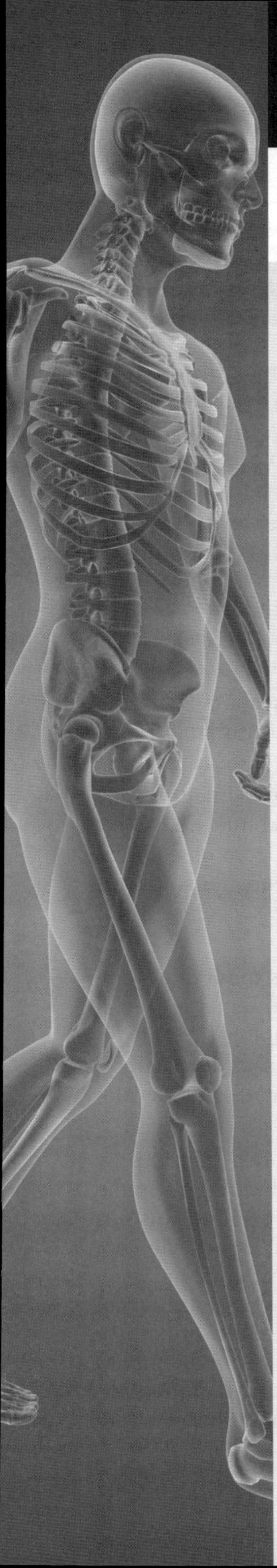

CAPÍTULO

6

SEMIOLOGIA DO OMBRO

- Osvandré Lech
- Otávio Triz Neto
- Paulo Piluski
- Carlos Humberto Castillo Rodriguez

INTRODUÇÃO

A semiologia ortopédica engloba todos os passos comuns à semiologia de outros aparelhos (inspeção, palpação etc.) e adiciona a avaliação da movimentação articular, força muscular e alguns testes específicos. Segundo Volpon, o exame deve ser metódico e realizado sempre na mesma sequência. A avaliação deve ser feita com os ombros descobertos para melhor visualização da área a ser examinada. O exame físico é uma habilidade que deve ser desenvolvida com estudo, experiência e sempre aprimorada por cada profissional. O teste é a parte do exame físico na qual é feito contato direto com o paciente. E o simples ato de tocar no paciente transforma a medicina em arte mais humana, a milenar arte de curar. O ombro é uma articulação onde o sinal normal e o patológico são muito objetivos, por isso a necessidade de um exame adequado e bem detalhado.

ANAMNESE

A dor é a mais frequente queixa relatada pelos pacientes com doenças do ombro. Deve-se investigar seu início, se insidioso, lento e de evolução arrastada, como nas doenças inflamatórias e degenerativas, ou se repentino, em ombro anteriormente indolor, como nas lesões traumáticas, doenças inflamatórias agudas ou como agravamento de quadro doloroso crônico preexistente, como nas tendinites calcárias.

Quanto ao tipo, a dor pode ser "surda", contínua ou não, com exacerbação noturna, como na lesão crônica do manguito rotador, ou aguda/latejante ou em "agulhada", como nas tendinites agudas, calcária ou não, e na capsulite adesiva. Quanto à sede, a dor pode ser localizada ou difusa, por alteração de estruturas locais do próprio ombro, irradiada de lesão distante na coluna cervical, no coração e nos grandes vasos, na cúpula frênica, no fígado ou na vesícula biliar. A dor que se origina no ombro quase sempre se irradia para a face lateral do braço, ao nível da inserção do músculo deltoide, e também pode irradiar-se para o cotovelo e coluna cervical. Quando o paciente refere que a dor se irradia até a mão, devemos considerar envolvimento da coluna cervical; daí o motivo para que o diagnóstico diferencial entre a dor no ombro e as cervicalgias seja tão importante.

Dores de origem muscular na cintura escapular (trapézio, levantador da escápula, romboides, serrátil anterior) causam desconforto no ombro, já que a função desses músculos é manter a escápula em posição funcional durante seu arco de movimento, permitindo o ato de elevação e uso dos membros superiores para atividades laborais etc. Esses quadros, geralmente conhecidos por mialgia ou síndrome miofascial, têm diagnóstico e tratamento específico.

Ainda sobre a dor que o paciente percebe no ombro e cintura escapular, é importante fazer a diferença entre o tipo nociceptivo (traumatismo direto, fratura etc.), neuropático (envolvimento de algum componente neural) ou misto.

Na história clínica, deve-se procurar se há relação da dor com os movimentos, com o sono e com a posição do membro superior nas atividades diárias habituais. Também investigar se há relação com os microtraumatismos de repetição e com os esforços mais intensos feitos no trabalho, no lazer e no esporte, causas comuns da síndrome do impacto, com bursite e lesão do manguito rotador secundárias, associadas ou não à instabilidade.

O efeito de medicamentos e do repouso sobre a dor, eficazes nas tendinites, também deve ser considerado. A relação com o período do dia, frequentemente noturna nas lesões crônicas do manguito rotador; com movimentos articulares específicos, como ocorre na síndrome do impacto; e com a temperatura, as aplicações de gelo local aliviam a dor nos processos inflamatórios agudos, enquanto as aplicações quentes pioram as dores nas inflamações agudas e as aliviam nas crônicas.

As instabilidades (subluxações e luxações anteriores, posteriores, inferiores e multidirecionais) constituem o segundo grande grupo de queixas relacionadas com o ombro. A anamnese deve relatar em que idade ocorreu o primeiro episódio, pois nos jovens há grande possibilidade de recidiva e nos idosos pode haver associação com lesões do manguito rotador, neuropraxia do nervo radial ou fraturas, deslocadas ou não. Também deve ser investigado se no primeiro episódio o mecanismo causador foi violento, como na instabilidade traumática em articulação anatomicamente intacta, se houve microtraumas, nos excessos de uso, comuns nos esportistas ou em movimento banal por instabilidade não traumática, na qual estão presentes fatores anatômicos predisponentes como anomalias ligamentares, frouxidão capsuloligamentar somente do ombro ou generalizada.

Quanto à avaliação da frouxidão ligamentar, existem muitas maneiras de avaliar; uma delas é a translação da cabeça umeral em relação à glenoide descrita por Hawkins. Essa classificação considera se a translação for de 0-25% do diâmetro da glenoide é normal; 25-50%, leve; se mais que 50%, moderada e grave, pois pode causar luxação durante o exame.

É importante avaliar a frequência, os movimentos e outros fatores causadores das recidivas, além de sua interferência na vida do paciente, seja no trabalho, seja no esporte, nas atividades habituais de vida diária ou se acontece espontaneamente durante o sono, características que devem ser consideradas para avaliar o grau de restrição funcional e a gravidade das lesões. Se a luxação pode ser provocada voluntariamente por contrações musculares, acompanhadas algumas vezes de alterações do psiquismo, considera-se contraindicação para o tratamento cirúrgico, já que o paciente poderá executar a luxação de forma voluntária no pós-operatório. Se as luxações são involuntárias e transientes, ou se são fugazes, principalmente na posição de rotação externa e abdução do braço na fase de armação do arremesso, como "súbita e momentânea dor paralisante" sem que o paciente tenha consciência da instabilidade como na síndrome do braço morto, frequentemente são confundidas com alterações tendíneas agudas da síndrome do impacto ou com problemas neurológicos.

As lesões do ombro, na sua grande maioria, causam maior ou menor limitação dos movimentos. Deve-se procurar relacioná-las com a dor, comum nas doenças inflamatórias, infecciosas e traumáticas, com a diminuição da força muscular, presente não só nas doenças neuromusculares, mas também nas hipotrofias musculares por desuso. Também associá-las com bloqueios do movimento de causa mecânica, como ocorre na capsulite adesiva, na luxação posterior inveterada, nas deformidades adquiridas e congênitas, ou como evolução de doença degenerativa, traumática ou infecciosa.

A idade é um dado que já inicialmente pode ser orientador, pois existem doenças que são peculiares aos diferentes grupos etários. Na infância predominam as moléstias congênitas (Sprengel e Klippel-Feil), as infecções (osteomielite do recém-nascido, pseudoparalisia sifilítica de Parrot) e as paralisias traumáticas obstétricas (lesões do plexo braquial acompanhadas ou não de fratura da clavícula). Nos adolescentes e nos adultos jovens, são comuns as lesões traumáticas agudas como luxações e fraturas ou por atividades físicas exaustivas e repetitivas – seja no trabalho, seja nas atividades esportivas –, como ocorre na síndrome do impacto associada ou não à instabilidade. Em idosos, são causas mais frequentes os processos degenerativos relacionados com o envelhecimento biológico e os tumores. O envelhecimento biológico pode provocar lesão parcial ou total do manguito rotador e da cabeça longa do bíceps, por impacto contra o arco coracoacromial (síndrome do impacto), responsável pela maioria das queixas dolorosas, erroneamente atribuídas a "bursites inflamatórias" isoladas. Nessa faixa etária também se desenvolve a osteoartrose primária.

Quanto ao sexo, deve-se salientar a predominância de lesões traumáticas em indivíduos do sexo masculino com idade inferior a 50 anos e a maior incidência de tendinite calcária e capsulite adesiva nas mulheres após os 40 anos de idade.

Entre os antecedentes mórbidos, são importantes as doenças reumáticas, entre as quais se destacam a artrite reumatoide, as doenças hereditárias, como a hemofilia e a anemia falciforme, as doenças infecciosas, as doenças metabólicas, como as hiperuricemias sintomáticas, o diabetes e o hipotireoidismo, ao qual se associa a capsulite adesiva, e, finalmente, as doenças neurológicas, como a epilepsia, com as luxações nas crises convulsivas e, em cuja profilaxia, o uso do fenobarbital está relacionado com a capsulite adesiva.

EXAME FÍSICO

INSPEÇÃO ESTÁTICA

O paciente deve ser examinado desnudo da cintura para cima. Devem-se observar:

1. Vestígios de lesão traumática, como edema e equimose, deformidades características como ombro em "cabide" ou em "dragona", presentes na luxação anterior, o sinal da "tecla", típico de luxação acromioclavicular e cicatrizes que podem indicar processo cirúrgico anterior.
2. Deformidades das colunas cervical e torácica com repercussão no formato, posição, simetria e mobilidade da escápula (escoliose e cifoses ocasionadas por espondilose e espondilite, osteocondrose vertebral) ou por doenças congênitas como deformidade de Sprengel ou síndrome de Klippel-Feil. Alterações de postura (cifose) são também identificadas.
3. Alterações do relevo muscular, como atrofias musculares, principalmente do supra e infraespinhal, do deltoide ou redondo menor, que possam estar relacionadas, respectivamente, com lesão dos nervos supraescapular e axilar, ou hipotrofias musculares de desuso, comuns nas lesões maciças de longa evolução do manguito rotador.
4. Escápula alada que aparece nas lesões primárias do músculo serrátil anterior devido a lesões traumáticas ou inflamatórias do nervo torácico longo.
5. Miopatias com comprometimento de toda a cintura escapular, como na distrofia fascioescapuloumeral.
6. Posição anormal do membro superior livre em relação à escápula, como na paralisia obstétrica, em que há rotação interna e adução do braço.
7. Deformidade do ventre muscular do bíceps, o conhecido sinal de "Popeye", sugestivo de ruptura da sua cabeça longa.

Ainda na inspeção estática, nas lesões primárias (miopatias) ou secundárias (lesão do nervo torácico longo) do músculo serrátil anterior, além de a escápula estar "alada", ela está rodada lateralmente, de tal forma que seu ângulo superior fica desviado para cima e para fora e seu ângulo inferior é desviado em sentido medial, enquanto nas lesões do trapézio a escápula, que não é alada, roda em sentido contrário, isto é, medialmente, seu ângulo superior é desviado para baixo e para dentro e seu ângulo inferior é desviado em sentido lateral.

INSPEÇÃO DINÂMICA

A mobilidade do ombro é avaliada de modo global devido à impossibilidade de se isolar os movimentos de cada articulação do cíngulo escapular. Os movimentos são designados tendo como base eixos e planos imaginários que dividem o corpo, que são: plano coronal, plano sagital e plano frontal.

Existem alguns fatores que podem influenciar na medição do arco de movimento (ADM) do ombro, como tipo de dispositivo de medição, experiência do profissional, sexo, movimentos ativos ou passivos, idade, lado dominante, que pode ter amplitude maior, se pratica atividade física e horário a ser examinado.

Esses movimentos podem ser avaliados a partir da posição anatômica, com os braços ao lado do tórax, sendo:

Abdução – feita no plano coronal, que é determinado pelo eixo biacromial que divide o corpo, em sentido frontal, em uma metade ventral e outra dorsal e vai de 0° a 90° (Figura 6.1).

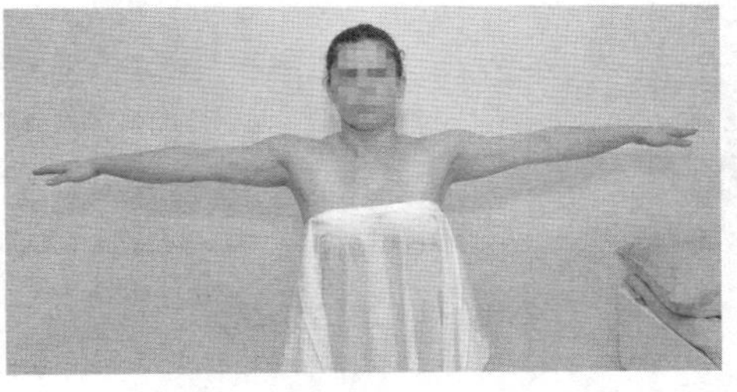

Figura 6.1 Abdução com paciente visto de frente.

Elevação – feita no plano da escápula que está angulada anteriormente 45° em relação ao plano coronal e vai de 0° a 180° (Figura 6.2).

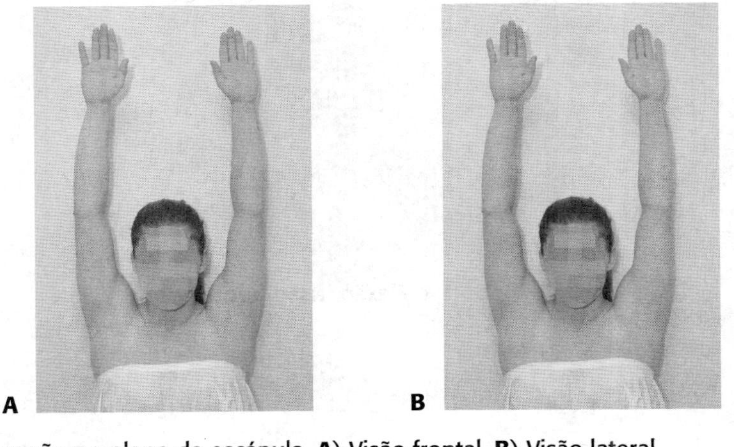

Figura 6.2 Elevação no plano da escápula. **A**) Visão frontal. **B**) Visão lateral.

Adução – oposta à abdução, em direção à linha mediana do corpo, é realizada com o braço em flexão de 30°, para que ele possa passar anteriormente ao tórax, e vai de 0° a 75° (Figura 6.3).

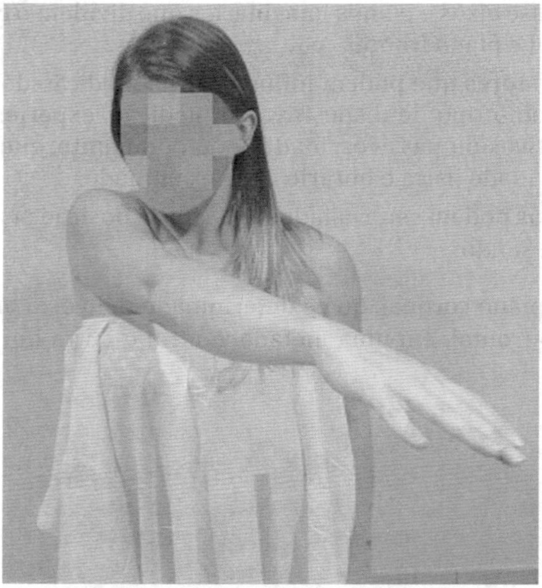

Figura 6.3 Adução.

Flexão – realizada anteriormente ao plano coronal, paralela ao plano sagital que divide o corpo em metades direita e esquerda e vai de 0° a 180° (Figura 6.4).

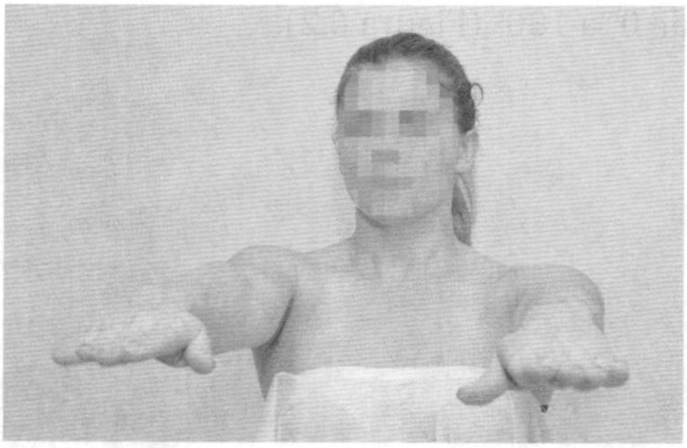

Figura 6.4 Flexão, visão frontal.

Extensão – feita no plano sagital, posteriormente ao plano coronal, e vai de 0° a 60° (Figura 6.5).

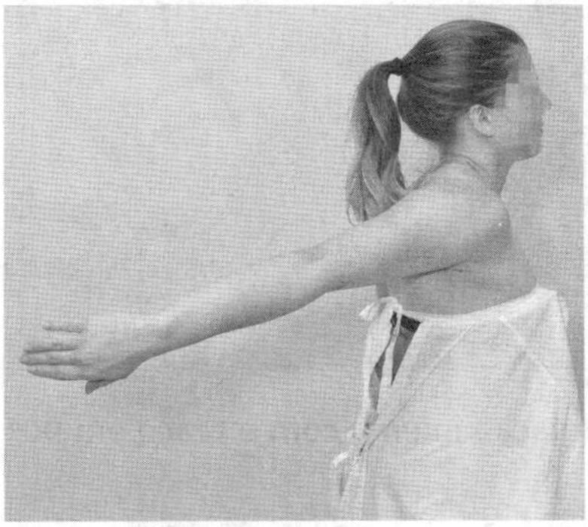

Figura 6.5 Extensão, visão lateral.

Rotação externa – com o cotovelo em 90° de flexão e vai de 0° até 75-90°, dependendo da elasticidade capsuloligamentar do paciente (Figura 6.6).

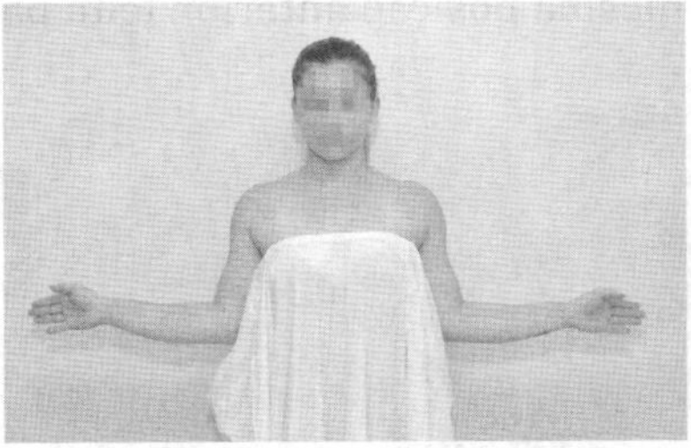

Figura 6.6 Rotação externa com o braço junto ao corpo.

Rotação interna – avaliada pela capacidade de apor o dorso da mão às costas, cuja amplitude é classificada desde a possibilidade de somente conseguir apontar com o polegar o grande trocanter ipsilateral ou, progressivamente, a nádega ipsilateral, a região sacral e os vários níveis da coluna dorsolombar, de L5 a T7 (Figura 6.7).

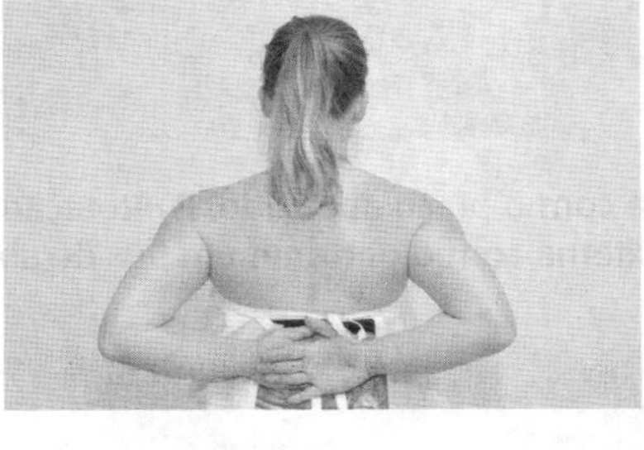

Figura 6.7 Rotação interna com o braço junto ao corpo.

Rotação interna com o cotovelo em 90º de flexão – rodando o antebraço para baixo, a partir do plano transversal, vai de 0º a 90º (Figura 6.8).

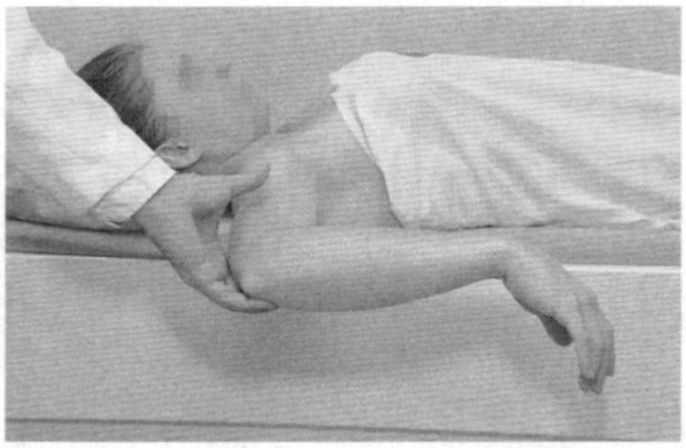

Figura 6.8 Rotação interna com o braço em 90º de abdução.

Rotação externa com o cotovelo em 90º de flexão – rodando o antebraço para cima, vai de 0º a 90º (Figura 6.9).

Flexão horizontal – feita para a frente, com o cotovelo em extensão, em direção à linha média do corpo, e vai de 0º a 135º (Figura 6.10).

Extensão horizontal – na mesma posição anterior, feita para trás, e vai de 0º a 40º.

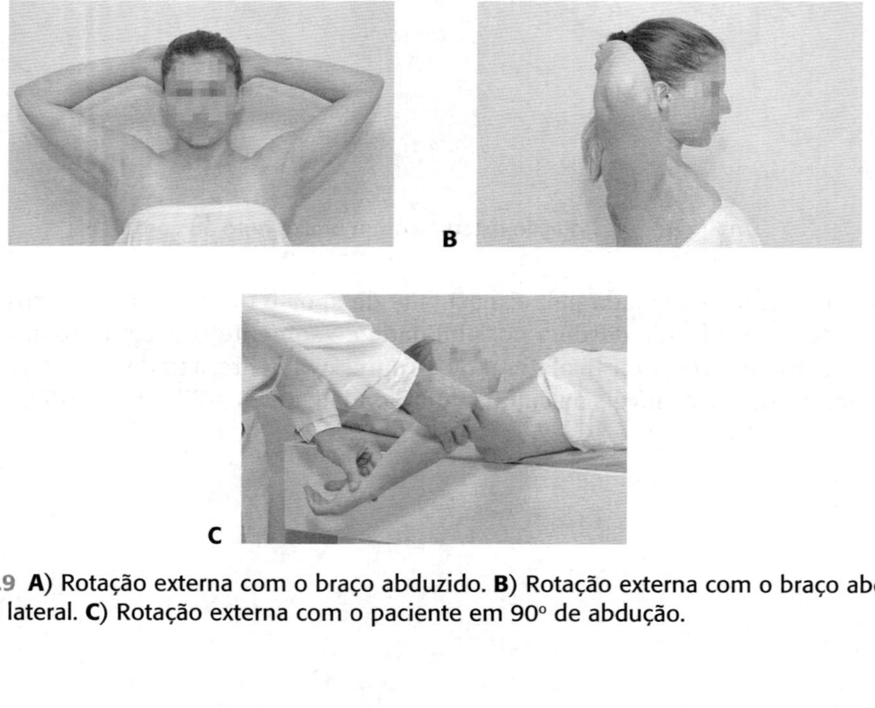

A B C

Figura 6.9 **A**) Rotação externa com o braço abduzido. **B**) Rotação externa com o braço abduzido, visão lateral. **C**) Rotação externa com o paciente em 90º de abdução.

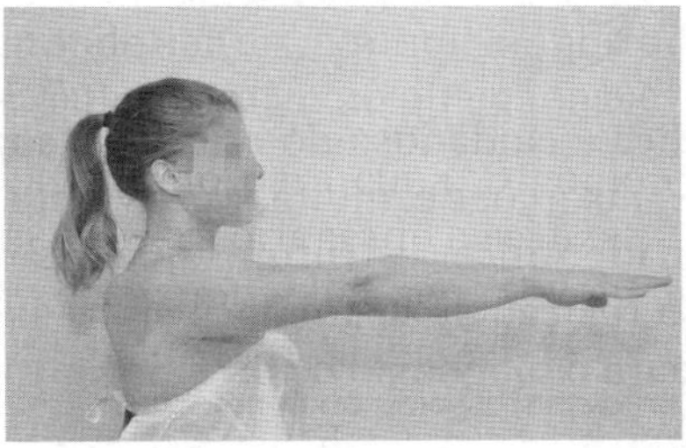

Figura 6.10 Flexão horizontal.

Em todos os movimentos, o lado afetado deve ser comparado com o lado oposto, pois, sendo a flexibilidade capsuloligamentar normal variável de pessoa para pessoa, as amplitudes de movimento máximas normais terão valores angulares também variáveis.

A comparação entre as amplitudes de movimento, ativo e passivo, pode diferenciar uma deficiência por fraqueza muscular (rupturas tendíneas e doenças neuromusculares) ou alterações mecânicas (bloqueios). A limitação da mobilidade de origem dolorosa pode ser eliminada pela aplicação de anestesia local, permitindo movimentos antes comprometidos (teste útil no diagnóstico clínico da síndrome do impacto).

O ritmo escapuloumeral mostra a proporção dos movimentos combinados da articulação glenoumeral, que é de 2° da articulação glenoumeral para 1° da articulação escapulotorácica. O exame é comparativo, feito pelas costas, com o paciente elevando ativamente o braço. A alteração do ritmo escapuloumeral mostra, pelo movimento do úmero em relação à escápula e dessa em relação ao tórax, a localização do processo patológico, se na articulação glenoumeral, se na escapulotorácica ou se em ambas. Deficiências motoras provocadas por lesões nervosas centrais ou periféricas ou ainda por lesões musculares primárias (distrofia fascioescapuloumeral) também provocam alterações do ritmo escapulotorácico.

As provas funcionais complementam o exame dinâmico do ombro verificando a capacidade do paciente de posicionar a mão em relação ao próprio corpo e são:

Mão/nádega oposta – apor a mão à nádega contralateral.

Mão/costas – apor o dorso da mão às costas, procurando tocar com a ponta do polegar o ângulo inferior da escápula oposta.

Mão/ombro oposto – apor a palma da mão à região deltóidea do lado oposto.

Mão/nuca – apor a palma da mão à nuca.

A avaliação, que é comparativa com o lado oposto, é classificada em três graus: a) consegue realizar sem dor; b) consegue realizar com dor e/ou dificuldade; c) não consegue realizar. Esses testes são importantes para a avaliação da incapacidade para as atividades habituais diárias.

PALPAÇÃO

A palpação deve ser metódica e cuidadosa do relevo osteoarticular, dos ventres musculares e dos tendões e suas inserções e, muitas vezes, feita apenas com a ponta de um só dedo para que se possam identificar estruturas que estão muito próximas. O conhecimento da sintopia, que é a relação de vizinhança entre as diferentes estruturas, é de fundamental importância para o diagnóstico correto.

A palpação deve abordar:

Articulação esternoclavicular – verifica-se se há dor, edema e mobilidade anormal.

Clavícula – verifica-se se há deformidade palpável, dor, edema e crepitação, sinais de traumatismo recente.

Articulação acromioclavicular – verifica-se se há dor, edema, crepitação e mobilidade anormal, esta última pelo "sinal da tecla", quando a extremidade lateral da clavícula, luxada, após ter sido reduzida por compressão digital, retorna à posição anterior de luxação, como se fosse tecla de piano. O exame é sempre feito de forma comparativa com o lado oposto e a palpação deve ser leve a ponto de não provocar dor espontânea (Figura 6.11).

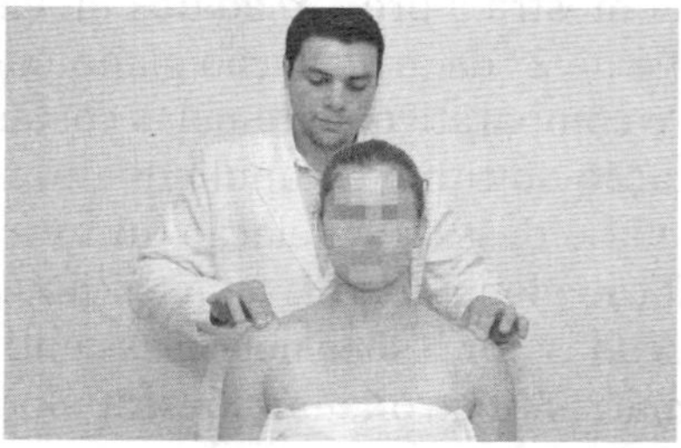

Figura 6.11 Palpação da articulação acromioclavicular, comparativa, bilateral.

Região supraespinhal, infraespinhal e deltóidea – a massa muscular que deve ter consistência elástica própria do tecido muscular, sem espessamentos endurecidos, como ocorre na fibrose do deltoide por injeções intramusculares; sob a camada muscular procura-se palpar a bolsa serosa subdeltóidea que pode estar aumentada de volume e dolorosa (bursites traumáticas e não traumáticas), o tubérculo maior do úmero e os tendões dos músculos supra e infraespinhal e redondo menor nele inseridos, que estão dolorosos nas tendinites calcárias ou não, e nas rupturas do manguito rotador, o tubérculo menor onde se insere o subescapular e o sulco intertubercular do úmero, onde se aloja o tendão da cabeça longa do músculo bíceps que está doloroso nas tendinites agudas e crônicas.

Se à palpação associarmos a movimentação passiva e ativa do ombro, podemos sentir crepitação local, indicativa de processo reacional crônico da bolsa serosa e/ ou dos tendões. A crepitação pode ser também sentida e mesmo ouvida quando, na mobilização ativa da escápula, há atrito escapulotorácico (escápula em ressalto), presente nos processos patológicos musculares, fasciais, bursais e ósseos, escapulares ou costais que afetam o mecanismo de deslizamento escapulotorácico (bursites, fascites, osteocondromas etc.).

FORÇA MUSCULAR

O termo força muscular refere-se à medida da capacidade do indivíduo em exercer força muscular máxima estática e dinâmica, um componente importante no exame físico de ambos os ombros e da extremidade superior como um todo. Fraqueza, principalmente sem dor, pode ser uma variedade de causas, que devem ser descartadas com boa história e exame físico associados.

A avaliação da força muscular do ombro continua sendo um problema não resolvido na prática médica diária, devido não só à dificuldade em quantificá-la, mas também às grandes divergências técnicas de como fazê-la.

Os objetivos da aplicação dos testes de força para os ombros são o diagnóstico de lesões do manguito rotador, alterações neurológicas, retorno aos esportes após lesão, avaliar risco de lesão e reabilitação pós-operatória.

Para a avaliação da força, alguns fatores são importantes, como a posição do membro para a medição, pois cada músculo tem um comprimento e funções, na qual pode haver uma desvantagem mecânica se não executada de forma correta, levando ao diagnóstico incorreto.

Para fins práticos de comparação de resultados pré e pós-operatórios podemos considerar apenas a força de elevação (abdução no plano da escápula) e de rotação interna e externa (UCLA, Constant-Murley etc.). Elas podem ser medidas conforme uma escala que vai de 0 a 5 (Quadro 6.1).

Quadro 6.1 Medidas da força de elevação e rotação interna e externa.

Grau	Conceito
0	Ausência de contração muscular
I	Há contração muscular fraca sem capacidade de movimento articular
2	Possibilidade de movimento articular eliminando a ação da gravidade
3	Movimento articular possível contra a ação da gravidade
4	Movimento articular possível contra resistência moderada oposta pelo examinador
5	Movimento articular possível contra forte resistência oposta pelo examinador

O paciente deve ser posicionado adequadamente para a avaliação da força, conforme o movimento pesquisado (sentado ou em decúbito lateral).

Para avaliação da força de rotação lateral ou medial, uma das maneiras é com o paciente em decúbito dorsal, ombro abduzido em 45° no plano escapular, cotovelo em 90° e rotação neutra, se faz apoio na articulação radioulnar, na face volar ou dorsal, dependendo qual irá avaliar. Para avaliar a elevação, o paciente fica sentado, com o ombro também a 45° de abdução no plano escapular, fazendo o apoio na face dorsal do punho.

Outra forma de se quantificar a força dos movimentos mencionados é utilizar um dinamômetro portátil, de mola, tipo "balança de feira", calibrado de 0 a 30kg, fixado por um cabo, em uma extremidade ao solo ou a uma parede e na outra extremidade ao cotovelo e ao punho, respectivamente, para as medidas da elevação e das rotações.

A avaliação da força das três partes do deltoide (anterior, lateral e posterior) é importante no exame do ombro e pode ser feita de modo prático, ainda que pouco preciso, da seguinte forma: a) "soco" – com o braço posicionado ao lado do corpo e com o cotovelo fletido em 90° pede-se ao paciente que faça a flexão do braço, empurrando a mão do examinador que lhe opõe resistência, para testar o deltoide anterior; b) "abrir o braço" – abduzir o braço, empurrando com o cotovelo a mão do examinador que lhe opõe resistência, para testar o deltoide lateral; c) "cotovelada" – estender o braço, forçando da mesma forma, para trás, com o cotovelo, para testar o deltoide posterior.

O quadro 6.2 mostra os músculos e sua inervação com os respectivos movimentos para avaliação.

Quadro 6.2 Testes musculares e exame físico funcional.

Músculo	Inervação	Exame funcional
Trapézio (parte descendente)	Nervo acessório (XI) e ramos, C2-C4	Elevar o ombro contra a resistência
Romboide maior	Nervo dorsal da escápula, C4-C5	Levantar o braço e o ombro e manter na posição contra a resistência
Serrátil anterior	Nervo torácico longo, C5-C7	Estabilizador da escápula: pedir para o paciente empurrar contra a parede com os cotovelos estendidos
Peitoral menor	Nervos peitoral medial e lateral, C6-C8	Decúbito dorsal, braço ao lado do corpo, solicitar que levante o braço contra a resistência
Supraespinhal	Nervo supraescapular, C4-C6	Abdução contra a resistência, a partir de 90°
Deltoide	Nervo axilar, C7	Anterior: braço ao lado do corpo, cotovelo em 90°, realizar flexão contra a resistência Lateral: na mesma posição, realizar abdução contra a resistência Posterior: flexão contra a resistência
Infraespinhal	Nervo supraescapular, C5-C6	Com o ombro em 90° de abdução, realizar rotação externa contra a resistência
Redondo menor	Nervo axilar, C5-C6	Igual o do infraespinhal, pela dificuldade de isolar esse músculo para avaliação
Subescapular	Nervo subescapular, C5-C6	Testar a rotação interna contra a resistência com o ombro em abdução de 90°
Redondo maior	Nervo toracodorsal, C5-C7	Testar a rotação interna, com o cotovelo em 90° e braço aduzido

Quadro 6.2 Testes musculares e exame físico funcional. (*continuação*)

Músculo	Inervação	Exame funcional
Peitoral maior	Nervo peitoral medial, C5-T1	Braço em flexão de 30°, realizar adução contra a resistência
Bíceps braquial	Nervo musculocutâneo, C4, C5, C6, C7	Testar flexão do cotovelo com antebraço em supinação, e daí a supinação do antebraço contra a resistência
Tríceps	Nervo radial, C5, C6, C8	Extensão do cotovelo

TESTES E SINAIS CLÍNICOS ESPECIAIS

As queixas clínicas nas doenças do ombro podem ser esquematicamente divididas em dois grandes grupos: a) as que estão primariamente ligadas à dor e à limitação da mobilidade relacionadas com alterações dos tendões e dos mecanismos de deslizamento; e b) as ligadas à estabilidade relacionadas com as alterações dos mecanismos de estabilização estática e dinâmica. Dessa forma, os testes semiológicos especiais também podem ser basicamente divididos nestes 2 grupos.

Grupo 1 – Testes relacionados com síndrome do impacto e avaliação do manguito rotador

Teste do impacto de Neer

O membro superior (MS), em extensão e rotação neutra, é elevado passiva e rapidamente no plano da escápula, pelo examinador; nessa situação, o tubérculo maior do úmero (TM) projeta-se contra a face anteroinferior do acrômio e reproduz o impacto, com a dor característica provocada pela compressão da bursa e do tendão supraespinhal. A sensibilidade desse teste é de 68%, e a especificidade, de 68,7% (Figura 6.12).

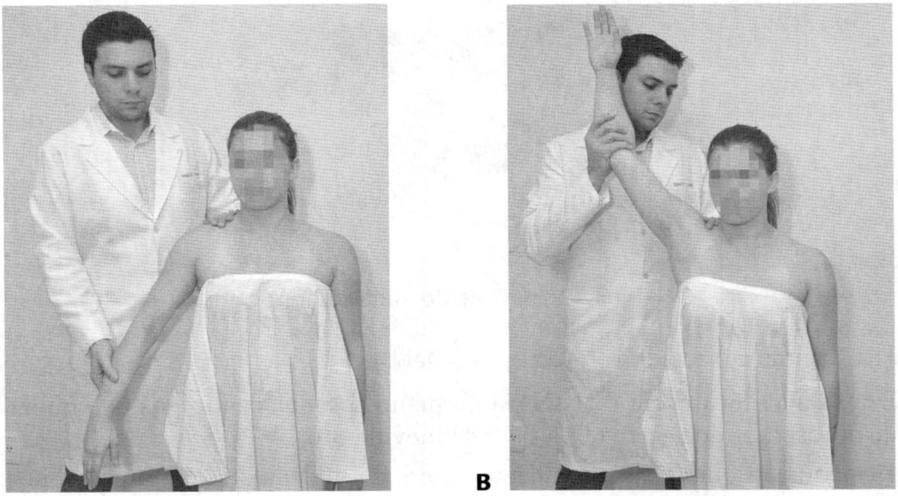

A B

Figura 6.12 Teste do impacto de Neer. **A**) Posição inicial. **B**) Posição final.

Teste do impacto de Hawkins-Kennedy

O MS é colocado em 90° de elevação, em rotação neutra e com o cotovelo fletido em 90°, e passivamente rodado rapidamente para dentro, pelo examinador; nessa posição, o TM é projetado contra o ligamento coracoacromial e o tubérculo menor se aproxima da ponta do processo coracoide, podendo também reproduzir o discutido "impacto coracoide" (impacto anterointerno de Gerber). Sensibilidade: 71,5%; especificidade: 66,3% (Figura 6.13).

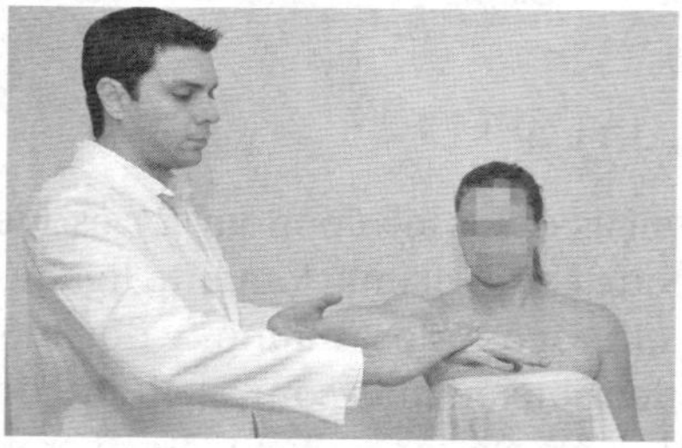

Figura 6.13 Teste do impacto de Hawkins-Kennedy.

Teste do impacto de Yokum

O paciente coloca a mão sobre o ombro oposto, como no teste funcional "mão no ombro oposto", e procura fletir o braço elevando ativamente o cotovelo, sem elevar o cíngulo escapular; nesse movimento, o TM se desloca não só sob o ligamento coracoacromial, mas também sob a articulação acromioclavicular que, se for saliente pela possível presença de osteófitos, agravará a queixa dolorosa. Esse teste poderá, à semelhança do teste de flexão horizontal (*cross-arm test*), acusar lesão da articulação acromioclavicular (Figura 6.14).

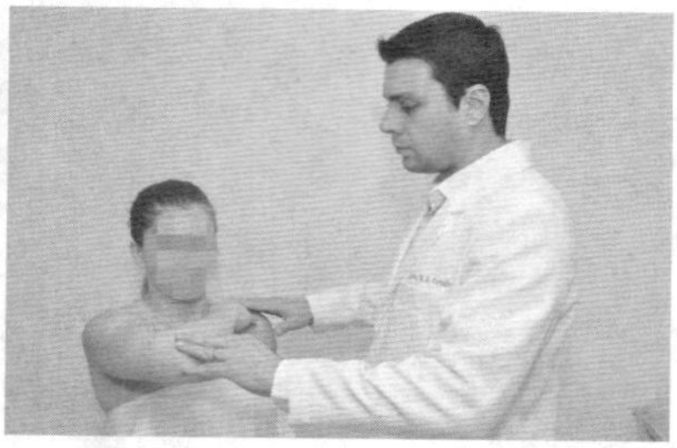

Figura 6.14 Teste do impacto de Yocum.

Sinal da abdução dolorosa (*painful arc syndrome*)

Realiza-se a abdução sem resistência no plano coronal, sendo positivo quando o paciente apresentar dor entre 60° e 100° de movimento.

Devemos pesquisar sistematicamente esses quatro testes do impacto, pois são os mais conhecidos; além disso, a sensibilidade deles é, em conjunto, de 80 a 90%. É importante não esquecer que os processos degenerativos primários do manguito rotador (não desencadeados pelo impacto) podem levar ao chamado impacto secundário, pela perda da capacidade do manguito de centralizar a cabeça do úmero. Por fim, lembrar também que as instabilidades glenoumerais multidirecionais podem desencadear os testes, tendo sensibilidade de 73,5% e especificidade de 81,1%.

Teste do supraespinhal

Indica alteração do SE, que é testado pela elevação ativa do MS no plano da escápula, em extensão e rotação neutra, contra a resistência oposta pelo examinador. A resposta poderá ser apenas dor na face anterolateral do ombro acompanhada ou não de diminuição da força ou mesmo da incapacidade de elevar ativamente (pseudoparalisia) o MS, que indica desde tendinites, até rupturas parciais ou completas do tendão.

Teste de Jobe

É semelhante ao teste do SE, mas é feito com o MS em rotação interna, posição que sensibiliza a tensão exercida no tendão do SE; as respostas são semelhantes às do teste anterior. Sensibilidade: 44,1%; especificidade: 89,5% (Figura 6.15).

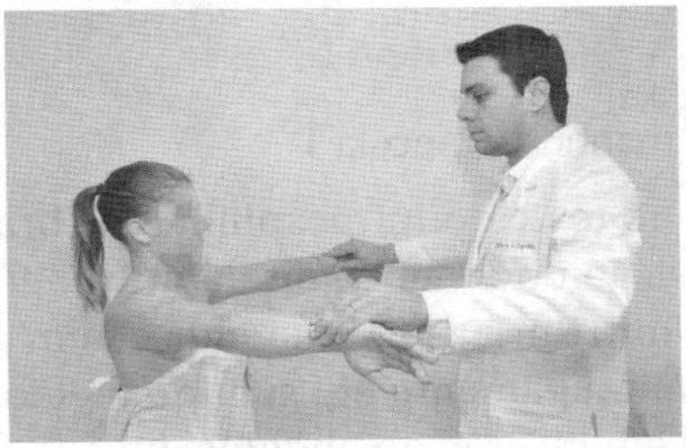

Figura 6.15 Teste de Jobe.

Teste do infraespinhal

É feito com o MS ao lado do tórax e o cotovelo em 90° de flexão, pedindo-se para o paciente fazer ativamente a rotação externa do braço contra a resistência oposta pelo examinador e as respostas são avaliadas como nos testes anteriores (Figura 6.16).

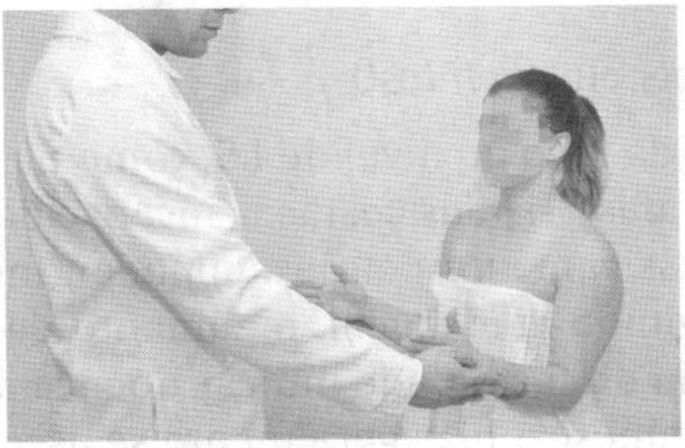

Figura 6.16 Teste do infraespinhal.

Teste de estresse contra a resistência infraespinhal (Zaslav)

O MS é posicionado em elevação de 90° com o cotovelo em 90° de flexão e o paciente deve forçar em rotação externa contra a resistência oposta pelo examinador e as respostas possíveis são avaliadas como nos testes anteriores. Sensibilidade: 96%; especificidade: 88% (Figura 6.17).

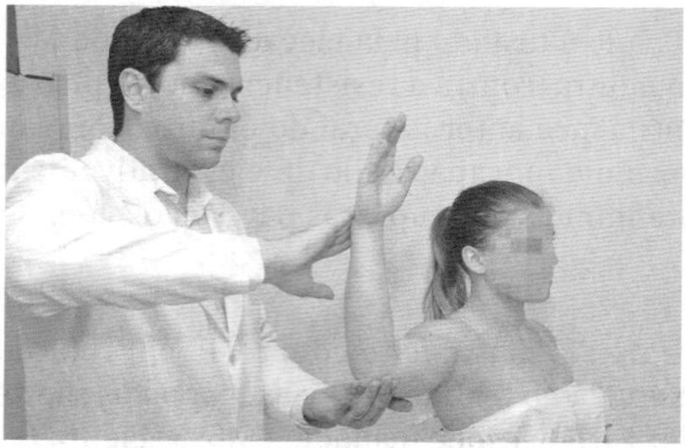

Figura 6.17 Teste de estresse contra a resistência do infraespinhal (Zaslav).

Teste da rotação externa não mantida ("cancela")

O MS é posicionado como no teste do infraespinhal e o braço é rodado externamente pelo examinador. Essa posição deve ser mantida ativamente pela força do infraespinhal (IE) e do redondo menor (Rm); a não sustentação em rotação externa máxima faz com que o braço rode espontaneamente em sentido medial (como se fosse a porta de uma cancela que se fecha) em direção ao abdome, indicando ruptura maciça do manguito rotador superoposterior envolvendo o SE e o IE.

Teste da queda do braço (*drop arm sign*)

O MS é posicionado como no teste do infraespinhal de Patte e feita rotação externa máxima do braço, que deve ser mantida ativamente pela força do IE e do Rm; a não sustentação da rotação externa faz com que o braço do paciente caia espontaneamente para baixo, indicando lesão grave, principalmente do IE. Esse teste é utilizado em pacientes que não possuem a elevação ativa do MS.

Teste do subescapular 1 (Gerber ou *lift off test*)

O paciente coloca o dorso da mão ao nível de L5, como na prova funcional "mão/costas", e procura ativamente afastá-la das costas; a incapacidade de fazê-lo ou de manter o afastamento, se feito passivamente pelo examinador, indica grave lesão do subescapular (Figura 6.18). Segundo Yamaguchi, o aumento da dor na região anterior do ombro durante a realização do teste pode indicar doença associada do cabo longo do bíceps, pois a ruptura do subescapular geralmente se associa com a luxação anterior do cabo longo do bíceps. Sensibilidade: 17,6%; especificidade: 100%.

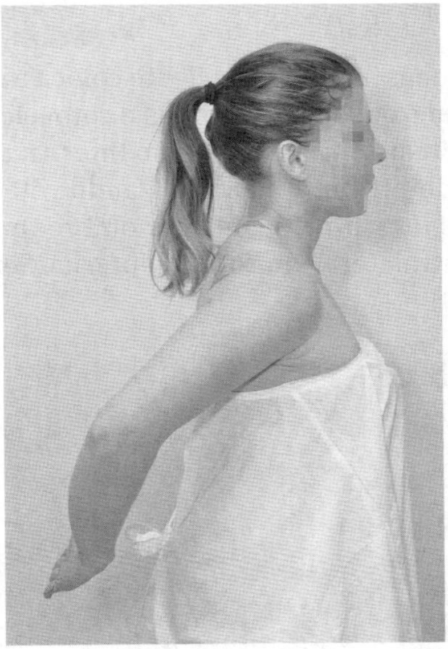

Figura 6.18 Teste do subescapular de Gerber (*lift off test*).

Teste do subescapular 2 (*abdominal press test*)

O paciente coloca a mão no abdome, mantendo o braço em alinhamento no plano coronal; ao forçar a mão contra o abdome, o cotovelo se deslocará posteriormente se o subescapular estiver lesado. Sensibilidade: 40%; especificidade: 97,9% (Figura 6.19).

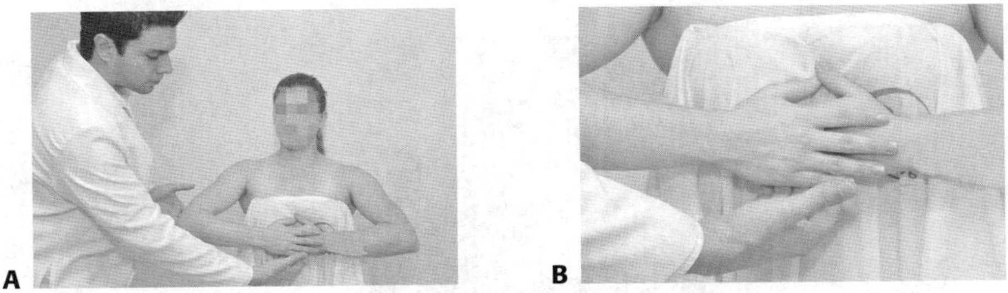

Figura 6.19 Teste do subescapular (*abdominal press test*). **A)** Visão geral. **B)** Visão local.

Teste do subescapular 3 ("Napoleão")

Uma variação do *abdominal press*, é realizado com o paciente colocando uma mão no abdome, a mesma posição em que Napoleão Bonaparte é costumeiramente ilustrado. É negativo se o paciente for capaz de empurrar o abdome com o punho em posição neutra. É positivo se o punho fizer uma flexão de 90°, intermediário se a flexão for entre 30 e 60°. Sensibilidade: 25%; especificidade: 97,9%.

Teste do abraço de urso (*bear hug test*)

Testa a parte superior do subescapular. O paciente coloca a mão do ombro a ser examinado no ombro oposto, com os dedos estendidos e cotovelo à frente do corpo. Então é solicitado para ele realizar resistência em rotação interna, e o examinador aplica força contra resistência (tentando retirar a mão realizando rotação externa). Positivo se o paciente não conseguir segurar a mão contra o ombro apoiado ou apresentar força 20% menos que o lado contralateral em rotação interna. Sensibilidade: 60%; especificidade: 91,7% (Figura 6.20).

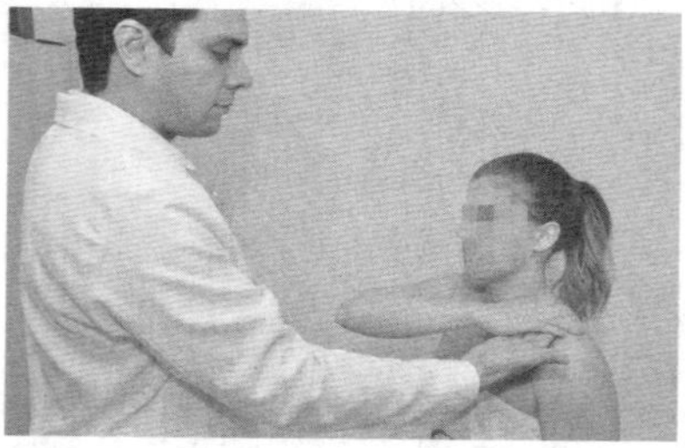

Figura 6.20 Teste do abraço de urso (*bear hug test*).

Testes para avaliação do cabo longo do bíceps (CLB)

Teste de Speed (*palm up test*) – realizar a flexão ativa do MS, em extensão e em rotação externa, contra a resistência oposta pelo examinador; o paciente acusa dor ao nível do sulco intertubercular com ou sem impotência funcional associada. Sensibilidade: 14%; especificidade: 90% (Figura 6.21).

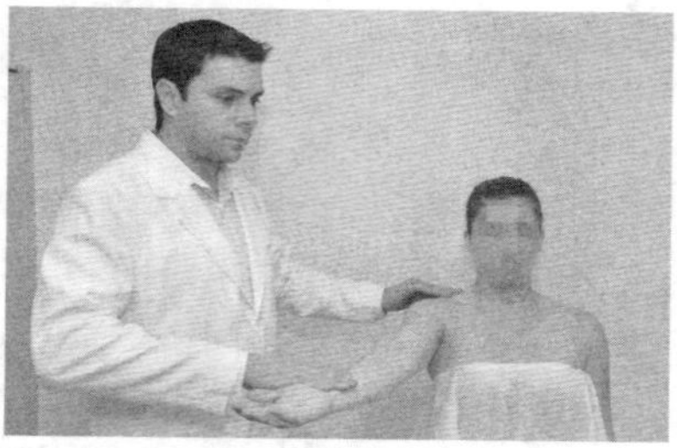

Figura 6.21 Teste de Speed (*palm up test*) para o cabo longo do bíceps.

Bíceps *load* – descrito para o diagnóstico de lesão da região superior do lábio glenoidal (SLAP), associado à lesão de Bankart. O teste é realizado com o paciente em decúbito dorsal, ombro abduzido em 90°, cotovelo fletido em 90°, antebraço supinado, faz rotação externa até que o paciente sinta a apreensão, após pedir para o paciente fletir o cotovelo contra a resistência. Se melhorar da apreensão o teste é negativo; se relatar dor ou piora da instabilidade, o teste é positivo, podendo haver lesão em SLAP associada à lesão de Bankart. Sensibilidade: 91%; especificidade: 97%.

Teste de Yergason – paciente com o cotovelo em 90° e antebraço pronado. O examinador, segurando o punho do paciente, pede para ele realizar supinação contra a resistência. É positivo se o paciente relatar dor na goteira bicipital (Figura 6.22).

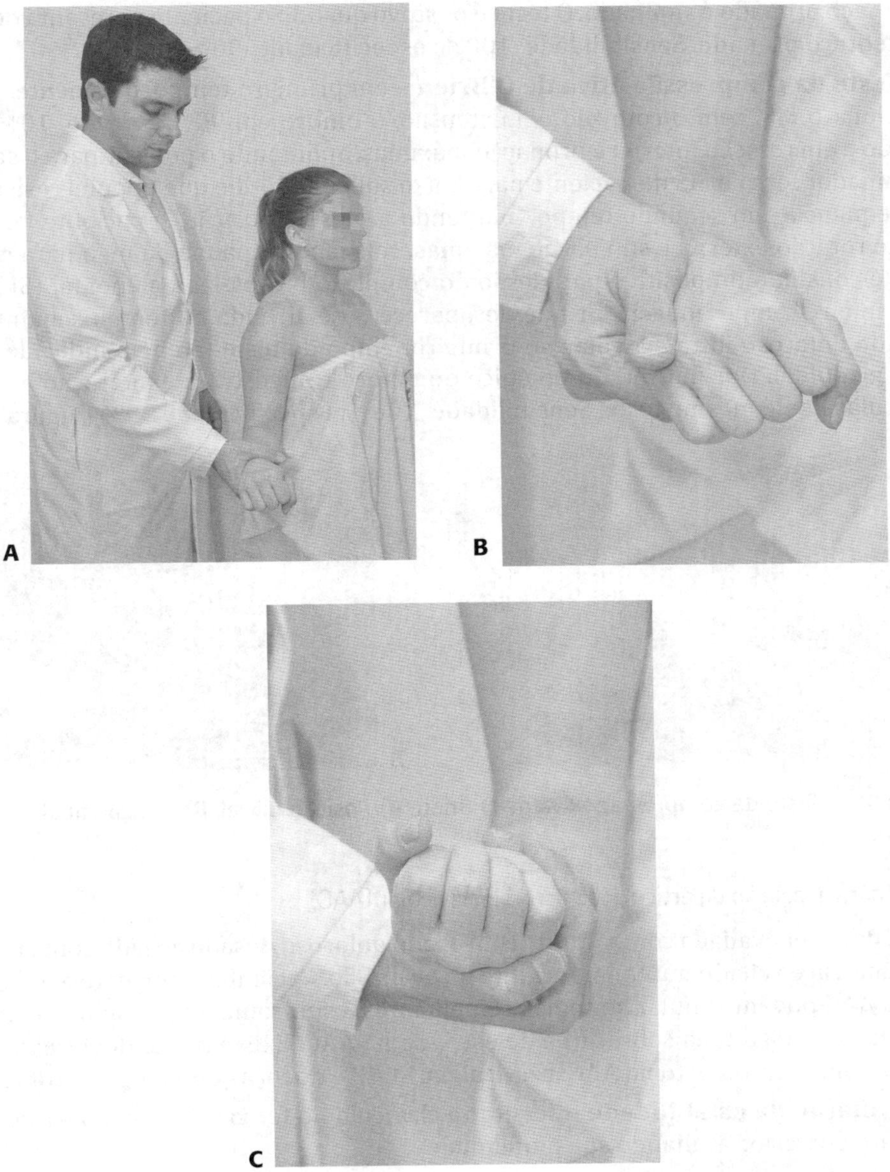

Figura 6.22 Teste de Yergason para cabo longo do bíceps. **A**) Visão geral. **B**) Posição inicial. **C**) Posição final.

Teste de provocação da dor – esse teste avalia a lesão de SLAP. É realizado com o paciente em posição sentada, fazendo abdução do ombro em 100°, cotovelo fletido em 90°, o examinador atrás do paciente estabiliza o ombro com uma mão e com a outra faz apoio no punho e pede para o paciente realizar flexão contra a resistência com o antebraço pronado e supinado. O teste é positivo quando o paciente apresenta dor com o antebraço pronado. Sensibilidade: 100%; especificidade: 90%.

Teste da compressão ativa de O'Brien – em primeiro tempo, o paciente, em pé, posiciona o MS, com o cotovelo em extensão, o ombro em 90° de flexão, 10°-20° de adução e em rotação interna e pronação máximas, apontando o polegar para o solo, e o examinador força o MS do paciente para baixo solicitando-lhe que oponha resistência; em sequência, em segundo tempo, mantendo a mesma posição, o paciente faz ativamente rotação externa e supinação máximas, colocando a palma da mão para cima. O teste é considerado positivo para lesão do complexo bíceps-labioglenoidal (SLAP) se no primeiro tempo houver dor que desaparece ou é aliviada no tempo seguinte. Um estalido doloroso intra-articular no primeiro tempo do teste também indica lesão do lábio glenoidal. Dor na AAC ou no ápice do ombro é sugestiva de alteração acromioclavicular nesse mesmo teste. Sensibilidade: 100%; especificidade 99% (Figura 6.23).

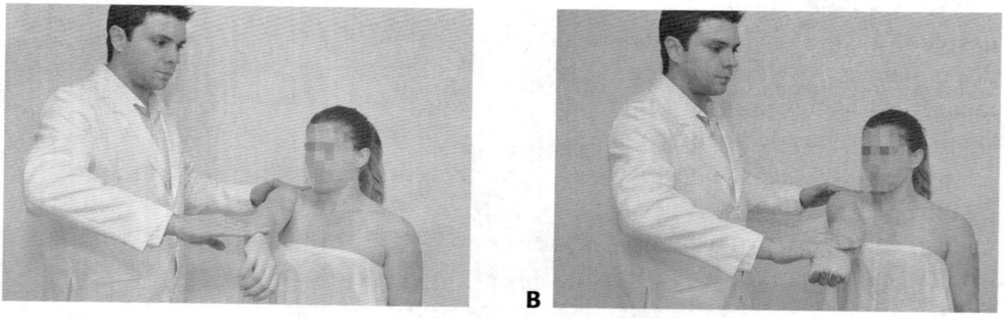

Figura 6.23 Teste de compressão ativa de O`Brien. **A**) Posição inicial. **B**) Posição final.

Testes para avaliação da articulação acromioclavicular (AAC)

A AAC deve ser avaliada comparando com o lado doloroso/lesado ao lado contralateral. A assimetria é achado muito importante na avaliação. Pacientes com artrose ou osteólise na AAC podem simular sintomas semelhantes à síndrome do impacto. A osteólise está relacionada a uma sobrecarga de estresse na AAC. Existem três doenças que podem simular desconforto na AAC: cervicalgia, SLAP e doenças do manguito rotador.

Avaliação da estabilidade – segurar a clavícula no terço médio e mover de anterior para posterior avaliando sua mobilidade.

Teste da flexão-adução (*cross arm test*) – o paciente faz ativamente a flexãoadução horizontal forçada do MS; pode também ser feita passivamente pelo examinador. O paciente acusará dor se houver alteração da AAC (Figura 6.24).

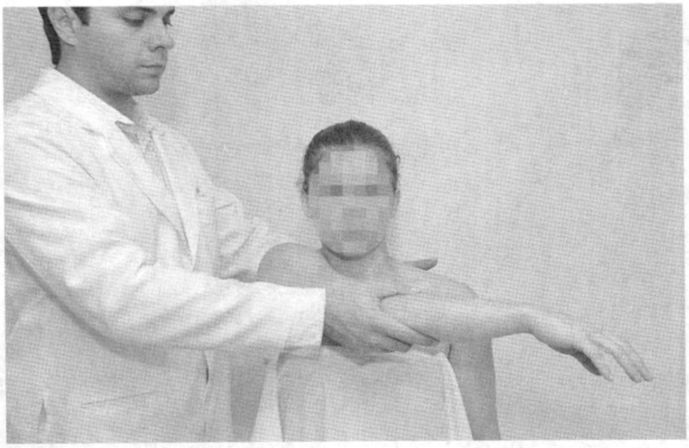

Figura 6.24 Teste de flexão-adução (*cross arm test*) para a articulação acromioclavicular.

Grupo 2 – testes relacionados com a estabilidade glenoumeral

Teste da instabilidade anterior ou da apreensão

O examinador, colocando-se atrás do paciente, executa com uma mão a abdução, rotação externa e extensão passivas forçadas do braço do paciente, ao mesmo tempo que pressiona com o polegar da outra mão a face posterior da cabeça do úmero tentando deslocá-la. Quando há instabilidade anterior, a sensação de luxação iminente provoca temor e apreensão do paciente. Sensibilidade: 72%; especificidade: 96% (Figura 6.25).

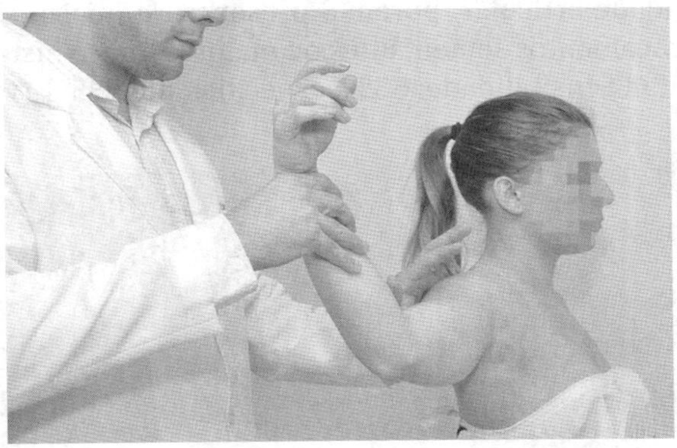

Figura 6.25 Teste de apreensão para a instabilidade anterior.

Teste da instabilidade posterior (Fukuda)

O examinador faz a adução, flexão e rotação interna passivas do braço do paciente procurando deslocar posteriormente a cabeça do úmero; quando há instabilidade posterior, a cabeça do úmero resvala na borda posterior da glenoide e luxa (Figura 6.26).

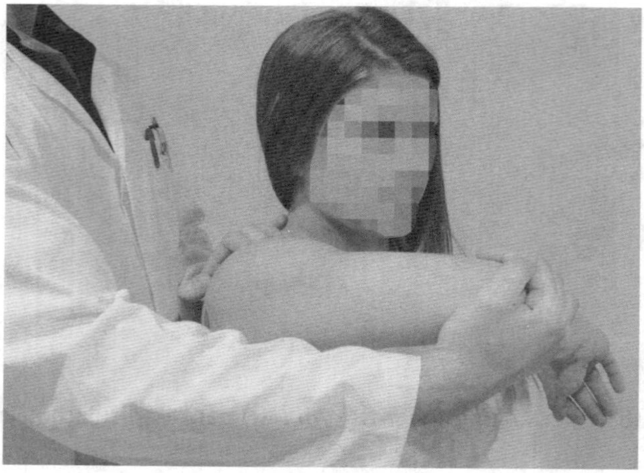

Figura 6.26 Teste de Fukuda ou da instabilidade posterior.

Teste da "gaveta" anterior e posterior

Colocando-se por trás do paciente que está em pé ou sentado e com o braço ao lado do corpo, o examinador fixa, com uma das mãos espalmada sobre o ombro, a escápula do paciente e com a outra segura firmemente a cabeça do úmero que procura deslocar em sentido anterior e posterior. O deslocamento de menos que 25% da cabeça do úmero em relação à glenoide, se bilateral e sem queixa clínica de dor, pode ser considerado apenas hiperelasticidade articular; porém a presença de queixa clínica específica de dor associada a deslocamentos semelhantes ou maiores indica instabilidade ou frouxidão capsuloligamentar. Sensibilidade: 53%; especificidade: 85% (Figura 6.27).

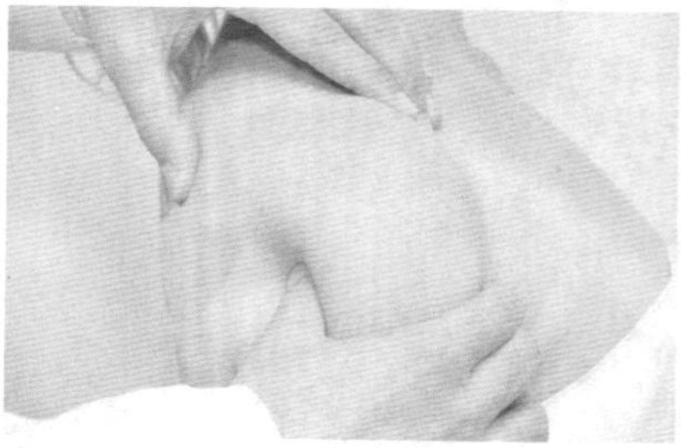

A

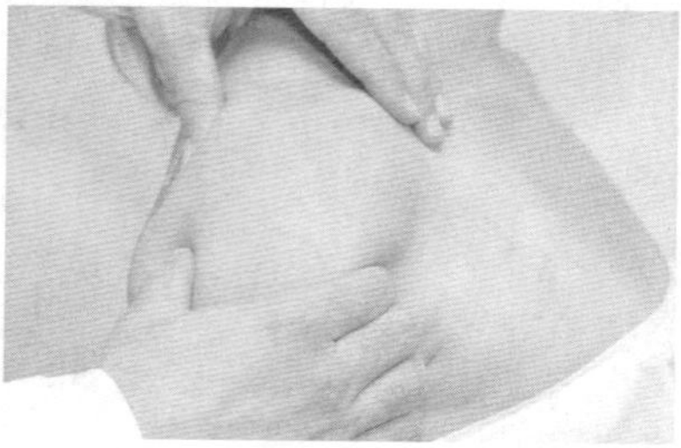

B

Figura 6.27 **A**) Teste da gaveta anterior. **B**) Teste da gaveta posterior.

Teste do sulco

1. O braço do paciente que está posicionado ao lado do corpo é puxado pelo examinador em sentido caudal. 2. O braço do paciente que está posicionado em 90º de abdução é forçado para baixo pelo examinador; o aparecimento de um sulco de 1cm ou mais entre o acrômio e a cabeça do úmero indica frouxidão capsuloligamentar (Figura 6.28).

A B
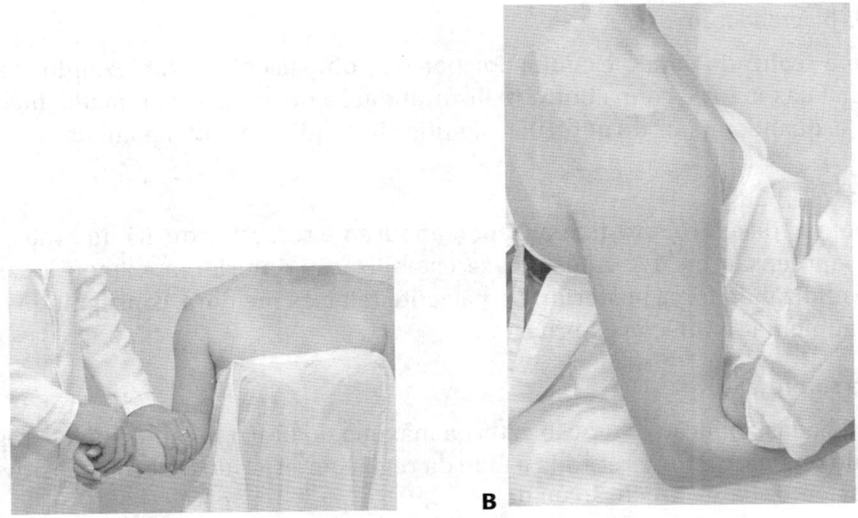

Figura 6.28 Teste do sulco. **A**) Visão anterior. **B**) Visão posterior.

Teste da recolocação

O paciente é posicionado em decúbito dorsal, com o cotovelo fletido em 90° e tem seu braço abduzido em 90° e colocado em rotação externa máxima por uma das mãos do examinador que, com a outra, segura a cabeça do úmero e a traciona para cima, procurando subluxá-la; essa manobra geralmente provoca dor (sem "apreensão") nos pacientes com subluxação anterior. A seguir, com o paciente na mesma posição, o examinador empurra a cabeça do úmero para baixo, procurando reduzi-la; nessas condições, a dor pode continuar naqueles que têm síndrome do impacto secundária à instabilidade, porém deve cessar nos pacientes com subluxação e que quase sempre toleram a rotação externa máxima quando a cabeça do úmero é recolocada na sua posição normal. Sensibilidade: 81%; especificidade: 92% (Figura 6.29).

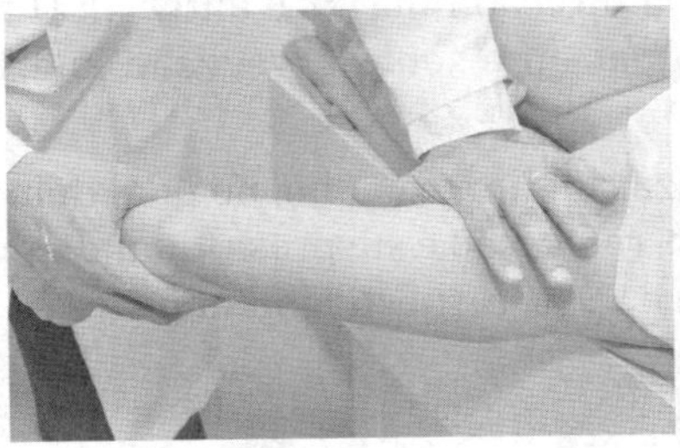

Figura 6.29 Teste da recolocação. Ver texto para a descrição precisa desse teste.

Teste da hiperabdução

O teste é realizado com o examinador por trás do paciente, estabilizando a escápula com uma das mãos e com a outra realizar abdução do ombro examinado, medir a abdução, e, quando maior do que 105°, significa frouxidão capsuloligamentar.

Release test

Paciente em decúbito dorsal, realizando abdução e rotação externa no braço, até que ocorra apreensão ou dor. Após, faz-se estabilização anterior, apoiando a cabeça do úmero realizando força posterior, e o paciente relatará melhora, conseguindo o examinador aumentar a rotação externa.

Teste da surpresa

São realizadas abdução e rotação externa máxima do braço, estabilizando a região anterior do ombro, e após é retirada a mão da região anterior do ombro. É positivo quando o paciente sente apreensão ou dor.

Teste da dor na apreensão posterior

Realizado da mesma forma que o teste de Hawkins para impacto posterointerno, a diferença é que nesse teste é feita a injeção de anestésico no espaço subacromial. Se a dor persistir no mesmo movimento, indica instabilidade posterior e, se melhorar, significa impacto posterior.

Jerk test

Com o paciente sentado e o membro superior em flexão de 90° e rotação interna, realiza-se uma força axial sobre o úmero na direção proximal, movendo o membro superior horizontalmente. O teste é positivo para instabilidade posterior quando ocorre deslocamento ou subluxação posterior da cabeça do úmero.

Teste de Feagin

Ombro abduzido em 90°; com as mãos sobre o ombro do examinador, realiza-se força sobre a cabeça do úmero na direção inferior e anterior. O teste é positivo para instabilidade inferior quando o paciente sente apreensão inferior, ou um sulco acima do processo coracoide.

Lo et al., em 2004, realizaram um trabalho, no qual demonstraram que na associação dos testes de apreensão, relocação e surpresa, quando positivos, existe sensibilidade e especificidade de 98% e 99%, respectivamente.

BIBLIOGRAFIA

Andrade RP. Semiologia do ombro. In: Pardini A, de Souza G. Atualização em cirurgia do ombro. Cap. 4, vol. 1/1. Rio de Janeiro: Medsi; 2000.

Bayley I, Kessel L. Shoulder surgery. Berlin: Springer-Verlag; 1982.

Blazar PE, Iannotti JP, Williams GR. Anteroposterior instability of the distal clavicle after distal clavicle resection. Clin Orthop. 1998;348:114-20.

Bennett WF. Specificity of the Speed´s test: arthroscopic technique for evaluating the biceps tendon at the level of the bicipital groove. Arthroscopy. 1998;14(8):789-96.

Codman EA. The shoulder: rupture of the supraspinatus tendon and other lesions in or about the subacromial bursa. Boston: Thomas Todd; 1934.

Daniels L, Williams M, Worthigham C. Muscle testing. Philadelphia: WB Saunders; 1957.

DePalma AF. Surgery of the shoulder. Philadelphia: JB Lippincott, 1983.

Erol O, Ozçakar L, Celiker R. Shoulder rotator strength in patients with stage I-II subacromial impingement: relationship to pain, disability, and quality of life. J Shoulder Elbow Surg. 2008;17:893-7.

Feeley BT, Gallo RA, Craig EV. Cuff tear arthropathy: current trends in diagnosis and surgical management. J Shoulder Elbow Surg. 2009;18:484-94.

Ferreira AA Fº. Tratamento da luxação anterior recidivante do ombro pela técnica de Bristow--Latarjet. Tese de Doutoramento à Faculdade de Medicina da Universidade São Paulo. São Paulo: 1984.

Ferreira AA Fº, Zoppi A Fº, Bolliger R Neto, Ferreira AA Neto. Semiologia do ombro. Rev Bras Ortop. 1988;23:93-8.

Gagey OJ, Gagey N. The hyperabduction test. J Bone Joint Surg Br. 2001;83(1):69-74.

Gerber C, Ganz R. Cinical assessment of instability of the shoulder. With special reference to anterior and posterior drawer tests. J Bone Joint Surg Br. 1984;66(4):551-6.

Gerhardt J. Documentation of joint measurement. Portland, Oregon: Isomed; 1992.

Hawkins RJ, Kennedy JC. Impingement syndrome in athletes. Am J Sports Med. 1980;8(3):151-8.

Hawkins RJ, Schutte JP, Janda CH, Huckell GH. Translation of the glenohumeral joint with the patient under anesthesia. J Shoulder Elbow Surg. 1996;5(4):286-92.

Hawkins RJ, Bokor DJ. Clinical evaluation of shoulder problems. In: Roskwood CA, Marsen FA (eds). The shoulder. Philadelphia: WB Saunders; 1990. p. 149-77.

Hertel R, Ballmer FT, Lambert FM, Gerber CH. Lag signs in the diagnosis of rotator cuff rupture. J Shoulder Elbow Surg. 1996;5:307-13.

Holtby R, Razmjou H. Accuracy of the Speed´s and Yergason´s tests in detecting biceps pathology and SLAP lesions: comparison with arthroscopic findings. Arthroscopy. 2004;20(3):231-6.

Hoppenfeld S. Phisical examination of the spine and extremities. New York: Applelton; 1976.

Jobe FW, Kvitne RS, CE. Giangarra, shoulder pain in the overhand or throwing athlete. The relationship of anterior instability and rotator cuff impingement. Orthop Rev. 1989;18(9):963-75.

Barth JR, Burkhart SS, De Beer JF. The bear-hug test: a new and sensitive test for diagnosing a subscapularis tear. Arthroscopy. 2006;22(10):1076-84.

Kessel L, Watson M. The painful arc syndrome. Clinical classification as a guide to management. J Bone Joint Surg Br. 1977;59(2):166-72.

Kim SH, Ha KI, Han KY. Biceps load test: a clinical test for superior labrum anterior and posterior lesions in shoulders with recurrent anterior dislocations. Am J Sports Med. 1999;27(3):300-3.

Kim HM, Teefey SA, Zelig A, Galatz LM, Keener JD, Yamaguchi K. Shoulder strength in asymptomatic individuals with intact compared with torn rotator cuffs. J Bone Joint Surg Am. 2009;91:289-96.

Kohn D, Geyer M, Wülker N. The Subjective Shoulder Rating Scale (SSRS) – An Examiner-Independent Scoring System. [Abstract]. 5th International Conference on Surgery of the Shoulder. Paris; 1992. p. 39.

Lech O. Fundamentos em cirurgia do ombro. São Paulo: Harbra; 1995.

Lo IK, Nonweiler B, Woolfrey M, Litchfield R, Kirkley A. An evaluation of the apprehension, relocation, and surprise tests for anterior shoulder instability. Am J Sports Med. 2004;32(2):301-7.

Leroux JL, Thomas E, Bonnel F, Blotman F. Fiabilite des tests cliniques de souffrance de la coiffe. In: Laredo JD, Bard H (eds). La coiffe des rotateurs et son environnement. Montpellier: Sauramps; 1996. p. 29-37.

MacFarland EG. Examination of the shoulder: the complete guide. United States of America: Thieme Medical Publishers; 2006.

Marcondes FB, Rosa SG, Vasconcelos RA, Basta A, Freita, DG, Fukuda TY. Força do manguito rotador em indivíduos com síndrome do impacto comparado ao lado assintomático. Acta ortop. bras. [online]. 2011, vol.19, n.6, pp. 333-337. ISSN 1413-7852. http://dx.doi.org/10.1590/S1413-78522011000600002.

Manso GM, Manso GM. Anatomia e cinesiologia do ombro. In Clínica ortopédica (Atualização em Cirurgia do Ombro). Cap. 3. vol. 1/1. Rio de Janeiro: Medsi; 2000.

Matsen FA, Thomas SC, Rockwood CA, Wirth MA. Glenohumeral instability. In: Rockwood CA, Matsen FA III (eds). The shoulder. Philadelphia: Saunders; 1990. p. 611-755.

McLaughlin HL. On the frozen shoulder. Bull Hosp Joint Dis Orthop Inst. 1951;12:383-93.

Mimori K, Muneta T, Nakagawa T, Shinomiya K. A new pain provocation test for superior labral tears of the shoulder. Am J Sports Med. 1999;27(2):137-42.

Naredo E, Aguado P, De Miguel E, Uson J, Mayordomo L, Gijon-Banos J, Martin-Mola E. Painful shoulder: comparison of physical examination and ultrasonographic findings. Ann Rheum Dis. 2002;61(2):132-6.

Neer CS 2nd, Foster CR. Inferior capsular shift for involuntary inferior and multidirectional instability of the shoulder. A preliminary report. J Bone Joint Surg Am. 1980;62(6):897-908.

Neer CS. Dislocation. In: Neer CS (ed). Shoulder reconstruction. Philadelphia: Saunders; 1990. p. 273-362.

Neer CS II. Shoulder reconstuction. Philadelphia: WB Saunders; 1990.

Neer CS 2nd. Anterior acromioplasty for the chronic impingement syndrome in the shoulder: a preliminary report. J Bone Joint Surg Am. 1972;54(1):41-50.

O'Driscoll SW, Evans DC. Contralateral shoulder instability following anterior repair. An epidemiological investigation. J Bone Joint Surg Br. 1991;73(6):941-6.

O'Brien SJ, Pagnani MJ, Fealy S, McGlynn SR, Wilson JB. The Active compression test: a new and effective test for diagnosing labral tears and acromioclavicular joint abnormality. Am J Sports Med. 1998;5:610-3.

Osternig L. Isokinetic dynamometry: implications for muscle testing and rehabilitation. Exerc Sport Sci Rev. 1986;144:45-79.

Robazzi PSM. Sistematização da Medida da Força Muscular de Rotação Externa e Interna e de Elevação do Ombro com Dinamômetro Portátil. Dissertação de Mestrado à Faculdade de Medicina da USP. São Paulo; 1997.

Rockwood AR Jr, Matsen FA III. The shoulder. Philadelphia: WB Saunders; 1990.

Rowe CR, Zarins B. Recurrent transient subluxation of the shoulder. J Bone Joint Surg Am. 1981;63(6):863-72.

Rowe CR, Zarins B, Ciullo JV. Recurrent anterior dislocation of the shoulder after surgical repair. Apparent causes of failure and treatment. J Bone Joint Surg Am. 1984;66(2):159-68.

Gerhardt JJ, Russe OG. International SFTR method of measurement and recording joint motion. Bern: Hans Huber Publisher; 1975.

Silliman JF, Hawkins RJ. Classification and physical diagnosis of instability of the shoulder. Clin Orthop Relat Res. 1993;291:7-19.

Speer KP, Hannafin JA, Altchek DW, Warren RF. An evaluation of the shoulder relocation test. Am J Sports Med. 1994;22(2):177-83.

Yamaguchi K, Bindra R. Disorders of biceps tendon. In: Iannotti JP, Williams GR (eds). Disorders of the shoulders: diagnosis and management. Philadelphia: Lippincott Williams; 1999. p. 159-90.

Yergason RM. Supination sing. J Bone Joint Surg Am. 1931;13(1):160.

Watson M. The refractory painful arc syndrome. J Bone Joint Surg Br. 1978;60-B(4):544-6.

Wolf EM, Agrawal V. Transdeltoid palpation (the rend test) in the diagnosis of rotador cuff tears. J Shoulder Elbow Surg. 2001;10(5):470-3.

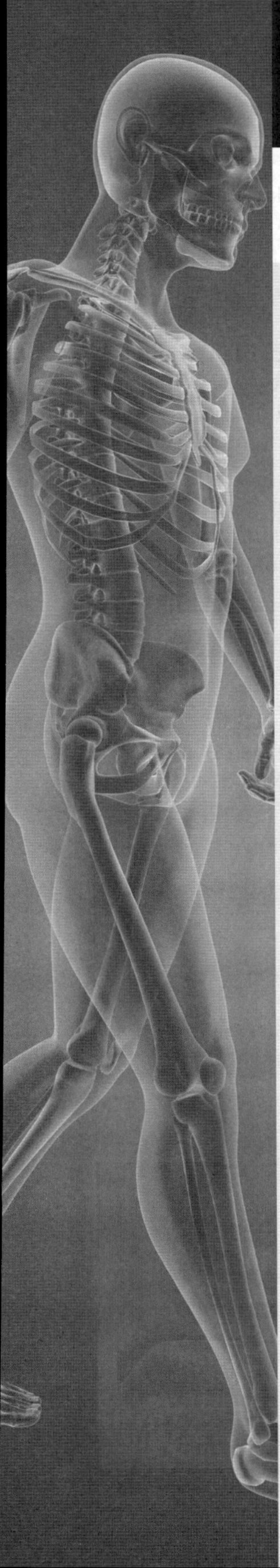

CAPÍTULO

7

Cotovelo

- Geraldo da Rocha Motta Filho
- Marcus Vinícius Galvão Amaral

IINTRODUÇÃO

Por sua situação intermediária no membro superior e por meio dos movimentos de flexoextensão e pronossupinação, a articulação do cotovelo complementa a do ombro, permitindo que a mão seja colocada em qualquer ponto do espaço ao redor do corpo. Local frequente de traumatismo e doenças inflamatórias, tem semiologia rica.

Como em qualquer outra articulação, a semiologia do cotovelo pode ser dividida em história e exame físico. O exame físico consiste de inspeção, palpação, amplitude de movimentos, avaliação da força muscular, exame neurológico e testes específicos.

HISTÓRIA

A queixa principal é, em geral, dor que deve ser avaliada em relação, duração, intensidade, frequência e eventual ocorrência noturna. O tipo e a quantidade de analgésicos utilizados também são importantes.

As características da dor relacionadas ao cotovelo variam de acordo com sua causa; assim, alterações no compartimento lateral causam dor na face lateral do cotovelo que pode irradiar para o braço e o antebraço. Algumas vezes, o paciente relata que a dor é superficial e, outras vezes, profunda, localizada na massa da musculatura extensora do punho e dos dedos. Dor difusa ou periarticular é frequentemente causada por doença articular, tal como artrite reumatoide. A neuropatia do ulnar causa, em geral, dor lancinante acompanhada de parestesia na borda ulnar da mão e dedos.

A relação entre o comprometimento funcional, atividades recreacionais ou de vida diária deve ser discutida com o paciente. Portadores de artrite reumatoide, por exemplo, adotam atitudes antálgicas que tornam a dor suportável.

A história pode revelar que a disfunção está relacionada com a perda da rotação normal do antebraço. A pronossupinação completa só ocorre quando as articulações umerorradial e radioulnar proximal e distal estiverem íntegras. Portanto, a causa da perda da rotação do antebraço pode, então, refletir não só alteração no cotovelo, como também no punho, consequente a sequela de fratura.

Os sintomas decorrentes de radiculopatia cervical podem, em geral, ser distinguidos pela presença de dor no pescoço e no ombro, além do desconforto no cotovelo, e também pela possibilidade de identificarmos o comprometimento específico de uma raiz nervosa.

EXAME FÍSICO

INSPEÇÃO

O examinador poderá obter informações valiosas por meio da inspeção do cotovelo. Sendo uma articulação subcutânea, as alterações esqueléticas, o aumento de volume, a atrofia muscular e as cicatrizes são facilmente observados.

A inspeção deverá ser realizada com atenção às regiões lateral, anterior, posterior e medial.

Lateral

Aumento de volume da articulação e atrofia muscular sugerem artrite séptica ou reumatoide (Figura 7.1).

O preenchimento do recesso infracondilar, localizado logo abaixo do côndilo lateral do úmero, pode significar derrame articular, proliferação sinovial ou doença na cabeça do rádio (Figura 7.2).

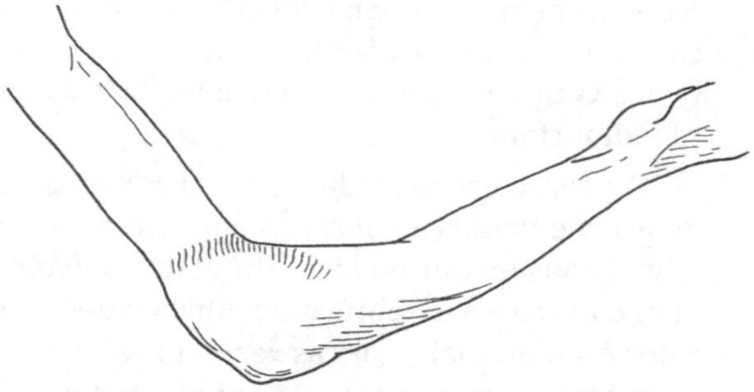

Figura 7.1 **A**) Aumento de volume difuso da articulação. **B**) Atrofia muscular.

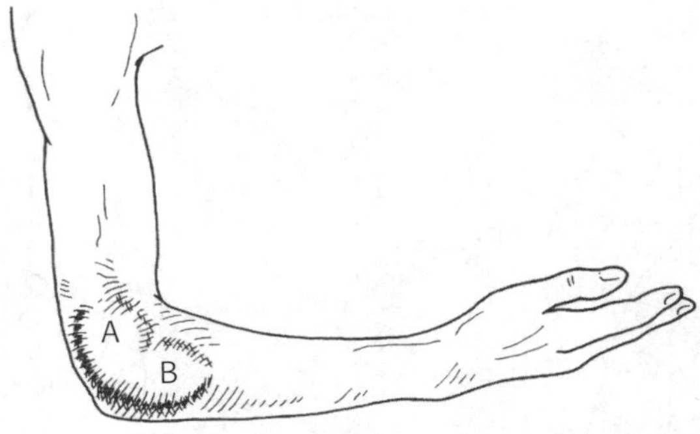

Figura 7.2 **A**) Sinal precoce de derrame articular. **B**) Derrame da articulação umerorradial.

Anterior

A determinação do ângulo de carregamento é realizada com o antebraço em supinação e o cotovelo em extensão. O ângulo formado entre o úmero e o antebraço é então determinado (Figura 7.3). O valor do ângulo de carregamento varia com a raça, o sexo e a idade, sendo em média no homem de 10° e na mulher de 13°. A limitação de extensão do cotovelo não permite a avaliação correta do ângulo de carregamento.

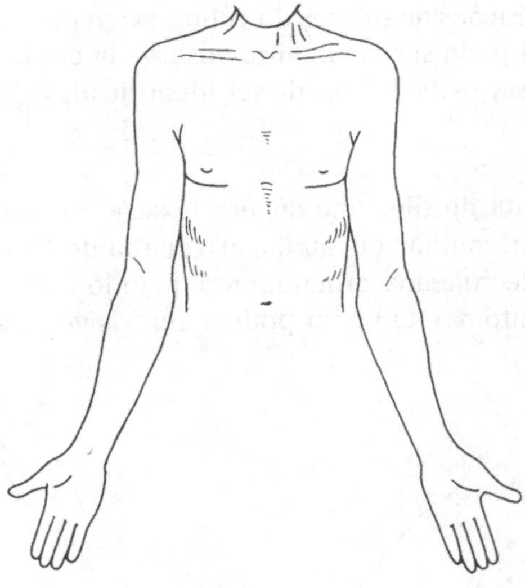

Figura 7.3 Visualização do ângulo de carregamento que deve sempre ser realizado comparativamente.

A causa mais comum de alteração do ângulo de carregamento é a sequela de traumatismo ou a alteração da placa de crescimento. Pode também ocorrer após traumatismo repetido em valgo, como nos esportes de arremesso. A diminuição do ângulo de carregamento determina o "cúbito varo", deformidade mais frequente (Figura 7.4). O aumento no ângulo de carregamento determina o "cúbito valgo" (Figura 7.5).

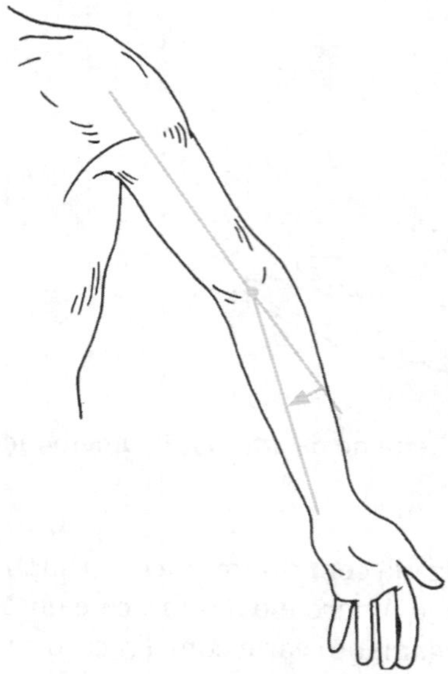

Figura 7.4 "Cúbito varo" (diminuição do ângulo de carregamento).

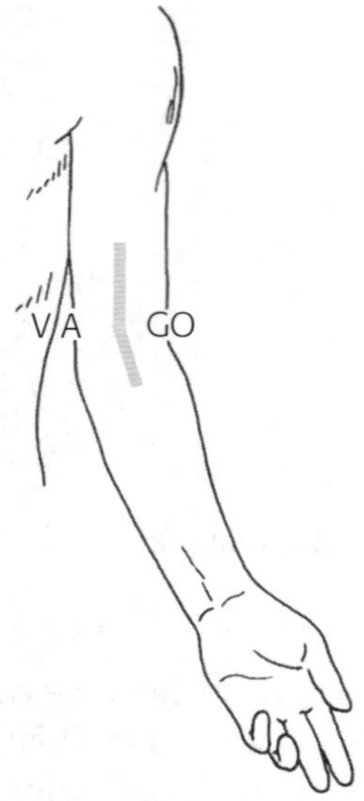

Figura 7.5 "Cúbito valgo" (aumento do ângulo de carregamento).

A avaliação das alterações angulares do cúbito valgo (aumento do ângulo) ou varo (diminuição do ângulo) pode ser facilmente observada dessa forma, mas deformidades rotacionais podem ser mais difíceis de ser identificadas.

Posterior

A proeminência da ponta do olécrano sugere luxação do cotovelo, perda de massa óssea na articulação umeroulnar ou, ainda, artropatia de Charcot. Podemos também visualizar uma bursa olecraneana proeminente quando essa estiver inflamada e distendida. Nódulos reumatoides também podem ser visíveis na borda subcutânea da ulna (Figura 7.6).

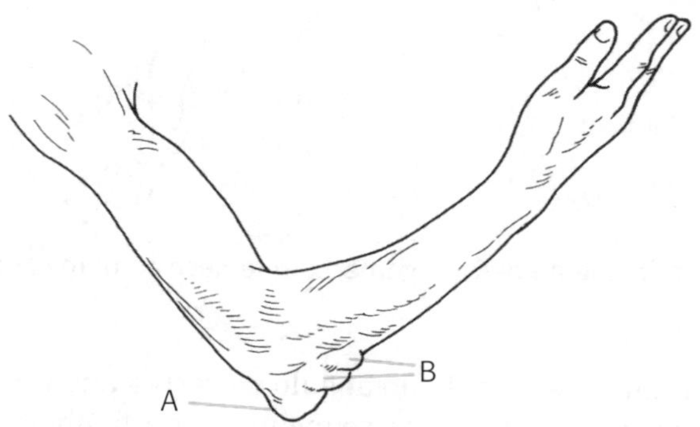

Figura 7.6 **A**) Bursite olecraneana. **B**) Nódulos reumatoides.

Medial

A inspeção do lado medial em geral oferece poucas informações. O epicôndilo medial é visível, a não ser em pacientes obesos. O nervo ulnar somente pode ser visto quando estiver muito espessado (hanseníase) ou quando se desloca para a frente (subluxação) durante a flexoextensão.

PALPAÇÃO

A palpação do cotovelo inicia-se pela localização dos epicôndilos lateral e medial, assim como pela ponta do olécrano. Esses três pontos, quando observados em vista posterior, deverão formar um triângulo equilátero (Figura 7.7).

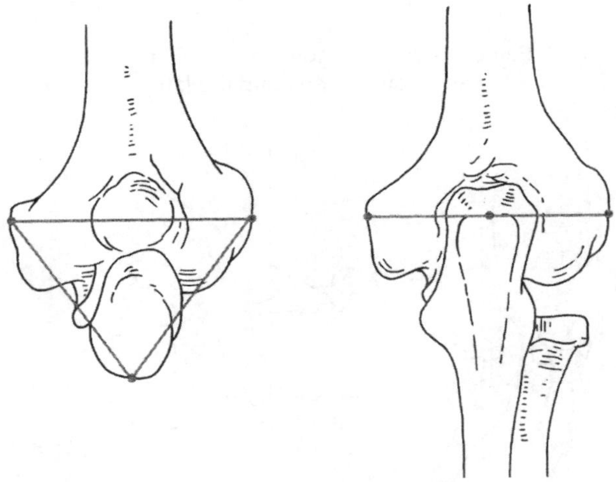

Figura 7.7 Com cotovelo fletido em 90°, os epicôndilos medial e lateral e a ponta do olécrano formam um triângulo equilátero quando observado em vista posterior. Quando o cotovelo é estendido, esses três pontos tornam-se uma linha.

Lateral

Na face lateral do cotovelo, palpam-se o epicôndilo lateral, a origem da musculatura extensora do punho, o complexo ligamentar lateral e a cabeça do rádio. Dor localizada no epicôndilo lateral e na origem da musculatura extensora do punho está relacionada, mais frequentemente, à epicondilite lateral ou à síndrome do túnel radial (Figura 7.8).

A cabeça do rádio é palpável em uma depressão logo abaixo da musculatura extensora do punho. Deve ser feita durante a pronossupinação em graus variáveis de flexoextensão, avaliando-se sua integridade e contorno. Se o paciente apresentar pronossupinação completa, 3/4 da cabeça do rádio serão palpáveis (Figura 7.9).

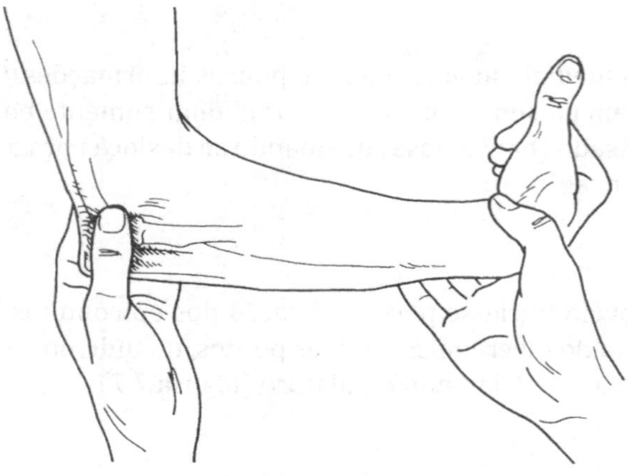

Figura 7.8 Palpação do epicôndilo lateral. Dor nessa localização é sugestiva de epicondilite lateral.

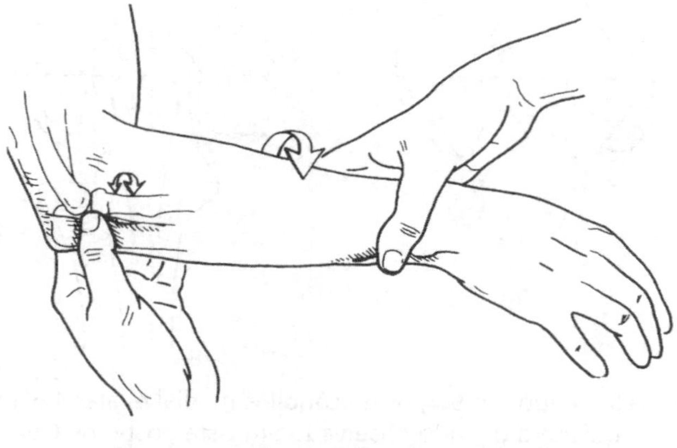

Figura 7.9 Palpação da cabeça do rádio.

Dor à palpação da cabeça do rádio pode significar sinovite ou osteoartrite. Sua proeminência pode ser consequente à luxação de origem traumática ou congênita.

Derrame articular é facilmente identificável por meio da palpação do recesso posterior, localizado entre a cabeça do rádio e a borda lateral do olécrano.

O complexo ligamentar lateral é formado pelo colateral radial que se origina no epicôndilo lateral e se insere na região lateral da ulna, na crista do supinador, e o ligamento anular que circunda a cabeça do rádio. O ligamento pode ser palpado com os dedos indicador e médio. A presença de dor significa lesão por traumatismo em varo (Figura 7.10).

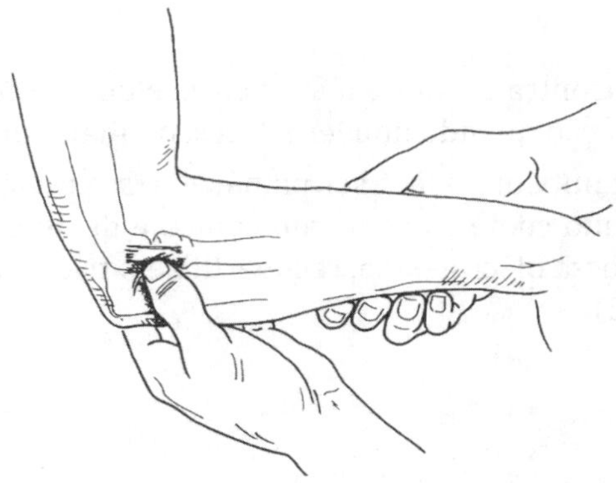

Figura 7.10 Palpação do complexo ligamentar lateral.

Anterior

Na fossa cubital, limitada pelos músculos braquial e pronador redondo, existem quatro estruturas, que de lateral para medial são: nervo cutâneo lateral do antebraço, tendão do bíceps, artéria braquial e nervo mediano.

O nervo cutâneo lateral do antebraço encontra-se entre o músculo braquiorradial e o tendão do bíceps, não é palpável e confere sensibilidade à porção lateral do antebraço. O tendão do bíceps é facilmente palpável pedindo-se ao paciente que realize a flexão do cotovelo contra a resistência, com o antebraço em supinação. Na eventualidade de sua ruptura, existirá dor na região da fossa cubital e o tendão não será palpável. Sua expansão medial, chamada *lacertous fibrosus*, recobre a massa flexora, assim como a artéria braquial e o nervo mediano.

O pulso braquial é palpável medialmente ao tendão do bíceps. O nervo mediano localiza-se medialmente à artéria braquial, sendo esse local um dos pontos de sua compressão (Figura 7.11).

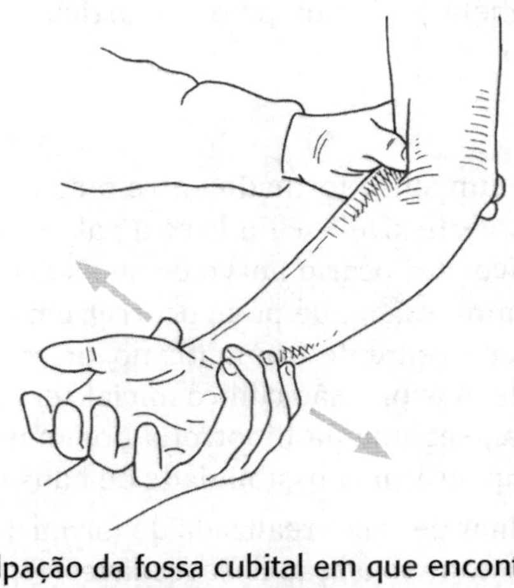

Figura 7.11 Palpação da fossa cubital em que encontramos o tendão do bíceps, a artéria braquial e o nervo mediano.

Posterior

A bursa olecraneana encontra-se sobre a aponeurose do músculo tríceps e estará espessa e dolorosa à palpação quando houver processo inflamatório local.

Um esporão ósseo também poderá ser palpável nessa região. A flexão do cotovelo permite palpar o olécrano com seu contorno cônico e de ápice relativamente agudo. Em pessoas magras, a fossa olecraneana, recoberta pelo tríceps, é preenchida por tecido adiposo (Figura 7.12).

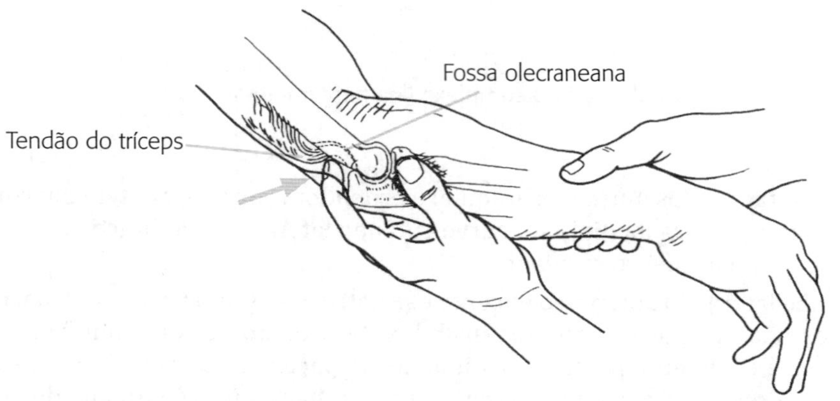

Figura 7.12 A fossa olecraneana pode ser palpada em alguns indivíduos com o cotovelo na posição de semiflexão, o que leva o músculo tríceps à posição de relaxamento.

Ainda com o cotovelo em flexão é possível palpar simultaneamente os epicôndilos medial e lateral e a ponta do olécrano. No cotovelo normal, esses três pontos formam um triângulo equilátero.

Na face posterior também podemos palpar a articulação umeroulnar e a borda posteromedial do olécrano.

Medial

O nervo ulnar situa-se em um sulco formado entre o epicôndilo medial e o processo olecraneano. O nervo é suave, flexível e cilíndrico à palpação. Durante a palpação, devemos observar se é possível deslocar o nervo de seu sulco. O sulco do nervo ulnar é útil na identificação de compressão, que pode ocorrer em consequência de proliferação de tecido cicatricial decorrente de traumatismo, artrose ou proliferação sinovial como na artrite reumatoide. A expressão clínica inicial será alteração da sensibilidade nos dedos mínimo e anular, seguida da hipotrofia dos músculos intrínsecos da mão. Nervo ulnar espessado faz pensar na possibilidade de hanseníase (Figura 7.13).

A palpação do nervo ulnar deve ser realizada de forma delicada, pois, do contrário, o paciente poderá experimentar sensação desagradável (Figura 7.14).

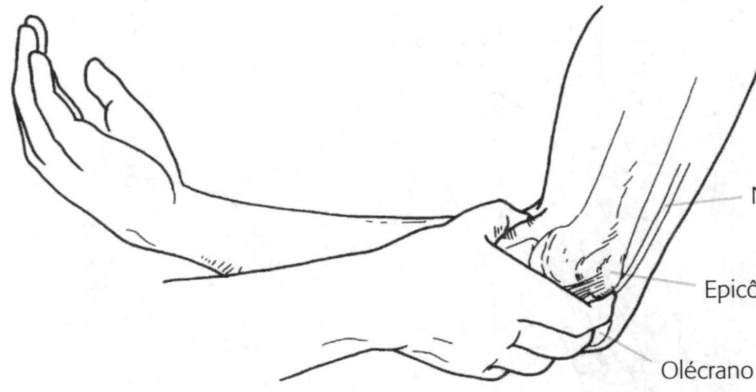

Figura 7.13 Palpação do túnel cubital. O nervo ulnar é identificado proximal e distalmente ao epicôndilo medial.

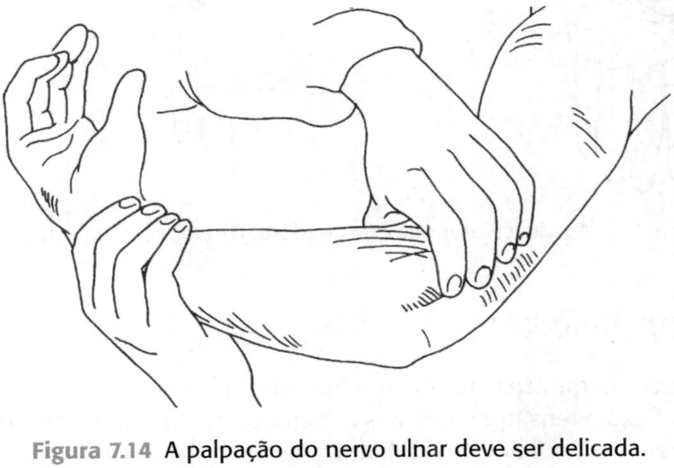

Figura 7.14 A palpação do nervo ulnar deve ser delicada.

O grupo muscular medial, que se origina no epicôndilo medial, é constituído por quatro músculos que são de lateral para medial, o pronador redondo, o flexor radial do carpo, o palmar longo e o flexor ulnar do carpo (Figura 7.15A). Devem ser palpados para a verificação de sua continuidade e presença de dor. A dor existirá quando houver processo inflamatório local, que pode ocorrer nos jogadores de golfe, em tenistas, digitadores e em outras atividades que exijam esforço em flexão (Figura 7.15B).

O ligamento colateral medial, principal estabilizador do cotovelo em valgo, tem sua origem no epicôndilo medial. A banda anterior, mais importante, insere-se na fossa sigmoide da ulna. Ele deve ser palpado com o cotovelo em 30° e 60° de flexão com a atenção para a presença de dor em seu trajeto.

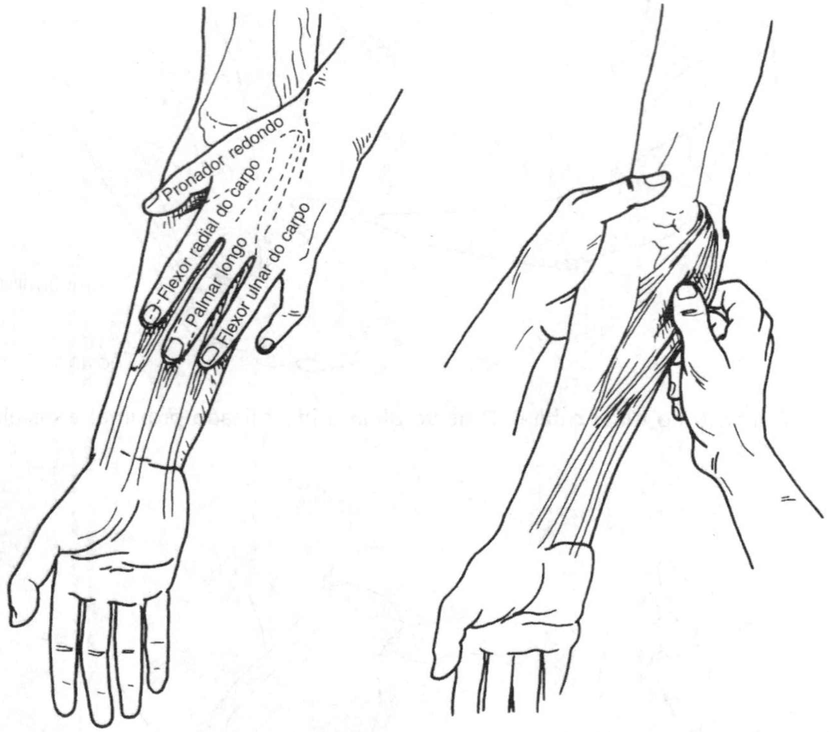

Figura 7.15 **A**) Musculatura flexopronadora. **B**) Palpação da musculatura.

AMPLITUDE DE MOVIMENTOS

O cotovelo apresenta quatro tipos de movimentos, que são: flexão, extensão, pronação e supinação. A flexoextensão ocorre nas articulações umeroulnar e umerorradial, e a pronossupinação, nas articulações radioulnar proximal e distal.

AVALIAÇÃO DO ARCO DE MOVIMENTO

O examinador deverá avaliar o arco de movimento do cotovelo tanto ativo quanto passivo. Existindo diferenças em relação a esses números, isso poderá ser esclarecedor, podendo sugerir que a dor possa ser um fator limitante. A presença de crepitação audível ou palpável deve ser registrada.

Flexão

A flexão é medida colocando-se um goniômetro no plano sagital com seu centro sobre a articulação do cotovelo. Partindo-se da posição de máxima extensão, o paciente é instruído a realizar a flexão máxima. O movimento deverá ser acompanhado por um dos braços do goniômetro determinando-se o grau do movimento. A amplitude normal da flexão é em média de 140° (com variação normal de ± 5°) (Quadro 7.1 e Figura 7.16).

Quadro 7.1 Inervação dos músculos envolvidos na flexão do cotovelo.

Músculos envolvidos	Inervação
Braquial	Musculocutâneo
Bíceps	Musculocutâneo
Braquiorradial	Radial
Pronador redondo	Mediano
Flexor ulnar do carpo	Ulnar

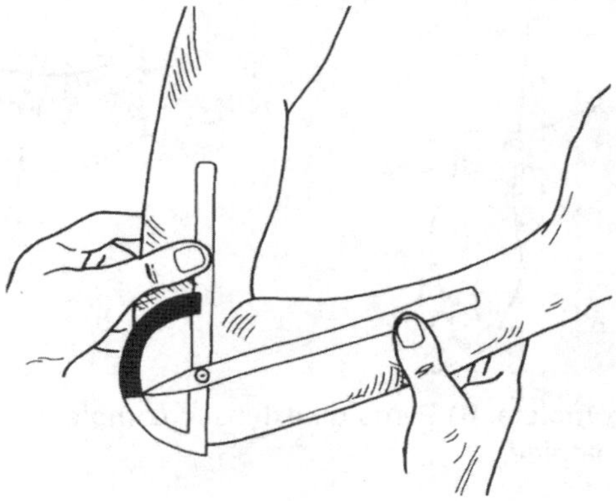

Figura 7.16 Avaliação da flexão do cotovelo.

Extensão

Para medir a extensão, coloca-se o goniômetro no plano sagital, ao nível da articulação do cotovelo. O paciente deverá ser orientado a realizar o máximo de extensão possível, partindo da flexão máxima possível, acompanhando-se o antebraço com um dos braços do goniômetro. A amplitude normal da extensão é em média de 0° (com variação normal de ± 5°) (Quadro 7.2 e Figura 7.17).

Pronação

O cotovelo deverá ser colocado em 90° de flexão, junto ao tórax, com o antebraço em rotação neutra e o polegar apontado para cima. O goniômetro é colocado no plano coronal. O paciente será orientado a realizar a rotação medial do polegar e o braço do goniômetro deverá acompanhar seu movimento. A amplitude normal da pronação é em média 75° (Quadro 7.3 e Figura 7.18).

Quadro 7.2 Inervação dos músculos envolvidos na extensão do cotovelo.

Músculos envolvidos	Inervação
Tríceps	Radial
Ancôneo	Radial

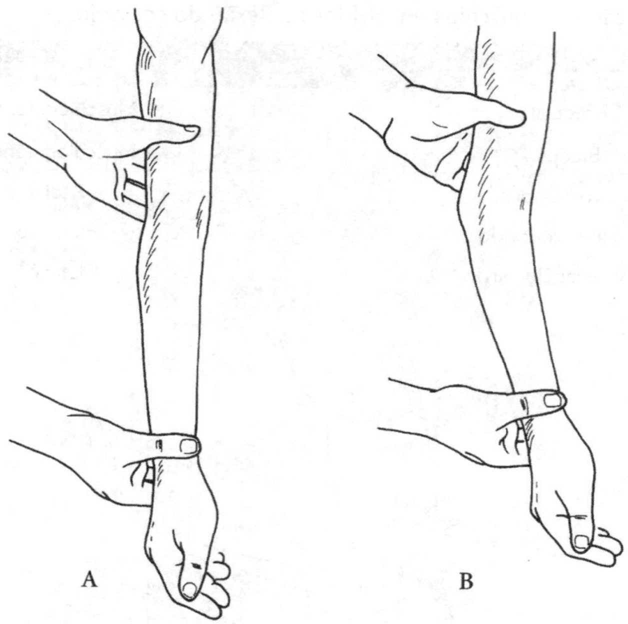

Figura 7.17 **A)** Extensão completa. **B**) Perda da extensão completa comum nas sequelas de traumatismo e artrite reumatoide.

Quadro 7.3 Inervação dos músculos envolvidos na pronação do cotovelo.

Músculos envolvidos	Inervação
Pronador redondo	Mediano
Pronador quadrado	Mediano
Flexor radial do carpo	Mediano

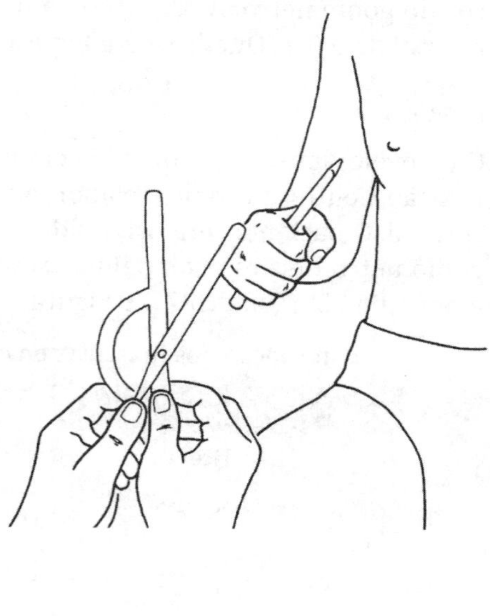

Figura 7.18 Avaliação da pronação.

Supinação

O cotovelo deverá ser colocado em 90° de flexão, junto ao tórax, com o antebraço em rotação neutra e o polegar apontado para cima. O goniômetro é colocado no plano coronal (Figura 7.19). O paciente será orientado a realizar a rotação lateral do polegar e o braço do goniômetro deverá acompanhar seu movimento. A amplitude normal da supinação é em média de 80° (Quadro 7.4 e Figura 7.19).

Quadro 7.4 Inervação dos músculos envolvidos na supinação do cotovelo.

Músculos envolvidos	Inervação
Supinador	Radial
Bíceps	Musculocutâneo

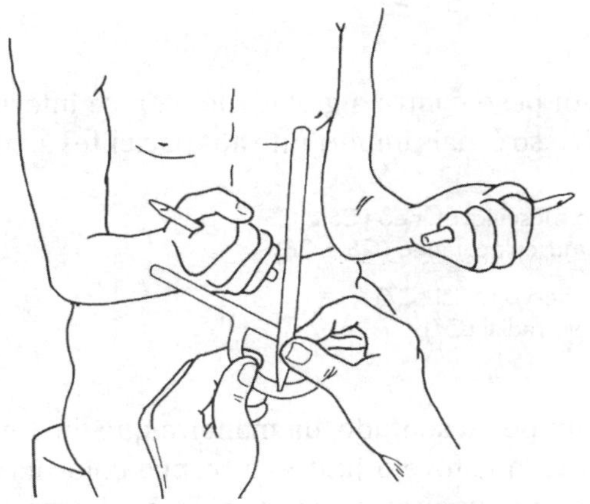

Figura 7.19 Avaliação da supinação.

A perda da extensão completa do cotovelo é o movimento mais comumente alterado e o último a ser recuperado quando existirem problemas intrínsecos na articulação. A crepitação é inicialmente avaliada por meio da mobilização passiva e em seguida com movimentos ativos que, em geral, irão acentuar ou provocar a crepitação.

O arco de flexoextensão do cotovelo, essencial para a realização das atividades diárias, é de 30° de extensão a 130° de flexão. É importante que não seja esquecido que a incapacidade funcional também poderá existir consequente a problemas associados a ombro, punho e mão.

A função primária do ombro e do cotovelo é permitir que a mão pudesse ser posicionada espacialmente e, portanto, sua limitação deve ser avaliada separadamente, de acordo com as necessidades individuais. Por exemplo, para o portador de artrite reumatoide será suficiente que a flexoextensão do cotovelo associada à função do ombro permita a ele colocar sua mão na boca, na cabeça e no tronco.

Em relação à pronossupinação, é necessário, para a realização da maioria das atividades, que se tenha 50° em cada uma das direções. Para a maioria dos indivíduos, a pronação é o principal movimento necessário para se alimentar, escrever e utilizar computador; porém sua perda poderá ser compensada pela abdução do ombro.

Por outro lado, a limitação da supinação poderá comprometer a realização da higiene pessoal e a abertura de portas. Movimentos do ombro não compensam a limitação da supinação.

AVALIAÇÃO DA FORÇA MUSCULAR E EXAME NEUROLÓGICO

O exame neurológico compreende os testes que avaliam a força muscular do cotovelo, a integridade do suprimento nervoso, a sensibilidade e a pesquisa dos reflexos.

A força de extensão do cotovelo, em geral, corresponde a 70% da força de flexão, e a supinação é 15% maior que a força de pronação. A avaliação clínica da força de flexão, extensão, pronação e supinação é realizada contra a resistência, estando o cotovelo em 90° de flexão, junto ao tórax, e com o antebraço em rotação neutra.

Flexão

A habilidade do paciente em levantar um peso contra a gravidade oferece informação adicional acerca do grau de incapacidade. Isso é mais importante nos pacientes artríticos.

Flexores primários	Braquial – nervo musculocutâneo (C5 e C6) Bíceps – nervo musculocutâneo (C5 e C6)
Flexores secundários	Braquiorradial – nervo radial (C7) Supinador – nervo radial (C7) Supinadores

A flexão é avaliada com o paciente em pé ou sentado, da maneira que lhe for mais confortável. O examinador deverá manter o cotovelo junto ao tronco colocando sua mão sobre a face volar do antebraço, que deverá estar em supinação. Dessa forma, deve-se oferecer resistência à flexão após essa atingir 45°. Em geral, deve-se examinar o lado contralateral, de modo a obter dados comparativos (Figura 7.20).

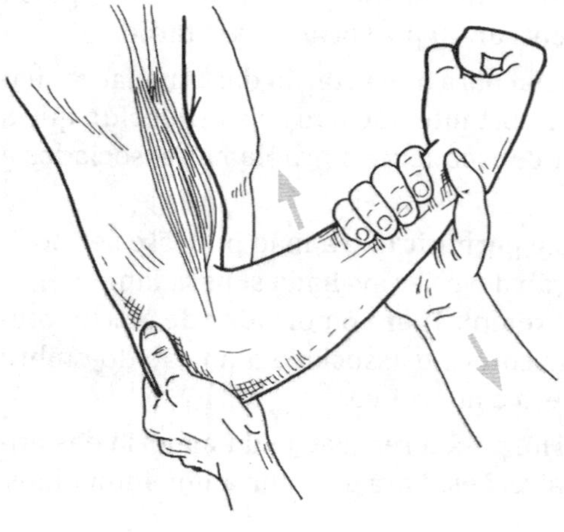

Figura 7. 20 A força de flexão é avaliada com o cotovelo fletido em 90°, junto ao tórax, com o antebraço em rotação neutra.

Extensão

Extensor primário	Tríceps – nervo radial (C7)
Extensor secundário	Ancôneo – nervo radial (C7)

O examinador deverá manter o cotovelo junto ao tórax e o antebraço em rotação neutra ou pronação. Começando pela flexão máxima, solicita ao paciente que estenda o cotovelo. A resistência à extensão deverá ser iniciada quando o cotovelo atingir 90º. Deve-se examinar o lado contralateral, de modo a ter dados comparativos (Figura 7.21).

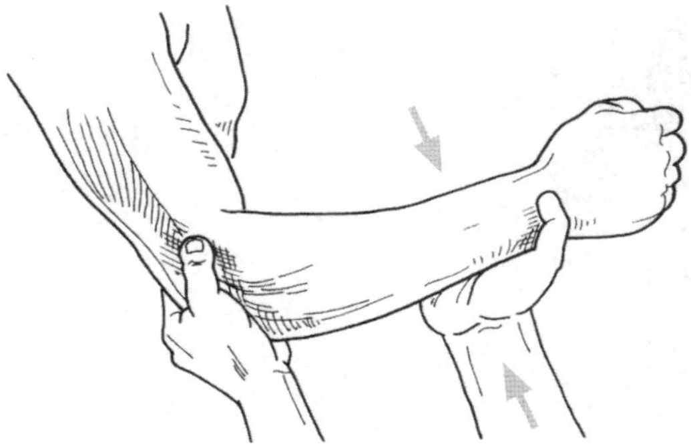

Figura 7.21 A avaliação da extensão é realizada com o cotovelo junto ao tórax, o antebraço em rotação neutra ou pronação. A resistência à extensão deverá ser iniciada quando o cotovelo estiver em aproximadamente 90º de flexão.

Supinação

Supinadores primários	Bíceps – nervo musculocutâneo (C5 e C6) Supinador – nervo radial (C7)
Supinador secundário	Braquiorradial – radial (C7)

A avaliação da supinação é feita mantendo-se o cotovelo do paciente junto ao tórax e a outra mão do examinador sobre o dorso do terço distal do antebraço. Em seguida, o paciente é instruído a iniciar o movimento da posição de pronação completa aumentando gradativamente a resistência à supinação (Figura 7.22).

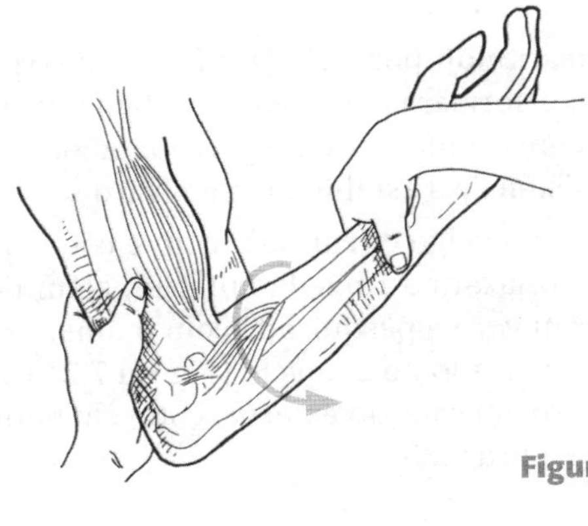

Figura 7.22 Avaliação da supinação.

Pronação

Pronadores primários	Pronador redondo – nervo mediano (C6) Pronador quadrado – nervo interósseo anterior (C6)
Pronador secundário	Flexor radial do carpo – nervo mediano (C6)

A pronação é avaliada, inicialmente, fixando-se o cotovelo do paciente ao tórax e a outra mão do examinador sobre o terço distal da face volar do antebraço. O paciente iniciará a pronação a partir da supinação completa e a resistência aumentará à medida que se inicia o movimento (Figura 7.23).

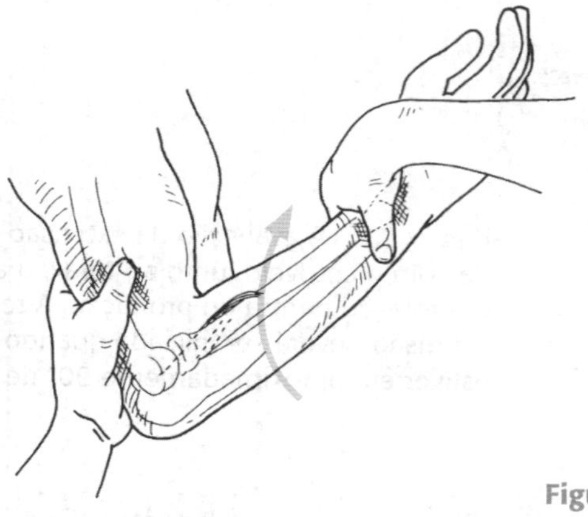

Figura 7.23 Avaliação da pronação.

TESTES ESPECÍFICOS

Instabilidade

Na ausência de lesão cartilaginosa, a integridade dos ligamentos colaterais ulnar e radial é difícil de ser avaliada por causa da estabilidade conferida ao cotovelo pela morfologia da articulação. Mas, na presença de destruição articular consequente a artrite reumatoide ou após excisão da cabeça do rádio, a instabilidade pode ser demonstrada por estresse em varo ou valgo.

O ligamento colateral medial é constituído por dois fascículos, anterior e posterior. Suas fibras se tornam tensas de anterior para posterior à medida que o cotovelo é fletido. O ligamento colateral lateral é constituído por uma porção radial e outra ulnar. Essa última é a mais importante na resistência à estabilidade em varo.

A pesquisa da instabilidade em varo ou valgo é realizada com o cotovelo discretamente fletido, em torno de 15°, o que relaxará a cápsula anterior, além de retirar o olécrano de sua fossa. A instabilidade em varo é pesquisada com o úmero em rotação interna completa e estresse em varo é realizado no cotovelo (Figura 7.24). A instabilidade em valgo é pesquisada com o úmero em rotação externa, cotovelo fletido em 15°, e então estresse em valgo é realizado (Figura 7.25).

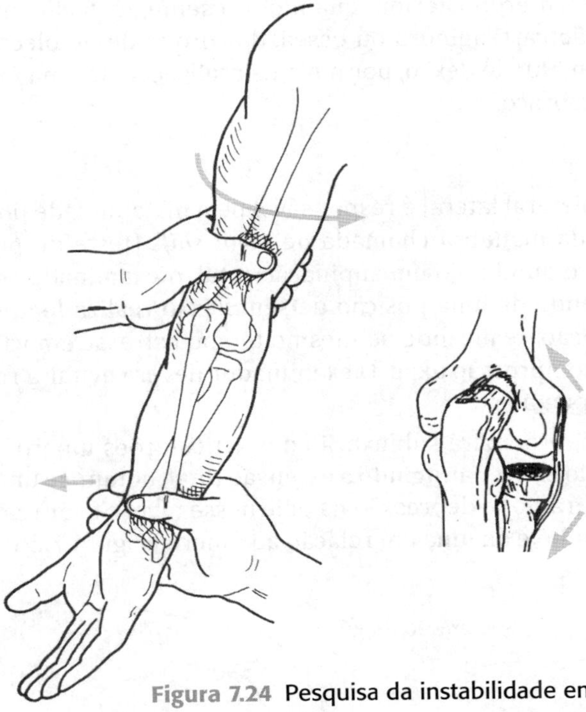

Figura 7.24 Pesquisa da instabilidade em varo.

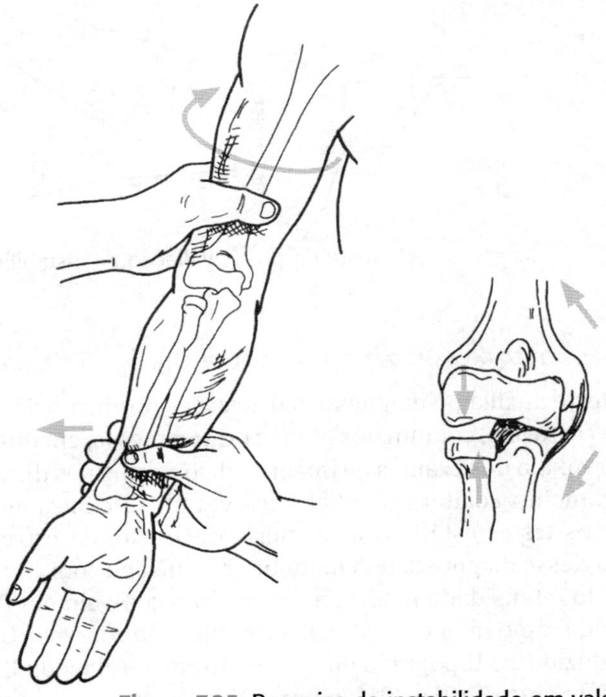

Figura 7.25 Pesquisa da instabilidade em valgo.

A instabilidade no plano anteroposterior, quando presente, é facilmente visualizada. É decorrente de lesão cartilaginosa ou óssea, da coronoide ou olécrano. É demonstrada com o cotovelo em 90° de flexão, por meio da realização de uma força no sentido anteroposterior no antebraço.

Teste do pivô

A insuficiência do ligamento colateral lateral é responsável pela instabilidade posterolateral. É elucidada por meio da manobra chamada de *pivot shift* (teste do pivô). O teste é realizado colocando-se o antebraço em supinação total, o examinador segura o punho do paciente e começando de uma posição de semiflexão realiza lentamente a extensão, mantendo a supinação, realizando ao mesmo tempo estresse em valgo no cotovelo e mantendo força de compressão axial. O examinador deverá evitar a rotação externa do úmero com sua outra mão.

Esse teste, quando positivo, produzirá subluxação das articulações umeroulnar e umerorradial. Quando o cotovelo estiver atingindo a extensão total, notam-se uma proeminência posterior (cabeça do rádio) e depressão na pele nesse nível. Se for realizada flexão, observar a redução do rádio e da ulna em relação ao úmero (Figura 7.26).

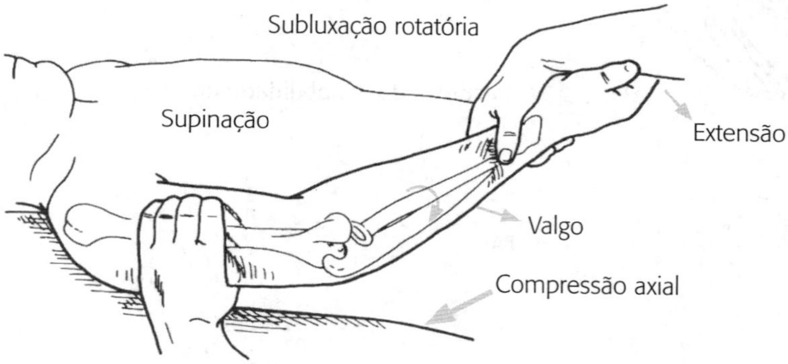

Figura 7.26 Teste do pivô. Avaliação da instabilidade posterolateral.

Teste dinâmico de estresse em valgo (*the moving valgus stress test*)

Esse teste auxilia no diagnóstico das lesões por insuficiência do ligamento colateral medial do cotovelo, comum nos atletas de arremesso, em que o diagnóstico é difícil, mesmo com o auxílio dos exames de imagens disponíveis nos dias de hoje. Usualmente, as lesões do ligamento colateral medial apresentam-se clinicamente com sintomas dinâmicos, sendo os testes estáticos inconclusivos. O teste do estresse dinâmico auxilia a confirmação desse diagnóstico. A manobra é realizada com o examinador mantendo força em valgo de intensidade moderada, estando o cotovelo em flexão completa. Em seguida, é realizada rapidamente a extensão completa do cotovelo. O teste será positivo se a dor for reproduzida, na topografia do ligamento colateral medial, e de maior intensidade principalmente entre 120° e 70° (Figura 7.27).

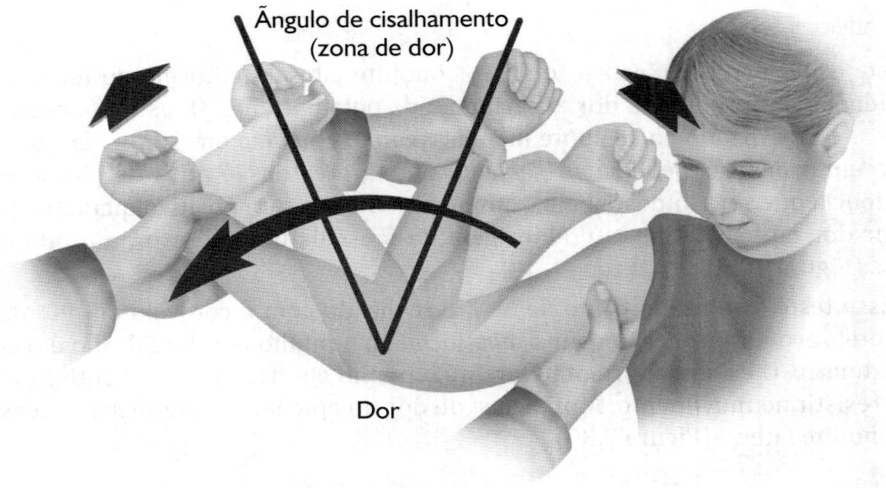

Figura 7.27 Teste dinâmico de estresse em valgo.

Teste da ordenha (*milking test*)

O teste da ordenha (*the milking maneuver*) é realizado orientando o paciente a puxar seu polegar do lado acometido, com o antebraço em supinação e o cotovelo em flexão maior que 90°, criando um estresse em valgo. Esse teste, quando positivo, sugere lesão do ligamento colateral medial, ou seja, instabilidade medial ou em valgo (Figura 7.28).

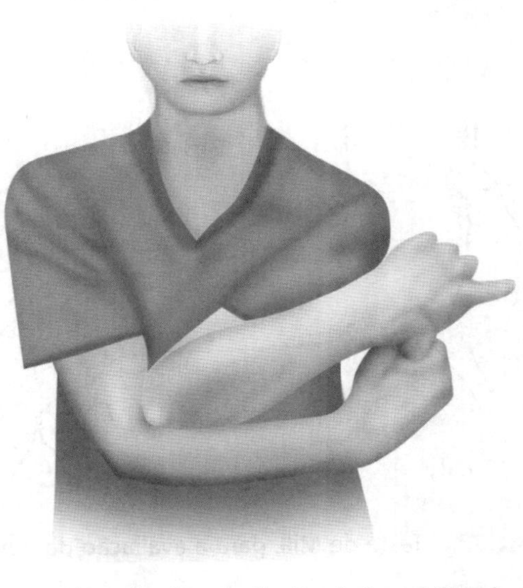

Figura 7.28 Teste da ordenha. Avaliação da instabilidade medial.

Epicondilite lateral

O teste específico para avaliação da epicondilite lateral, "cotovelo do tenista", tem a finalidade de reproduzir a dor experimentada pelo paciente. O teste, conhecido como de Cozen, é realizado da seguinte maneira: com o cotovelo em 90º de flexão e o antebraço em pronação, pede-se ao paciente que faça extensão ativa do punho contra a resistência que será imposta pelo examinador. O teste será positivo quando o paciente referir dor no epicôndilo lateral, origem da musculatura extensora do punho e dos dedos (Figura 7.29).

Esse teste, conhecido como de Mill, é realizado com o cotovelo em 90º de flexão e o antebraço em pronação com a mão fechada, o punho em dorsiflexão e o cotovelo em extensão. O examinador então forçará o punho em flexão e o paciente é orientado para resistir ao movimento. A presença de dor no epicôndilo lateral será sugestiva de epicondilite lateral (Figura 7.30).

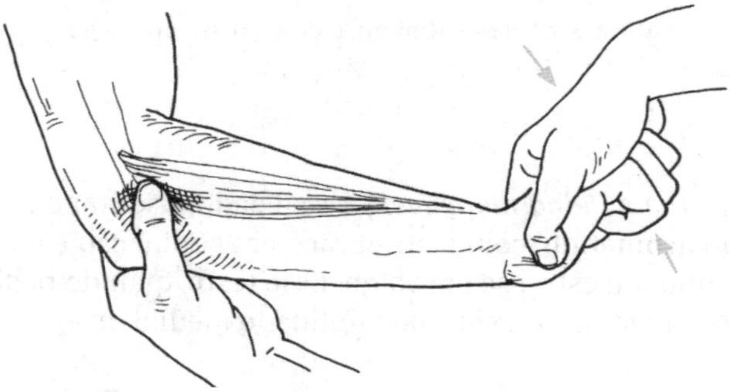

Figura 7.29 Teste de Cozen, para a avaliação da epicondilite lateral.

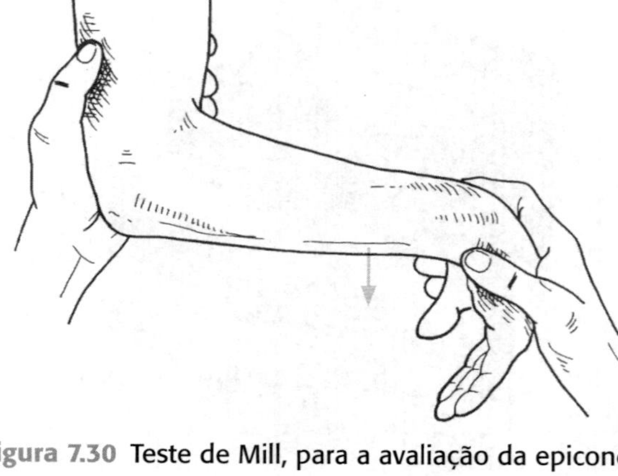

Figura 7.30 Teste de Mill, para a avaliação da epicondilite.

Epicondilite medial

O teste da epicondilite medial, "cotovelo do golfista", tem a finalidade de reproduzir a dor experimentada pelo portador de alterações nessa localização. O cotovelo é fletido, o antebraço mantido em supinação e o punho em extensão. Em seguida, o cotovelo será estendido vagarosamente e se o paciente apresentar dor no epicôndilo medial será sugestivo de epicondilite medial ou, ainda, ocorrer dor ao realizar a flexão do punho contra a resistência (Figura 7.31).

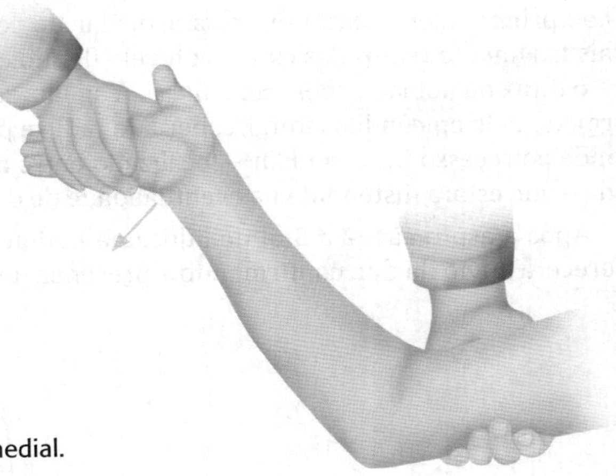

Figura 7.31 Avaliação da epicondilite medial.

Teste do gancho (*hook test*)

A lesão do tendão distal do bíceps é frequentemente não identificada no exame clínico. A manobra conhecida como *hook test* permite reconhecer essa lesão de forma consistente. É realizado estando o cotovelo em 90º de flexão e o paciente realizando a supinação ativa do antebraço. Estando o tendão do bíceps íntegro, permitirá ao examinador passar seu dedo indicador como um gancho ao redor do tendão de lateral para medial. Na ocorrência de teste anormal, indicando avulsão distal do tendão, não existirá estrutura tensa que permita que o examinador possa colocar seu dedo ao redor como um gancho (Figura 7.32).

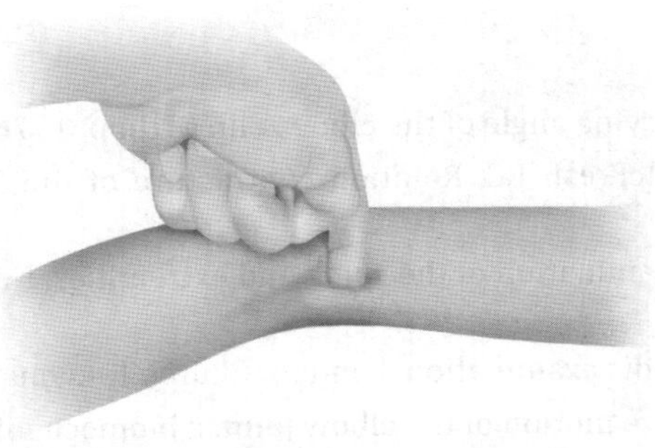

Figura 7.32 Teste do gancho (*hook test*) para avaliação do tendão do bíceps.

Teste de compressão (*squeeze test*)

Outra manobra clínica para o diagnóstico de lesão do tendão distal do bíceps é o teste da compressão (*squeeze test*), onde se realiza a compressão da massa muscular do bíceps braquial e se observa leve supinação passiva do antebraço, sugerindo a integridade do tendão.

Punção articular

A punção da articulação do cotovelo pode, em alguns casos, ser útil para a distinção entre o comprometimento extra ou intra-articular do cotovelo. A punção e a infiltração são mais facilmente realizadas com o cotovelo fletido em 90° e o antebraço em repouso sobre o tórax ou apoiado sobre uma mesa. A agulha será introduzida no meio do triângulo formado pelo epicôndilo lateral, cabeça do rádio e ponta do olécrano. Esse ponto corresponde ao recesso infracondilar – localizado entre a cabeça do rádio e a borda radial da ulna – que estará distendido na eventualidade de derrame articular (Figura 7.33).

Após a aspiração, 2 a 3ml de lidocaína podem ser injetados na articulação, o que oferecerá alívio da dor, confirmando a presença de doença intra-articular.

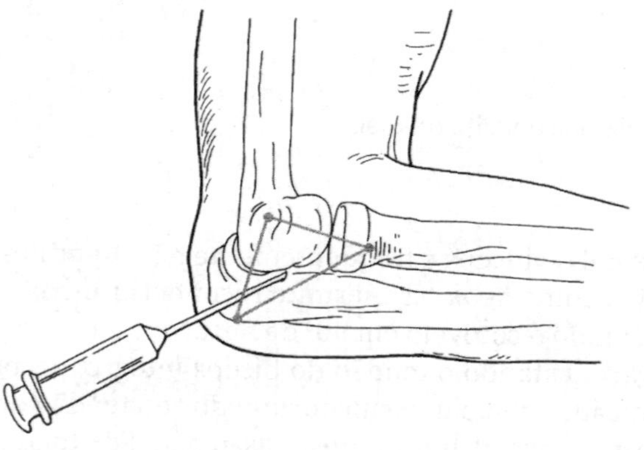

Figura 7.33 Técnica para a punção da articulação do cotovelo.

BIBLIOGRAFIA

Beals RK. The normal carrying angle of the elbow. Clin Orthop. 1976;119:194-6.

Bert JM, Linscheid RL, McFresh EC. Rotation contracture of the forearm. J Bone Joint Surg. 1980;62A:1163.

Hoppenfeld S. Physical examination of the spine and extremities. New York: Appleton-Century--Crofts; 1976.

McRae R. Clinical orthopedic examination. London: Churchill-Livingstone, 1976.

Morrey BF, Chao EY. Passive motion of the elbow joint: a biomechanical study. J Bone Joint Surg. 1979;61A:63.

Morrey BF, Askew LJ, An KN, Chao EY. A biomechanical study of normal functional elbow. J Bone Joint Surg. 1981;63A:872.

O'Driscoll SW, Bell DF, Morrey BF. Posterolateral rotatory instability of the elbow. J Bone Joint Surg. 1991;73A:440.

O'Driscoll SW, Lawton RL, Smith AM. The "moving stress test" for medial collateral ligament tears of the elbow. Am J Sports Med. 2005;33(2):231.

O'Driscoll SW, Gonçalves LB, Dietz P. The hook test for distal biceps tendon avulsion. Am J Sports Med. 2007;35(11):1865.

Murthi AM, Keener JD, Armstrong AD, Gertz CL. The recurrent unstable elbow: diagnosis and treatment. J Bone Joint Surg Am. 2010;92(8):1794-804.

Ruland RT, Dunbar RP, Bowen JD. The biceps squeeze test for diagnosis of distal biceps tendon ruptures. Clin Orthop Relat Res. 2005;437:128-31.

Regan WD, Korineck SL, Morrey BF, An KN. Biomechanical study of ligaments about the elbow joint. Clin Orthop. 1991;271:170-9.

Regan WD, Morrey BF. The physical examination of the elbow. In: The Elbow and its Disorders. Philadelphia: WB Saunders; 1993. p. 73-85.

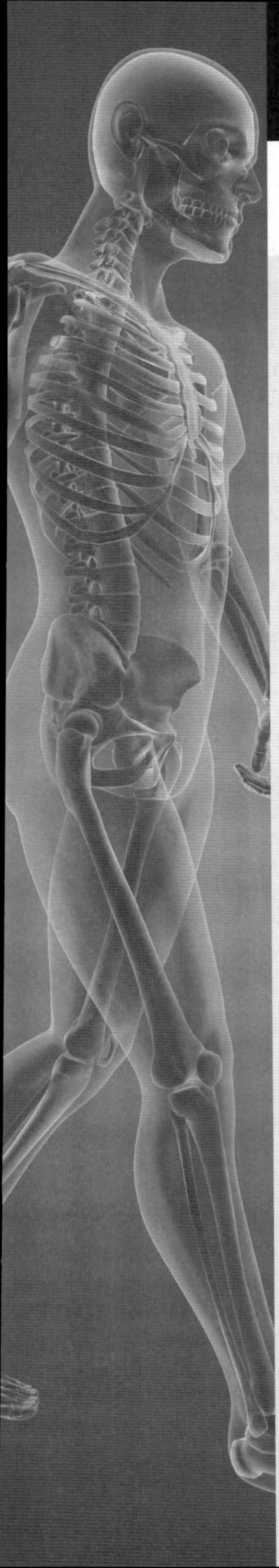

CAPÍTULO

8

Punho

- Arlindo G. Pardini Jr.
- Afrânio D. de Freitas

O punho é o segmento anatômico intermediário entre o antebraço e a mão. Sua integridade é responsável pela boa função dos dedos. De acordo com Flatt, o punho é a articulação-chave para toda a função da mão e seus movimentos permitem que a mão seja colocada em grande variedade de posições.

Devido a sua complexidade e versatilidade funcional, é necessário conhecimento detalhado de sua anatomia e cinesiologia para que se possa realizar exame físico adequado e interpretar corretamente os achados clínicos e radiográficos.

O limite anatômico do punho vai desde o ponto em que o rádio começa a se alargar até as articulações carpometacárpicas. Segundo Taleisnik, o limite proximal não necessita ser precisamente definido e corresponde a uma linha que passa cerca de 3cm proximal ao espaço radiocárpico. Portanto, as lesões do rádio em sua parte distal, mesmo se extra-articulares, são consideradas lesões do punho quando interferem com sua função.

ANATOMIA

OSSOS E LIGAMENTOS DO PUNHO

A superfície articular distal do rádio tem forma triangular, cujo ápice corresponde ao processo estiloide, e a base, à cavidade articular para a cabeça da ulna. Ela apresenta duas fossetas articulares, uma elíptica, localizada do lado radial, que articula com o escafoide, e outra esférica, do lado ulnar, onde articula o semilunar; e são separadas por uma crista no sentido anteroposterior.

A borda ulnar do rádio, em sua porção mais distal, articula-se com a cabeça da ulna em uma cavidade rasa denominada fossa sigmoide (Figura 8.1).

Vista de perfil, a superficie distal do rádio tem inclinação anterior em torno de 12 a 15° e vista de frente, na projeção radiológica anteroposterior, apresenta inclinação ulnar de 20 a 25°. Portanto, as margens posterior e lateral da extremidade distal do rádio têm efeito de contenção, contribuindo para a estabilidade dorsal e radial da articulação radiocárpica. Ainda na incidência anteroposterior, a altura do rádio, distância média entre a ponta do processo estiloide do rádio e a superfície articular da ulna, é de cerca de 13mm. Todos esses parâmetros são importantes na análise dos desvios das fraturas da extremidade distal do rádio (Figura 8.2). Quanto ao comprimento do rádio e da ulna, em 51% dos casos, as superfícies articulares desses dois ossos estão no mesmo nível. Em 26% a ulna é mais comprida (1 a 5mm), denominada ulna *plus*, e em 23%, mais curta (1 a 6mm), denominada ulna *minus*.

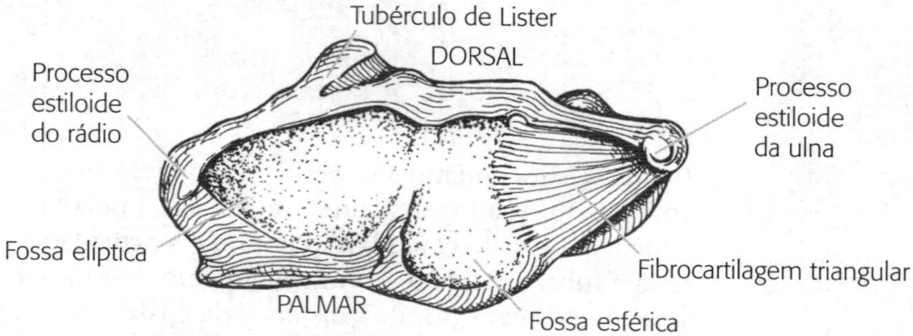

Figura 8.1 Vista da superfície articular distal do rádio e da ulna.

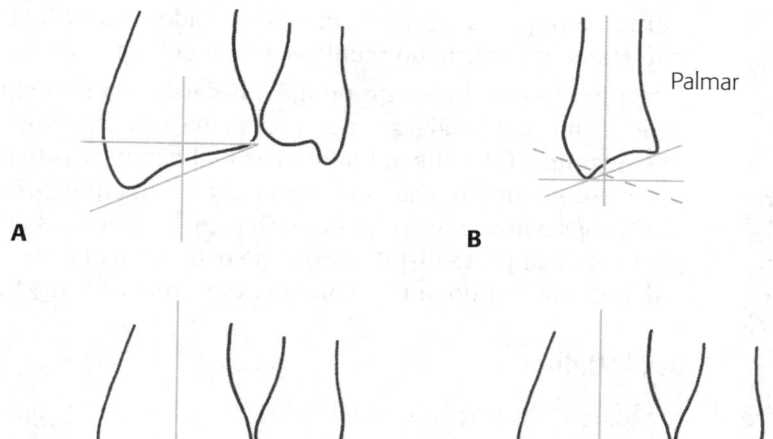

Figura 8.2 Ângulos anatômicos do rádio distal. **A)** No sentido anteroposterior, apresenta inclinação ulnar de 20° a 25°. **B)** Na vista em perfil, tem inclinação palmar de 12° a 15°. **C)** A distância entre a superfície articular do rádio e da ulna é em média de 2mm. **D)** A distância média da ponta do processo estiloide do rádio à superfície articular da ulna é de cerca de 13mm.

OSSOS E ARTICULAÇÕES DO CARPO

Do ponto de vista estático, classicamente, os ossos do carpo são dispostos em duas fileiras transversas; a proximal, constituída pelo escafoide, semilunar, piramidal e pisiforme, e a distal, composta pelo trapézio, trapezoide, capitato e hamato. Essa disposição determina duas articulações do punho: a radiocárpica, entre o rádio e a primeira fileira, e a mediocárpica, entre a primeira e a segunda fileira, que têm participação em maior ou menor grau na flexoextensão (Figura 8.3). Na extensão a articulação mediocárpica tem mais amplitude de movimento (cerca de 66%) do que a radiocárpica (34%). Na flexão o movimento da articulação radiocárpica é mais amplo (60%) do que a mediocárpica (40%) (Figura 8.4).

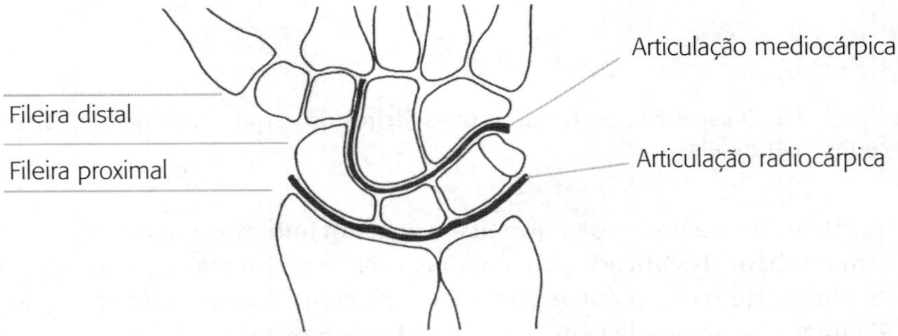

Figura 8.3 As duas fileiras dos ossos do carpo e a superfície distal do rádio formam as articulações mediocárpica e radiocárpica.

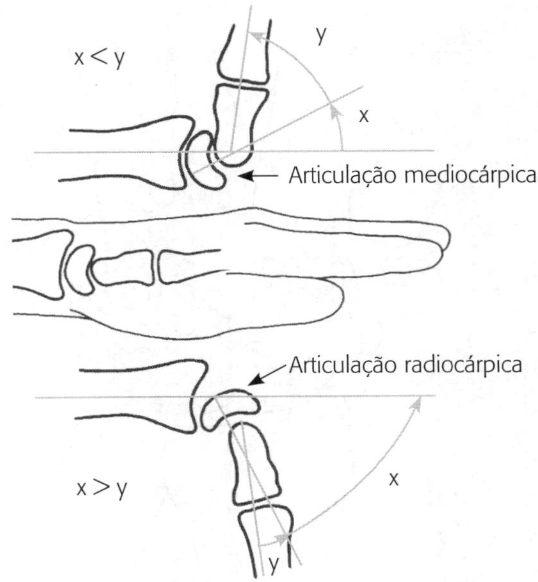

Figura 8.4 Na extensão do punho, a articulação mediocárpica representa 66% desse movimento, e na flexão, a radiocárpica é mais ampla (60% desse movimento).

Do ponto de vista funcional, o pisiforme não é considerado parte do sistema articular do punho, sendo mais um osso sesamoide, sem função nas atividades do carpo. Ainda do ponto de vista funcional, o escafoide pertence às duas fileiras do carpo, segundo Gilford et al., funcionando como uma barra de conexão entre elas (Figura 8.5).

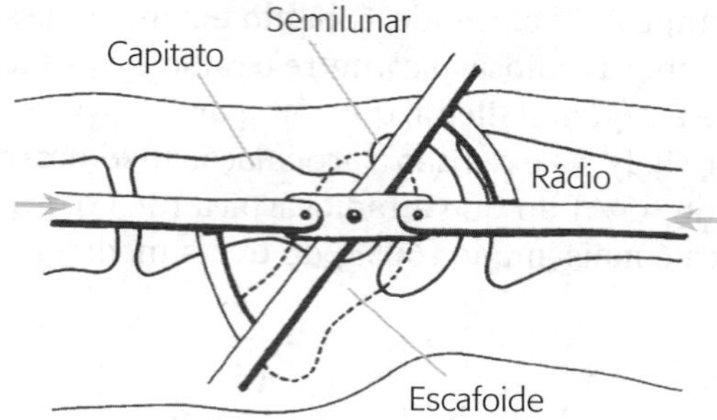

Figura 8.5 O escafoide pertence às duas fileiras do carpo, funcionando como uma barra de conexão entre elas.

Devido à disposição anatômica e aos movimentos entre eles, os ossos do carpo foram também classificados em colunas verticais, conforme conceito de Navarro. Segundo ele, existem três colunas verticais, uma central, constituída pelo semilunar, capitato e hamato, relacionada com o movimento de flexoextensão; uma lateral, composta pelo escafoide, trapézio e trapezoide, que se move ao redor da coluna central; e uma medial, que engloba o piramidal e o pisiforme (Figura 8.6). Na realidade, a articulação entre o semilunar e o capitato não está limitada apenas à flexoextensão, pois nos movimentos

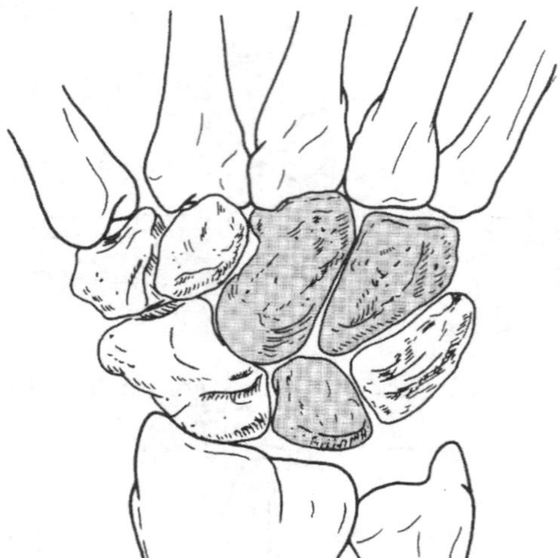

Figura 8.6 A coluna central do carpo é constituída pelo semilunar, capitato e hamato (em cinza); a lateral, pelo escafoide, trapézio e trapezoide; e a medial, pelo piramidal.

de lateralidade, em desvio radial ou ulnar, existe bastante movimento nessa articulação, assim como na escafotrapézio e na lunopiramidal. Por isso, o conceito de anel oval de Lichtman aplica-se melhor na compreensão das instabilidades cárpicas (Figura 8.7). A quebra em qualquer ponto desse anel, como em uma lesão ligamentar, produz movimento anormal ou instabilidade.

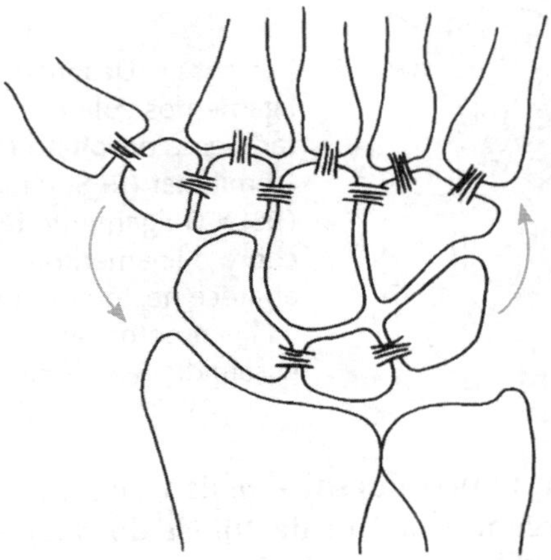

Figura 8.7 Conceito oval de Lichtman: os ossos movem-se em conjunto, como uma cadeia.

LIGAMENTOS DO PUNHO

Os ligamentos dorsais e volares do carpo podem ser classificados em extrínsecos, que têm a origem ou inserção fora do carpo, e intrínsecos ou intercárpicos, aqueles que têm origem e inserção dentro do carpo. Os ligamentos extrínsecos são proximais (radiocárpicos e ulnocárpicos) e distais (carpometacárpicos). Os ligamentos extrínsecos mais fortes e mais relacionados com a estabilidade dos ossos do carpo são:

- **Ligamento radioescafocapitato** – origina-se na superfície volar do processo estiloide do rádio e insere-se no escafoide e capitato. É também chamado de ligamento oblíquo de Weitbrecht (Figura 8.8).
- **Ligamento radioescafo-semilunar (ligamento de Kuentz e Testut)** – origina-se mais ulnarmente que o precedente, na crista que separa as fossetas articulares do rádio. Ele tem uma inserção no polo proximal do escafoide e no semilunar (Figura 8.8).
- **Ligamento rádio-semilunar** – de direção mais transversa, cobre parcialmente o ligamento radioescafo-semilunar e leva uma rica vascularização para o semilunar (Figura 8.8).
- **Ligamento rádio-semilunar-piramidal** – origina-se na porção volar mais ulnar do rádio, é muito forte, curto e espesso, de forma trapezoidal. Ele se dirige oblíqua e ulnarmente para se inserir na face volar do semilunar e no piramidal, no ligamento piramidal-semilunar. Distal e ulnarmente esse ligamento se une com fibrocartilagem triangular.

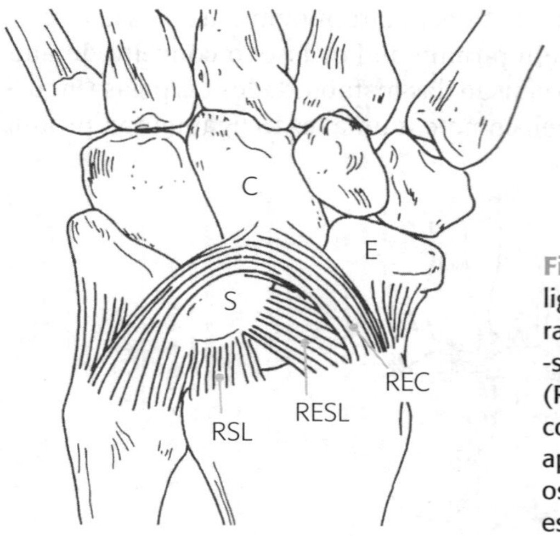

Figura 8.8 Desenho esquemático dos ligamentos volares do carpo: ligamento radioescafocapitato (REC); radioescafo-semilunar (RESL); rádio-semilunar-piramidal (RSL). O ligamento rádio-semilunar-piramidal cobre o ligamento rádio-semilunar e não aparece neste desenho. Observar também os ligamentos ulnocárpicos. C = capitato; E = escafoide; S = semilunar.

- **Ligamento radiocárpico dorsal** – mais fraco que os radiocárpicos volares. Origina-se na margem posterior da epífise do rádio e insere-se no semilunar piramidal e escafoide.

Os ligamentos intrínsecos ou intercárpicos estão situados entre os ossos da mesma fileira (escafo-semilunar, semilunar-piramidal) ou entre ossos da fileira proximal e distal (escafocapitato, escafotrapézio-trapezoide, piramidal-hamato). Esses ligamentos são fibrocartilaginosos e vedam as articulações radiocárpica e mediocárpica.

EXAME FÍSICO DO PUNHO

Todo exame físico, independente do sistema a ser examinado e do segmento avaliado, no caso de ortopedia e cirurgia de mão, deve ser precedido de anamnese completa, na qual não deve faltar informações com relação a idade, tipo de atividade que exerce (profissional e de lazer), dominância, queixa principal, tempo de evolução, como apareceu, qual foi a evolução e, em caso de dor, caracterizá-la o máximo possível. É importante também observar o estado psicológico do paciente, uma vez que esse pode ser motivo ou determinar o prognóstico da entidade patológica que o acomete.

O exame físico bem feito é determinante do diagnóstico correto e com isso a determinação da conduta a seguir. Os exames complementares devem apenas confirmar ou ajudar no diagnóstico diferencial entre as possíveis doenças sugeridas pelo exame físico. É com muita propriedade que Tubiana diz que toda informação proporcionada pelo exame clínico deve fornecer uma base para compressão mais profunda na elucidação do diagnóstico do problema do paciente. Todo exame deve ser objetivo, possível de ser reproduzido e, de preferência, de natureza numérica para proporcionar a base para avaliação da evolução do paciente, bem como para melhor entendimento de outros profissionais que possam ter contato com o paciente.

Toda anamnese e exame físico devem ser anotados em prontuário numerado e posteriormente arquivado, já que é grande a possibilidade de que o médico não se lembre de detalhes algum tempo depois do exame, além de possibilitar informação adequada em futuras ocasiões caso venha o paciente necessitar de cuidados, além de servir na realização de trabalhos científicos e procedimentos médico-legais.

O exame físico do punho deve ser realizado com o membro superior todo exposto, com o paciente sentado em frente do examinador e com os cotovelos apoiados sobre a mesa (Figura 8.9). Ambos os membros devem ser examinados para fins comparativos, devendo uma rotina de exame ser seguida, buscando padronizar o exame. Dessa forma, ele é iniciado pela inspeção que começa a partir do instante que o paciente entra no consultório, segue com a palpação, amplitude de movimentos, os testes musculares, a avaliação da sensibilidade e, por fim, os testes especiais.

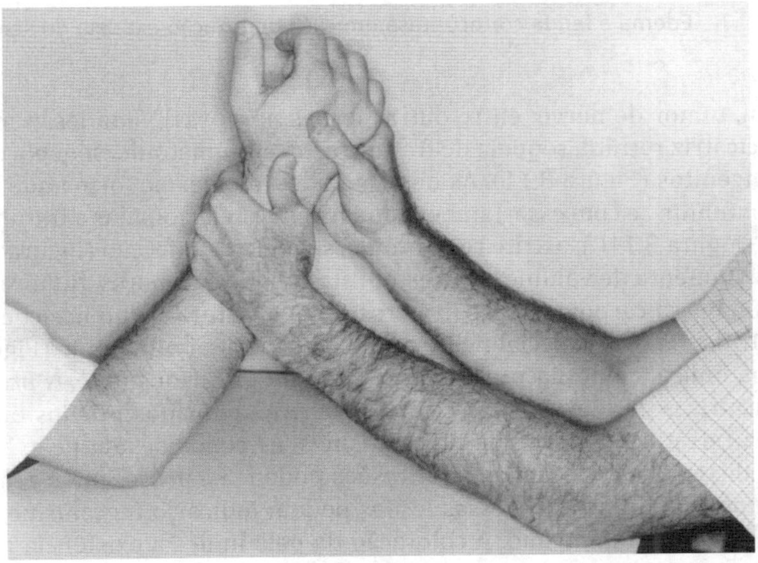

Figura 8.9 O exame deve ser feito com os cotovelos do paciente apoiados em uma mesa e o examinador de frente para o paciente.

INSPEÇÃO

A inspeção fornece informações preciosas e não pode ser limitada à área da queixa do paciente, mas abranger todo o membro superior, especialmente o antebraço e a mão, e bilateralmente, como já mencionado. Nela devem ser observados postura do membro, deformidades, aumentos de volume (edema, tumores e tumorações, sinovites), coloração da pele, presença de cicatrizes, hematomas, equimoses, flictenas, ferimentos (cortantes, contusos, abrasivos ou esfoliantes) (Figura 8.10). Tudo isso tem significado, podendo a posição do punho estar relacionada a uma lesão nervosa central ou periférica (paralisia cerebral, paralisia braquial obstétrica, secção ou compressão do

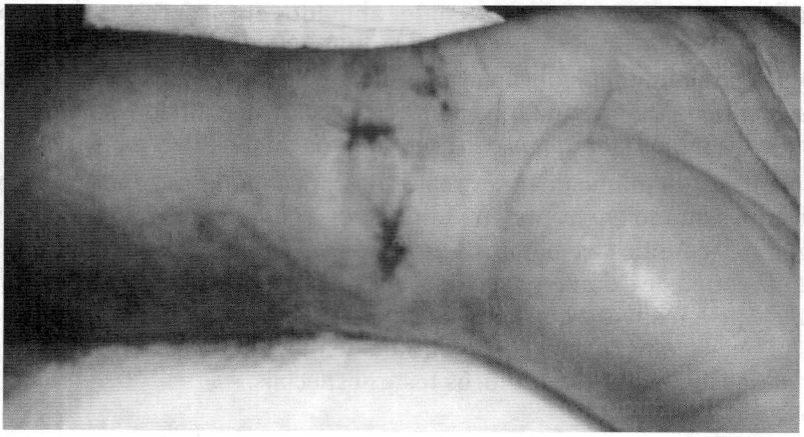

Figura 8.10 Edema e ferida cortocontusa em caso de luxação exposta do semilunar.

nervo radial, tumor de nervo, entre outras lesões nervosas), uma lesão muscular ou tendinosa, cicatriz retrátil, sequela de fratura, artrite reumatoide, sequela de infecção, defeitos congênitos (Figura 8.11). As deformidades, da mesma forma que a postura e podendo confundir-se com essa, também podem estar relacionadas a fraturas, defeitos congênitos (Figura 8.11C), artrite reumatoide, sequela de infecção (Figura 8.12), além de tumores. Aumento de volume pode estar relacionado a tumores, tumorações (cisto, Figura 8.13A, bossa carpometacarpal, artroses etc.), fraturas e/ou luxações, sinovites (Figuras 8.13B e 8.13C), especialmente no caso de artrite reumatoide (Figura 8.13D), variação anatômica, como na presença do músculo extensor *digitoris brevis* (Figura 8.13). As cicatrizes podem denotar cirurgias ou traumatismos prévios ou constituir uma cicatriz retrátil. Nos casos de traumatismos, as condições da pele, hematomas, equimoses, flictenas e escoriações ou abrasões podem estar presentes e, na presença de lesão da pele, a localização dessas lesões podem indicar o mecanismo ou direção da força durante o traumatismo. A coloração da pele indica a existência de processo inflamatório ou infeccioso.

PALPAÇÃO

À palpação, devem-se pesquisar alteração da temperatura, presença de deformidades e tumorações e localização de pontos dolorosos. A temperatura local pode estar aumentada na presença de processos inflamatórios ou infecciosos (infecção, artrite reumatoide, tenossinovites). As tumorações devem ser analisadas quanto a localização, consistência (mole, fibrosa, dura), mobilidade e presença de dor.

A presença de pontos dolorosos deve sempre ser pesquisada e sua localização anatômica relacionada às estruturas subjacentes ao local palpado. Para isso, é fundamental o conhecimento anatômico e reconhecimento dos pontos de referência no punho. Na borda radial da extremidade distal do rádio, palpa-se o processo estiloide do rádio; medialmente ao processo estiloide, radial a uma linha traçada pelo centro do dedo

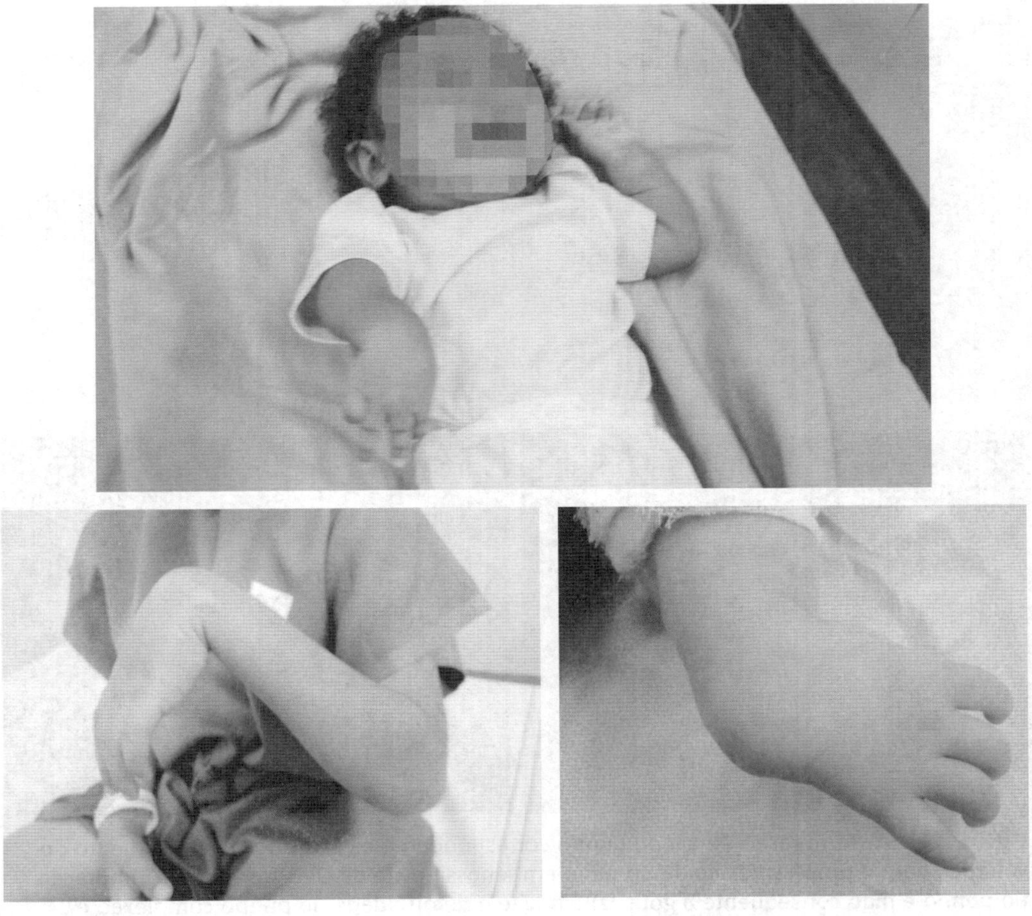

Figura 8.11 **A**) Notar o membro estendido em pronação do antebraço e flexão do punho em caso de paralisia braquial obstétrica. **B**) Observar o posicionamento do punho em flexão, antebraço pronado e cotovelo fletido em caso de paralisia cerebral espástica. **C**) Observar desvio radial do punho e ausência do polegar em caso de ausência congênita do rádio e polegar.

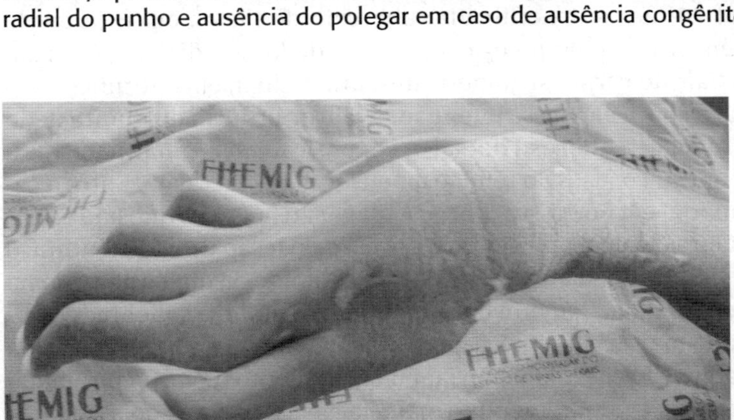

Figura 8.12 Deformidade do punho em flexão e desvio ulnar: sequela de infecção.

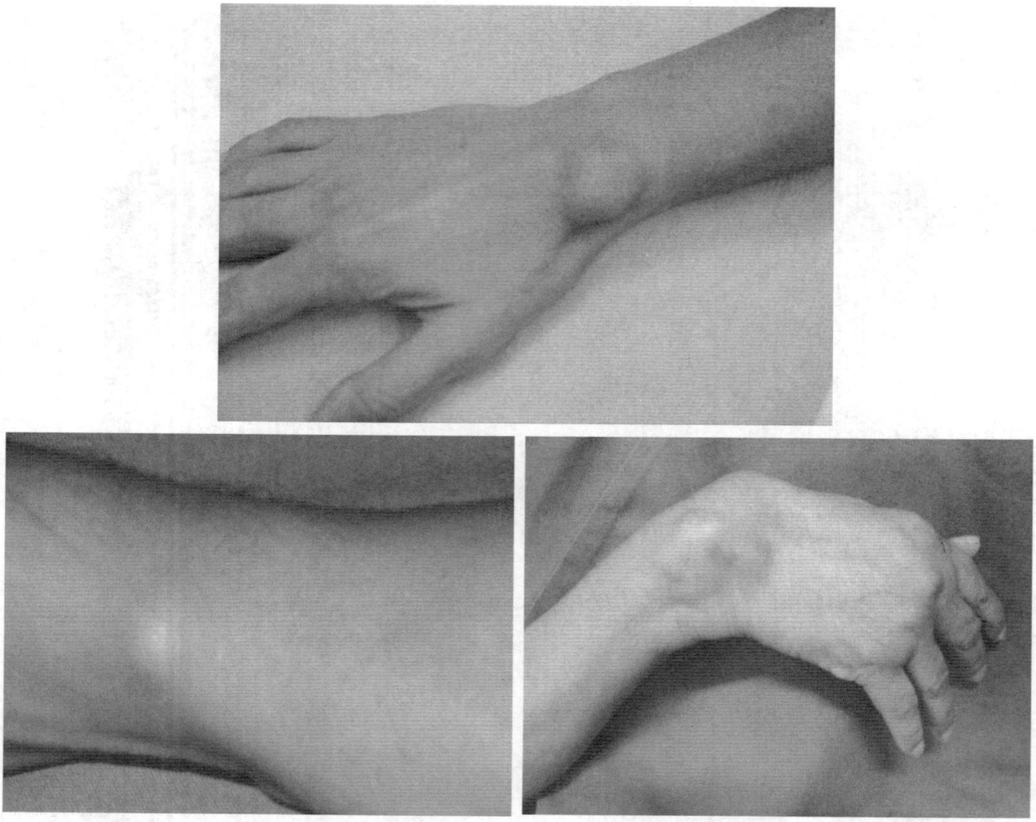

Figura 8.13 **A**) Tumoração dorsal do punho correspondente a cisto sinovial. **B**) Aumento do volume sobre o processo estiloide do rádio em tenossinovite de De Quervain. **C**) Tumoração no punho e mão consequente à gota. **D**) Sinovite e deformidade do punho com flexão e desvio ulnar: sequela de artrite reumatoide.

médio, sente-se uma protuberância denominada tubérculo de Lister, em cuja borda ulnar passa o tendão extensor longo do polegar, enquanto do lado radial se localizam os tendões extensores radiais do carpo; seguindo em sentido ulnar, encontramos a articulação radioulnar distal e sobre ela passa o tendão extensor próprio do quinto dedo e corresponde ao quinto túnel osteofibroso dorsal; e em posição mais ulnar palpa-se a cabeça da ulna onde, por um sulco, passa o tendão extensor ulnar do carpo. Entre a cabeça da ulna e o osso piramidal encontra-se a fibrocartilagem triangular que não é sentida pelo examinador durante a palpação, mas que, em caso de lesão dessa estrutura, o paciente pode referir dor durante a palpação, o processo estiloide da ulna é palpado na borda mais ulnar e saliente da ulna. Com um desvio radial do punho é salientado o piramidal que assim é palpado mais facilmente, e no espaço entre o processo estiloide da ulna e o piramidal é palpada a fibrocartilagem triangular, enquanto distal ao piramidal palpam-se o hamato e também, evidentemente, a articulação entre esses dois ossos.

Distal ao tubérculo de Lister, cerca de 1cm, sente-se uma depressão que coincide com a linha traçada pelo centro do terceiro raio e que passa exatamente sobre a articulação escafoide-semilunar e que é facilmente palpável, fazendo-se uma flexão do punho. Ainda com o punho fletido, palpa-se o osso semilunar ulnarmente à mencionada linha e mais ulnar ao osso piramidal, entre esses ossos o ligamento semilunar-piramidal. Imediatamente distal ao processo estiloide do rádio palpa-se outra depressão denominada tabaqueira anatômica, e que é delimitada radialmente pelo tendão extensor curto do polegar e ulnarmente pelo tendão extensor longo do polegar (Figura 8.14). No fundo da tabaqueira anatômica, palpa-se o corpo do escafoide e, distalmente, a 2cm do processo estiloide do rádio, na base do primeiro metacarpo, palpa-se a articulação carpometacárpica do polegar, que é mais bem sentida com circundação desse dedo, principalmente em casos de artrose quando há dor e crepitação (Figura 8.15).

Na face anterior do punho, distal à borda articular do rádio, na base da eminência tenar, palpa-se a tuberosidade do escafoide, em cujo lado ulnar o tendão do flexor radial do carpo mergulha em um túnel osteofibroso e é sentido mais facilmente quando o paciente faz flexão do punho contra resistência, da mesma forma que ocorre com o tendão do músculo palmar longo. Na parte mais ulnar do aspecto volar do punho palpa-se uma saliência rígida que corresponde ao osso pisiforme, em continuidade com o tendão do músculo flexor ulnar do carpo. Cerca de 1cm distal e medial ao pisiforme palpa-se o hâmulo do osso hamato.

Ainda, à palpação, devem-se também pesquisar a presença e a localização de crepitações e estalos. Deve-se realizar a palpação do primeiro túnel osteofibroso, local da tenossinovite de De Quervain, assim como a palpação do local da síndrome da intersecção, situado proximal e dorsal ao primeiro túnel osteofibroso, cerca de 4cm do processo estiloide, região onde o extensor curto do polegar cruza o extensor radial longo do carpo.

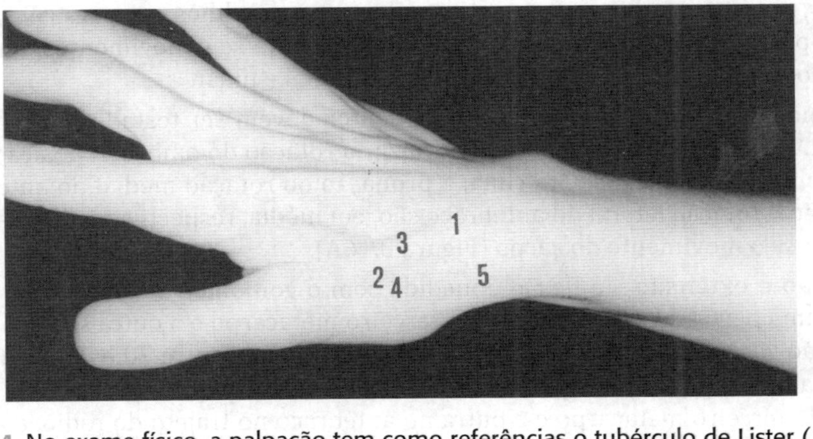

Figura 8.14 No exame físico, a palpação tem como referências o tubérculo de Lister (1), a tabaqueira anatômica (2), que se situa entre os tendões do extensor longo do polegar (3) e do extensor curto do polegar (4), e o processo estiloide do rádio.

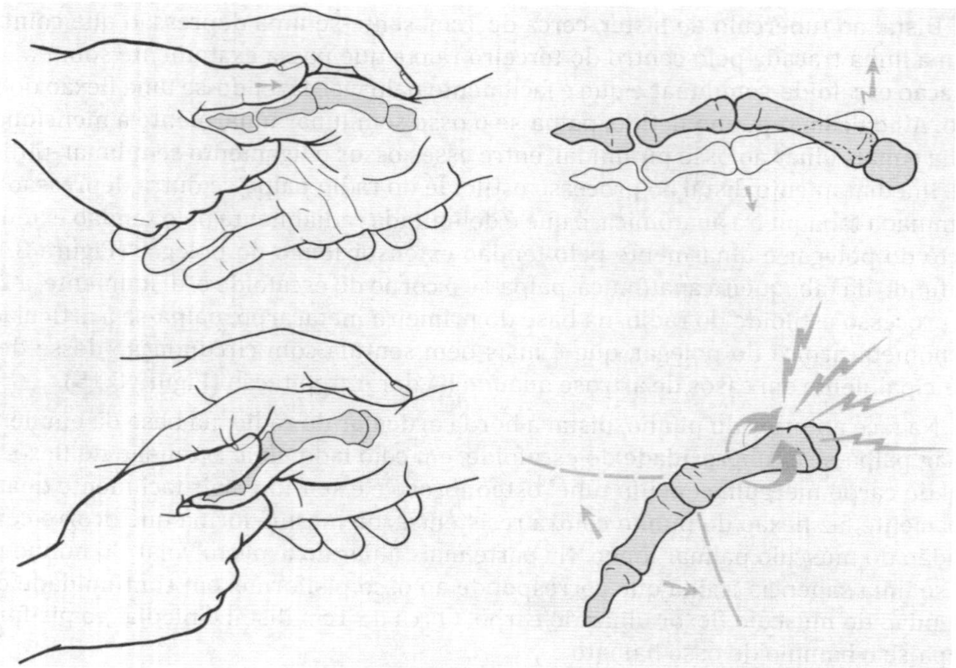

Figura 8.15 O polegar do examinador é colocado sobre o dorso da articulação carpometacárpica do paciente, enquanto, com a outra mão, faz compressão axial e circundação.

AMPLITUDE DE MOVIMENTOS

No exame físico do punho devem-se testar, inicialmente, os movimentos passivos e, depois, os ativos, observando-se a amplitude que deve ser medida com goniômetro e se há presença ou não de dor. Normalmente, esses movimentos têm amplitudes equivalentes, porém, em alguns casos, como aderências tendinosas e paralisias, os movimentos passivos são mais amplos. O punho apresenta seis movimentos, quais sejam pronação, supinação, flexão, extensão, desvios radial e ulnar.

Pronação e supinação – esses movimentos devem ser testados com o cotovelo fletido a 90° e junto ao corpo para neutralizar a rotação do ombro. A posição neutra é a que apresenta o polegar para cima; a pronação ou rotação medial do antebraço e a supinação e rotação lateral do antebraço são, em média, respectivamente, de 80 e 90°, evitando-se o movimento do carpo (Figura 8.16A).

Flexão e extensão – a flexão é medida com o goniômetro colocado no dorso do punho, uma perna do aparelho sobre o terceiro metacarpo e a outra sobre o rádio. Na população geral, a flexão varia entre 52 e 93°, com média entre 70 e 80°. Já a extensão é medida com o goniômetro colocado no aspecto volar do punho, com uma perna no trajeto do terceiro metacarpo e a outra no antebraço no trajeto do rádio, e apresenta variação entre 42 e 79°, com média de 60 a 70º (Figura 8.16B).

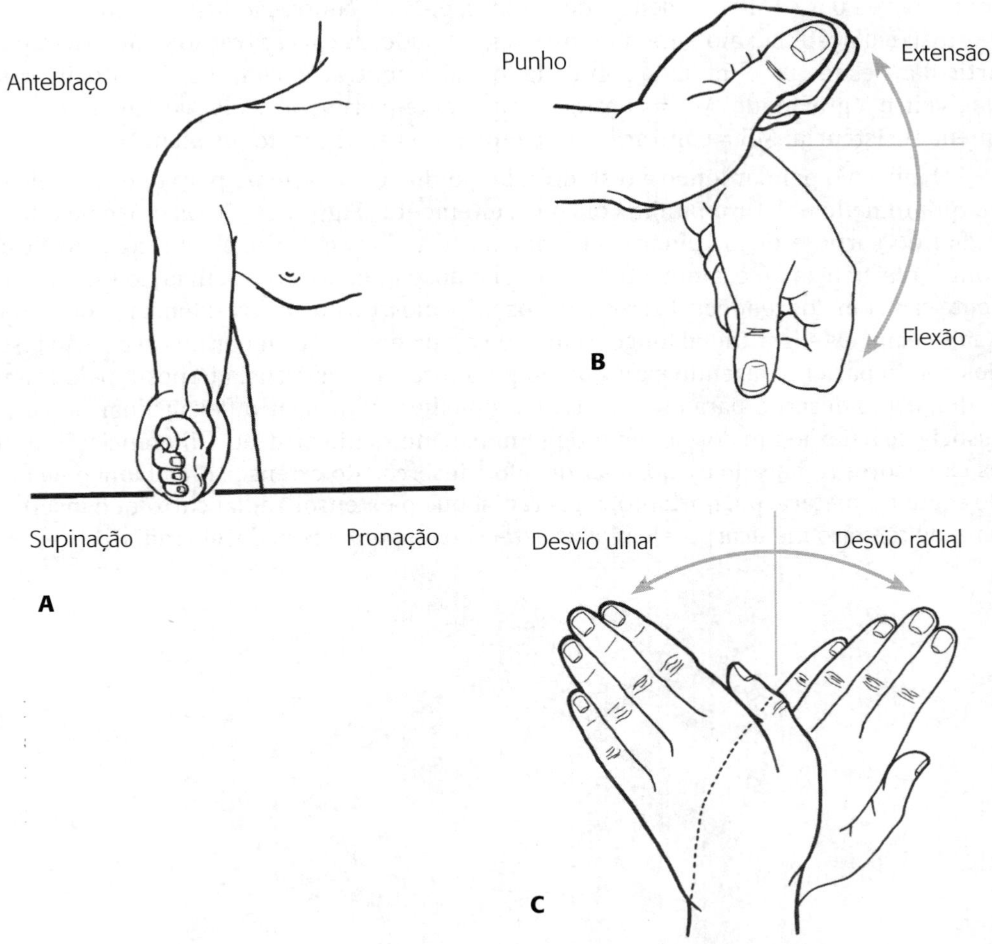

Figura 8.16 **A**) Pronação e supinação devem ser testadas com o cotovelo a 90º. **B**) A flexão e a extensão devem ser medidas com um goniômetro. **C**) Os desvios ulnar e radial, também medidos com um goniômetro, têm seu eixo de movimento centrado na cabeça do capitato.

Desvios ulnar e radial – o desvio ulnar (adução) é medido com o centro do goniômetro sobre o punho, uma perna na linha longitudinal do terceiro metacarpo e a outra sobre o rádio. O desvio ulnar médio é de 45º, sendo 30º na articulação radiocárpica e 15º na mediocárpica. O desvio radial (abdução) é medido com o goniômetro posicionado como para medir a adução e, em média, é de 15º, sendo 8º na radiocárpica e 7º na mediocárpica (Figura 8.16C).

TESTES MUSCULARES

Os músculos que estabilizam o punho devem ser testados e graduados como qualquer outro músculo, isto é, usando-se a escala de Highet modificada, que gradua a força muscular de 0 a 5 (M0 = ausência de contração; M1 = contração insuficiente para mover a articulação mesmo eliminando-se a gravidade; M2 = contração com movimento articular desde que eliminada a gravidade; M3 = contração com movimento articular que vence a gravidade; M4 = contração suficiente para vencer a gravidade e uma pequena resistência; M5 = contração suficiente para resistir forte resistência.

O músculo palmar longo é testado solicitando-se ao paciente para opor ao polegar ao quinto dedo e fletir o punho concomitantemente (Figura 8.17). Os músculos flexor radial do carpo e flexor ulnar do carpo são testados com o paciente fazendo flexão contra resistência do examinador com uma mão, enquanto a outra mão do examinador sente cada um dos tendões dos respectivos músculos. Os músculos extensores do punho, quais sejam extensor radial longo e curto do carpo e extensor ulnar do carpo, são testados com o paciente fazendo extensão do punho contra resistência imposta pelo examinador, como descrito para os flexores. Para melhor evidenciar o flexor ulnar do carpo, associa-se à flexão um desvio ulnar do punho. É muito difícil fazer a diferenciação entre os extensores radiais do carpo, mas, devido à inserção do extensor radial longo na base do segundo metacarpo, portanto, mais radial que o extensor radial curto que insere na base do terceiro metacarpo, ele realiza extensão do punho com desvio radial.

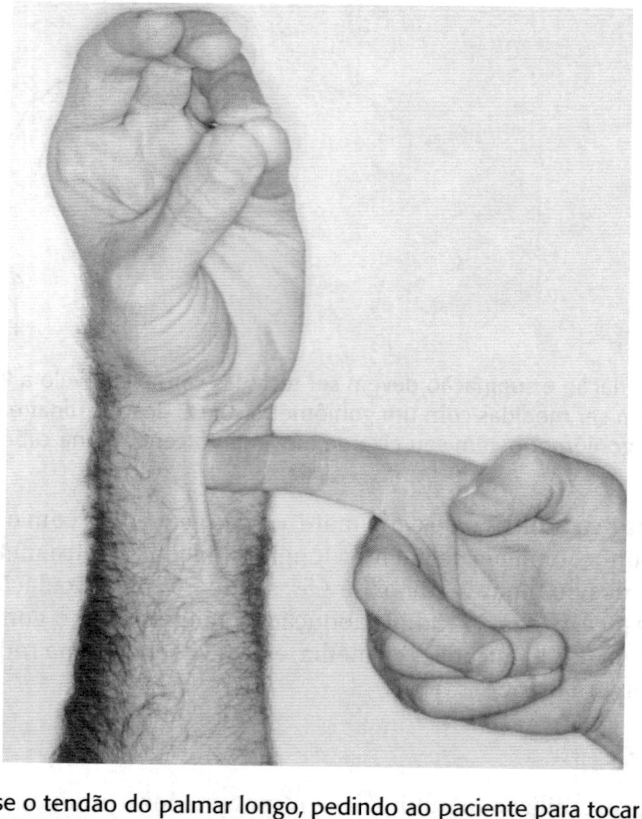

Figura 8.17 Testa-se o tendão do palmar longo, pedindo ao paciente para tocar as polpas do polegar e o dedo mínimo e fazer a flexão do punho. Notar sua saliência na face volar do punho.

MANOBRAS OU TESTES ESPECIAIS

Teste de Finkelstein – é usado para diagnosticar a tenossinovite do primeiro compartimento dorsal (tendões do abdutor longo do polegar e do extensor curto do polegar) ou tenossinovite de De Quervain. Esse teste consiste em fazer um desvio ulnar do punho do paciente, mantendo o polegar aduzido e fletido (Figura 8.18). O teste é positivo quando o paciente refere dor na região do processo estiloide do rádio.

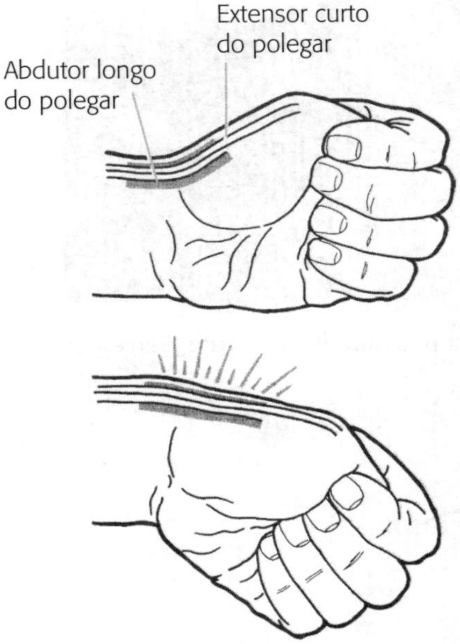

Figura 8.18 Teste de Finkelstein: com o polegar aduzido e fletido na palma da mão, faz-se um desvio ulnar do punho. É um teste clássico para pesquisa de tenossinovite estenosante de De Quervain.

Teste de Phalen – usado para diagnosticar a síndrome do túnel do carpo. Consiste em manter o(s) punho(s) na flexão máxima durante 1 minuto. É positivo quando a sensação de formigamento ou dormência é relatada no território do nervo mediano, principalmente e com mais frequência no dedo médio (Figura 8.19). O teste de Phalen invertido é o mesmo, porém com os punhos em extensão máxima.

Teste ou sinal de Tinel – é a percussão suave nobre de um nervo. Foi descrito por Tinel para acompanhar o progresso da regeneração ou do crescimento axonal de um nervo. Para tal, deve-se percurtir o nervo de distal para proximal. No local correspondente à regeneração, o paciente tem a sensação de choque elétrico que se irradia pela área de distribuição cutânea do nervo. A progressão distal desse choque sugere bom prognóstico. A percussão de um nervo em local de compressão, onde há desmielinização ou axônios em regeneração, como, por exemplo, no nervo mediano no túnel do carpo, também desencadeia a sensação desagradável de choque, em geral irradiando distalmente, e é impropriamente também chamado de teste de Tinel (Figura 8.20).

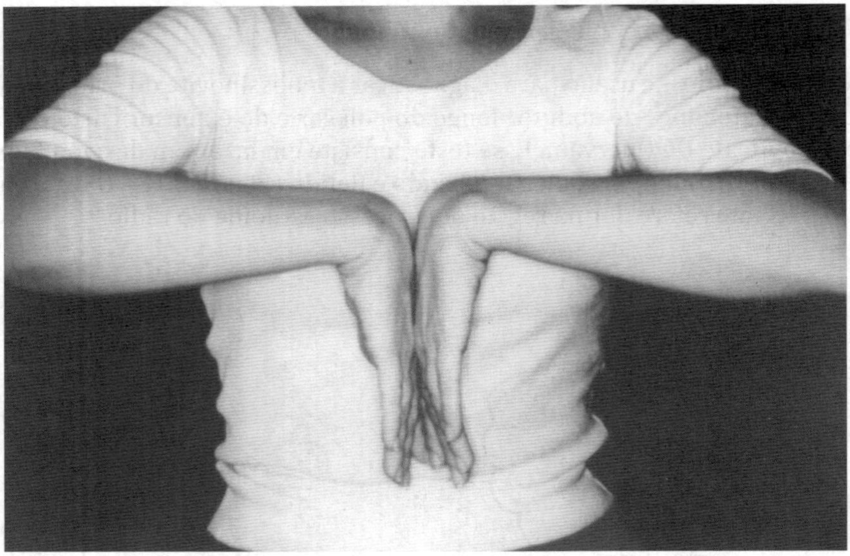

Figura 8.19 Teste de Phalen: flexão completa dos punhos durante 1 minuto. Serve para pesquisar a síndrome do túnel do carpo.

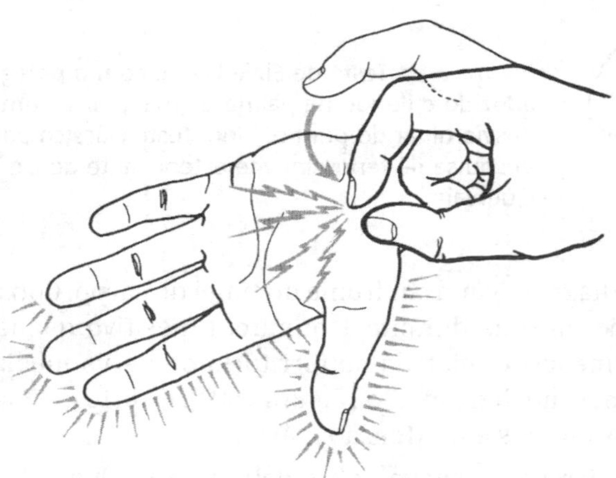

Figura 8.20 Teste de Tinel: a percussão de um nervo lesado provoca sensação desagradável de choque elétrico que se irradia distalmente pelo trajeto desse nervo.

Outros testes especiais foram descritos para avaliar a síndrome do túnel do carpo, especialmente o de Durkan e o de Okutsu, mas são testes que não são utilizados no dia a dia da prática médica do cirurgião de mão.

Teste de Watson – foi descrito para pesquisar a instabilidade do escafoide. Com o polegar, o examinador pressiona a tuberosidade do escafoide de anterior para posterior e com a outra mão movimenta o punho do paciente de ulnar para radial. Isso, quando presente a instabilidade, ocasiona deslocamento dorsal do escafoide seguido de estalido doloroso. Como todo exame do punho, esse teste deve ser feito em ambos os lados, pois pessoas com frouxidão ligamentar constitucional podem ter instabilidade dos ossos do carpo. O teste só é positivo se o estalo vier acompanhado de dor e, às vezes, de crepitação fina (Figura 8.21).

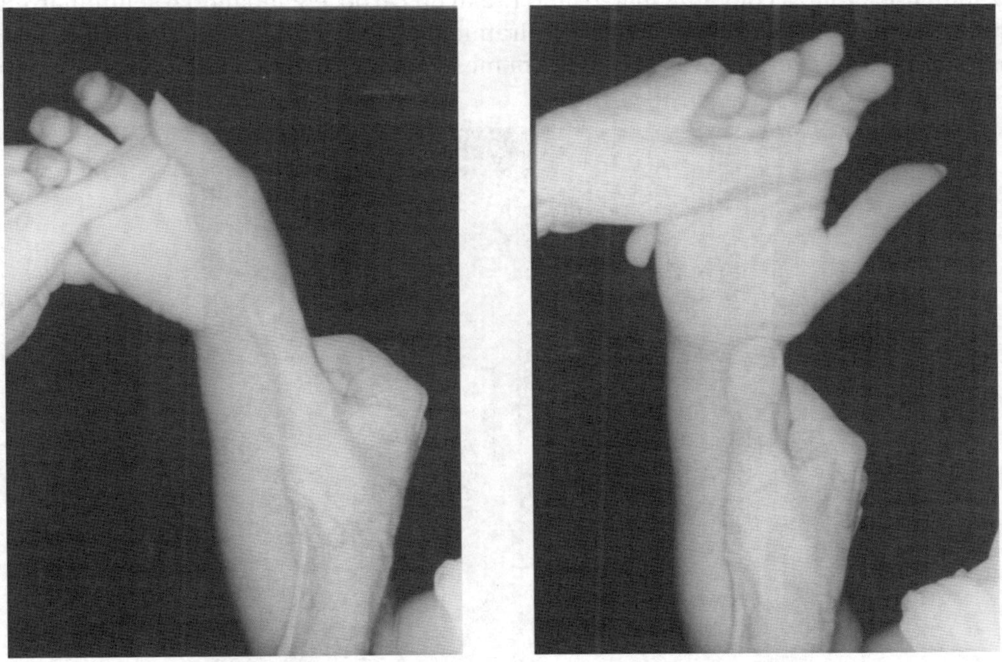

Figura 8.21 Teste de Watson: com o polegar pressiona-se a tuberosidade anterior do escafoide e faz-se desvio do punho de ulnar para radial. Um "clique" doloroso é suspeita de instabilidade escafo-semilunar.

Teste da dor dorsal do punho (DWS – *dorsal wrist syndrome*) – esse teste, que não apresenta especificidade, tem grande sensitividade para os casos de alterações patológicas no dorso do punho (lesão do ligamento escafoide-semilunar, cisto sinovial, doença de Kienbock, lesão do ligamento semilunar-piramidal). O teste é realizado com o punho do paciente parcialmente fletido, enquanto é feita extensão ativa do segundo e terceiro dedos contra resistência aplicada pelo examinador. Em caso de presença de doenças, o paciente referirá dor na região dorsal do punho.

Testes para instabilidade semilunar-piramidal – embora não exista nenhuma manobra patognomônica para a instabilidade semilunar-piramidal, essa articulação pode ser avaliada por três manobras diferentes. O *ballottement test* é realizado fazendo-se compressão do piramidal contra o semilunar; para tanto, uma mão do examinador é usada para estabilizar o punho, enquanto com o polegar da mão oposta é aplicada força no piramidal, que é comprimido contra o semilunar, causando dor em caso de instabilidade. A manobra de Regan, segunda maneira de teste da articulação semilunar-piramidal, é feita provendo-se um movimento de báscula entre os dois ossos; enquanto uma mão firma o semilunar e o restante do lado radial do carpo, a outra segura o piramidal e pisiforme entre o polegar e o indicador e é feito um movimento com ambas as mãos em direções opostas, criando estresse por meio da articulação, e em caso de lesão o paciente pode referir dor. Já na manobra descrita por Kleiman, o examinar estabiliza com uma mão o lado radial do carpo, englobando o semilunar, enquanto com o outra move o pisiforme e piramidal no sentido volar para radial; as duas manobras são na verdade variações de um mesmo teste (Figura 8.22).

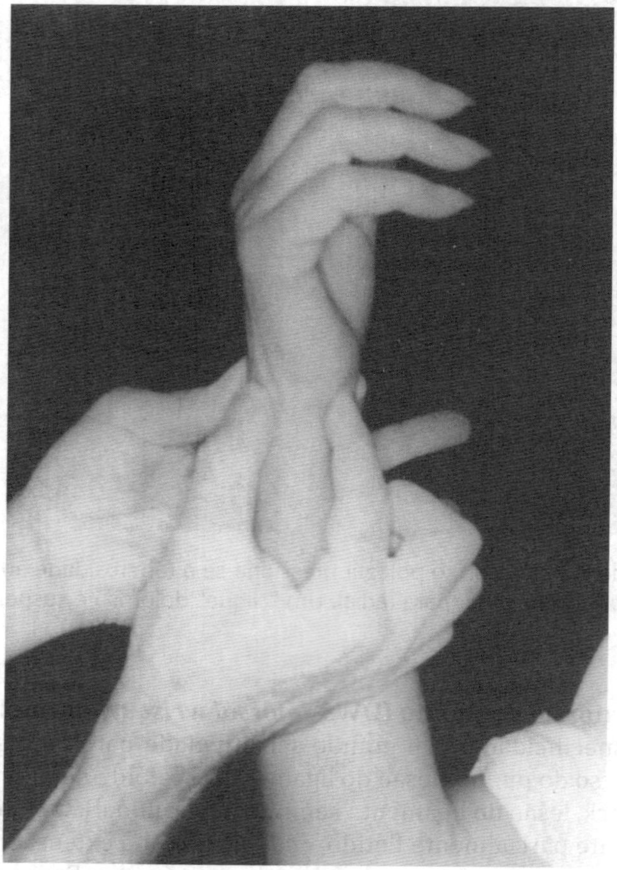

Figura 8.22 Teste de cisalhamento (Reagan ou Kleinman): provoca-se o movimento entre o semilunar e o piramidal para testar instabilidade entre esses dois ossos.

A dor do lado ulnar do punho é um desafio para o examinador e o diagnóstico correto é por vezes difícil de ser obtido. O teste de estresse ulnocarpal é uma manobra provocativa que sugere doença do lado ulnar do punho, se dolorosa. O teste é realizado colocando força axial no punho em desvio ulnar máximo e fazendo movimento de pronossupinação. Como já mencionado, o teste não é específico para determinada lesão, podendo ser doloroso em qualquer situação patológica do lado ulnar do punho, incluindo síndrome do impacto ulnocarpal, lesão do ligamento semilunar-piramidal, lesão da fibrocartilagem triangular, artroses etc.

Teste da tecla do piano – esse teste revela instabilidade na articulação radioulnar distal e vem acompanhado de dor e hipermobilidade da cabeça da ulna quando o paciente ou o examinador aplica força de dorsal para volar com o punho apoiado na mesa de exame.

Teste de Allen – esse teste, realizado no punho, é usado para determinar a patência das artérias que suprem a mão. É feito comprimindo-se as artérias radial e ulnar no punho com ambas as mãos do examinador; em seguida, solicita-se ao paciente para abrir e fechar fortemente os dedos, seguidamente, de modo a retirar o sangue da mão que ficará pálida. Nesse momento, o paciente relaxa os dedos e o examinador libera uma das artérias e observa se houve reperfusão imediata da mão e, se assim for, está confirmada a patência da artéria liberada, em caso contrário, ou seja, ausência de reperfusão, o teste é positivo, indicando alteração do fluxo arterial testado. Em seguida, o teste é repetido e liberada a artéria que permaneceu comprimida (Figura 8.23).

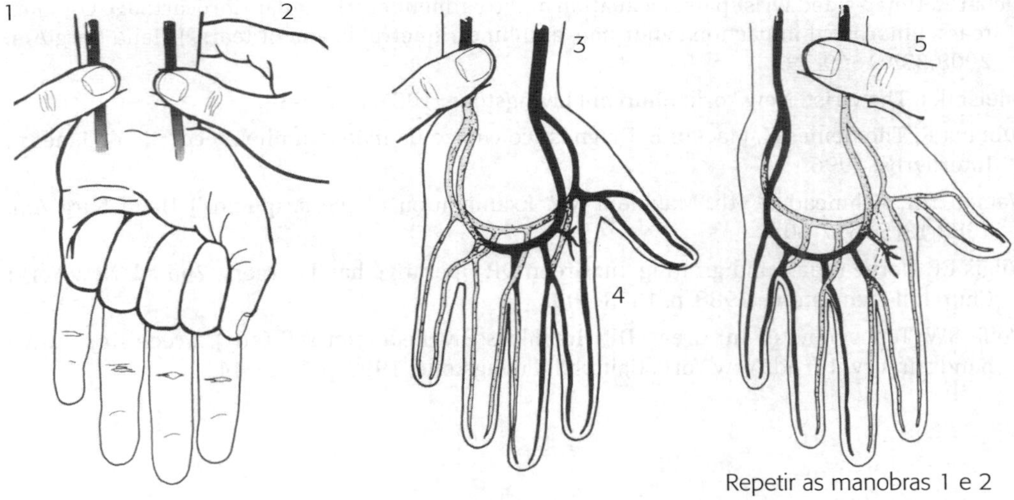

Figura 8.23 Teste de Allen para perfusão arterial. Pressionar as artérias radial e ulnar e elevar o membro para exsanguinar a mão. Liberando a artéria, verifica-se o fluxo arterial pela coloração da mão. Repete-se o teste liberando a artéria ulnar.

BIBLIOGRAFIA

Brunelli G. Manuale di chirugia della mano. Bologna: Aulo Gaggi Editora; 1983.

Caetano BC. Anatomia funcional da mão. In: Pardini AG. Traumatismo da mão. 3ª ed. Rio de Janeiro: Editora Medsi; 2000. p. 7-78.

Ferreira JCA. Avaliação ortopédica. In: Hebert KS et al. Ortopedia e traumatologia. Porto Alegre: Artmed; 1995. p. 19-31.

Flatt AD. Kinesiology of the hand. In: Instructional Course Lectures. Am Acad Orthop Surg. 1961;266:281.

Garcia-Elias M. Carpal instabilities and dislocations. In: Green DP, Hotchkiss RN, Pederson WC (eds). Green's operative hand surgery. 4th ed. New York: Churchill Livingstone; 1999. p. 865-928.

Gilford WW, Bolton RH, Lambrinudi C. The mechanism of the wrist joint with special reference to fractures of the scaphoid. Guy's Hosp Rep. 1943;92:52-60.

Green DP. Carpal dislocation and instabilities. In: Green DP (ed). Green's operative hand surgery. Vol. 2. 2nd ed. New York: Churchill Livingstone; 1988. p. 875-938.

Hulten O. Uber anatomische Variationen der Handgelenkkonochen. Acta Radiol Scand. 1928;9:155-68.

Kirschenbaum D, Schneider LH, Kirkpatrick WB. Scaphoid excision and capitolunate arthrodesis for radioscaphoid arthritis. J Hand Surg Am. 1993;18:780-3.

Kleinman WB. The shear test. Am Soc Surg Hand Corr Newsl. 51, 1985.

Lichtman DM, Schneider JR, Swafford AR, Mack GR. Ulnar midcarpal instability. Clinical and laboratory analysis. J Hand Surg Am. 1981;6:522-9.

Reagan DS, Linscheid RL, Dobyns JH. Lunotriquetral sprains. J Hand Surg Am. 1984;9(4):502-14.

Sachar K. Ulnar-sided wrist pain: evaluation and treatment of triangular fibrocartilage complex tears, ulnocarpal impaction syndrome, and lunotriquetral ligament tears. J Hand Surg Am. 2008;33A:1669-79.

Taleisnik J. The wrist. New York: Churchill Livingstone; 1985. p. 229-38.

Tubiana R, Thomeine JM, Mackin E. Diagnóstico clínico da mão e punho. 2ª ed. Rio de Janeiro, Interlivros; 1996.

Watson HK, Ashmead D 4th, Makhlouf MV. Examination of the scaphoid. J Hand Surg Am. 1988;13(5):637-60.

Wilgis EF. Nerve repair and grafting. In: Green DP. Operative hand surgery. 2nd ed. New York: Churchill Livingstone; 1988. p. 1373-403.

Wolfe SW. Tenosynovitis. In: Green DP, Hotchkiss RN, Pederson WC (eds). Green's operative hand surgery. 4th ed. New York: Churchill Livingstone; 1999. p. 2022-44.

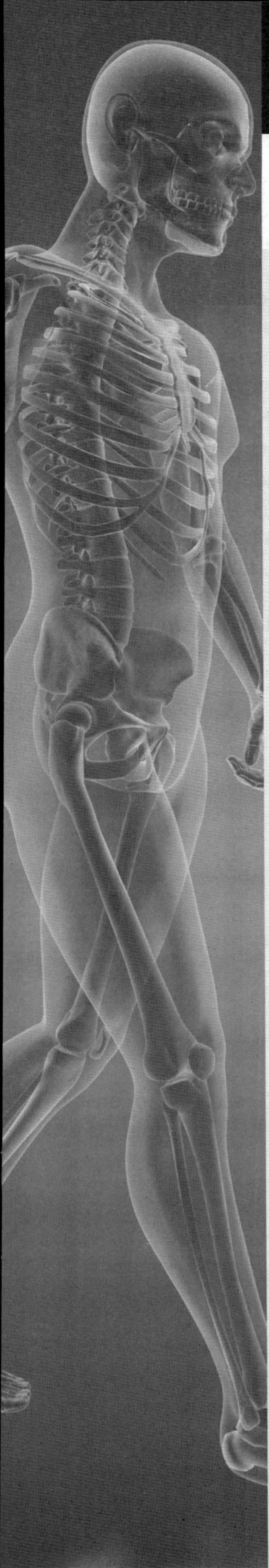

CAPÍTULO

9

Mão

- Rames Mattar Jr.
- Ronaldo J. Azze
- Osvandré Lech

O exame de uma articulação completo e detalhado é parte importante do processo diagnóstico para o examinador que avalia um problema ortopédico, seja ele estudante, médico-residente ou especialista na área. Para atingir isso, o examinador deve possuir conhecimento completo de anatomia, biomecânica e da resposta dos vários tecidos, já que a mão é o segmento mais especializado do sistema musculoesquelético. A informação é obtida por meio da observação e da palpação. O processo de exame deve ser executado em uma ordem específica e lógica. É importante para o examinador desenvolver o hábito de utilizar um conjunto de sequências para ser tão organizado e eficiente quanto possível e para evitar a omissão inadvertida de informações. No exame físico da mão, deve-se obedecer a esta sequência: a) observação ou "primeira impressão"; b) exame subjetivo (história); c) exame objetivo ou exame físico propriamente dito – teste dos movimentos ativos, teste dos movimentos passivos, teste dos movimentos contra a resistência, exame neurológico, teste manual dos músculos, reflexos tendíneos profundos (estiramento), teste sensitivo, compressão e distração, exame palpatório etc.

A mão pode ser dividida em duas partes principais: o punho (visto no capítulo anterior) e os cinco dedos, que podem ser divididos em três grupos. Os dedos indicador e médio representam uma coluna central estável, os dedos anular e mínimo são mediais e móveis e o polegar é lateral e extremamente móvel. A articulação da base do polegar é a de maior mobilidade da mão. Em formato de uma sela, a articulação trapézio-metacárpica permite flexão e extensão em dois planos. O formato em sela é bastante instável, e talvez seja a principal razão para a maior propensão de essa articulação desenvolver osteoartrose (rizartrose). Cada um dos dedos da mão tem articulações que permitem flexão e extensão. Podem ser consideradas dobradiças estabilizadas por ligamentos colaterais nos lados medial e lateral. O movimento do punho e dos dedos é executado pelos tendões flexores e extensores, que passam de suas origens no antebraço através das áreas palmar e dorsal do punho. Esses tendões, junto com as principais estruturas neurovasculares da mão, passam através de túneis ou compartimentos bem definidos.

Segundo Testut e Jacob, a mão seria o segmento terminal do membro superior, continuação do punho, terminando distalmente com os dedos. Seu limite proximal seria dado por um plano horizontal que passa pelo pisiforme e pelo escafoide. Seu esqueleto corresponderia à segunda fileira do carpo, aos ossos metacarpais e às falanges. A primeira fileira pertenceria à região do punho. Tal divisão didática não é a correta, pois não considera a mão um segmento corpóreo essencialmente funcional e, por isso, dependente do restante do membro superior, até às raízes do plexo braquial nos forames vertebrais. Seu limite superior, como extraordinário elemento de preensão e sensibilidade, estaria mais apropriadamente localizado no córtex cerebral contralateral (Bunnell).

Clínica e anatomicamente, podemos dividi-la em:

Mão: Região ventral (palma).
Região dorsal.

Dedos: Região ventral.
Região dorsal.

MÃO VENTRAL (PALMA)

A região ventral ou palmar apresenta três saliências:

- Eminência tenar.
- Eminência hipotenar.
- Saliência digital palmar.

Essas saliências circundam o oco da mão no centro da palma. Nessa região, encontramos as pregas cutâneas que são consequências dos movimentos fisiológicos (Quadro 9.1).

Quadro 9.1 Apresentação da relação das pregas cutâneas com as articulações.

	Articulação	Movimento
Prega distal ou inferior	Metacarpofalângicas	Flexão
Prega média	Metacarpofalângicas	Flexão
Prega proximal ou superior	Trapézio-metacárpica	Oponência

Essas pregas formam a figura de um M maiúsculo com sua base voltada para o lado ulnar. A prega palmar média está a cerca de 2,5cm distal do arco arterial profundo e a 1,5cm distal do arco palmar superficial (Figura 9.1).

PELE

A pele da região ventral sem pelos e sem glândulas sebáceas, mas com muitas glândulas sudoríparas e muito aderente aos planos profundos, é praticamente imóvel em quase toda sua extensão. Sua espessura é geralmente maior que em outras regiões do corpo e tende a aumentar, com formação de calosidades, em indivíduos que a submetem a pressão e esforços exagerados.

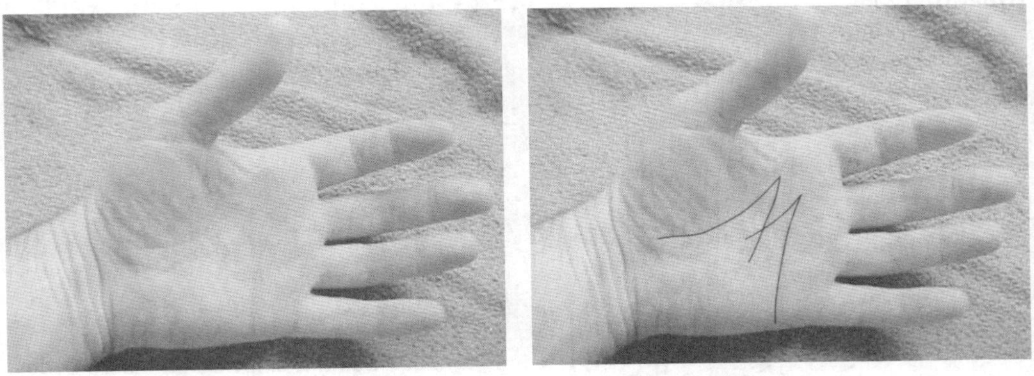

Figura 9.1 Pregas cutâneas na face palmar da mão.

APONEUROSE PALMAR

A aponeurose superficial pode ser dividida em três porções:

- Porção média ou aponeurose palmar propriamente dita, localiza-se no oco da mão e caracteriza-se por ser forte, espessa e possuir septos.
- Porção lateral ou aponeurose da eminência tenar, que se caracteriza por ser tênue.
- Porção medial ou aponeurose da eminência hipotenar, que também é fina e delicada.

É na aponeurose palmar que se assenta a moléstia de Dupuytren, que é uma metaplasia fibrosa.

As aponeuroses palmares e dorsais dividem a mão em compartimentos que podem ser sede de doenças compressivas tumorais e infecciosas.

TÚNEIS E BAINHAS SINOVIAIS DOS TENDÕES FLEXORES DA MÃO

Os tendões flexores, ao chegarem no punho, introduzem-se por baixo do ligamento anular anterior do carpo (ou retináculo dos flexores). Esse ligamento se constitui em uma cinta fibrosa, de forma quadrilátera, que se estende transversalmente de uma a outra borda do carpo e mede de 4 a 5cm de largura por 2 a 3cm de comprimento. Junto com o assoalho formado pelos ossos, cápsula e ligamentos do carpo, o ligamento anular anterior do carpo forma um túnel por onde passam tendões flexores superficiais e profundos dos dedos, flexor longo do polegar e nervo mediano. Nessa região, os tendões flexores são envolvidos por membranas sinoviais, sendo o líquido sinovial de grande importância para sua nutrição e lubrificação (Figura 9.2).

O nervo ulnar passa por um túnel separado na região do carpo, delimitado pelo hâmulo do hamato e pisiforme, denominado canal de Guyon.

Os tendões extensores são envolvidos por membrana sinovial no punho. Nessa região, encontramos seis compartimentos, tendo a cápsula articular dorsal do punho como assoalho, e o ligamento transverso, ou retináculo dos extensores, como teto (Quadro 9.2).

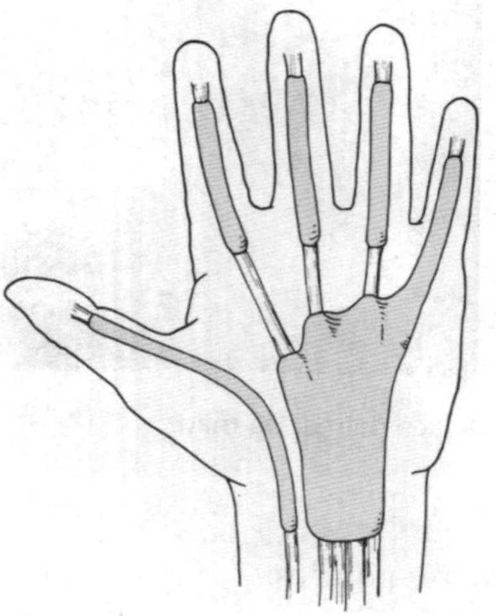

Figura 9.2 Bainhas sinoviais da mão e dedos.

Quadro 9.2 Compartimentos no retináculo dos extensores (zona VII).

Compartimentos	Tendões
Primeiro	Abdutor longo do polegar Extensor curto do polegar
Segundo	Extensor radial longo do carpo Extensor radial curto do polegar
Terceiro	Extensor longo do polegar
Quarto	Extensor comum dos dedos Extensor próprio do indicador
Quinto	Extensor próprio do dedo mínimo
Sexto	Extensor ulnar do carpo

INERVAÇÃO

A mão recebe, basicamente, inervação dos nervos mediano e ulnar. O nervo radial inerva os músculos extensores extrínsecos. Podemos, assim, resumir as funções desses nervos:

Nervo mediano

- Sensibilidade para o polegar, indicador, dedo médio e metade radial volar do anular.
- Motricidade dos músculos flexores extrínsecos (flexor radial do carpo, flexor longo do polegar, flexor superficial para todos os dedos e porção radial do flexor profundo dos dedos e palmar longo).
- Motricidade dos músculos intrínsecos (cabeça superficial do flexor curto do polegar, oponente do polegar, abdutor curto do polegar e lumbricais para os dedos indicador e médio).

Nervo ulnar

- Sensibilidade para os dedos mínimos e metade ulnar do anular.
- Motricidade de músculos extrínsecos (flexor ulnar do carpo, porção ulnar do flexor profundo dos dedos).
- Motricidade de músculos intrínsecos (cabeça profunda do flexor curto do polegar, adutor do polegar, músculos da eminência hipotenar, interósseos palmares, dorsais e lumbricais para os dedos anular e mínimo).

Nervo radial

- Sensibilidade para a região da tabaqueira anatômica e dorso do polegar, indicador, médio e metade radial do anular até a articulação interfalângica distal.
- Motricidade dos músculos extensores extrínsecos (extensor ulnar do carpo, extensor comum dos dedos, extensor próprio do indicador, extensor próprio do dedo mínimo, extensor radial curto e longo do carpo, abdutor longo do polegar, extensor curto e longo do polegar).

O quadro 9.3 resume as neuropatias compressivas mais frequentes do membro superior.

VASCULARIZAÇÃO

A mão recebe nutrição vascular arterial através das artérias radial e ulnar que formam os arcos palmares superficial e profundo. O arco palmar superficial é mais distal e dele emergem as artérias digitais para os dedos. O arco palmar profundo situa-se mais proximalmente e dele saem as artérias digitais para o polegar, artéria digital radial para o indicador e artérias interósseas. A drenagem venosa se faz principalmente através de veias dorsais superficiais.

Quadro 9.3 Neuropatias compressivas mais frequentes.

Nervo	Localização da compressão	Déficit sensitivo	Déficit motor	Sintomas e sinais	Causas da compressão
Plexo braquial (síndrome do desfiladeiro torácico)	Entre os músculos escaleno anterior e médio, clavícula e primeira costela torácica	Hipoestesia na área do ulnar; diminuição da estereognosia	Diminuição da força de preensão da mão; atrofia dos músculos intrínsecos nos casos avançados	Pontos dolorosos na área escapular (*trigger points*); dores irradiadas e mal localizadas por todo o membro superior (MS); dormência e sensação de frio no MS; teste de Roos e Adson-Wright positivos	Congênitas (bandas fibrosas, costela cervical, músculo escaleno anterior hipertrófico); posições viciosas da musculatura cervical; fraturas da clavícula etc.
Nervo supra-escapular	Fáscia que recobre a chanfradura do processo coracoide	Nenhum	Disfunção dos músculos supra e infraespinhal	Dor na escápula e face posterior do ombro; diminuição da força da abdução e rotação externa, hipotrofia do supra e infraespinhal	Uso de tiras largas nos ombros para o transporte de peso; cistos ao longo do percurso do nervo; esforços repetitivos (voleibol etc.)
Nervo radial (síndrome do supinador)	Entre as cabeças superficial e profunda do músculo supinador, na arcada de Frohse	Dorso, polegar e indicador (ocasional)	Extensão dos dedos e do polegar (ocasional)	Dor intensa no terço proximal do antebraço com irradiação distal; sinal de digitopercussão positivo; força de extensão diminuída dos dedos	Movimentos repetitivos de pronossupinação; hipertrofia da musculatura do antebraço (esporte, trabalho etc.); variante anatômica
Nervo mediano (síndrome do pronador)	Entre as cabeças superficial e profunda do músculo pronador redondo	Região tenar e polpa do polegar, indicador, médio e lado radial do anular	Atrofia tenar, força diminuída dos flexores do polegar, indicador e médio		Movimentos repetitivos de pronossupinação; hipertrofia muscular; variante anatômica
Nervo mediano (síndrome do túnel do carpo)	Canal (volar) do carpo, abaixo do retináculo dos flexores	Polpa do polegar, indicador, médio e lado radial do anular	Atrofia tenar (em casos avançados)	Braquialgia parestésica noturna, amortecimento dos dedos; sinal de Phalen e Phalen invertido positivo	Distúrbios hormonais; tenossinovites dos flexores; desproporção entre o canal do carpo e seu conteúdo; movimentos repetitivos
Nervo cubital (síndrome cubital)	Goteira epitrócleo--olecraneana	Polpa e dorso dos dedos anular e mínimo	Força de flexão diminuída do punho; atrofia dos músculos intrínsecos		Pós-traumatismo (no cúbito valgo, sequela de fratura etc.)
Nervo cubital (síndrome de Guyon)	Canal de Guyon no punho	Polpa ulnar dos dedos anular e mínimo	Atrofia dos músculos intrínsecos da mão (em casos avançados)		Contusões contínuas da eminência hipotenar; aneurisma da artéria ulnar

Os déficits estão descritos mais a adiante em exame neurológico.

ESQUELETO

A região do carpo é constituída por oito ossos que são distribuídos em duas fileiras. Na fileira proximal, de radial para ulnar, temos o escafoide, semilunar, piramidal e pisiforme. Da mesma forma, na fileira distal, encontramos o trapézio, trapezoide, capitato e hamato. Esses mantêm congruência perfeita graças à ação de ligamentos fortes localizados principalmente na região ventral – o capítulo 8 trata desse assunto com detalhes. As articulações radiocárpica, intercárpica e carpometacárpica promovem movimentos de flexão, extensão, adução e abdução, cujo somatório proporciona uma figura de elipse.

A articulação trapézio-metacárpica do polegar é do tipo selar e permite elevado grau de liberdade articular. As articulações metacarpofalângicas, além de permitir movimentos de flexoextensão, quando estendidas, permitem movimentos de adução e abdução. Por outro lado, as articulações interfalângicas permitem apenas movimentos de flexão e extensão.

MUSCULATURA INTRÍNSECA

Os músculos intrínsecos são aqueles que se originam e se inserem na mão. A ação dessa musculatura é de fundamental importância. São constituídos pelos músculos da eminência tenar, hipotenar, músculos interósseos e lumbricais.

- **Músculos da eminência tenar** – flexor curto, abdutor curto, adutor e oponente do polegar.
- **Músculos da eminência hipotenar** – abdutor, flexor curto, oponente de dedo mínimo e palmar curvo.
- **Interósseos dorsais** – realizam a abdução dos dedos e a flexão da articulação metacarpofalângica, com extensão das interfalângicas.
- **Interósseos ventrais** – realizam a adução dos dedos e, junto com os interósseos dorsais e lumbricais, a flexão da metacarpofalângica e a extensão das interfalângicas.
- **Lumbricais** – originam-se dos flexores profundos dos dedos, passam radialmente às artérias metacarpofalângicas e inserem-se no aparelho extensor. Realizam a flexão das metacarpofalângicas e a extensão das interfalângicas.
- O quadro 9.4 relaciona todos os músculos do membro superior, bem como sua origem, inserção, função e inervação.

Quadro 9.4 Anatomia dos músculos do membro superior.

Músculos	Origem	Inserção	Função	Inervação
Trapézio	Osso occipital, ligamento nucal Vértebras cervical e torácica	Terço lateral da clavícula, acrômio e espinha da escápula	Aduz e eleva a escápula	Espinal acessório
Peitoral maior	Esterno, porção medial da clavícula	Lateral ao sulco intertubercular	Adução e rotação interna	Torácico anterior lateral e medial
Peitoral menor	Costelas 2 e 5	Processo coracoide	Abaixa e anterioriza a escápula	Torácico anterior medial
Deltoide	Terço lateral da clavícula, acrômio e espinha da escápula	Tuberosidade deltóidea (terço mediolateral do úmero)	Extensão, abdução, flexão e estabilidade do ombro	Axilar ou circunflexo
Bíceps braquial	Cabeça longa – borda superior da glenoide Cabeça curta – processo coracoide	Tuberosidade bicipital do rádio, aponeurose bicipital e fáscia antebraquial	Flexão do cotovelo, supinação do antebraço, cabeça longa auxilia na flexão do ombro	Musculocutâneo
Braquial	Face anteroposterior da diáfise umeral e septos intermusculares lateral e medial	Processo coracoide do cúbito e cápsula anterior do cotovelo	Flexão do cotovelo	Musculocutâneo
Tríceps braquial	Cabeça longa – tubérculo infraglenoidal da escápula Cabeça medial – lado dorsal do úmero e tuberosidade radial	Olécrano	Extensão do cotovelo, abdução (discreta)	Radial
Ancôneo	Epicôndilo lateral do úmero	Na ulna, distal ao olécrano	Extensão do cotovelo	Radial
Braquiorradial	Borda lateral distal do úmero e septo intermuscular lateral	Face lateral distal do rádio, junto ao processo estiloide	Flexão do cotovelo, pronação do antebraço, se supinado; supinação do antebraço, se pronado	Radial
Supinador	Possui duas camadas: epicôndilo lateral do úmero, ligamento colateral radial, ligamento anular do rádio	Face lateral e superfície posterior do rádio	Supinação do antebraço	Interósseo posterior

(continua)

Quadro 9.4 Anatomia dos músculos do membro superior. (*continuação*)

Músculos	Origem	Inserção	Função	Inervação
Pronador redondo	Cabeça umeral – epidôndilo medial e fáscia antebraquial Cabeça ulnar – processo coronoide	Faces lateral e dorsal do rádio	Pronação e flexão do antebraço (cotovelo estendido)	Mediano
Pronador quadrado	Superfície anterior e distal do cúbito	Superfície anterior e distal do rádio	Pronação do antebraço (cotovelo fletido)	Interósseo anterior
Flexor radial do carpo	Epicôndilo medial, fáscia antebraquial	Base volar do segundo metacarpal	Flexão do punho Auxilia a flexão do cotovelo e pronação do antebraço	Mediano
Flexor ulnar do carpo	Cabeça umeral – epicôndilo medial Cabeça ulnar – olécrano, margem posterior da ulna	Pisiforme, quinto metacarpal e hamato	Flexão e adução do punho, flexão do cotovelo	Ulnar
Palmar longo	Epicôndilo medial do úmero e fáscia antebraquial	Aponeurose palmar	Tensiona a aponeurose palmar Flexor (fraco) do cotovelo e punho	Mediano
Extensor radial longo do carpo	Borda lateral distal do úmero e septo intermuscular lateral	Base dorsal do segundo metacarpal	Extensão e desvio radial do punho Auxilia na flexão do cotovelo	Radial
Extensor radial curto do carpo	Epicôndilo lateral	Base dorsal do terceiro metacarpal	Extensão do punho	Radial
Extensor ulnar do carpo	Epicôndilo lateral do úmero e fáscia antebraquial	Base dorsal do quinto metacarpal	Extensão e desvio ulnar do punho	Interósseo posterior
Extensor comum dos dedos	Epicôndilo lateral e fáscia antebraquial	Base dorsal da falange medial	Extensão dos dedos	Interósseo posterior
Extensor do dedo mínimo	Epicôndilo lateral e fáscia antebraquial	Tendão exterior do quinto dedo	Extensão da articulação MCF	Interósseo posterior
Extensor próprio do indicador	Superfície posterior do cúbito e membrana interóssea	Aponeurose dorsal do indicador	Extensão da articulação MCF	Interósseo posterior
Flexor superficial dos dedos	Epicôndilo medial, processo coronoide e dorso anterior do rádio	Base volar das falanges distais dos dedos (2 a 5)	Flexão das articulações IFP Auxilia a flexão do antebraço	Mediano

(*continua*)

Quadro 9.4 Anatomia dos músculos do membro superior. (*continuação*)

Músculos	Origem	Inserção	Função	Inervação
Flexor profundo dos dedos	Superfície anterior e medial do cúbito; membrana interóssea	Base volar da falange distal	Flexão da articulação IFD e também de dedos e punho	Mediano (indicador e médio) Ulnar (anular e mínimo)
Flexor longo do polegar	Cabeça radial – superfície anterior do rádio e membrana interóssea Cabeça umeral – processo coronoide da ulna e epicôndilo medial do úmero	Lado radial da falange proximal e sesamoide lateral	Flexão da articulação interfalângica e adução do metacarpal	Interósseo anterior
Flexor curto do polegar	Porção superficial – retináculo flexor Porção profunda – fáscia do trapézio	Face lateral da base da falange proximal do polegar	Flexão da falange proximal	Mediano (porção superficial) Ulnar (porção profunda)
Abdutor curto do polegar	Retináculo flexor, tuberosidade do escafoide e fáscia do trapézio	Lado radial da falange proximal	Abdução do polegar	Mediano
Oponente do polegar	Retináculo flexor e fáscia do trapézio	Borda radial do primeiro metacarpal	Oposição, flexão, abdução e rotação	Mediano
Abdutor longo do polegar	Superfície dorsal do rádio e ulna, membrana interóssea	Base medial do primeiro metacarpal	Extensão do trapézio metacárpico Abdução do polegar	Interósseo posterior
Extensor curto do polegar	Superfície dorsal do rádio e membrana interóssea	Base da falange proximal	Extensão da MCF Abdução do polegar	Interósseo posterior
Extensor longo do polegar	Superfície dorsal da ulna e membrana interóssea	Base dorsal da falange distal	Extensão da IF Abdução do polegar	Interósseo posterior
Adutor do polegar	Cabeça oblíqua – capitato e base do segundo e terceiro metacarpos Cabeça transversa – superfície anterior do terceiro metacarpal	Borda medial (ulnar) da falange proximal e sesamoide medial	Adução e extensão da IF e oposição	Ramo palmar profundo do ulnar

(*continua*)

Quadro 9.4 Anatomia dos músculos do membro superior. (*continuação*)

Músculos	Origem	Inserção	Função	Inervação
Interósseos dorsais (quatro músculos)	Diáfise dos metacarpos	Inserção profunda – falange proximal e ligamentos colaterais Inserção superficial – tendão extensor	Abdução do indicador Abdução radial do médio Abdução ulnar do médio Abdução do anular	Ulnar
Interósseos palmares (três músculos)	Diáfise dos metacarpos	Margens das falanges proximais e bandas laterais do tendão extensor	Adutor do indicador Adutor do anular Adutor do mínimo	Ulnar
Lumbriciais (quatro músculos)	Tendões do flexor profundo dos dedos (2 a 4)	Aponeurose dorsal da falange proximal dos dedos (2 a 5)	Flexão da MCF e extensão das IFP e IFD	Dois laterais – mediano Dois mediais – ulnar
Abdutor do quinto dedo	Osso pisiforme e tendão do flexor ulnar do carpo	Lado ulnar da falange proximal	Abdução e flexão	Ramo palmar profundo do ulnar
Flexor curto do dedo mínimo	Retináculo flexor e osso hamato	Face medial da base da falange proximal	Flexão da MCF	Ramo palmar profundo do ulnar
Oponente do quinto dedo	Hâmulo do hamato e retináculo dos flexores	Lado ulnar do quinto metacarpal	Abdução do quinto dedo Rotação do quinto metacarpal	Ramo palmar profundo do ulnar

MCF = articulação metacarpofalângica; IFD = articulação interfalângica distal; IFP = articulação interfalângica proximal.

DEDOS (REGIÃO VENTRAL)

PELE

Apresenta as pregas de flexão proximal ou digitopalmar, média e distal. A prega de flexão proximal situa-se a 1,5cm distal à articulação metacarpofalângica (MCF). A prega de flexão média corresponderia aos movimentos da articulação interfalângica proximal (IFP), situando-se exatamente em seu nível, e a prega distal localiza-se 0,5cm proximalmente à articulação interfalângica distal (IFD).

Devem-se considerar as pregas de flexão dos dedos como pontos de referência para a localização clínica ou cirúrgica dessas articulações.

A pele da região ventral dos dedos apresenta as mesmas características que as da palma da mão, com a derme extremamente rica em terminações vasculares e nervosas, principalmente na polpa dos dedos, que é a região de maior sensibilidade táctil ("olhos da mão"). Na epiderme das polpas digitais encontramos saliências concêntricas que variam muito em forma e disposição, constituindo as "impressões digitais".

Tecido celular subcutâneo – constituído por um quadriculado que fixa a derme à bainha dos flexores. É constituído por tecido gorduroso, vasos e nervos. O processo infeccioso do tecido celular subcutâneo, denominado panarício, é extremamente doloroso devido à rica inervação da região e à inextensibilidade dos tecidos. Na falange distal não há bainha fibrosa dos flexores, e o trabeculado do tecido celular subcutâneo fixa-se diretamente no osso.

Bainha fibrosa dos flexores: túnel osteofibroso – a formação de um verdadeiro túnel por onde deslizam os tendões flexores é responsável por um dos mecanismos mais elaborados para a função da mão. Correspondendo à zona II, o túnel osteofibroso é constituído, no seu assoalho, pela placa volar, e seu teto, por um tecido conjuntivo no qual existem reforços que formam as polias, que podem ter forma de arco (polias arciformes) ou de cruz (polias cruciformes). A anatomia dessas polias tem sido discutida até hoje e um dos modelos anatômicos mais aceito é mostrado na figura 9.3.

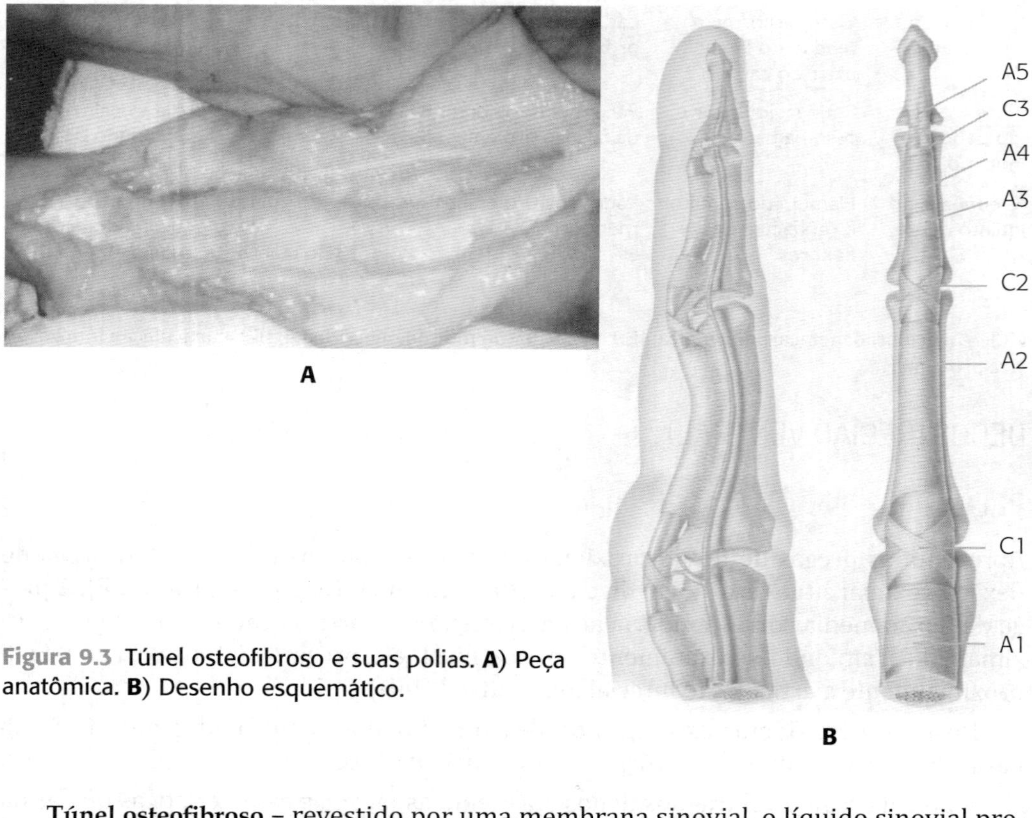

Figura 9.3 Túnel osteofibroso e suas polias. **A**) Peça anatômica. **B**) Desenho esquemático.

Túnel osteofibroso – revestido por uma membrana sinovial, o líquido sinovial produzido é importante não apenas para a lubrificação dos tendões, como também para sua nutrição. Pelo túnel osteofibroso penetram vasos, ramos da artéria digital, que formam verdadeiros "mesos" para atingir a face dorsal dos tendões flexores. Esses verdadeiros "mesos" são denominados vínculos, cuja anatomia é apresentada na figura 9.4.

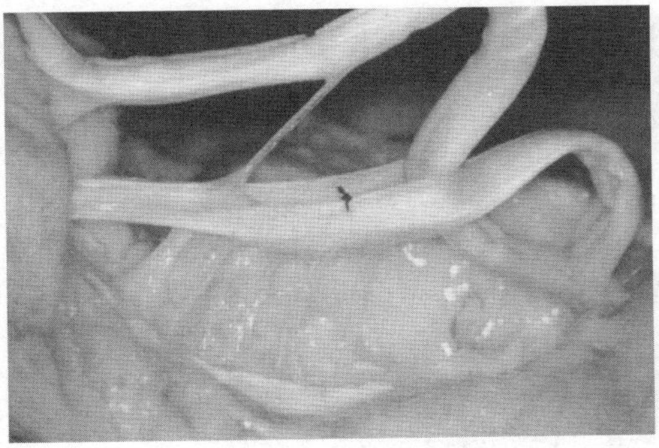

Figura 9.4 Peça anatômica dos vínculos dos tendões flexores superficial e profundo do dedo.

TENDÕES FLEXORES

O tendão flexor superficial no terço médio da falange proximal divide-se em duas bandas que voltam a se unir no quiasma de Camper, por esse orifício, passa o tendão flexor profundo do dedo. O flexor superficial insere-se na falange média em leque no seu terço proximal e médio. O flexor profundo insere-se no terço proximal da falange distal.

ZONAS DOS FLEXORES DA MÃO E DEDOS (FIGURA 9.5)

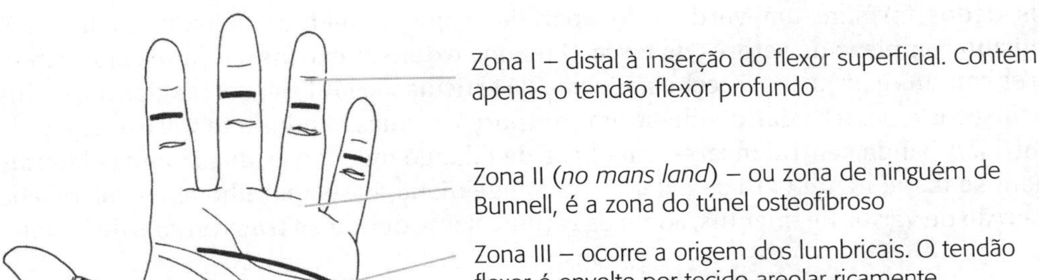

Figura 9.5 Zonas dos flexores da mão, segundo Verdan.

REGIÃO DORSAL

PELE

A pele da região dorsal da mão e dos dedos é provida de pelos, é mais elástica e menos aderente aos planos profundos. Possui pregas cutâneas mais evidentes na região das articulações interfalângicas (Figura 9.6).

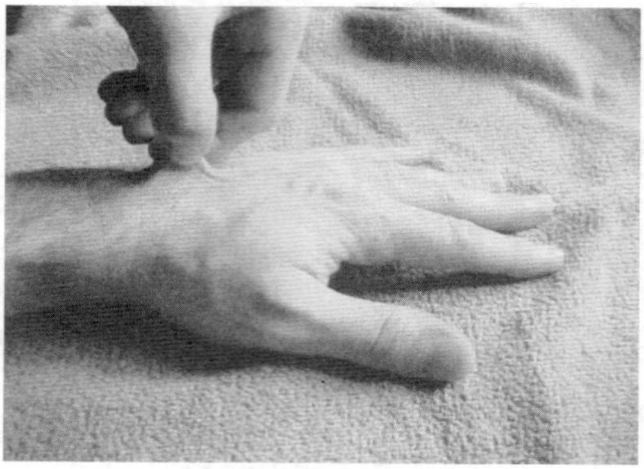

Figura 9.6 Elasticidade da pele dorsal da mão.

TECIDO CELULAR SUBCUTÂNEO

Na região dorsal, é pouco espesso e por ele transitam as veias superficiais dorsais, principais responsáveis pela drenagem venosa dos dedos e da mão.

TENDÕES EXTENSORES

Nos dedos formam um verdadeiro aparelho cujos elementos constituem um mecanismo complexo de vetores de força. O tendão extensor extrínseco (músculos extensores comuns e próprios) recebe na região da articulação MCF a inserção dos músculos intrínsecos e, a partir daí, divide-se em três porções: duas bandas laterais e uma banda central. A banda central insere-se na base da falange média e as duas bandas laterais unem-se distalmente para se inserir na falange distal. Esse aparelho extensor recebe inserção de vários ligamentos, como os retinaculares oblíquo e transverso e de Cleland etc.

SISTEMA OSTEOARTICULAR DOS DEDOS

É constituído pela articulação metacarpofalângica do tipo condilar, que permite movimentos de flexoextensão e, quando em extensão, graças ao relaxamento dos ligamentos colaterais, movimentos de adução e abdução. As articulações interfalângicas, do tipo gínglimo, permitem apenas movimentos de flexão e extensão.

SISTEMA LIGAMENTAR DOS DEDOS

É complexo e extremamente importante para o funcionamento harmônico das diversas estruturas motoras. Além das cápsulas articulares das diversas articulações, a placa volar pode ser considerada o reforço ventral, e os ligamentos colaterais, o reforço lateral. Além desses, os ligamentos retinaculares oblíquos e transversos têm grande importância no funcionamento do aparelho extensor. O ligamento osteocutâneo de Cleland limita a excursão das partes moles no movimento de flexoextensão dos dedos. O ligamento de Grayson estabiliza o feixe vasculonervoso em sua posição anatômica (Figura 9.7).

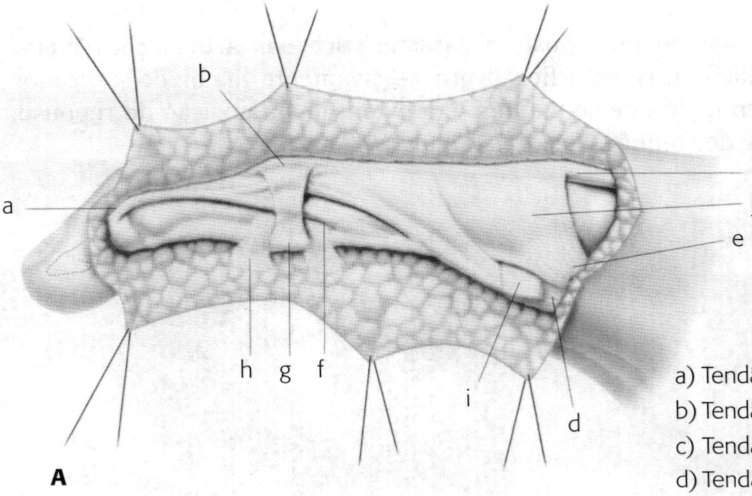

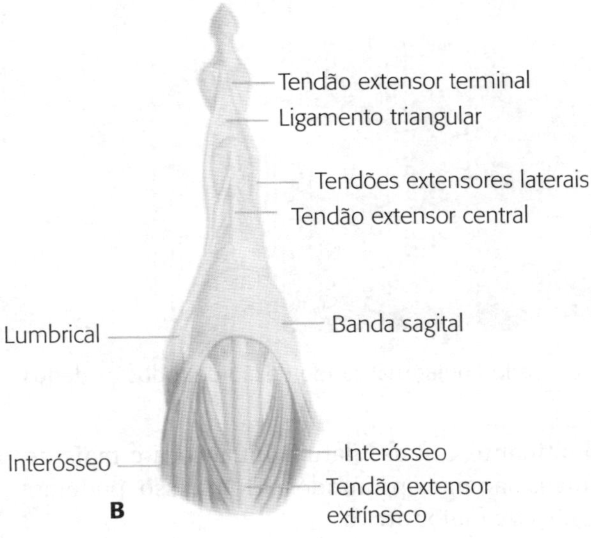

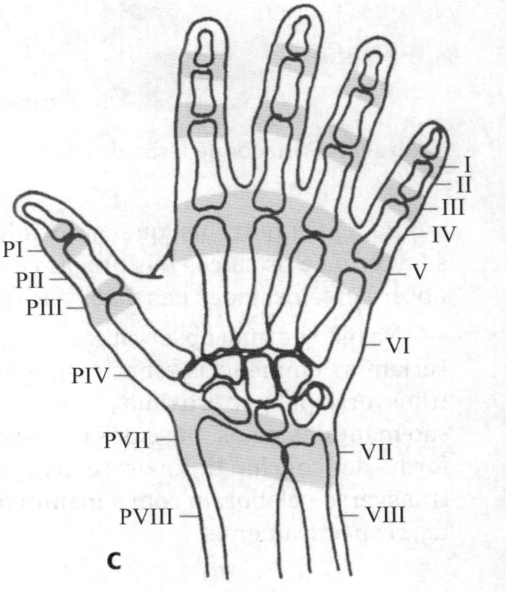

Figura 9.7 Aparelho extensor do dedo. **A** e **B**) Desenho esquemático do aparelho extensor e sistema retinacular. **C**) Zonas dos tendões extensores. Nomenclatura recomendada pela Federação Internacional das Sociedades de Cirurgia da Mão (Comitê de Lesões Tendinosas, H. Kleinert e C. Verdan, Boston, EUA, 1983).

INSPEÇÃO ESTÁTICA

A mão em repouso apresenta uma posição característica das articulações metacarpofalângicas e interfalângicas, com flexão progressivamente maior do indicador para o dedo mínimo. Um dedo que se mantém em extensão, na posição de repouso, pode-se pensar em lesão dos tendões flexores (Figuras 9.8 e 9.9).

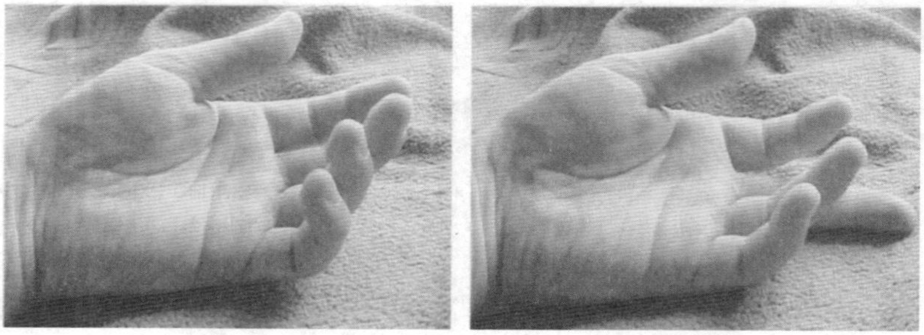

A B

Figura 9.8 **A**) Mão na posição de repouso (normal). **B**) Mão em repouso com lesão dos flexores do dedo médio.

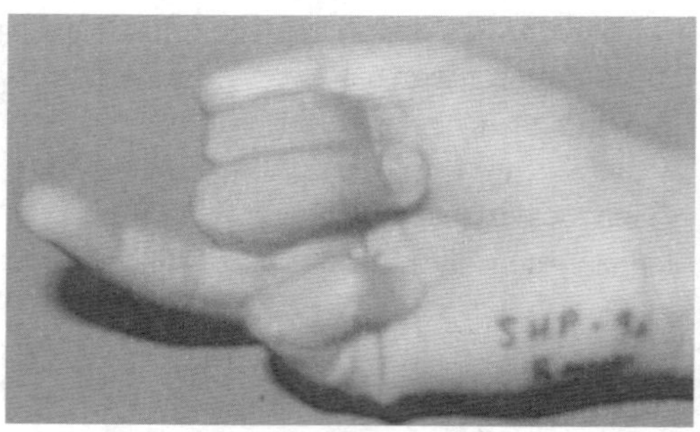

Figura 9.9 Portador de lesão dos flexores do dedo anular realizando flexão de todos os dedos.

Podemos perceber que, na mão dominante, a musculatura intrínseca é mais desenvolvida e os sulcos das pregas cutâneas são mais profundos. Além disso, podemos observar calosidades nas mãos nas regiões de maior atrito.

Na mão normal observamos que a região palmar forma uma "concha", cujos limites seriam as eminências tenar e hipotenar. Essa forma é dada pela presença dos arcos transverso palmar proximal, transverso palmar distal e longitudinal palmar. Tais arcos são mantidos pelos músculos intrínsecos da mão, de tal forma que, na sua paralisia, a forma de "concha" desaparece. Os ligamentos transverso do carpo e intermetacárpico transverso colaboram com a manutenção dos arcos palmar transverso proximal e distal, respectivamente.

À inspeção estática, já podemos notar pregas cutâneas anormais nas comissuras dos dedos. Essas pregas, denominadas sindactilias, constituem-se em uma das deformidades congênitas mais frequentes da mão e limitam sua função por restringir os movimentos (Figura 9.10).

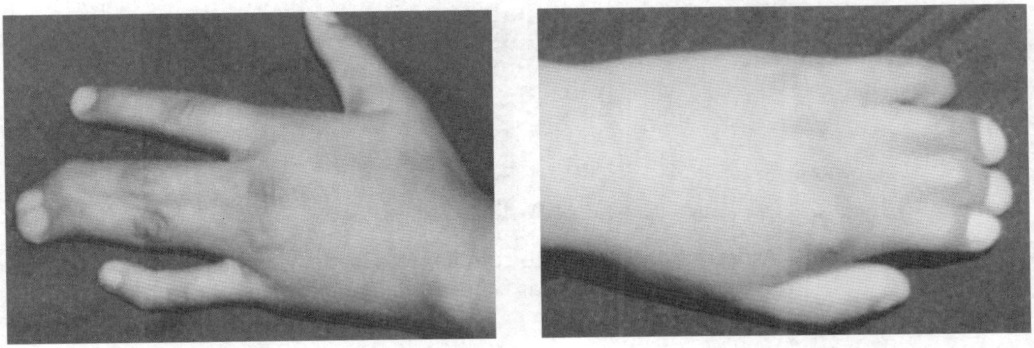

Figura 9.10 Sindactilia complexa à esquerda (com fusão de falanges entre os dedos médio e anular) e braquissindactilia à direita.

Nas articulações metacarpofalângicas, na região palmar, observamos a formação de saliências e discreta depressão localizada ao lado dos dedos. As saliências correspondem à presença de tecido gorduroso e dos feixes vasculonervosos, constituídos por artéria e nervo. As depressões correspondem ao túnel osteofibroso contendo os tendões flexores (Figura 9.11).

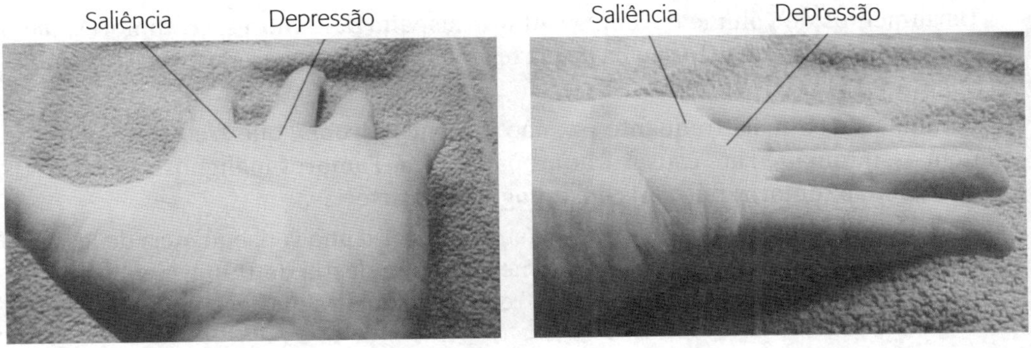

Figura 9.11 Saliências e depressões na região ventral da metacarpofalângica dos dedos.

Na região do dorso da mão em repouso, observamos as saliências formadas pelas cabeças dos metacarpos, sendo a do terceiro dedo a mais saliente. Nas fraturas frequentes do colo dos metacarpais, a tendência das cabeças de desviarem-se para volar apaga a saliência e os sulcos existentes nessa região (Figura 9.12).

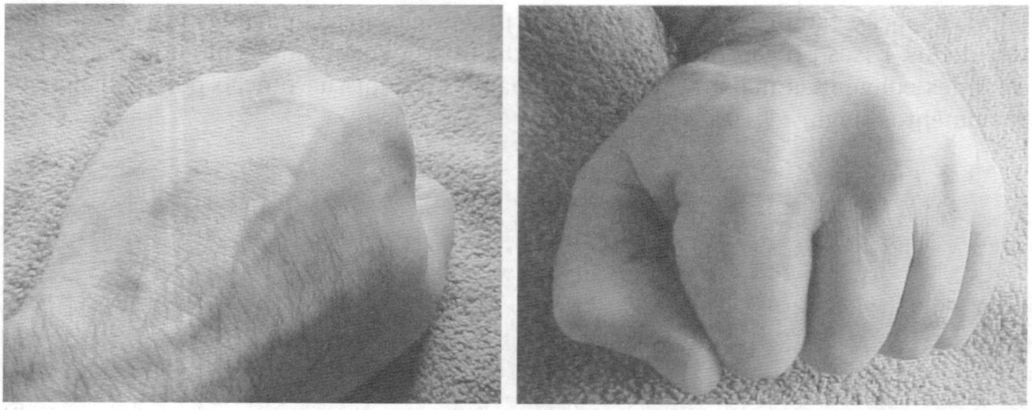

Figura 9.12 Aspecto normal da mão com flexão das metacarpofalângicas. Notar a proeminência das cabeças dos metacarpais.

A transparência das unhas permite examinar o leito ungueal e a microcirculação, oferecendo informações do estado hemodinâmico local ou sistêmico. A unha também é sede frequente de doenças infecciosas, bacterianas e fúngicas. Por outro lado, pode haver alterações ungueais causadas por doenças sistêmicas, como, por exemplo, unha em baqueta de tambor em doenças cardiopulmonares crônicas.

Deve-se observar com atenção a presença de cicatrizes que, associadas a outras alterações, podem fazer diagnóstico de lesões em determinadas estruturas da mão. Podemos citar, por exemplo, uma cicatriz na topografia de feixe vasculonervoso associada à perda de tropismo da pele e ausência de sudorese, fazendo diagnóstico da lesão de nervo digital.

Os aumentos de volume devem levantar a suspeita de tumores. Os tumores, *sensu lato*, mais frequentes da mão são os de partes moles e correspondem aos cistos sinoviais (Figura 9.13).

O tumor ósseo mais frequente na mão é o encondroma, que frequentemente se mantém assintomático até causar fratura patológica. Tumores malignos são raros. Os aneurismas são tumores pulsáteis em topografia de artérias.

As depressões localizadas na mão podem aparecer como consequência de lesão de estruturas musculotendíneas, ósseas ou mesmo na moléstia de Dupuytren, na qual a metaplasia fibrosa da fáscia palmar leva à retração da pele suprajacente (Figura 9.14).

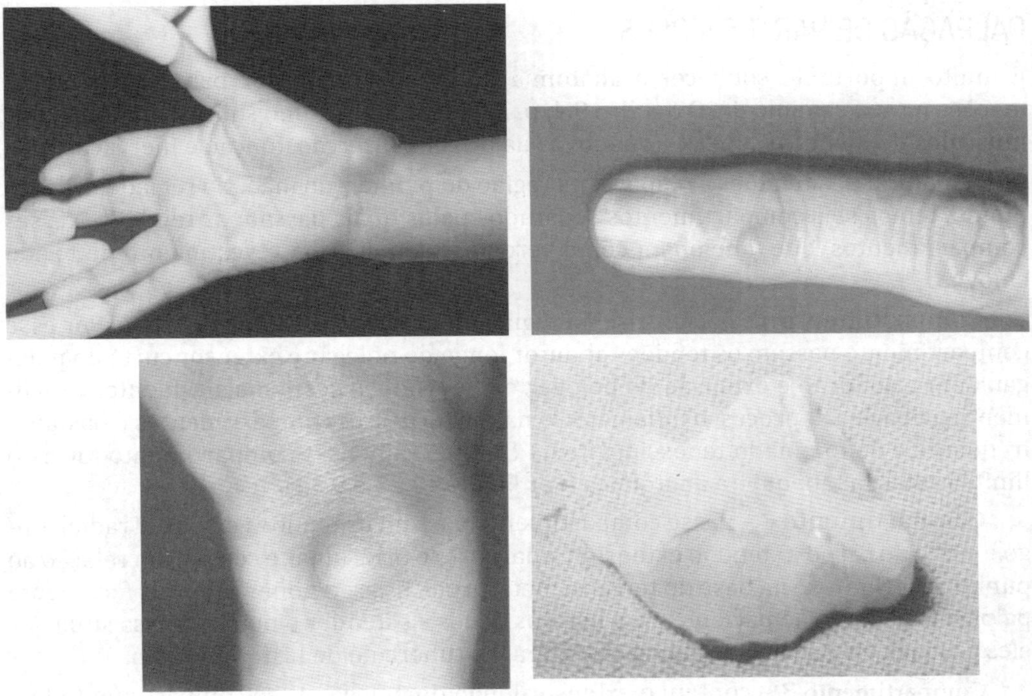

Figura 9.13 Cistos sinoviais de punho e dedos.

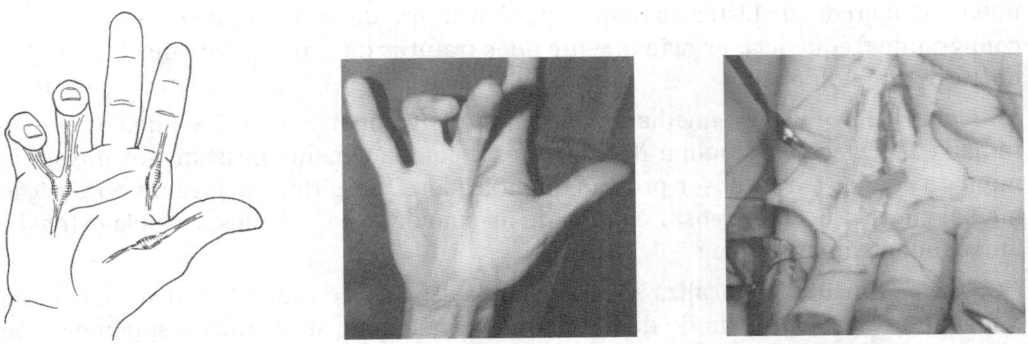

Figura 9.14 Depressões cutâneas e deformidades na moléstia de Dupuytren.

PALPAÇÃO DA PELE

A pele da região palmar da mão e dos dedos é mais espessa e fixa aos planos profundos. Essa fixação é dada por fibras que se originam da fáscia palmar e por ligamentos dos dedos (ligamentos de Cleland e de Grayson).

Durante a palpação da pele, devem-se observar alterações na temperatura da mão, pois seu aumento pode indicar processo infeccioso. A pele seca por anidrose será indício de lesão nervosa.

PALPAÇÃO DE PARTES MOLES

É muito importante conhecer a anatomia do membro superior para buscar informações na sua semiologia. O quadro 9.4, p. 224, traz um resumo sobre a anatomia dos músculos do membro superior quanto a sua origem, inserção, função e inervação.

A maioria dos tendões é palpável na região do punho e da mão. Na região dorsal do punho, temos seis compartimentos separados pelos quais passam os tendões. Nesses compartimentos, que funcionam como verdadeiras polias, há revestimento de tecido sinovial.

Compartimento 1 – localiza-se na região do processo estiloide do rádio. Por esse compartimento passam os tendões abdutor longo do polegar e extensor curto do polegar. Com a abdução e extensão do polegar, esses tendões ficam mais evidentes e facilmente palpáveis. O processo inflamatório na região desses compartimentos é bastante frequente e denominado tenossinovite de De Quervain. Esse compartimento forma o limite radial da tabaqueira anatômica (ver Figuras 9.23 e 9.34).

Compartimento 2 – nesse compartimento passam os tendões extensor radial longo e curto do carpo. O tendão extensor radial curto é mais ulnar e central em relação ao punho, inserindo-se na base do terceiro metacarpal. Esses tendões são mais facilmente palpáveis pedindo ao paciente para fletir os dedos e estender o punho. Nessa situação, eles são visíveis e palpáveis na região lateral ao tubérculo de Lister do rádio.

Compartimento 3 – contém o extensor longo do polegar. Esse compartimento forma a borda ulnar da tabaqueira anatômica. O tendão extensor longo do polegar faz polia no tubérculo de Lister do rádio e, por haver grande atrito nessa região, rompe-se com grande frequência, principalmente após fraturas da extremidade distal do rádio, doença reumatoide etc.

Compartimento 4 – é imediatamente ulnar ao compartimento 3 e imediatamente radial à articulação radioulnar distal. Por esse compartimento passam o extensor comum dos dedos e o extensor próprio do indicador. Esse último se localiza na posição medial em relação ao extensor comum do mesmo dedo e é responsável pela extensão independente do indicador.

Compartimento 5 – localiza-se na região da articulação radioulnar distal e contém o tendão extensor próprio do dedo mínimo. Esse tendão se localiza medialmente ao tendão extensor comum desse mesmo dedo. À extensão do dedo mínimo, é possível palpar dois tendões extensores na região do dorso da mão. Graças ao tendão extensor próprio do dedo mínimo, é possível realizar sua extensão independente.

Compartimento 6 – situa-se medialmente à articulação radioulnar distal, posterior à cabeça da ulna. O tendão extensor ulnar do carpo passa por esse compartimento para se inserir na base do V metacarpal. Esse tendão é mais facilmente palpado com a extensão e desvio ulnar do punho. Quando ocorre lesão desse compartimento, o tendão extensor ulnar do carpo pode deslocar-se medialmente durante a pronação (Figura 9.15).

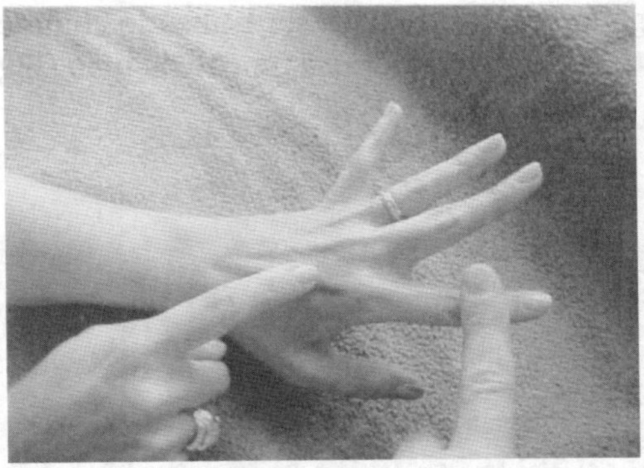

Figura 9.15 Da mesma forma que no punho, esses tendões podem ser palpados na região do dorso da mão quando os dedos são mantidos em hiperextensão.

Na região ventral do punho podemos também palpar as estruturas tendíneas:

Flexor ulnar do carpo – pode ser palpado solicitando para o paciente fletir o punho. Localiza-se na porção ventromedial do punho e pode ser palpado até o pisiforme na região da base da eminência hipotenar. O flexor ulnar do carpo situa-se imediatamente anterior ao feixe vasculonervoso da artéria e do nervo ulnar. O pulso da artéria ulnar pode ser palpado até a base da eminência hipotenar. Nessa região, o feixe vasculonervoso penetra em uma depressão que existe entre o osso pisiforme e o hâmulo do hamato, que é convertido em um túnel osteofibroso. Esse canal é denominado túnel de Guyon e sede frequente de doenças compressivas (Figura 9.16 e ver Quadro 9.3).

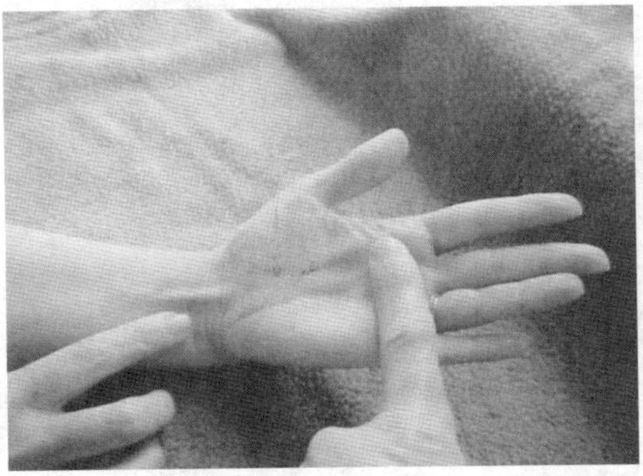

Figura 9.16 Palpação do flexor ulnar do carpo.

O palmar longo é mais facilmente palpado com o punho fletido. Sua palpação pode ser ainda facilitada realizando uma pinça digital entre os dedos mínimo e polegar. Dessa forma, o palmar longo torna-se mais evidente na linha média da face anterior do punho. Em cerca de 5 a 15% da população encontramos ausência do palmar longo. O tendão do palmar longo é o preferido para ser utilizado como enxerto, já que sua ausência não compromete significativamente a função da mão (Figura 9.17).

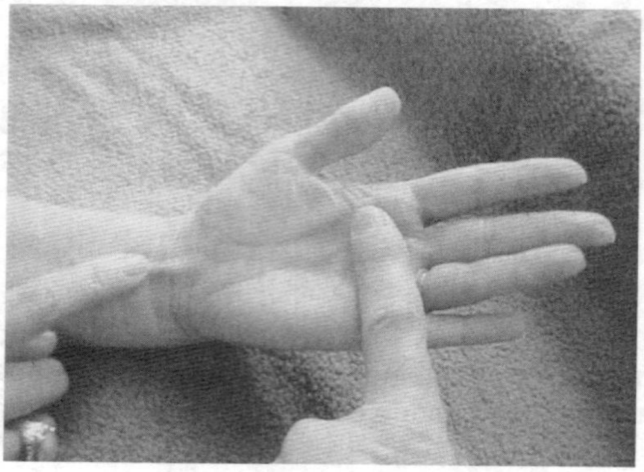

Figura 9.17 Palpação do palmar longo com a flexão do punho contra a resistência.

O flexor radial do carpo pode ser palpado na região ventrolateral do punho. É um tendão espesso e mais centralizado em relação ao punho quando comparado com o flexor ulnar do carpo. A artéria radial situa-se lateralmente ao tendão radial do carpo (Figura 9.18).

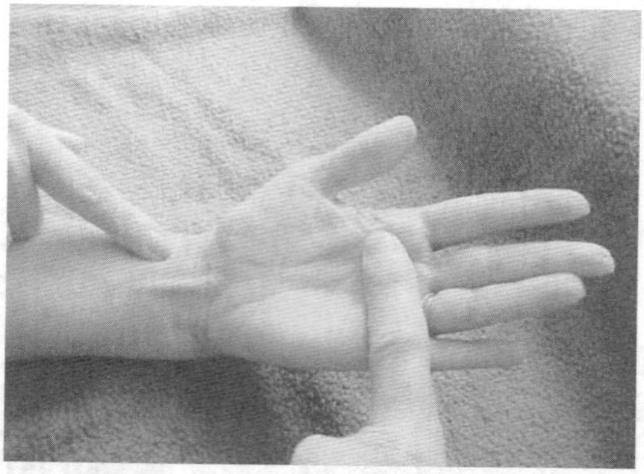

Figura 9.18 Palpação do flexor radial do carpo com flexão do punho contra a resistência.

Entre o flexor ulnar do carpo e o flexor radial do carpo, por baixo do palmar longo, encontramos os tendões flexores superficiais e profundos dos dedos, além do nervo mediano.

Túnel do carpo – pode ser delimitado por quatro proeminências ósseas: proximalmente pelo pisiforme e pelo tubérculo do escafoide; distalmente pelo hâmulo do hamato e pelo tubérculo do trapézio. O ligamento transverso do carpo ou retináculo dos flexores corre entre essas quatro proeminências ósseas, constituindo-se no teto do túnel do carpo. O assoalho desse túnel é formado pelos próprios ossos do carpo, cápsula e ligamento volares. Por esse túnel passam o nervo mediano, os tendões flexores superficiais e profundos dos dedos e o flexor longo do polegar.

O túnel do carpo é importante por conter estruturas nobres, por ser sede frequente de doenças compressivas (ver Quadro 9.3) e por constituir-se em um túnel osteofibroso revestido por tecido sinovial. Nessa região os tendões são também nutridos por embebição do líquido sinovial.

Na síndrome do túnel do carpo, a compressão do nervo mediano pode causar hipoestesia na região desse nervo, além de paresia com hipotrofia na eminência tenar. A síndrome do túnel do carpo pode ser consequência de sequela de traumatismos, que alteram a anatomia da região, como nas fraturas de Colles ou fraturas e luxações dos ossos do carpo (diminuição do continente), ou ainda por sinovites, secundárias à doença reumatoide ou às doenças sistêmicas, que causam edema (aumento do conteúdo). A síndrome do túnel do carpo é potencialmente frequente em mulheres pós-menopausa ou durante a gravidez, graças às alterações hormonais existentes. O diagnóstico da síndrome do túnel do carpo pode ser feito clinicamente por meio da história do paciente, existência da hipoestesia com ou sem hipotrofia característica, presença dos sinais especiais de Tinel e Phalen (Figuras 9.19 e 9.20), sendo que a eletroneuromiografia poderá auxiliar em casos duvidosos.

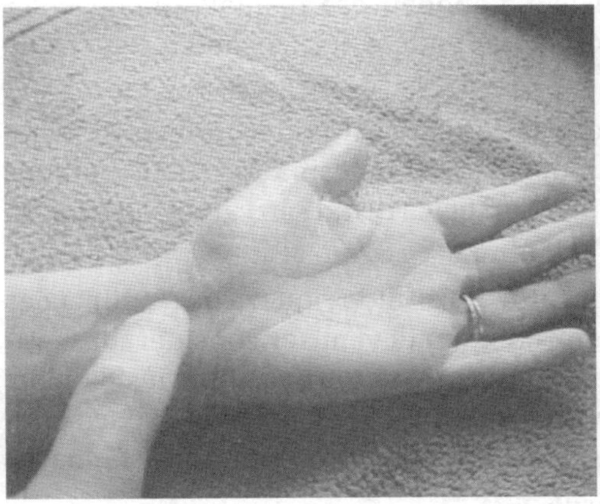

Figura 9.19 Sinal de Tinel: percussão na região do nervo mediano e presença de choque, hiperestesia ou formigamento na região inervada pelo nervo mediano.

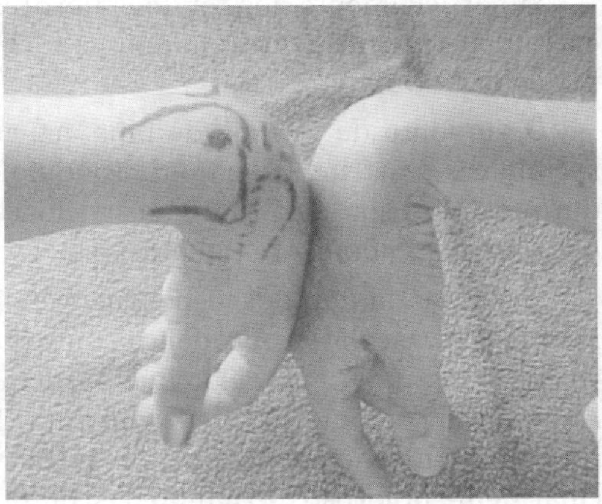

Figura 9.20 Sinal de Phalen: flexão dos punhos provoca diminuição do continente do canal do carpo e piora da compressão do nervo mediano. Aparece sinais de hipoestesia ou hiperestesia na região inervada pelo nervo mediano.

Os tendões flexores dos dedos e do polegar podem ser palpados na região central da mão, solicitando ao paciente que realize a flexão dos dedos a partir da extensão total. Dessa mesma forma, pode-se palpar o flexor longo do polegar no limite medial de eminência tenar. Ocasionalmente, a primeira polia arciforme (A1) pode tornar-se estreita para a passagem de tendões flexores dos dedos. Nessa situação, ocorrerá travamento do dedo na posição de flexão, denominado dedo em gatilho (*trigger finger*). Pela dificuldade em penetrar no túnel osteofibroso, forma-se um pseudonódulo no tendão flexor. Dessa forma, ao realizar a flexão, o pseudonódulo dirige-se proximalmente até sair do túnel osteofibroso. Ao realizar a extensão, ele trava o movimento devido à dificuldade em penetrar na primeira polia arciforme. Com algum esforço, consegue passar pela polia estenosada, e aí correr rapidamente pelo túnel, como se fosse um gatilho que dispara repentinamente. Ocasionalmente, pode-se até ouvir um estalido.

Eminência tenar – localiza-se na base do polegar e é constituída por quatro músculos que concedem mobilidade ao polegar (flexor curto do polegar, abdutor do polegar, oponente do polegar e adutor do polegar). Esses músculos são basicamente inervados pelo nervo mediano, com exceção do adutor do polegar e porção profunda do flexor curto, que são inervados pelo nervo ulnar. Deve-se observar hipotrofia dessa região nas lesões do nervo mediano.

Eminência hipotenar – localiza-se imediata e proximalmente ao dedo mínimo. É formada por três músculos que são inervados pelo nervo ulnar, o oponente do quinto dedo, o abdutor do quinto dedo e o flexor do quinto dedo que, às vezes, está ausente. Deve-se observar o trofismo desses músculos. A hipotrofia da musculatura hipotenar ocorre nas lesões traumáticas ou compressivas do nervo ulnar.

Superficialmente aos tendões flexores existe a aponeurose palmar, que deve ser examinada procurando-se nódulo e aderências, que podem ser as características da moléstia de Dupuytren.

O aumento de volume de uma articulação interfalângica pode traduzir sinovite secundária à artrite reumatoide (nódulo de Bouchart). Da mesma forma, os nódulos duros e dolorosos localizados na articulação interfalângica distal são característicos da osteoartrose (nódulo de Heberden).

As polpas digitais possuem consistência própria. Há grande riqueza de terminações nervosas e vasculares. As doenças que as comprometem devem ser consideradas graves por afetarem uma região que participa de praticamente todas as funções da mão. As polpas distais são, particularmente, sensíveis à infecção, por não haver espaço para progressão de edema ou hematomas. Os processos infecciosos ou tumorais são particularmente dolorosos, exigindo descompressão.

PALPAÇÃO DE PARTES ÓSSEAS

RÁDIO

Podemos palpar o processo estiloide do rádio na face mais lateral e distal desse osso. Localizado mais dorsal e proximalmente ao processo estiloide, palpamos outro acidente ósseo, o tubérculo de Lister, no qual o tendão do extensor longo do polegar faz uma verdadeira polia. Localizado distalmente ao processo estiloide do rádio e ao tubérculo de Lister, notamos a tabaqueira anatômica, que corresponde a um sulco na face dorsolateral do punho, cujos limites são: lateral, abdutor longo e extensor curto do polegar; medial, extensor longo do polegar; proximal, extremidade distal do rádio (ver figuras 9.23 e 9.34 e Figuras 9.21 e 9.22).

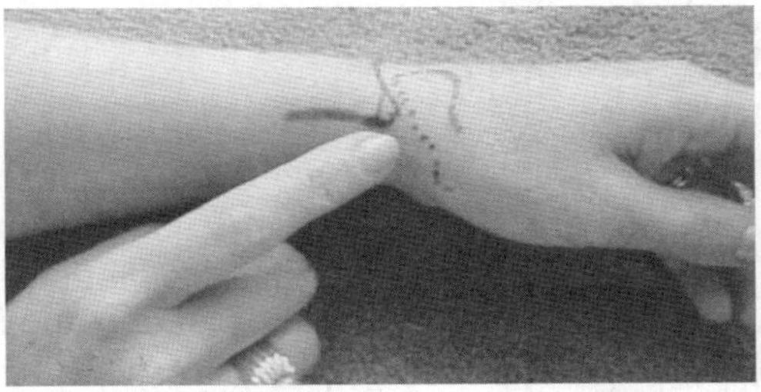

Figura 9.21 Palpação do processo estiloide do rádio. Distalmente, encontra-se o escafoide na tabaqueira anatômica.

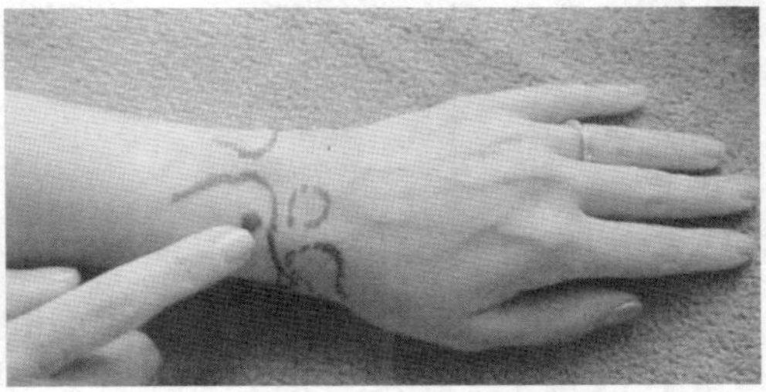

Figura 9.22 Palpação do tubérculo de Lister. Distalmente e no eixo do terceiro metacarpal encontram-se o semilunar e o capitato.

ULNA

Na face dorsomedial e distal da ulna podemos palpar o processo estiloide. Podemos notar que o processo estiloide da ulna se localiza em média 5 a 8mm mais proximal ao processo estiloide do rádio. A palpação dessas estruturas, como ponto de referência, é particularmente importante nas fraturas da extremidade distal do rádio e da ulna. Essas fraturas são muito frequentes e, geralmente, ocorre encurtamento do rádio. A palpação das apófises estiloides do rádio e da ulna, nessa circunstância, é um parâmetro para a verificação da redução.

OSSOS DO CARPO

O carpo é classicamente composto por duas fileiras. Na fileira proximal, de radial para ulnar, temos o escafoide, semilunar, piramidal e pisiforme. A fileira distal é composta, também de radial para ulnar, dos ossos trapézio, trapezoide, capitato e hamato.

Escafoide – é o maior osso da fileira proximal e o mais suscetível à fratura por sua posição quase que intercalar entre as duas fileiras. O escafoide pode ser palpado ao nível da tabaqueira anatômica, logo distal ao processo estiloide do rádio, como uma superfície convexa. Na posição anatômica, o escafoide mantém uma posição oblíqua em relação ao eixo do antebraço, de tal forma que sua porção distal é mais ventral. O tubérculo do escafoide, que corresponde à porção mais distal do escafoide, pode ser palpado na base da eminência tenar. O desvio ulnar facilita a palpação do corpo do escafoide ao nível da tabaqueira anatômica e, por outro lado, leva à verticalização do escafoide, fazendo com que seu tubérculo se torne menos saliente. O desvio radial do punho leva a uma horizontalização do escafoide, tornando sua tuberosidade mais saliente ao nível da base da eminência tenar (Figura 9.23).

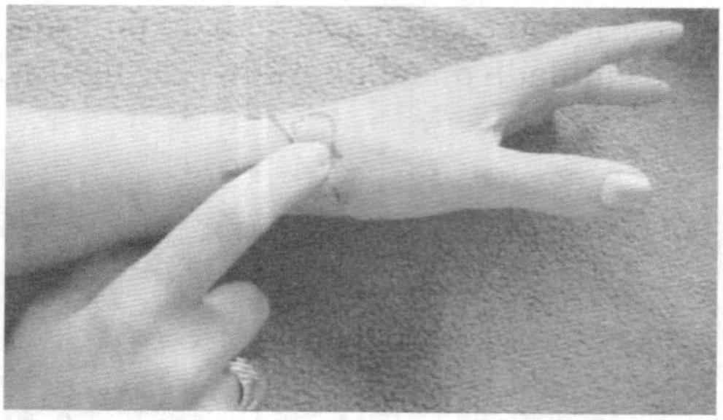

Figura 9.23 Palpação do escafoide ao nível da tabaqueira anatômica.

Trapézio – também pode ser palpado ao nível da tabaqueira anatômica. Logo após o escafoide, que possui uma superfície convexa, aparece um sulco que corresponde à articulação entre o escafoide e o trapézio. Após o sulco, palpamos o trapézio, que possui uma superfície mais plana. Um pouco mais distalmente, palpamos outro sulco que corresponde à articulação trapeziometacárpica, que é do tipo selar.

Capitato – é o maior dos ossos do carpo, se palparmos o tubérculo de Lister e caminharmos distalmente na região central do dorso do punho em posição anatômica, notaremos que aparece uma depressão. Essa depressão corresponde à superfície dorsal côncava do capitato. O semilunar, na posição anatômica, é dificilmente palpado por estar contido na fossa articular do rádio. Ao realizar a flexão do punho, a cabeça e o colo do capitato, bem como o semilunar, tornam-se mais dorsais e preenchem a cavidade ou depressão dorsal. A articulação entre o capitato e a base do terceiro metacarpal pode ser palpada facilmente na região dorsal (Figura 9.24).

Semilunar – com o punho fletido pode-se palpar o semilunar, que se projeta distalmente na superfície articular dorsal do punho. Sua face dorsal é convexa e seguida distalmente pela superfície côncava do capitato (Figura 9.25).

Complexo ulnocarpal – após a palpação do processo estiloide da ulna, pode-se notar a presença de um tecido de consistência cartilaginosa na face medial do punho. Sabemos que a ulna não se articula verdadeiramente com o carpo e, nessa região, entre a extremidade distal da ulna e o carpo, encontramos uma série de estruturas que formam o complexo ulnocarpal – fibrocartilagem triangular e ligamentos ulnocárpicos (Figura 9.26).

Piramidal – distalmente ao complexo ulnocarpal, podemos palpar, na face medial do carpo, o piramidal, que possui uma superfície convexa nessa região (Figura 9.27).

Pisiforme – é facilmente palpável na base da eminência hipotenar, na extremidade distal do tendão flexor ulnar do carpo, no qual se insere.

Hamato – o hâmulo do hamato é ventral e pode ser palpado distal e lateralmente ao pisiforme ao nível da eminência tenar. Entre o pisiforme e o hâmulo do hamato localiza-se o ligamento piso-hamato que forma o teto do canal de Guyon. Nesse canal, que possui como limite lateral o hamato e como limite medial o pisiforme, passam o nervo e a artéria ulnar.

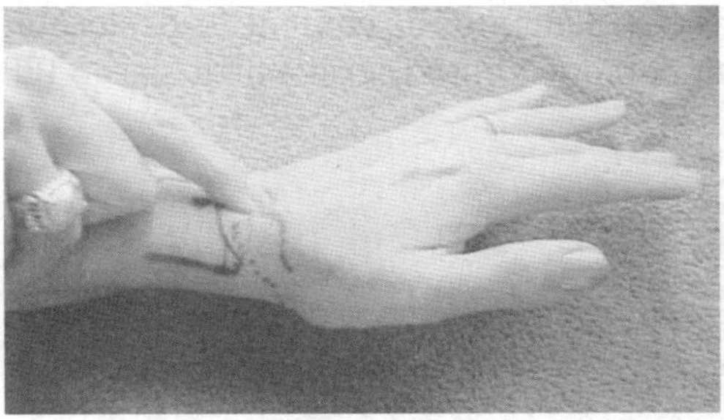

Figura 9.24 Palpação da superfície dorsal côncava do capitato na região central e dorsal do punho em posição neutra.

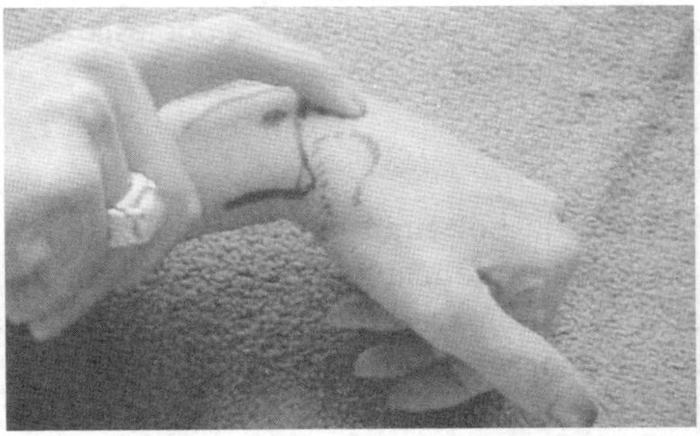

Figura 9.25 Palpação do semilunar na região dorsal do punho em flexão.

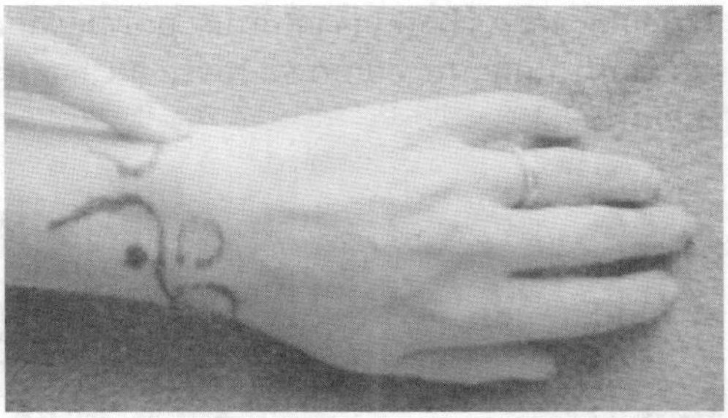

Figura 9.26 Palpação do complexo ulnocarpal (fibrocartilagem triangular) entre a apófise estiloide da ulna e o piramidal.

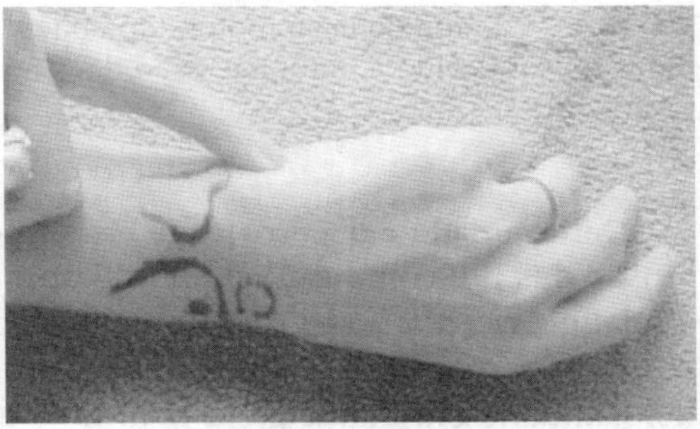

Figura 9.27 Palpação do piramidal na região medial do punho.

Metacarpos – são mais facilmente palpáveis na região dorsal, já que, nessa região, a pele e o tecido celular subcutâneo são menos espessos, e os tendões extensores, mais finos. Podem ser palpados com facilidade a base, a diáfise, o colo e a cabeça dos metacarpais. Com a articulação metacarpofalângica fletida, a cabeça pode ser palpada mais facilmente.

Falanges – podem ser palpadas facilmente, com exceção de sua porção volar, devido à presença de tendões flexores e do túnel osteofibroso. Devem-se observar simetria, sintomas dolorosos, edema, comparando um dedo com os outros.

DEFORMIDADES ESPECÍFICAS

Dedo em martelo – ocorre por lesão do tendão extensor terminal em sua inserção na falange distal. A incapacidade de extensão da IFD provoca a deformidade em flexão dessa articulação. O dedo em martelo pode ser consequência tanto de lesão tendínea como por fratura-avulsão do dorso da base da falange distal (Figura 9.28).

Dedo em botoeira – ocorre por lesão do tendão extensor central em sua inserção na base da falange média. A incapacidade de extensão da IFP provoca a flexão dessa articulação. As bandas laterais, por perderem seus elementos de contenção, deslocam-se ventralmente, como se fosse a casa de um botão – o botão seria a articulação IFP (Figura 9.29).

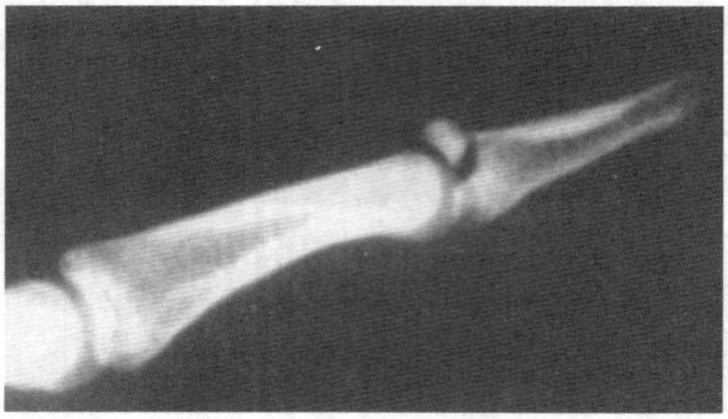

Figura 9.28 Perda da ação motora do aparelho extensor devido à fratura-avulsão da falange distal.

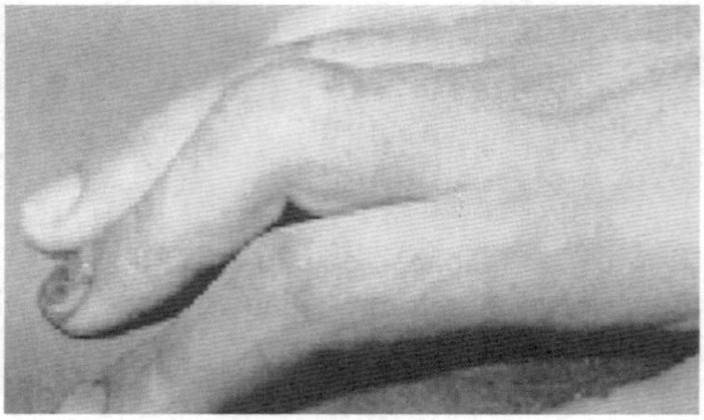

Figura 9.29 Dedo em botoeira por lesão do tendão extensor central.

Deformidade em pescoço de cisne – caracterizada por uma deformidade em extensão das IFP com flexão da IFD. É observada com frequência na artrite reumatoide, a qual ocorre por lesão dos elementos contensores do aparelho extensor. A deformidade em pescoço de cisne (*swan neck*) pode ainda ocorrer como consequência de uma deformidade em martelo, na qual toda a força extensora pode concentrar-se na IFP (Figura 9.30).

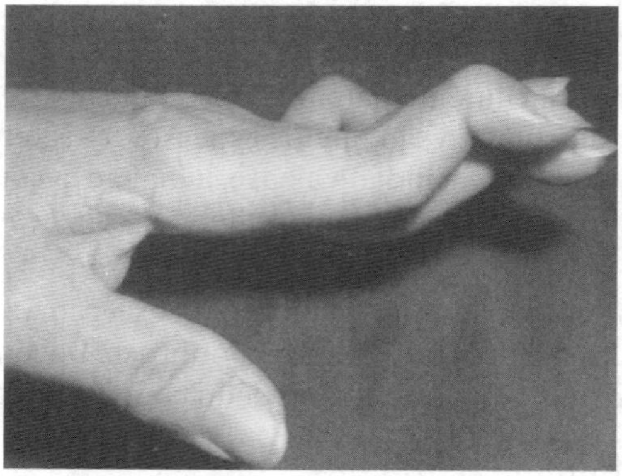

Figura 9.30 Deformidade em pescoço de cisne.

MOVIMENTAÇÃO PASSIVA

O examinador, para estudar o grau de amplitude articular de cada articulação, deve realizar a movimentação sucessiva dessas articulações. São considerados fisiológicos:

Punho	Metacarpofalângicas
Flexão – 80° Extensão – 80° Desvio ulnar – 30° Desvio radial – 20°	Extensão – 30° Flexão – 100° Adução – 20° Abdução – 30°

A adução e a abdução dos dedos, ao nível da articulação metacarpofalângica, ocorre quando essa se encontra em posição de extensão, pois em flexão há estiramento dos ligamentos colaterais que impedem esse movimento.

Articulação IFP	Carpometacárpica
Flexão – 100-110° Extensão – 0°	2º dedo – praticamente imóvel 3º dedo – praticamente imóvel 4º dedo – 5° de flexão 5° de extensão 5º dedo – 10° de flexão 10° de extensão
Articulação IFD	
Flexão – 90° Extensão – 15°	

A movimentação da articulação carpometacárpica do quarto e quinto dedos deve ser considerada de grande importância na apreensão de objetos grandes, além de poder compensar desvios em fraturas do quarto e do quinto metacarpal consolidadas viciosamente.

Polegar – articulação trapézio-metacárpica é do tipo selar, que permite movimentos de:

Flexão – 20° Extensão – 20° Adução – 50° Abdução – 20° Rotação interna – 40° Rotação externa – 20°	Articulação MF
	Flexão – 50° Extensão – 0°
	Articulação IF
	Flexão – 90° Extensão – 15°

MOVIMENTAÇÃO ATIVA

O paciente executa os movimentos ativamente e o examinador testa a força muscular das diversas unidades envolvidas no movimento dado. Devem-se considerar os bloqueios articulares estudados anteriormente. Daremos notas aos músculos: 0 – músculo paralisado; 1 – músculo apresentando contração, porém sem produzir movimento; 2 – músculo contrai e produz movimento incapaz de vencer a força da gravidade; 3

– músculo contrai e produz movimento capaz de vencer a força da gravidade, mas incapaz de vencer uma pequena resistência do examinador; 4 – músculo contrai e é capaz de vencer uma certa resistência do examinador; 5 – músculo considerado normal para o biótipo do paciente. Pode-se medir a força muscular na mão utilizando diversos modelos de dinamômetros.

O quadro 9.5 resume os principais movimentos do punho e da mão e os relaciona com os respectivos músculos, inervação e níveis radiculares.

EXAME NEUROLÓGICO

São pesquisadas as sequelas de lesões do SNC e a integridade de nervos periféricos por meio do estudo da força muscular no exame da movimentação ativa e da sensibilidade e dos reflexos.

Quadro 9.5 Músculos, inervação e níveis radiculares da mão e do punho.

Movimento	Músculos	Inervação	Níveis radiculares
Flexão do punho	Flexor radial do carpo Flexor ulnar do carpo	Mediano Ulnar	C6, C7 C8, T1
Extensão do punho	Extensor longo radial do carpo Extensor curto radial do carpo Extensor ulnar do carpo	Radial Interósseo posterior (radial) Interósseo posterior (radial)	C6, C7 C6, C7 C6, C7, C8
Flexão dos dedos	Flexor profundo dos dedos Flexor superficial dos dedos Lumbricais Interósseos Flexor do dedo mínimo	Mediano (interósseo anterior) – dois dedos laterais Ulnar – dois dedos mediais Mediano Mediano – primeiro e segundo Ulnar – terceiro e quarto Ulnar Ulnar	C8, T1 C8, T1 C7, C8, T1 C7, C8, T1 C8, T1 C8, T1 C8,T1
Extensão dos dedos	Extensor comum dos dedos Extensor do indicador (segundo dedo) Extensor do dedo mínimo (quinto dedo)	Interósseo posterior (radial) Interósseo posterior (radial) Interósseo posterior (radial)	C6, C7, C8 C7, C8 C6, C7, C8
Abdução dos dedos (com os dedos estendidos)	Interósseos dorsais (4) Abdutor do dedo mínimo (quinto dedo)	Ulnar Ulnar	C8, T1 C8, T1
Adução dos dedos (com os dedos estendidos)	Interósseos palmares (3)	Ulnar	C8, T1
Flexão do polegar	Flexor curto do polegar Flexor longo do polegar Oponente do polegar	Mediano – cabeça superficial Ulnar – cabeça profunda Interósseo anterior (mediano) Mediano	C8, T1 C8, T1 C8,T1 C8, T1

(continua)

Quadro 9.5 Músculos, inervação e níveis radiculares da mão e do punho. (*continuação*)

Movimento	Músculos	Inervação	Níveis radiculares
Extensão do polegar	Extensor longo do polegar Extensor curto do polegar Abdutor longo do polegar	Interósseo posterior (radial) Interósseo posterior (radial) Interósseo posterior (radial)	C6, C7, C8 C6, C7 C6, C7
Abdução do polegar	Abdutor longo do polegar Abdutor curto do polegar	Interósseo posterior (radial) Mediano	C6, C7 C6, C7, C8
Adução do polegar	Adutor do polegar	Ulnar	C8, T1
Oposição do polegar	Oponente do polegar Flexor do polegar Abdutor curto do polegar	Mediano Cabeça superficial – mediano Cabeça profunda – ulnar Mediano	C8, T1 C8, T1 C6, C7, C8
Oposição do dedo mínimo	Oponente do dedo mínimo	Ulnar	C8, T1

Extensão dos dedos

Extensor comum dos dedos (C7 – nervo radial) Extensor próprio do indicador (C7 – nervo radial) Extensor do dedo mínimo (C7 – nervo radial)

Para testar a extensão dos dedos, deve-se estabilizar o punho com pressão ventral e fletir as articulações interfalângicas para tirar a ação dos músculos intrínsecos na extensão dos interfalângicos. Nessa posição, pede-se ao paciente que realize a extensão da MCF contra uma resistência do examinador ao dorso da falange proximal.

Flexão dos dedos

Flexor superficial dos dedos (mediano, C7, C8, T1) Flexor profundo dos dedos – dois laterais (mediano, C7, C8, T1) – dois mediais (ulnar, C8, T1) Lumbricais – dois mediais (ulnar C8) – dois laterais (mediano C7)

É possível realizar testes separados para os tendões flexores superficial e profundo. Como esse músculo se comporta como um sincício (massa muscular única), ao bloquear um dedo, impedimos a ação do músculo para os outros dedos. Dessa forma, ao pedir para o paciente fletir o dedo, somente o flexor superficial irá agir fletindo a articulação IFP. Por outro lado, bloqueando a IFP em extensão e pedindo para o paciente fletir o dedo, apenas o flexor profundo irá agir fletindo a IFD (Figuras 9.31 e 9.32).

Abdução digital	4 interósseos dorsais abdutor do quinto dedo	ulnar C8, T1 ulnar C8, T1
Adução digital	3 interósseos palmares	ulnar C8, T1

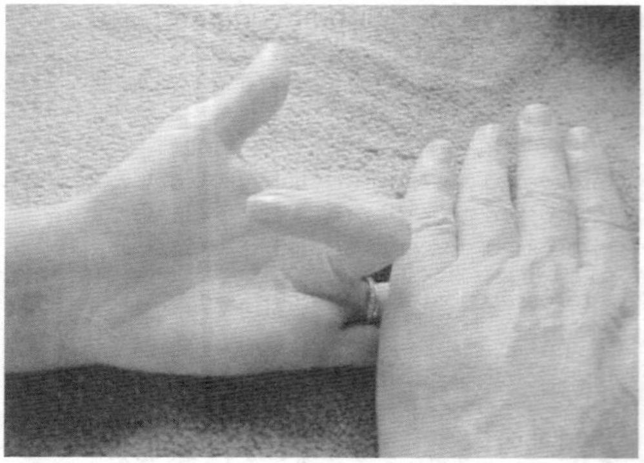

Figura 9.31 Teste para o flexor superficial.

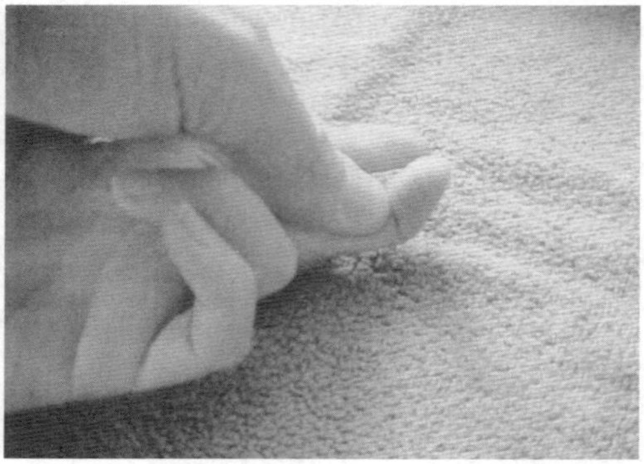

Figura 9.32 Teste para o flexor profundo.

EXTENSÃO DO POLEGAR

Extensor do polegar – extensor curto do polegar (radial C7) – extensor longo do polegar (radial C7)

Testa-se o extensor longo do polegar pedindo para o paciente realizar a extensão da articulação interfalângica do polegar. O extensor curto age principalmente na extensão da articulação metacarpofalângica (Figuras 9.33 e 9.34).

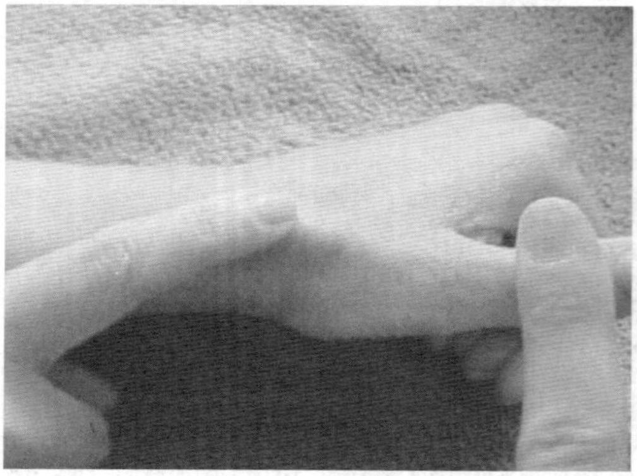

Figura 9.33 Teste do extensor longo do polegar.

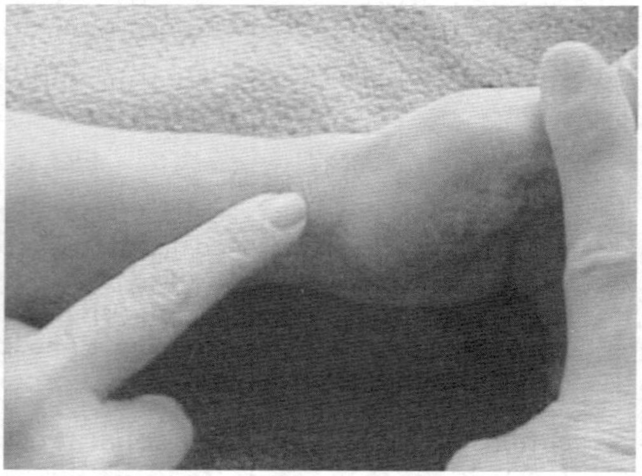

Figura 9.34 Teste do extensor curto do polegar.

FLEXÃO E ABDUÇÃO DO POLEGAR

Músculo	Inervação
Flexor curto do polegar	(superficial – mediano C6, C7) (profundo – ulnar C8)
Flexor longo do polegar	(mediano C6, C7)

O flexor longo do polegar pode ser testado solicitando ao paciente realizar a flexão da articulação interfalângica. O flexor curto do polegar age fletindo a articulação metacarpofalângica.

Abdução do polegar – extensor longo do polegar (nervo radial C7)
– abdutor curto do polegar (nervo mediano C6, C7)
– abdutor longo do polegar (nervo radial C7)

Podem-se testar os abdutores do polegar estabilizando a mão e realizando resistência contra a abdução do polegar. O paciente pode utilizar os extensores do polegar para substituir a função de abdução do polegar.

EXAME DA SENSIBILIDADE

Sabemos que a inervação de todo o membro superior provém do plexo braquial. Esse, por sua vez, é formado pelas raízes C5, C6, C7, C8, T1. Do ponto de vista da sensibidade, há sequência lógica da inervação do membro superior.

Face lateral do ombro e braço	= C5
Face lateral do antebraço, polegar e indicador	= C6
Dedo médio e região palmar da mão	= C7
Dedos anular e mínimo + face medial do antebraço	= C8
Face medial do braço	= T1

Em relação aos nervos periféricos, sabemos que a mão é suprida por três nervos:

- **Nervo radial** - inerva pequena área correspondente à tabaqueira anatômica e à região dorsal da extremidade proximal do polegar.
- **Nervo mediano** - inerva o restante do dorso do polegar, dedos indicador e médio, e a região volar e a metade radial do dedo anular.
- **Nervo ulnar** - inerva a metade ulnar da superfície volar do dedo anular, todo o dedo mínimo, e a superfície dorsal do anular e o dedo mínimo.

TESTES ESPECIAIS

1. Teste para o flexor superficial dos dedos (ver Figura 9.31).
2. Teste para o flexor profundo dos dedos (ver Figura 9.32).
3. Teste de Bunnell-Littler - para avaliar os músculos intrínsecos da mão. Deve-se manter a articulação MCF em extensão e tentar fletir a articulação IFP. A flexão dessa articulação indica ausência de hipertonia dos músculos intrínsecos e mede o tônus dessa musculatura. Para que esse teste possa ser realizado, há necessidade de que as articulações MCF e IFP estejam livres (Figura 9.35).

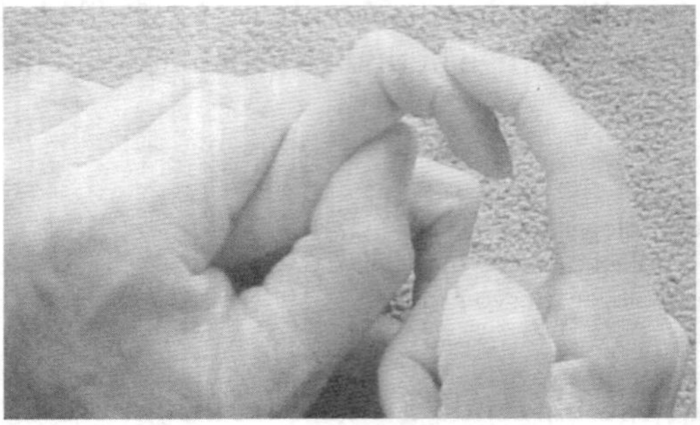

Figura 9.35 Teste de Bunnell-Littler para avaliar a musculatura intrínseca.

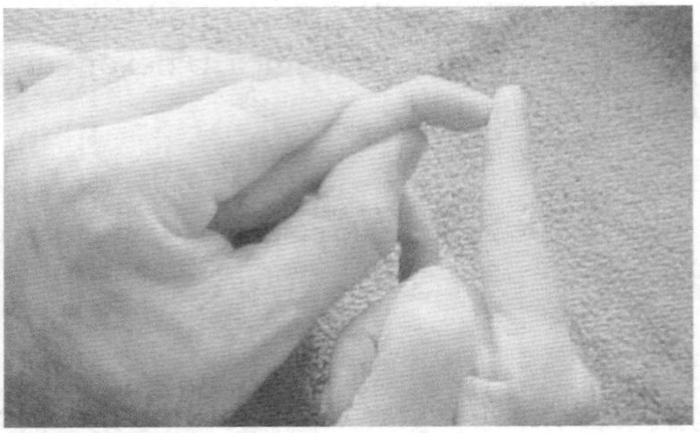

Figura 9.36 Teste dos ligamentos retinaculares oblíquos.

4. Teste dos ligamentos retinaculares – mede o tônus dos ligamentos retinaculares. Mantém-se a articulação interfalângica proximal em extensão e realiza-se a flexão da articulação interfalângica distal. A resistência ao movimento é proporcionada pelos ligamentos retinaculares oblíquos. Com a articulação IFP em flexão, os ligamentos retinaculares relaxam-se e permitem a flexão da IFP com maior facilidade (Figura 9.36).
5. Teste de Allen – o objetivo desse teste é avaliar a permeabilidade das artérias radial e ulnar. Deve-se pedir para o paciente abrir e fechar a mão várias vezes, com vigor e rapidez, enquanto o examinador comprime as artérias radial e ulnar na região do punho. Com os vasos comprimidos, pede-se para o paciente abrir a mão e, então, libera-se uma das artérias mantendo a outra pressionada. O exame da perfusão da mão indicará se a artéria examinada está ocluída ou permeável. A seguir, procede-se o exame para a outra artéria (ver Figura 8.19 e Figura 9.37). Usando-se o mesmo princípio, pode-se realizar o "teste de Allen digital", no qual as duas artérias digitais do mesmo dedo podem ser avaliadas.

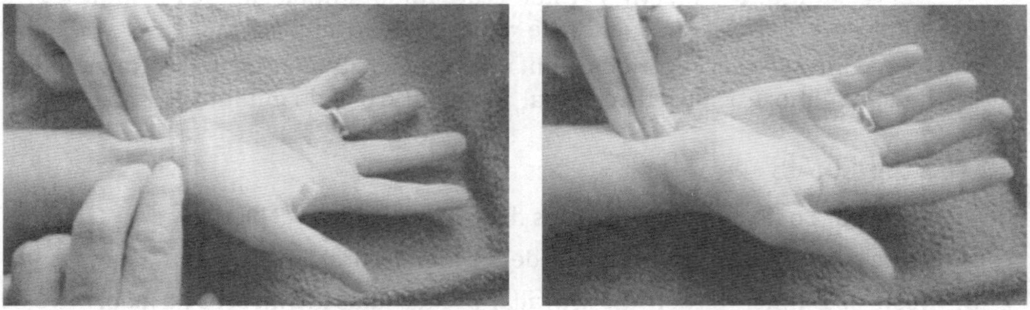

Figura 9.37 Teste de Allen para avaliar a permeabilidade da artéria radial.

6. Variante do teste de Bunnell-Littler – várias são as situações em que há apenas alteração do tônus da musculatura intrínseca radial ou ulnar isoladamente. Nessas situações, pode-se examinar separadamente esses músculos realizando a abdução ou adução ao nível da MCF estendida, relaxando um grupo de músculos e tensionando o outro para o teste.
7. Teste de Watson – para testar a instabilidade do escafoide. Realiza-se um desvio ulnar no punho e, concomitantemente, pressiona-se o polo distal ou a tuberosidade do escafoide. A seguir, o punho é lentamente desviado radialmente, enquanto a pressão no polo distal é mantida, tentando impedir sua flexão palmar. Quando o escafoide está instável, o polo proximal subluxa dorsalmente e a manobra torna-se dolorosa (ver Figura 8.17).
8. Teste de Phalen – flexão dos punhos causa diminuição do túnel do carpo e compressão do nervo mediano (ver Figuras 8.15 e 9.20).
9. Teste de Tinel – a percussão na região volar do punho na topografia do nervo mediano com neuropatia compressiva (síndrome do túnel do carpo) causa hiperestesia (choque) na região inervada por esse nervo (ver Figura 8.16 e Figura 9.38).
10. Teste de Filkenstein – utilizado para as tenossinovites estenosantes do primeiro compartimento dorsal (abdutor longo e extensor curto do polegar). Realiza-se desvio ulnar do punho passivo e forçado e, se o teste for positivo, o paciente refere dor intensa no primeiro compartimento dorsal (ver Figura 8.14).

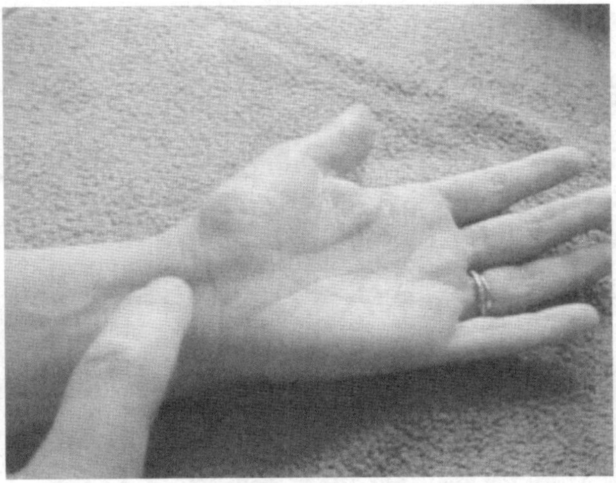

Figura 9.38 Teste de Tinel.

IMAGENS DA MÃO (OBSERVAÇÃO)

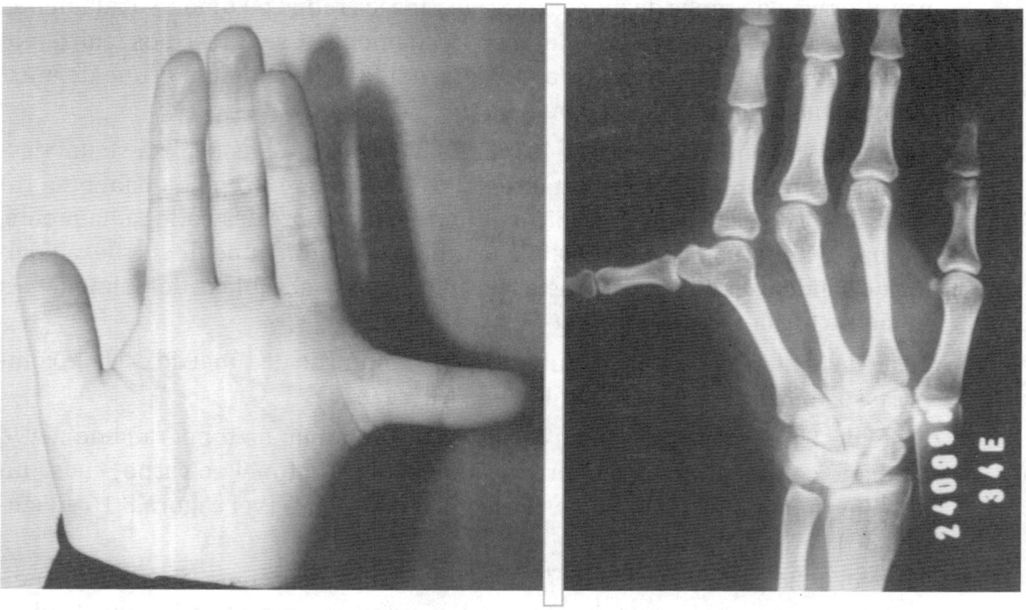

Figura 9.39 Quinto dedo da mão esquerda com desvio ulnar e com inclinação de 90° em relação aos demais dedos. Aspecto clínico e radiológico. Classificação de Swanson: tipo I (falha na formação do quinto metacarpal e da falange proximal).

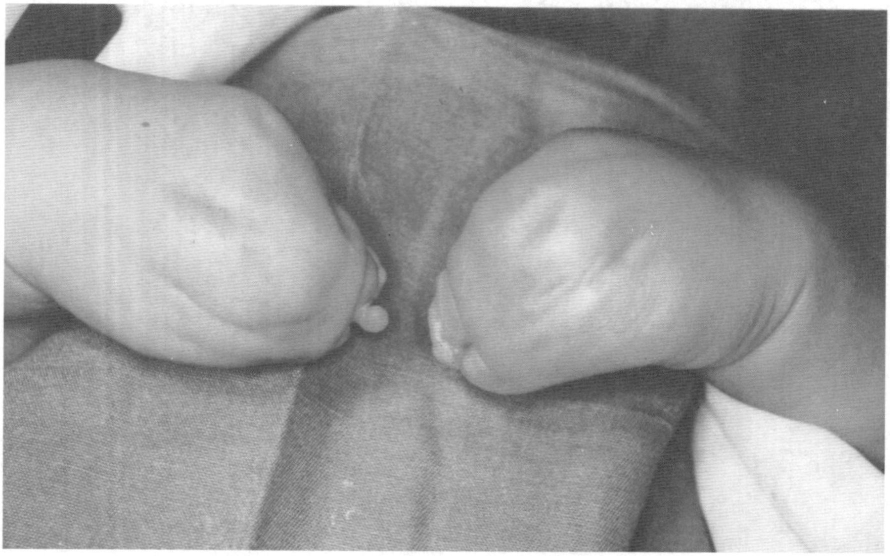

Figura 9.40 Síndrome de Apert (todos os dedos sindactilizados). Classificação de Swanson: tipo II (falha na diferenciação).

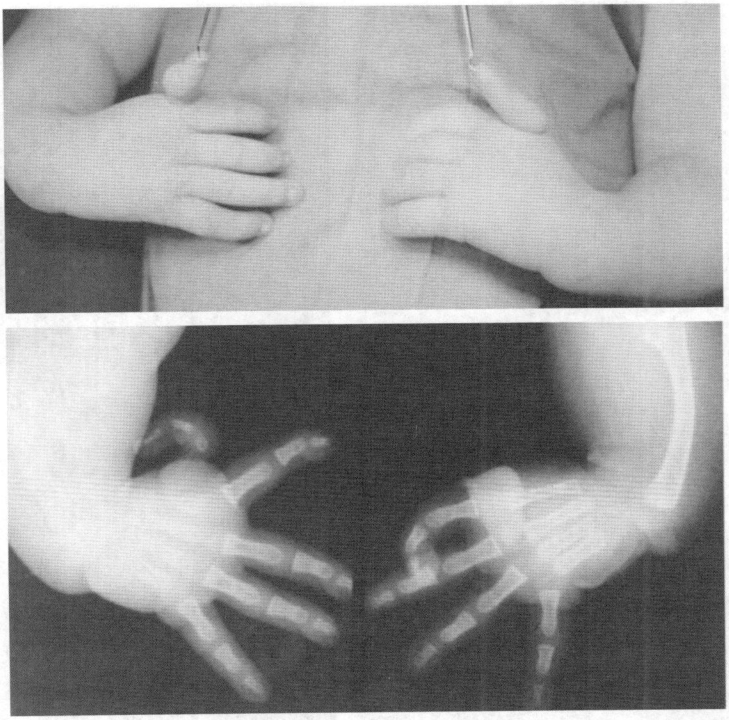

Figura 9.41 Mão torta radial bilateral. Deficiência longitudinal pré-axial. Aspecto clínico e radiológico. Classificação de Swanson tipo I (falha na formação).

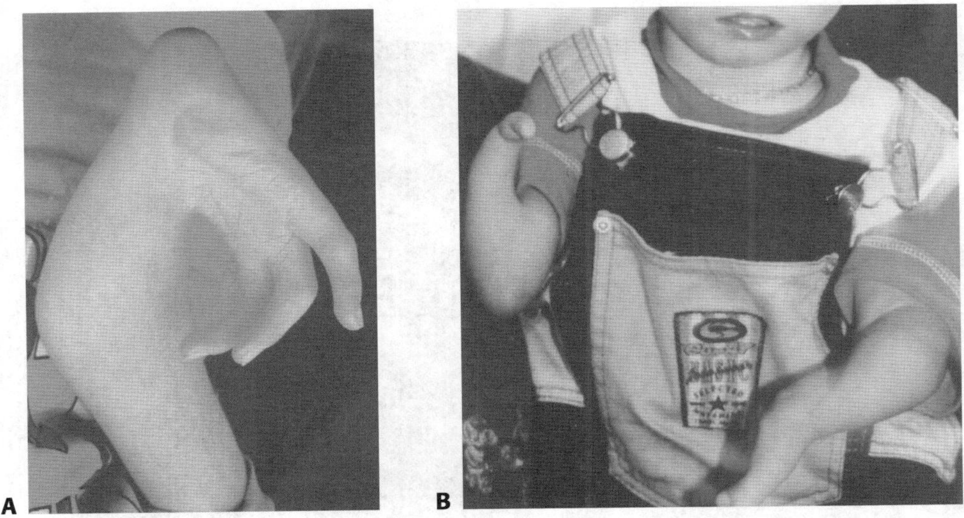

Figura 9.42 Membros superiores rudimentares. **A**) Mão torta radial grave, com úmero e cúbito curtos, anquilose do cotovelo, ausência do rádio, polegar e indicador. **B**) Presença de um único dedo em cada mão. Classificação de Swanson tipo I (falha na formação).

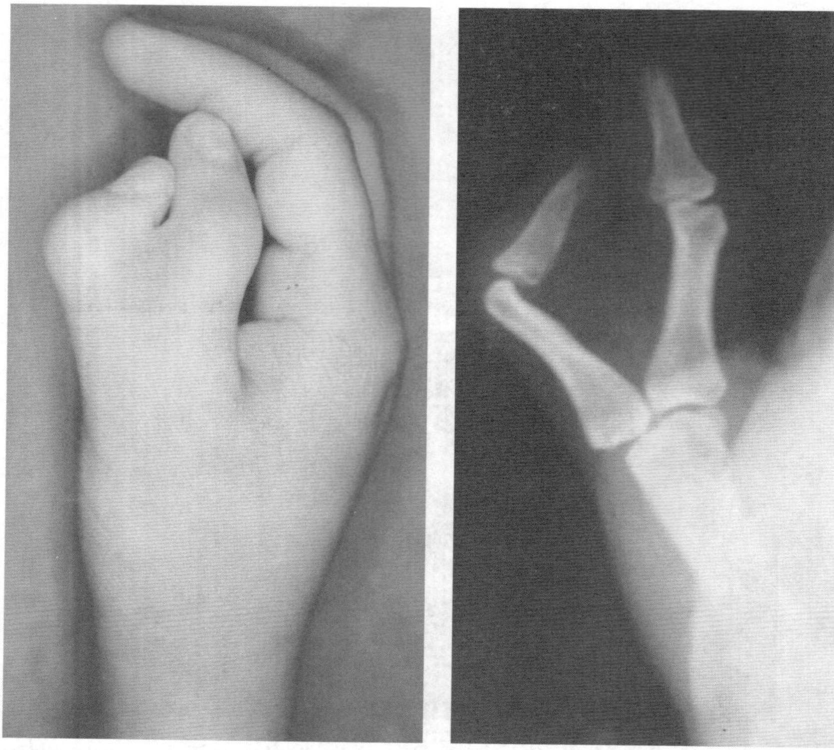

Figura 9.43 Duplicação de polegar – Wassel tipo IV. Aspecto clínico e radiológico. Classificação de Swanson tipo III (duplicação).

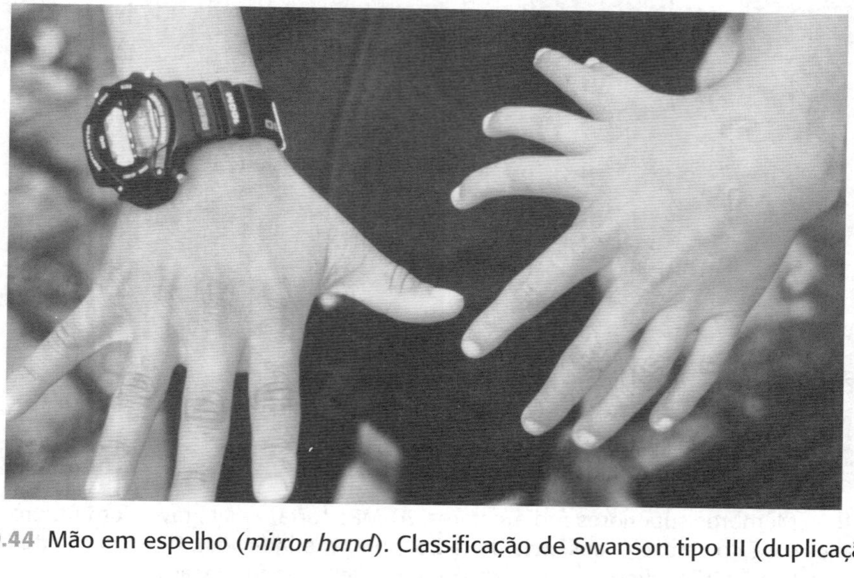

Figura 9.44 Mão em espelho (*mirror hand*). Classificação de Swanson tipo III (duplicação).

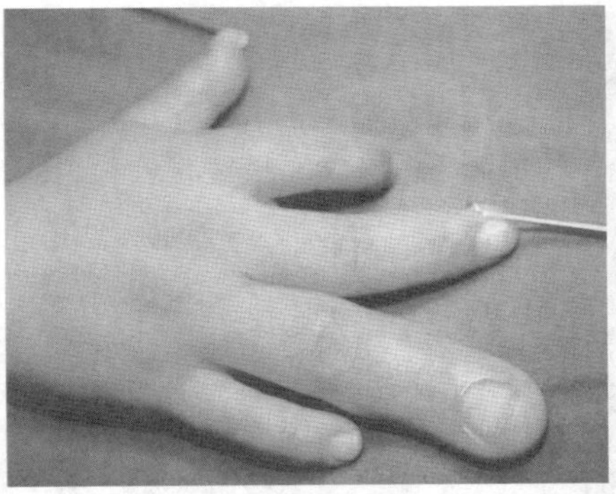

Figura 9.45 Gigantismo do dedo anular. Classificação de Swanson tipo IV (gigantismo).

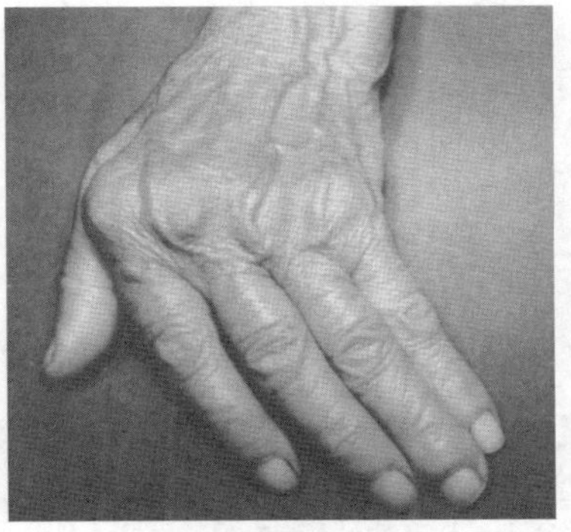

Figura 9.46 Mão reumatoide clássica, com deformidade em ziguezague (metacarpos com desvio radial, subluxação das articulações metacarpofalângicas e dedos com desvio ulnar).

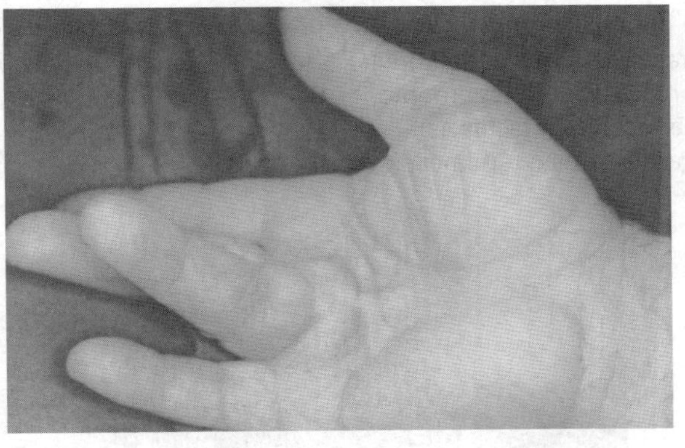

Figura 9.47 Fasciíte palmar ou contratura de Dupuytren, na sua apresentação mais comum, atingindo o quarto raio.

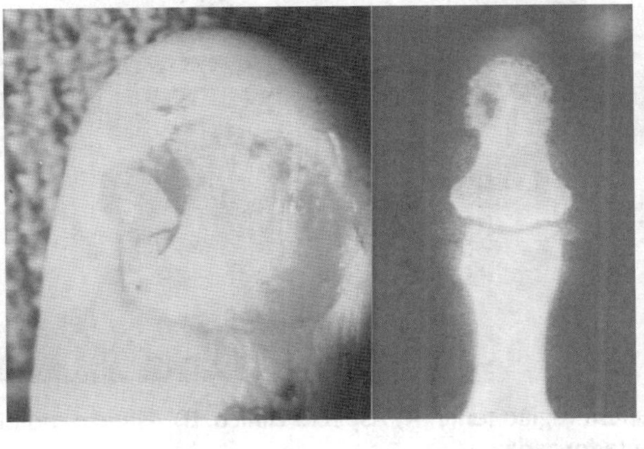

Figura 9.48 Tumor glômico. Aspecto clínico e radiológico.

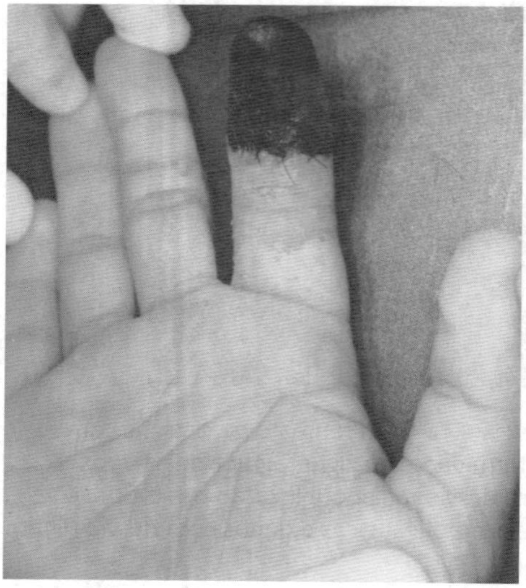

Figura 9.49 Avulsão do anel (*ring avulsion*). Desenluvamento característico do dedo anular quando o anel se enrosca; todo o tegumento é avulsionado, permanecendo intactas as estruturas ósseas, ligamentares e tendíneas.

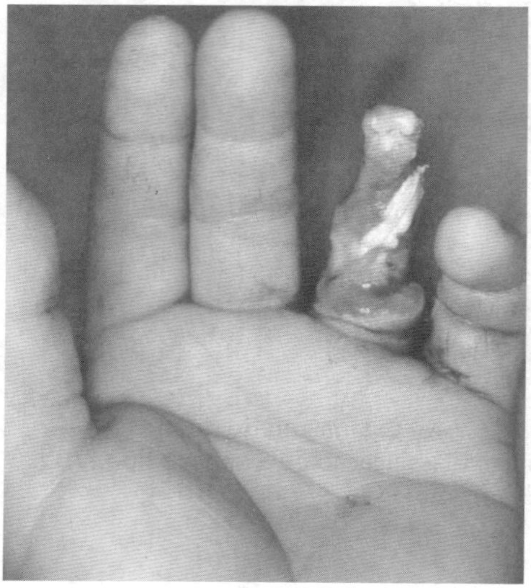

Figura 9.50 Necrose do dedo indicador após tentativa frustra de reimplante.

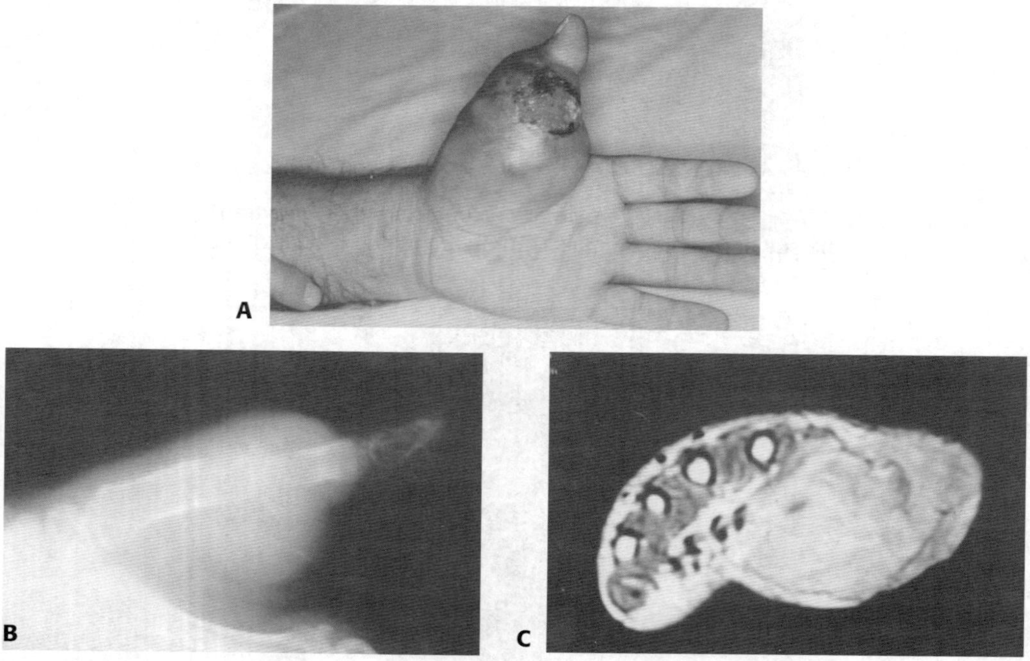

Figura 9.51 Sarcoma em região tenar. **A**) Aspecto clínico. **B**) Aspecto radiológico. **C**) Aspecto da tomografia computadorizada.

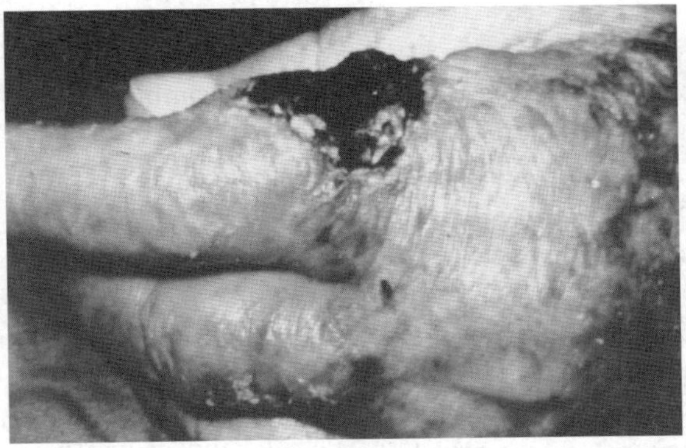

Figura 9.52 Carcinoma de células basais.

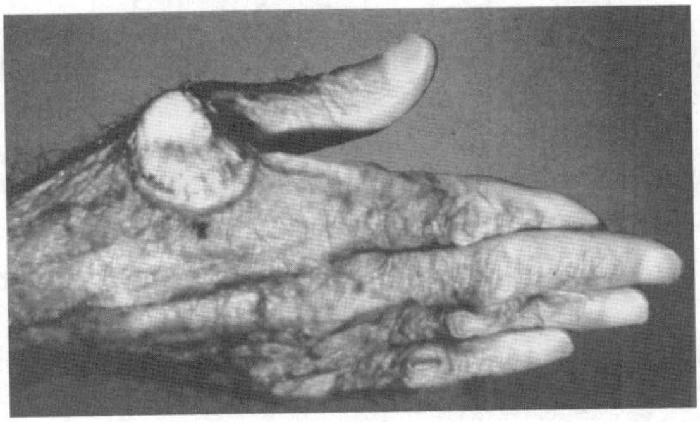

Figura 9.53 Ceratoacantoma.

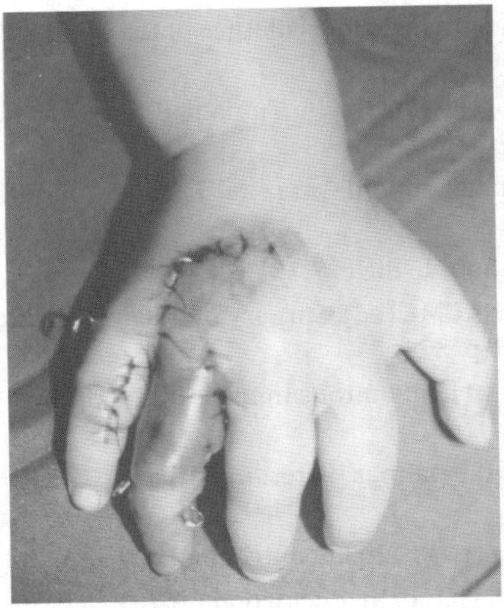

Figura 9.54 Processo infeccioso em mão pediátrica após tratamento cirúrgico de esmagamento do quarto e quinto dedos.

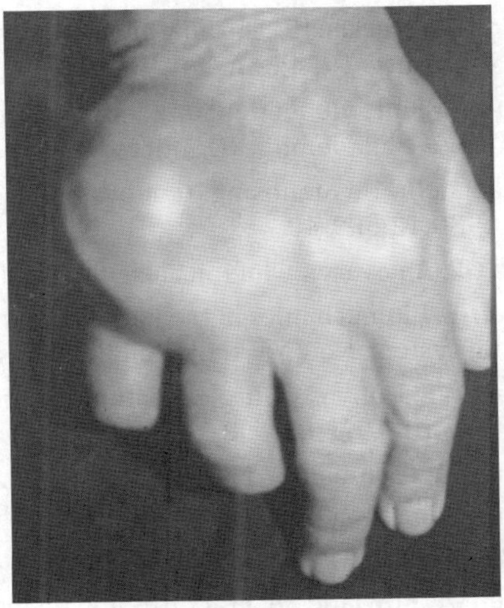

Figura 9.55 Processo infeccioso (abscesso volumoso no dorso do quarto e quinto dedos).

BIBLIOGRAFIA

American Society for Surgery of the Hand. The hand: examination and diagnosis. New York: Churchill Livingstone; 1983.

Azze RJ, Mattar R Jr. Propedêutica de la mano. In: Castaneda LDR. Las manos. São Paulo: Livraria Santos; 1977. p. 49-66.

Backhouse KM, Catton VCT. An experimental study of the functions of the lumbrical muscles in the human hand. J Anat. 1954;88:133.

Barlon NJ. Fractures and joint injuries of the hand. In: Wilson JN (ed). Fractures and joint injuries. 6th ed. New York: Churchill Livingstone; 1982. p. 739.

Berger RA, Kauer JMG, Landsmeer JMF. Radioscapholunate ligament: a gross anatomic and histologic study of fetal and adult wrists. J Hand Surg. 1992;16:350-5.

Bowers MU. The anatomy of the interphalangeal joints. In: Bowers VM (ed). The interphalangeal joints. Edinburgh: Churchill Livingstone; 1987. p. 2.

Bowers VM, Wolf JW, Nohill JL, Bittinger S. The proximal interphalangeal joint and palmar plate. 1: An anatomic and biomechanical study. J Hand Surg. 1980;5:78.

Brand PW, Thompson DE, Micks JE. The biomechanics of the interphalangeal joints. In: Bowers WH (ed). The interphalangeal joints. Edinburgh: Churchill Livingstone; 1987. p. 21.

Brand PW. Clinical mechanics of the hand. St. Louis: CV Mosby; 1985. p. 1.

Doyle JR, Blythe WF. Anatomy of the flexor tendon sheath and pulleys of the thumb. J Hand Surg. 1977;2:149-51.

Dubousset P. The digital joints. In: Tubiana R (ed). The hand. Vol. 1. Philadelphia: Saunders; 1981. p. 191.

Ealon RG. Joint injuries of the hand. Springfield: Charles C. Thomas; 1971. p. 1.

El-Bacha A. The carpometacarpal joints (excluding the trapeziometacarpal). In: Tubiana R (ed). The hand. Vol. 1. Philadelphia: Saunders; 1981. p. 158.

Eylor DL, Markee JE. The anatomy and function of the intrinsic musculature of the hand. J Bone Joint Surg. 1954;36A:1.

Fahrer M. Interdependent and independent actions of the fingers. In: Tubiana R (ed). The hand. Vol. 1. Philadelphia: Saunders; 1981. p. 399.

Finkeistein H. Stenosing tendovaginitis at the radial styloid process. J Bone Joint Surg. 1930;12:509-40.

Fisk GR. An overview of injuries of the wrist. Clin Orthop. 1980;149:137-44.

Flatt AE. Biomechanics of the hand and wrist. In: Evarts CMC (ed). Surgery of the musculoskeletal system. New York: Churchill Livingstone; 1990. p. 311.

Frank WE, Dobyns J. Surgical pathology of the collateral ligamentous injuries of the thumb. Clin (Mhop). 1972;83:102.

Gilbert A, Fachinelli A, Kahlil G, Poltevin L. Lesions of the palmar plates. In: Tubiana R (ed). The hand. Vol. 2. Philadelphia: Saunders; 1985. p. 909.

Gilula LA. Carpal injuries: analytic approach and case exercises. Am J Roentgenol. 1979;133:503-17.

Green DP, Rowland SA. Fractures and dislocations in the hand. In: Rockwood CA, Green DP (eds). Fractures in adults. 3rd ed. Philadelphia: JB Lippincott; 1991. p. 313.

Hoppenfeld S. Physical examination of the spine and fremities. New York: Apple Crofts; 1976.

Kapandji AI. Selective radiology of the first carpometacarpal (or trapeziometacarpal) joint. In: Tubiana R (ed). The hand. Vol. 2. Philadelphia: Saunders; 1985. p. 835.

Kaplan EB. Anatomy and kinesiology of the hand. In: Flynn JE (ed). Hand surgery. 3rd ed. Baltimore: Williams and Wilkins; 1982. p. 33.

Kauor JMG, Lange A, Savelberg HHCM, Koolcos MM. The wrist joint. Functional analysis and experimental approach. In: Nakarnura R, Linscheid RL, Miura T (eds). What disorders. Tokyo: Springer; 1992. p. 3-12.

Kauer JMG. Functional anatomy of the wrist. Clin Orthop. 1980;149:8-20.

Kauer JMG. The articular disc of the hand. Acta Anat. 1975;93:590-605.

Kuczynski K. The proximal interphalangeal joint. Anatomy and causes of stifness in the fingers. J Bone Joint Surg. 1968;50:656-63.

Landsmeer JMF. Atlas of anatomy of the hand. Edinburgh: Churchill Livingstone; 1976. p. l.

Landsmeer JMF. The coordination of finger joint motions. J Bone Joint Surg. 1963;45A:1654.

Lech O. Bases biológicas de las estructuras de movimiento, sensibilidad y motricidad (cap. 2). In: Castaneda L et al. (eds). Las manos. São Paulo: Livraria Santos; 1977. p. 7-26.

Lech O. Princípios básicos (cap. 1). In: Pardini A (ed). Cirurgia da mão – lesões não-traumáticas. Rio de Janeiro: Medsi; 1990. p. 1-33.

Littler JW. The finger extensor mechanism. Surg Clin North Am. 1957;47:415.

Magee DJ. Forearm, wrist, and hand: orthopaedic physical assessment. Philadelphia: Saunders; 1987.

Mikic Z. Dotalled anatomy of the articular disc of the distai radicular joint. Clin Orthop. 1989;245:123-32.

Milford LW. Retaining ligaments of the digits of the hand: gross and microscopic anatomic study. Philadelphia: Saunders; 1968. p. 1.

Navarro A. Luxaciones dei carpo (Cited by Teleisnik J. The bonés of the wrist). In: Taloisnik J. (ed). The wrist. New York: Churchill Livingstone; 1921. p. 1-12.

Palmer AK, Werner FW. The triangular fibrocartilage complex of the wrist: anatomy and function. J Hand Surg. 1981;6:153-62.

Sandzen SC Jr. Atlas of wrist and hand fractures. Littleton, MA: PSG Publishing; 1986. p. 1.

Schultz RJ, Furiong JM, Storace A. Detailed anatomy of the extensor mechanism at the proximal aspect of the finger. J Hand Surg. 1981;6:493.

Sinunons BP, De la Caffiniere JY. Physiology of flexion of the fingers. In: Tubiana R (ed). The hatid. Vol. 1. Philadelphia: Saunders; 1981. p. 377.

Stack G. Muscle function in the fingers. J Bone Joint Surg. 1962;4411:899.

Strauch B, De Moura W. Digital flexor tendon sheath: anatomic study. J Hand Surg. 1985;10A:785.

Taleishik J. The wrist. New York: Churchill Livingstone; 1985. p. 229-39.

Tubiana R. Architecture and function of the hand. In: Tubiana R (ed). The hand. Vol. 1. Philadelphia: Saunders; 1981. p. 19.

Valentin P. The interossei and the lumbricais. In: Tubiana R (ed). The hand. Vol. 1. Philadelphia: Saunders; 1981. p. 244.

Watson HK, Ashmead D, Makhlouf MV. Examination of the scaphoid. J Hand Surg. 1988;13A:657-60.

Zancolli R. Structural and dynamic basis of hand surgery. Philadelphia: JB Lippincott; 1968.

SEÇÃO

III

MEMBRO INFERIOR

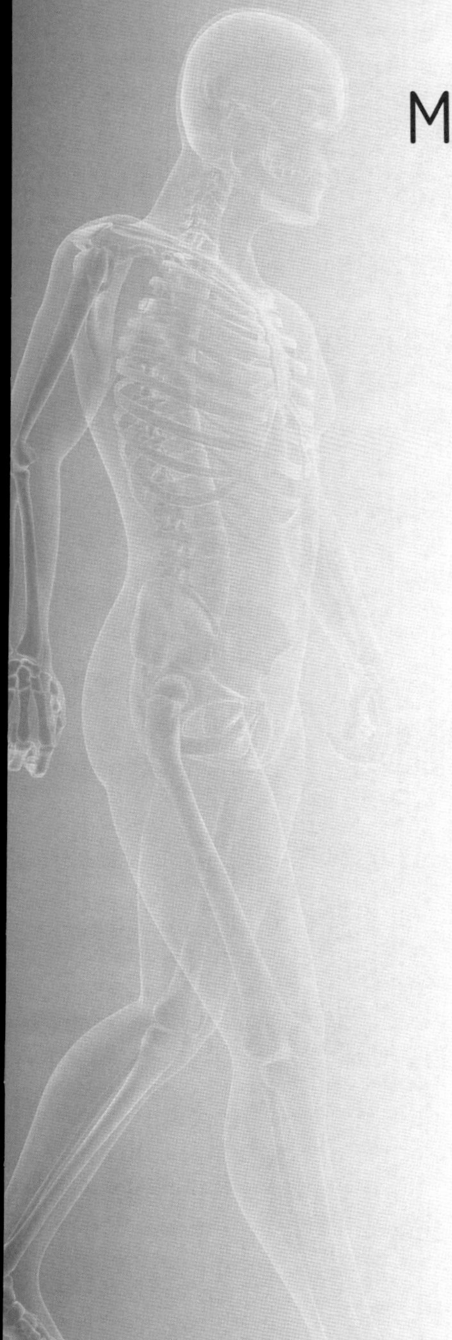

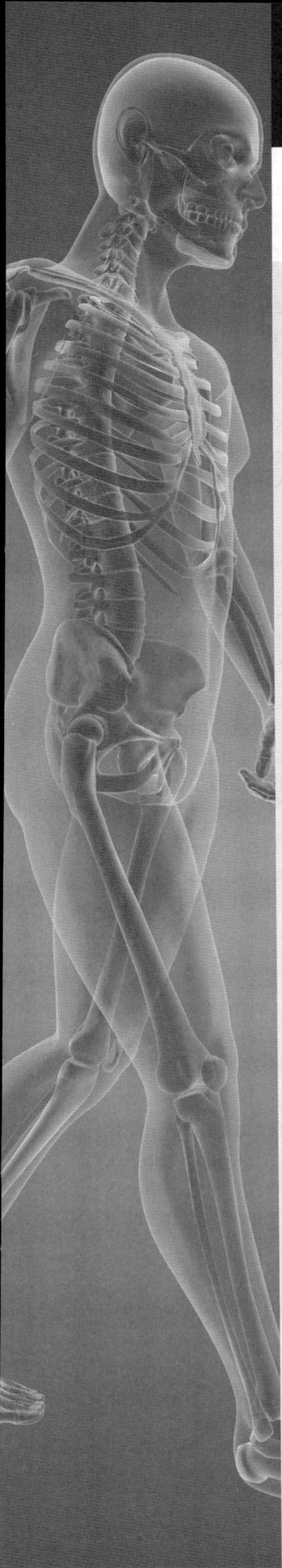

CAPÍTULO

10

Exame Físico do Quadril

- Fernando José Santos de Pina Cabral
- Fernando Martins de Pina Cabral
- Antonio Marcos Ferracini
- Ricardo Horta Miranda

INTRODUÇÃO

O exame físico do quadril engloba o exame do quadril, coluna e extremidades inferiores, assim como os sistemas abdominal, geniturinário, vascular e neurológico.

No exame do quadril é fundamental minuciosa avaliação da história do paciente (anamnese), que poderá nos guiar com maior facilidade sobre as possíveis causas da dor e sua localização. A realização correta do exame físico e os testes específicos são aprimorados com a padronização do exame, gerando confiança para o diagnóstico correto. O conhecimento de doenças concomitantes também é muito importante.

Na anamnese do paciente, aspectos importantes na história são: idade, ocorrência ou não de traumatismo (cuja ausência prediz doença degenerativa) e sua participação em esportes e/ou outras atividades que envolvam movimentos rotacionais do quadril, frequentemente associados a lesões de estruturas intra-articulares (exemplo: lesão labral).

Como citado, devemos reconhecer e diferenciar sintomas relacionados a coluna, sistemas neurovascular, abdominal, geniturinário e queixas dos membros inferiores, que podem confundir com doenças exclusivamente relacionadas ao quadril. Sabe-se, por exemplo, que a síndrome quadril-coluna pode acontecer em até 27% dos pacientes, sendo 9,2% sintomáticos.

Saunders et al. avaliaram 75 pacientes com artrose de quadril, os compararam com um grupo controle sem artrose e observaram que alterações degenerativas da coluna são mais comuns em pacientes com artrose de quadril.

Além disso, devemos pesquisar outras causas extra-articulares para a dor no quadril como: quadril em ressalto, síndrome da dor glútea profunda, doenças na articulação sacroilíaca, síndrome do músculo piriforme, síndrome dos isquiotibiais, dores neuropáticas (exemplo: nervo pudendo) e finalmente impacto isquiofemoral.

Ao final do exame físico do quadril podemos utilizar escores de avaliação, que são ferramentas valiosas na análise da doença e terapêutica. Não há consenso, até o momento, sobre qual escore utilizar. Todavia, é imprescindível que esses questionários sejam validados em cada país e adequados à sua população, visando garantir a confiabilidade dos trabalhos científicos. Ao final deste capítulo serão listados alguns escores de avaliação do quadril.

EXAME FÍSICO

O quadril possui importância fundamental nas atividades diárias. A partir do quadril a movimentação é iniciada e executada, sendo também o responsável pela transmissão e distribuição do peso do corpo para os membros inferiores.

Há na literatura inúmeras técnicas para exame físico que já foram descritas por diversos autores. Tentaremos aqui demonstrar o que parece mais didático e simplificado na avaliação do paciente, seguindo uma sequência prática, que adequadamente deve percorrer as etapas básicas da semiologia: inspeção, palpação, avaliação da mobilidade articular, testes específicos e exame neurológico.

Essa sequência facilita, em nosso entendimento, a dinâmica do atendimento e investigação diagnóstica do paciente, devendo sempre ser realizada primeiramente na posição em pé, posteriormente com o paciente sentado e, por último, deitado (em decúbitos dorsal, lateral e ventral, respectivamente).

EXAME EM PÉ

A inspeção deve ser realizada com o paciente descalço e desnudo e a maioria dos grupamentos musculares exposta. Devemos avaliar possíveis desvios posturais, contraturas, cicatrizes e hipotrofias (Figura 10.1).

Ao apontar um ponto doloroso, o paciente dará dicas importantes da origem de sua dor. A região inguinal pode ser indicativa de possíveis doenças intra-articulares. Por outro lado, a dor na face lateral do quadril pode fazer pensar também em doenças extra-articulares, como as que compõem a chamada síndrome da dor peritrocantérica do quadril. Já dores apontadas para a região posterior do quadril deverão ter sempre como diagnóstico diferencial doenças da coluna, e investigação sobre outras possíveis causas de dor na região posterior do quadril, como as doenças da síndrome da dor glútea profunda (exemplo: síndrome do músculo piriforme).

Um sinal importante a ser relatado que se associa a doenças possivelmente intra-articulares é o *sinal do "C"*, quando o paciente normalmente irá descrever uma dor interior profunda e mal definida na região do quadril, com a mão espalmada sobre a articulação e seu polegar voltado posteriormente, em forma de "C" (Figura 10.2).

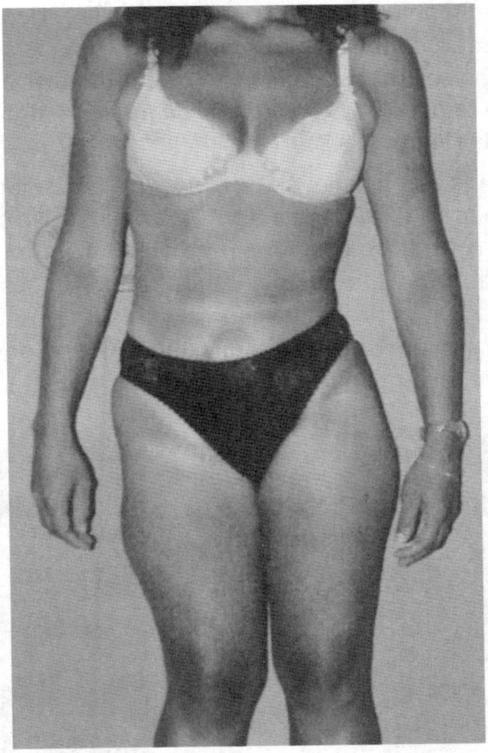

Figura 10.1 Assimetria observada na inspeção estática.

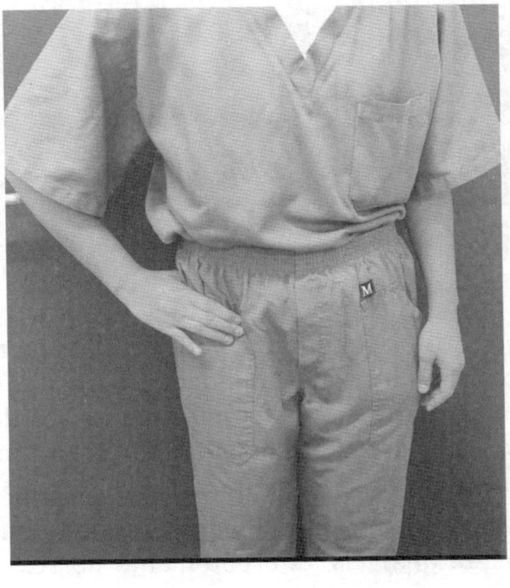

Figura 10.2 Sinal do "C".

Deve-se avaliar também a altura dos ombros e as das cristas ilíacas para pesquisa de diferenças nos membros inferiores. É importante que os aspectos relacionados à lassidão dos ligamentos sejam testados, visto que o quadril é passível de lesões por microinstabilidades. O *teste do dedo polegar ou da hiperextensão dos cotovelos e joelhos* aventa tal possibilidade (Figura 10.3).

A diferenciação entre escoliose estrutural *versus* não estrutural é feita pedindo-se para o paciente flexionar a coluna para a frente e avaliando-se o grau de flexão lombar. Nas escolioses não estruturais, o desvio não provém da coluna, podendo ser por dismetria dos membros inferiores, espasmos musculares ou causas inflamatórias, cujos tratamentos visam corrigir os problemas subjacentes. Diferentemente das escolioses estruturais, cuja causa provém de doenças da coluna. O arco de movimento de inclinação lateral também é importante para avaliar rigidez articular da coluna (Figura 10.4).

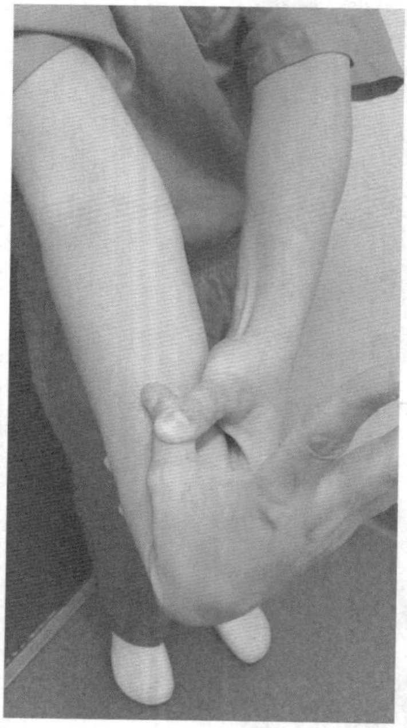

Figura 10.3 Hiperlassidão.

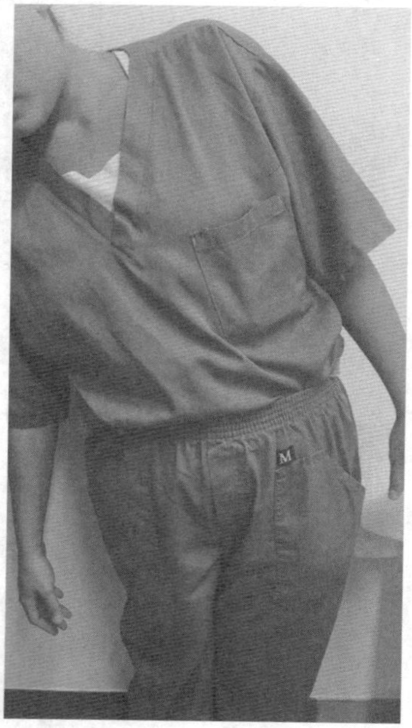

Figura 10.4 Teste de inclinação de coluna lateralmente.

A observação do paciente ao caminhar já pode revelar algumas alterações pelo seu padrão de marcha. A relação entre a estabilidade articular, o *labrum* e a cartilagem articular são fundamentais para a transferência estática e dinâmica de carga para as estruturas ligamentares e ósseas, traduzindo, portanto, em alterações na marcha quando presente alguma doença.

Estalidos como no ressalto extra-articular interno pelo tendão do músculo iliopsoas podem ser facilmente audíveis, diferentemente do ressalto extra-articular externo pelo tensor da *fascia lata*, que são principalmente mais visualizáveis. Ressaltos intra-articulares são causados por corpos livres na articulação.

No exame de marcha, os pontos-chave da avaliação incluem rotação do pé, mobilidade pélvica nos planos coronal e transversos, fase de balanço e comprimento do passo.

Anormalidades torcionais podem levar a desvios angulares progressivos que desencadearão conflito entre o joelho e o quadril na busca de uma posição mais confortável, que por fim afetarão a marcha. Em média, a marcha normal exige de 6-8° de rotação interna do quadril e 7° de rotação pélvica, totalizando aproximadamente 15°.

Na fase de balanço médio é normal uma rotação interna do membro inferior de aproximadamente 10°, para o funcionamento correto da articulação do quadril.

Impactos ou alterações torcionais no fêmur, acetábulo ou ambos podem levar a discrepâncias. Marcha com rotação interna excessiva e diminuição da rotação externa ao exame estático podem indicar anteversão femoral exagerada, sendo distinguida de doença capsular por exames radiográficos. Em contrapartida, marcha com rotação externa excessiva e diminuição de rotação interna ao exame passivo pode significar retroversão femoral.

Durante a fase de apoio, o peso do corpo deve ser suportado pela musculatura glútea, podendo, em sua deficiência, apresentar o *sinal de Trendelenburg*.

Já na marcha antálgica, há diminuição da fase de apoio do lado acometido como autoproteção pela dor.

A marcha devido à dismetria dos membros inferiores caracteriza-se pela queda do ombro ipsilateral para o lado mais encurtado na fase de apoio.

No exame estático, pode-se realizar o *teste de Trendelenburg*, que é feito em apoio monopodálico e avaliando-se o paciente de costas. Caracteriza-se pela queda do quadril para o lado oposto ao que está apoiado, devido à fraqueza da musculatura abdutora ipsilateral (glúteos). Deve-se salientar que, para sensibilizar ainda mais esse teste, orienta-se realizá-lo em frente à parede, mantendo o quadril em extensão e retirando, assim, possível ação coadjuvante do grupamento muscular flexor do quadril, e com o membro inferior apoiado por pelo menos 6 segundos (Figura 10.5).

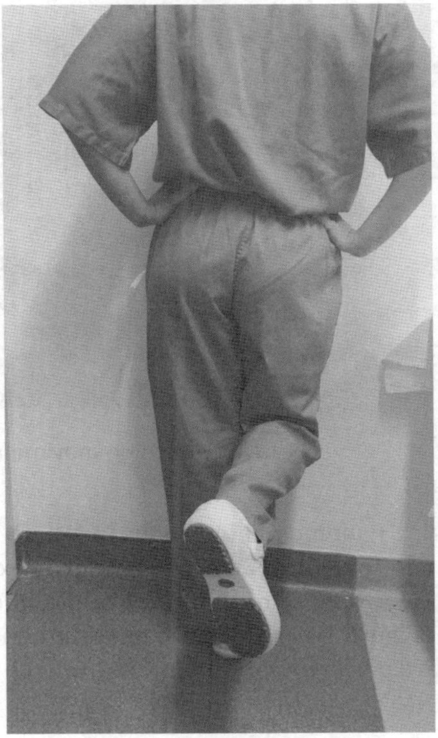

Figura 10.5 Teste de Trendelenburg.

EXAME SENTADO

Com o paciente na posição sentada, teremos a oportunidade também de inspecionar a pele, analisando possíveis lesões, presença de varizes, edemas nas pernas etc.

Avalia-se também nessa posição a vascularização do quadril por meio da palpação dos pulsos das artérias dorsal do pé e tibial posterior.

Um dos aspectos mais importantes da posição sentada é a possibilidade de avaliação das rotações interna e externa, pois essa posição proporciona uma plataforma estável suficiente de 90° de flexão do quadril para mensurações mais acuradas de amplitudes rotacionais de movimento (Figura 10.6).

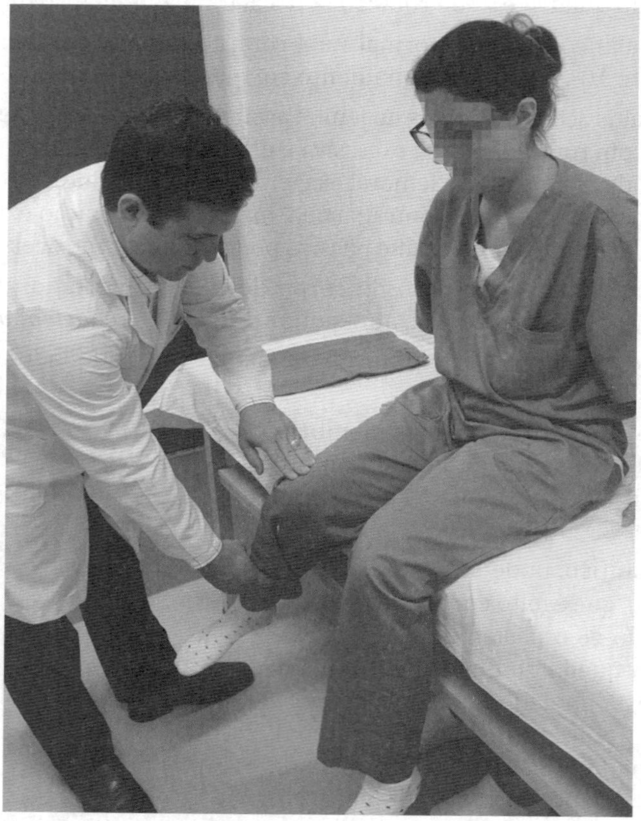

Figura 10.6 Arco de movimento com o paciente sentado – rotação interna.

Podemos então realizar exame de arco de movimento para as rotações interna (normal entre 20 e 35°) e rotação externa (normal entre 30 e 45°), testar a força muscular de flexão, abdução e adução do quadril e, por fim, realizar o exame neurológico (Figura 10.7). Devemos lembrar que um dos primeiros sinais de doença intra-articular é a perda da rotação interna.

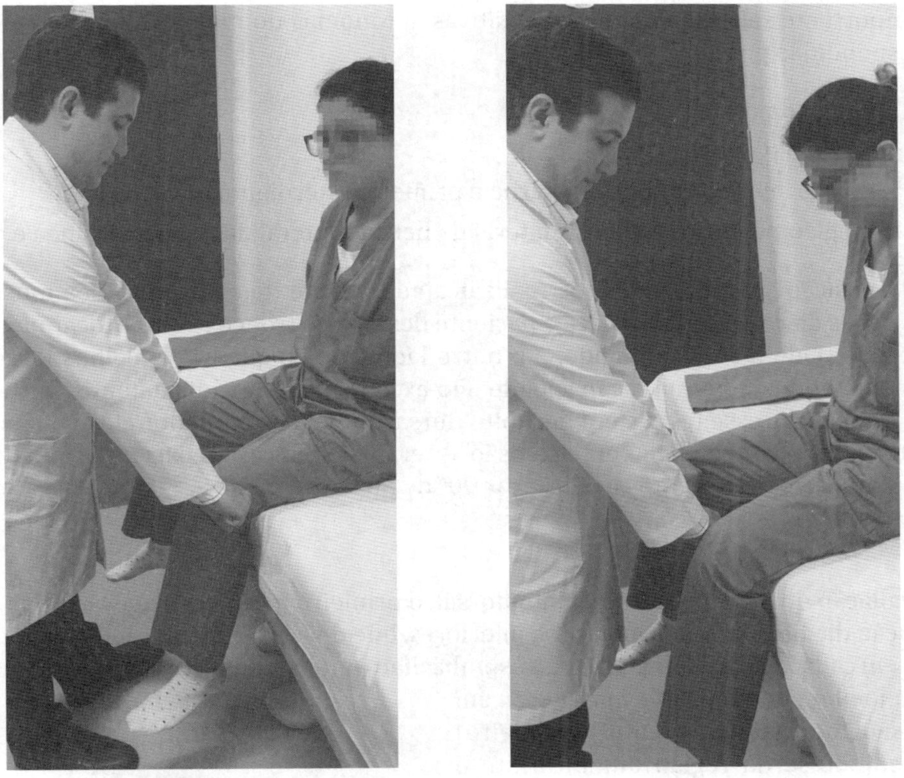

Figura 10.7 Adução e abdução em posição sentada.

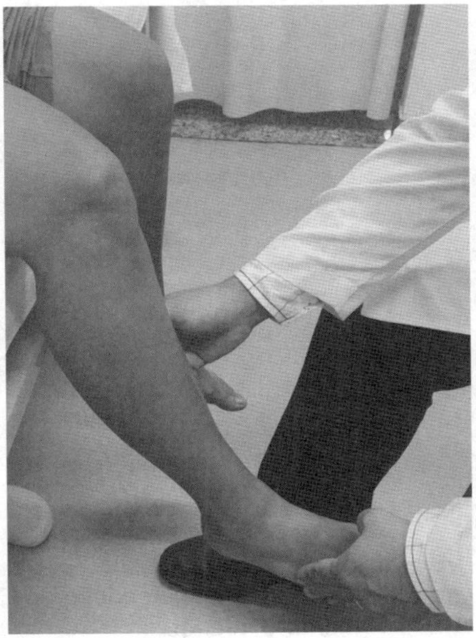

O teste para detectar sintomas neurológicos radiculares também pode ser realizado na posição sentada, com extensão total do joelho e pedindo para o paciente forçar a extensão ativa desse, o que acarretará em sensibilização das raízes nervosas. A sensibilidade cutânea (raízes entre L2 e S1) e reflexos profundos como patelar (L2-L4) e aquileu (L5-S1) também podem ser avaliados nessa posição (Figura 10.8).

Figura 10.8 Posição para avaliação de força, reflexo e sensibilidade cutânea em posição sentada.

Importante salientar as zonas sensitivas autônomas do membro inferior, que são correspondidas por:

L3 – meio da coxa.

L4 – região patelar.

L5 – parte lateral proximal da perna e primeiro interdigital.

S1 – região posterior proximal lateral da perna e lateral da região calcânea e pé.

Na posição sentada, podemos realizar ainda o teste de contratura dos músculos posteriores da coxa, pedindo para o paciente flexionar o tronco e tentar tocar na ponta dos pés no lado a ser examinado, e o outro lado com os quadris e joelhos fletidos e levemente abduzidos. Sua incapacidade não exclui déficit de alongamento. Outra maneira de realizar esse teste é em decúbito dorsal, onde o examinador eleva o membro pelo tornozelo, com o joelho em extensão, e será positivo caso o paciente sinta dor na musculatura posterior antes de alcançar 90º de flexão do quadril.

EXAME EM DECÚBITO DORSAL

Na avaliação do paciente em decúbito dorsal, o primeiro passo na inspeção pode ser a avaliação da dismetria dos membros inferiores, que deve ser feita por meio da mensuração em cada lado à distância entre a espinha ilíaca anterossuperior e o maléolo medial com o joelho e o quadril devendo ficar em extensão total (comprimento verdadeiro) ou medindo-se da região umbilical até o maléolo medial (comprimento aparente) e comparando-os com o lado contralateral (Figura 10.9).

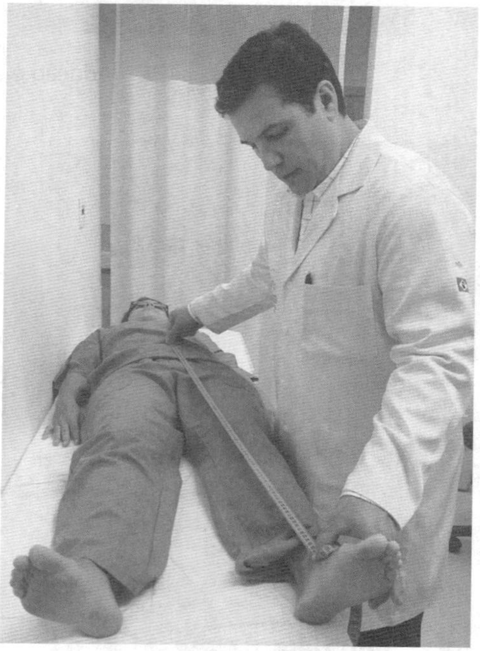

Figura 10.9 Comprimento verdadeiro do membro inferior.

Na palpação, podemos avaliar o abdome e qualquer desconforto precisa ser documentado. O diagnóstico diferencial deverá incluir sempre hérnias fasciais e/ou tendinites da musculatura adutora. Dor à palpação abdominal no teste de flexão contra a resistência com palpação abdominal diferenciará a hérnia fascial das outras queixas (Figura 10.10).

A palpação do tubérculo adutor em contração ativa poderá identificar tendinite, enquanto a palpação da sínfise púbica irá identificar osteíte púbica, fratura ou traumatismo nessa região.

Outros testes úteis podem ser o de Tinel (percussão do nervo no trígono femoral) para o nervo femoral, sendo positivo

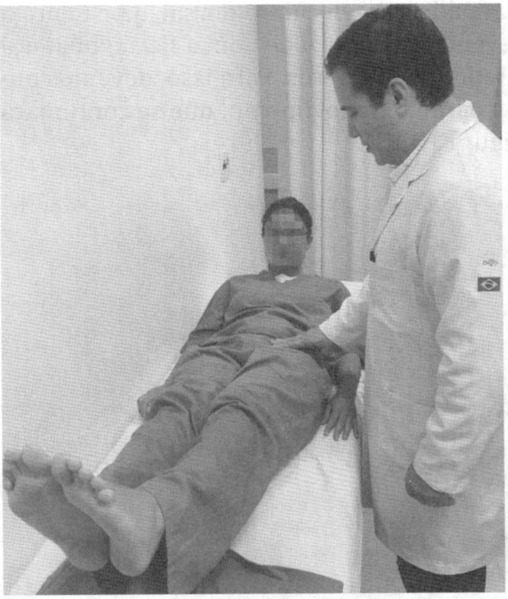

Figura 10.10 Palpação abdominal contra a resistência.

em contraturas do quadril maiores que 25°, pela proximidade do tendão do psoas ao nervo.

O teste da rotação passiva (*log roll*) é realizado com o membro inferior em extensão e promovendo-se rotações externa e interna, devendo ser realizada bilateralmente, e anotar as possíveis diferenças. Com isso, podem-se avaliar frouxidão ligamentar, sinovite, efusão ou doença intra-articular (Figura 10.11).

Similarmente, o teste *dial* pode significar frouxidão capsular. Esse teste é positivo quando, após rotação interna passiva em extensão, o membro é então solto e roda externamente em um ângulo maior que 45° (Figura 10.12).

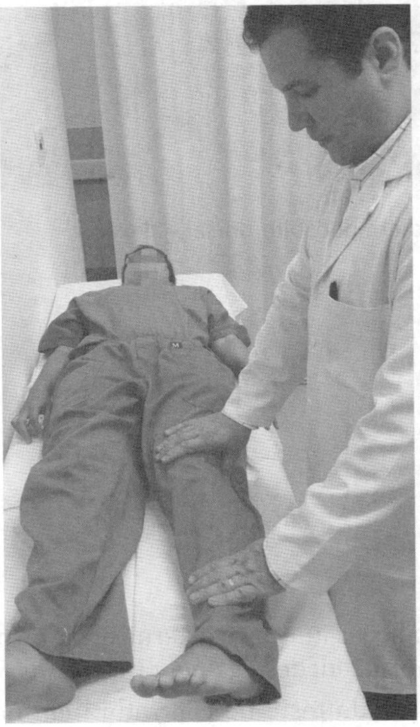

Figura 10.11 *Log roll.*

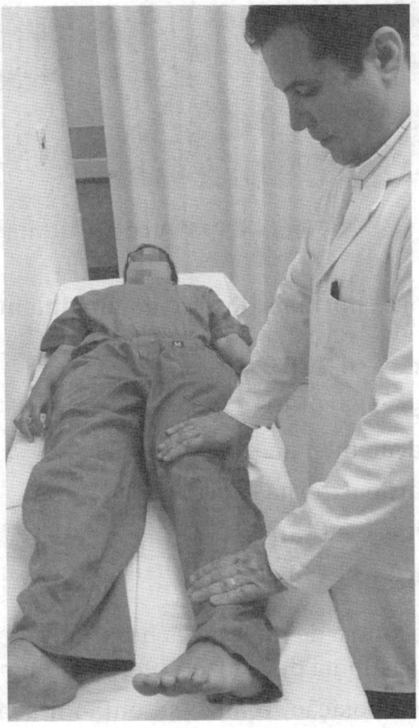

Figura 10.12 Teste *dial*.

Na avaliação do arco de movimento dos quadris em decúbito dorsal, o primeiro a ser testado é o grau de flexão do quadril, devendo ser realizado com a flexão bilateral dos joelhos sobre o peito do paciente e anotados seus valores. Para isso, devemos observar a posição pélvica, pois o quadril pode parar seu movimento, que se continuará predominantemente por rotação pélvica (Figura 10.13).

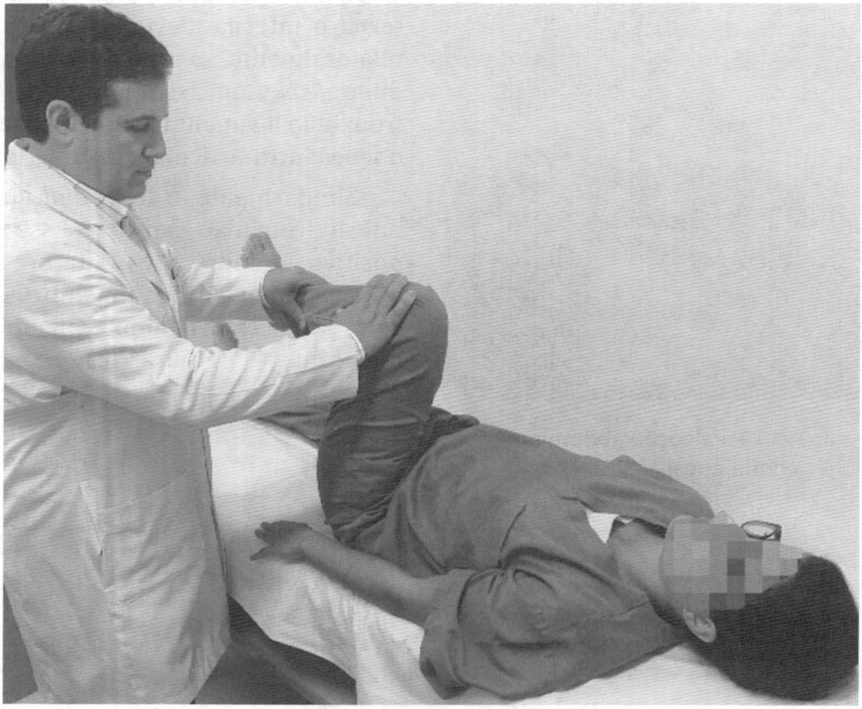

Figura 10.13 Arco de movimento em decúbito dorsal – flexão.

Valores normais de arco de movimento:

Flexão – 0-120°.

Extensão – 0-30°.

Rotação interna – 0-30°.

Rotação externa – 0-40°.

Abdução – 0-50°.

Adução – 0-30°.

O encontro de diferenças nos graus das rotações interna e externa entre as posições sentada e supina deve fazer diferenciar em anormalidades ligamentares *versus* ósseas.

Dessa posição, realiza-se então a avaliação do teste de contratura em flexão do quadril (teste de Thomas), quando estendemos o quadril a ser avaliado e mantemos o outro em flexão sendo segurado pelo paciente, evitando assim a inclinação pélvica compensatória. O grau de contratura em flexão deve ser anotado (Figura 10.14).

Importante: manter a mão espalmada sob a coluna lombar do paciente para termos certeza do ponto "zero" de inclinação lombar. Esse teste deve ser realizado bilateralmente. A adição da flexão do joelho auxilia na diferenciação entre a contratura ser proveniente do músculo iliopsoas *versus* reto femoral. Neuropatia femoral e doenças abdominais também podem causar contratura em flexão do quadril. Resultados falso-negativos podem ocorrer em pacientes com hiperlassidão ou doenças do tecido conjuntivo, cujo ponto "zero" pode ser conseguido por meio de contração abdominal, e também em pacientes com hiperlordose.

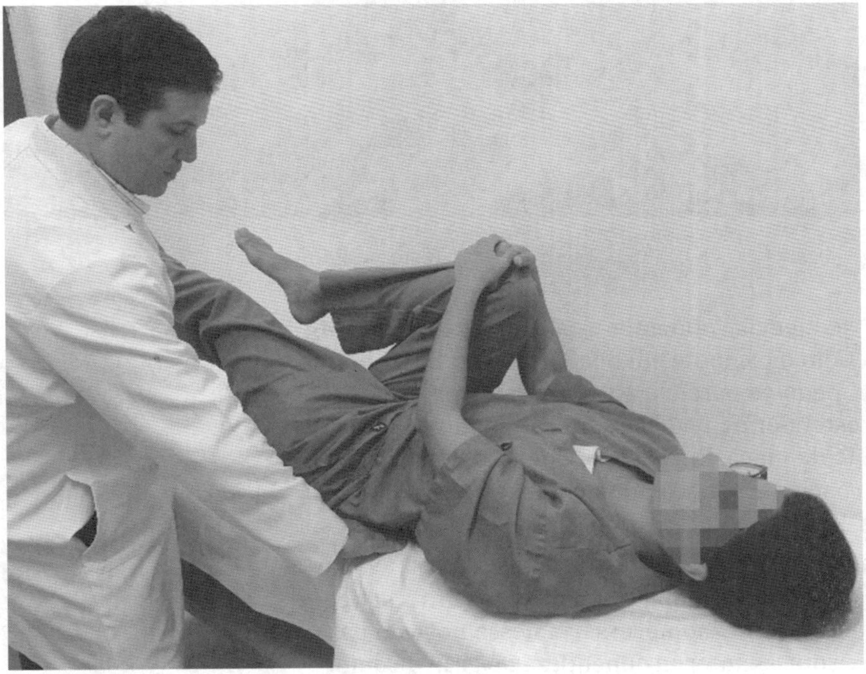

Figura 10.14 Teste de Thomas.

O teste de Patrick (flexão + abdução + rotação externa) é útil para diagnosticar doenças no quadril examinado e pode também provocar dor na articulação sacroilíaca contralateral (Figura 10.15). Esse teste pode ser feito de duas maneiras, com o paciente em decúbito dorsal, membro contralateral em extensão e o membro a ser examinado em posição de "4", sobre a mesa, ou sobre o joelho. O examinador apoia a mão sobre o joelho fletido e coloca a outra sobre o quadril oposto, verificando o desencadeamento de dor. Caso a dor seja referida na virilha, a doença pode ser derivada do quadril examinado e, se for na região da sacroilíaca contralateral, devemos avaliar essa articulação.

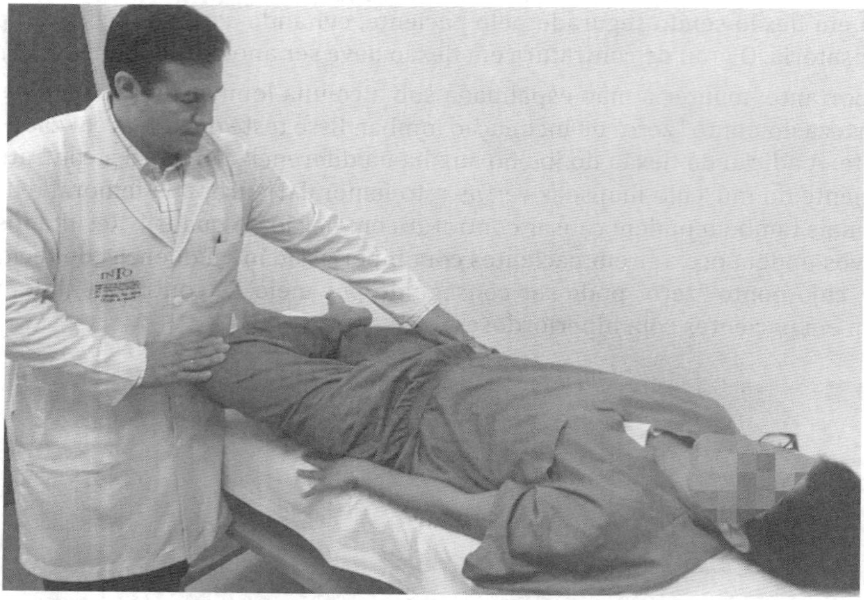

Figura 10.15 Teste de Patrick.

Na sequência, podemos realizar o teste de Gaenslen. Com o paciente em decúbito dorsal e na beira do leito, pede-se para ele abraçar ambos os joelhos e depois estender o quadril a ser examinado e que está pendente da maca. Em caso de doenças dessa articulação, o paciente sentirá dor à extensão desse quadril (Figura 10.16).

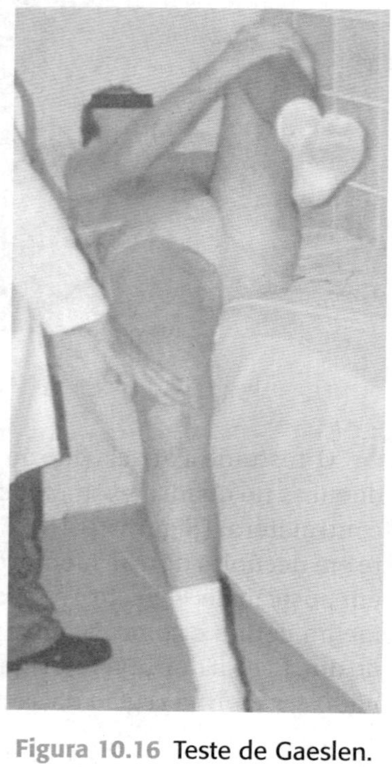

Figura 10.16 Teste de Gaeslen.

Grande variedade de testes é usada para avaliar o impacto femoroacetabular ou doenças intra-articulares. O grau de flexão necessária nessa posição para adução e rotação interna dependerá do grau de deformidade e da localização do impacto.

No teste dinâmico de impacto rotatório *i*nterno (DIRI), o paciente é instruído, como no teste de Thomas, a segurar o membro contralateral enquanto o examinador realiza uma manobra dinâmica e rotatória de flexão do quadril até 90° ou mais, associada a adução e rotação interna. Dor nesse teste sugere impacto femoroacetabular anterior e/ou lesão labral anterior. Essa manobra também pode ser realizada no centro cirúrgico para visualização direta durante a cirurgia na avaliação do colo femoral e congruência acetabular (Figura 10.17).

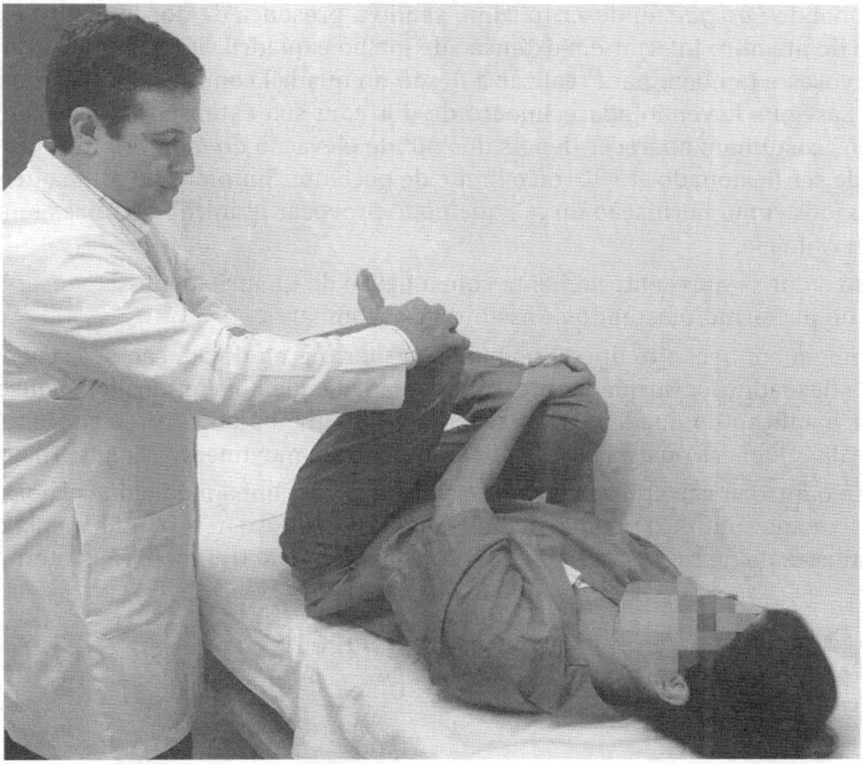

Figura 10.17 Teste dinâmico de impacto em rotação interna.

Já o teste dinâmico de impacto rotatório externo (DIRE) segue o mesmo princípio do exame anteriormente descrito, porém em rotação externa e abdução dinâmicas, e sua positividade pode ser notada em pacientes com impacto predominantemente superiores e/ou lesões labrais nessa mesma localização, também podendo ser realizada no centro cirúrgico para avaliação intra-operatória.

Também, a partir dessa posição, podemos avaliar o impacto posterior, colocando o paciente na beira do leito, mantendo o outro quadril abraçado para a correção da lordose.

No quadril examinado realizam-se rotação externa, abdução e extensão total do quadril. A dor pode ocorrer pela incongruência articular devido ao impacto posterior ao colo femoral contra a parede posterior do acetábulo, ou apreensão pelo contragolpe, assim como por deficiência de parede anterior acetabular. Uma variação desse teste será exemplificada no exame em decúbito lateral do quadril.

O teste *straight leg raise* contra a resistência serve para avaliar a força de flexão do quadril (o músculo iliopsoas é o principal flexor do quadril) e caso apresente dor, além de tendinite, pode significar também doença intra-articular pela pressão sobre a cápsula anterior e *labrum*. O teste é feito contra a resistência a 45° de flexão do quadril com o joelho estendido, realizando-se uma força para baixo pelo examinador (Figura 10.18).

O sinal de *Lasègue* foi descrito como sendo a presença de dor lombar à extensão passiva do membro inferior em extensão do joelho e quadril. Serve para estirar as raízes nervosas e também para realizar a flexão do quadril com o joelho flexionado, segundo Lasègue, havendo aparecimento de dor com sua extensão (Figura 10.19). Os sintomas costumam aparecer depois dos 30° de elevação do membro inferior. O quadril pode ser flexionado até 90° ou o limite do paciente. Sintomas da coluna devem ser pesquisados como herniação discal, que pode provocar irritação de raízes lombossacrais ou ciatalgia.

Caso a dor se apresente somente com a flexão do quadril, pode-se pensar em síndrome do piriforme, afastando-se assim causas lombares.

Também em decúbito dorsal podemos avaliar o grau de adução do paciente pelo teste da flexoadução. Normalmente, com o quadril e joelhos fletidos 90°, consegue-se realizar a adução do quadril, atravessando a linha média do corpo e chegando até a linha axilar. Doenças ou espasmos podem impedir tal movimento (Figura 10.20).

Caso o quadril não consiga ultrapassar em flexão a linha média do corpo, a restrição é graduada como +3; quando na linha média, +2; e caso nem à linha média chegue, +1. A linha exata de restrição ajuda no direcionamento do tratamento fisioterápico.

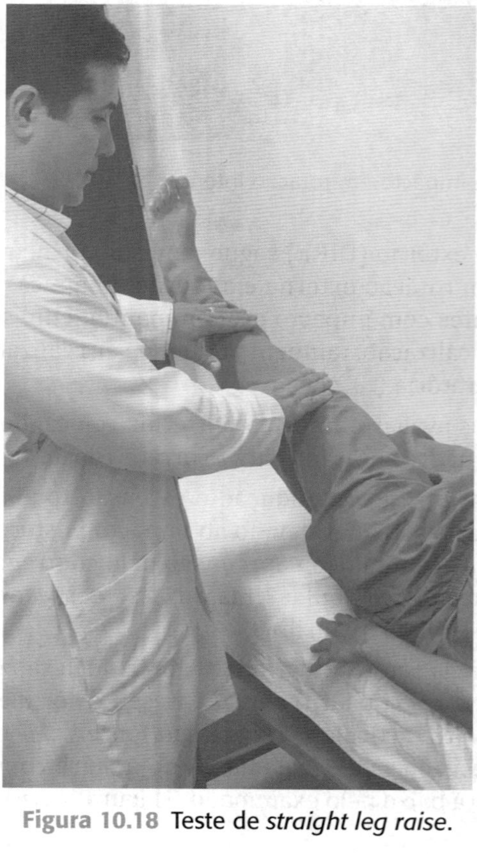

Figura 10.18 Teste de *straight leg raise*.

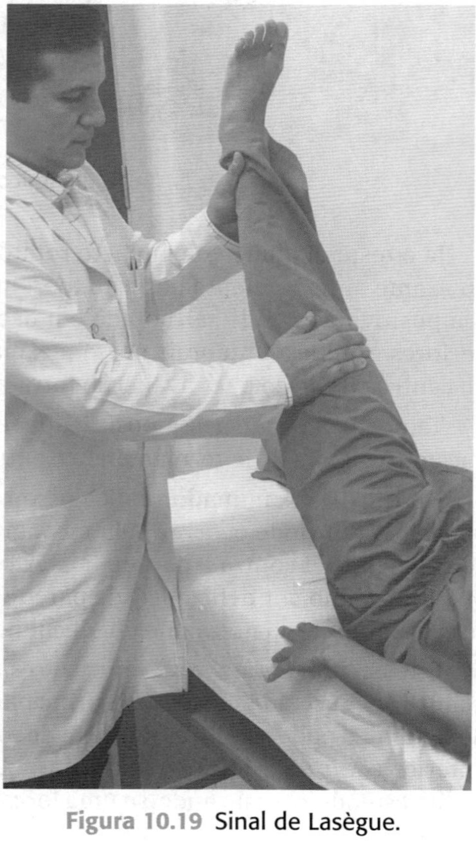

Figura 10.19 Sinal de Lasègue.

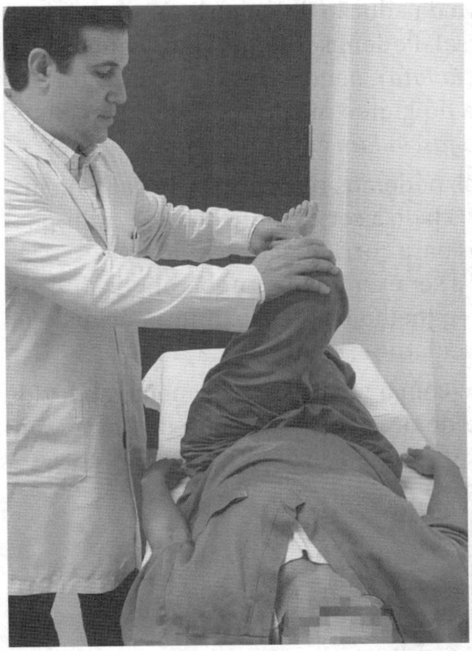

Figura 10.20 Teste da flexoadução.

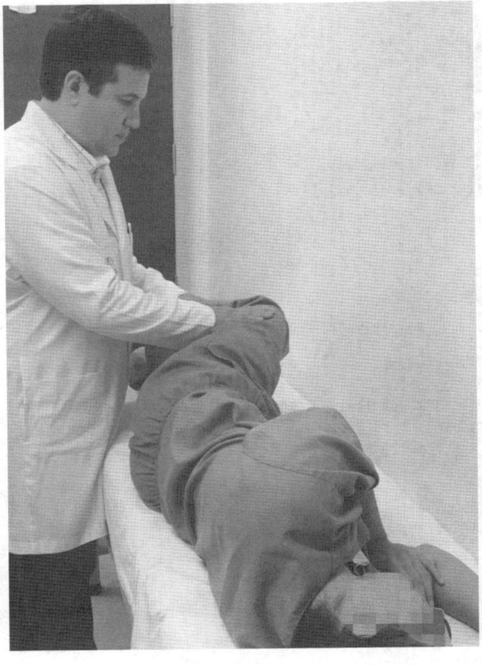

Figura 10.21 Teste ativo do músculo piriforme.

EXAME EM DECÚBITO LATERAL

Na inspeção em decúbito lateral, a ponta do trocanter maior deve estar na mesma linha do tubérculo púbico e orientada lateralmente. Sua ascensão superior é encontrada em certas doenças da infância, como na sequela da doença de Legg-Calvé-Perthes e na coxa vara da infância. Sua posteriorização pode ser encontrada em doenças como no escorregamento da epífise proximal do fêmur (epifisiólise).

A principal estrutura óssea a ser palpada nessa região é o trocanter maior, local de inserção do tendão dos músculos glúteos médio e mínimo e sede frequente de doenças da síndrome da dor do trocanter maior, como lesões insercionais dos tendões, avulsões ósseas, lesões musculares (ventre), bursites e calcificações.

Outras áreas de palpação incluem a articulação sacroilíaca, na tentativa de diferenciar doenças dessa região *versus* as originadas no quadril, o sacro, o ílio e ísquio, e suas respectivas origens musculares. Devemos palpar também a região do músculo piriforme e do nervo ciático. O teste de Tinel pode ser realizado no nervo ciático nessa posição e ajuda no diagnóstico de síndrome do piriforme quando o músculo "aprisiona" o nervo.

O teste ativo do músculo piriforme é realizado com o paciente promovendo força contra a resistência de abdução e rotação externa do quadril, sendo o teste positivo quando apresente dor local e fraqueza (Figura 10.21).

Quando combinados, os testes de estiramento do músculo piriforme na posição sentada e o teste ativo do músculo piriforme podem apresentar sensibilidade de 91% e especificidade de 80%, demonstrados em recentes trabalhos realizados por artroscopia do quadril.

Existem diversos testes de avaliação passiva da adução do quadril como já descritos previamente na avaliação em decúbito dorsal. Podem ser feitos com o quadril em extensão (teste de contratura do tensor da *fascia lata*), neutro (teste de contratura do glúteo médio) e em flexão (teste de contratura do glúteo máximo). O músculo glúteo máximo é balanceado com o músculo tensor da *fascia lata* anteriormente.

Na avaliação da contratura do trato iliotibial, podemos realizar o *teste de Ober*, que é realizado com o paciente em decúbito lateral. O lado a ser examinado deve estar para cima e o outro com quadril e joelho semifletidos para corrigir a lordose lombar. O teste inicia-se partindo da flexão e adução do quadril a ser examinado, depois abdução, e por fim extensão sustentada pelo examinador, com o joelho em flexão. A incapacidade de adução do quadril traduz contratura dessa musculatura (Figura 10.22).

O teste de impacto lateral pode ser realizado com o quadril passivamente abduzido e em rotação externa, realizando uma variação do arco de movimento da flexão para

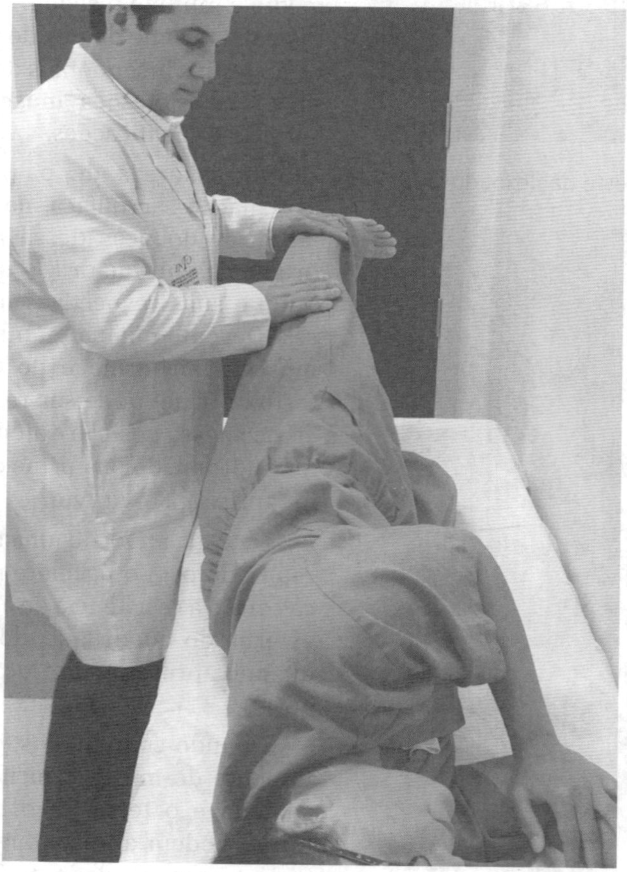

Figura 10.22 Incapacidade de adução em extensão do quadril no teste de Ober.

extensão. Caso o paciente apresente receio ou instabilidade, o teste deve ser qualificado com apreensão, não devendo ser confundido com lesão em contragolpe (*contre-coup*).

Esse teste confere uma lordose lombar funcional facilitando a visualização para evidenciarmos o local mais provável de impacto.

Já o teste ou sinal do câmbio (*gearstick sign*) avalia o bloqueio em relação à abertura do quadril, como no teste de impacto lateral, mas, com a flexão do quadril e posteriorização do trocanter, o impacto pode desaparecer, conseguindo-se assim aumentar o grau de abdução (Figura 10.23).

EXAME EM DECÚBITO VENTRAL

Com o paciente em decúbito ventral, podemos palpar a articulação sacroilíaca, a região suprassacroilíaca, origem do músculo glúteo máximo, e a coluna (facetas). As rotações

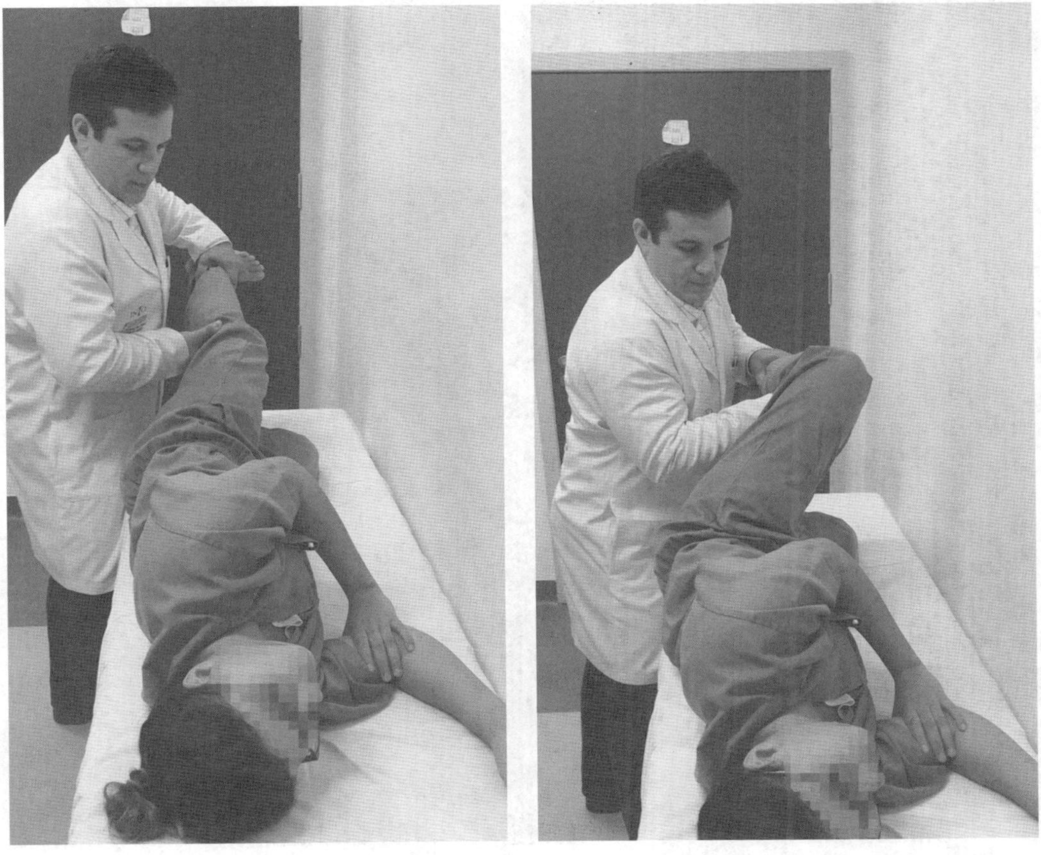

Figura 10.23 Sinal do câmbio: incapacidade de abdução em extensão, sendo possível somente em flexão do quadril.

interna e externa de ambos os lados podem ser realizadas nessa posição e, quando apresentam valores diferentes dos mostrados pelo exame sentado, devem-se tentar distinguir as doenças ósseas das ligamentares (Figura 10.24A).

O teste da anteversão femoral, realizado com os joelhos fletidos a 90°, cujo ângulo em relação ao eixo da tíbia com o trocanter deverá ser em posição mais lateral possível, deve ser normalmente entre 10 e 20° (Figura 10. 24B).

O teste de hiperextensão lombar ajuda a identificar o exato local da dor, podendo ser nas facetas ou na região suprassacroilíaca. Caso a dor seja aliviada pela troca para decúbito ventral com a flexão dos joelhos, doenças na coluna devem ser investigadas (Figura 10.24C).

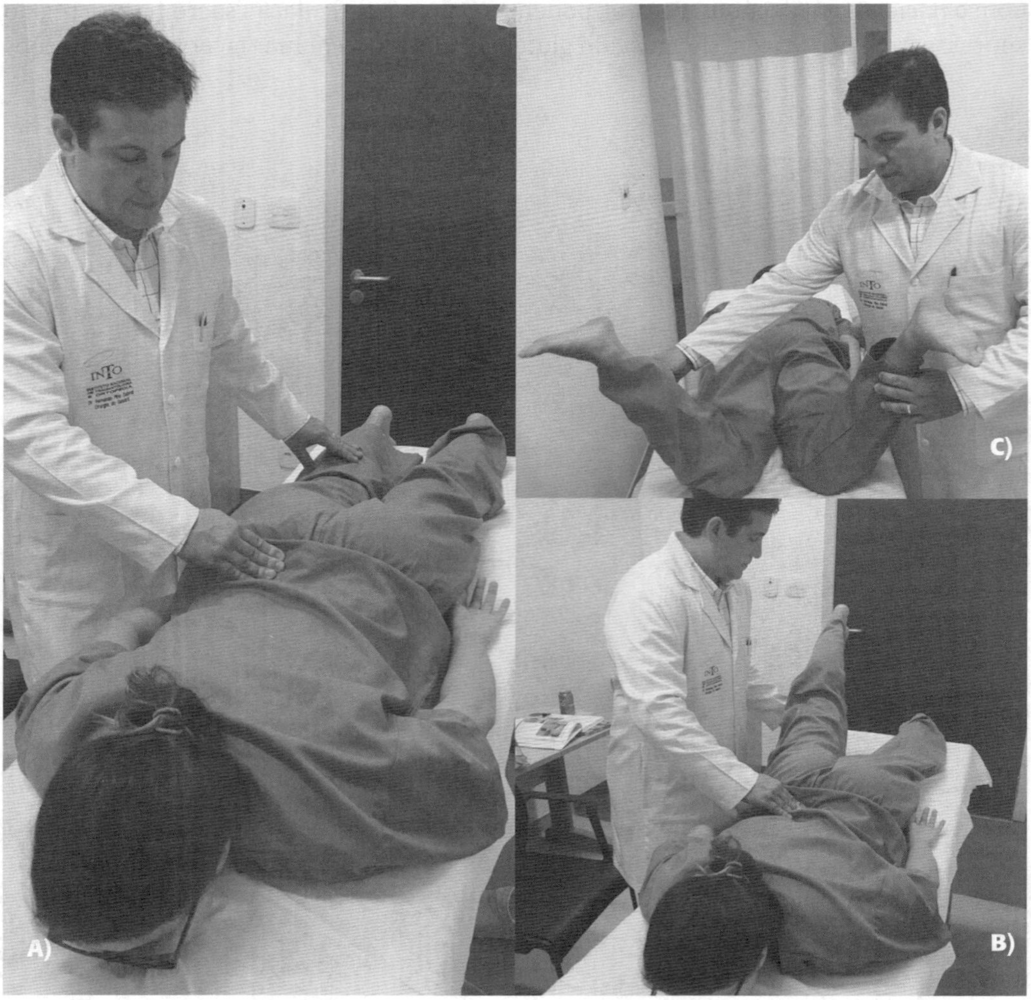

Figura 10.24 **A**) Palpação na região da articulação sacroilíaca. **B**) Teste de Craig. **C**) Teste de hiperextensão lombar.

O teste de contratura do músculo reto femoral (Ely) é avaliado realizando-se a flexão do joelho em direção ao glúteo máximo e qualquer elevação da pelve é indicativa de contratura (Figura 10.25).

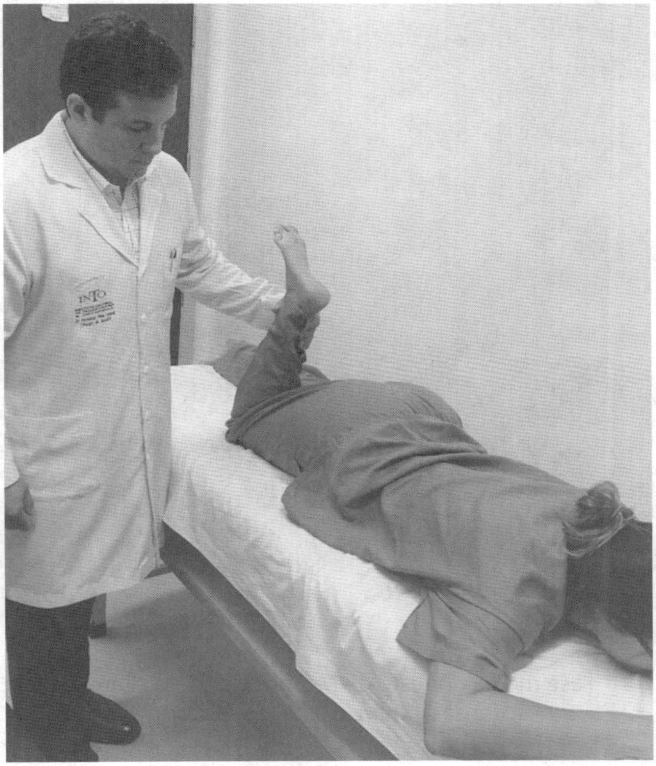

Figura 10.25 Teste de Ely.

O teste de contratura do músculo grácil (Phelps) também é realizado em decúbito ventral. Com o paciente em posição pronada e o quadril a ser examinado em abdução, o teste inicia-se com o joelho partindo da flexão para a extensão passivamente. Na vigência de contratura desse músculo, o quadril realizará involuntariamente o movimento de adução.

OUTROS TESTES ESPECÍFICOS

Teste de McCarthy

Realizado com a perna contralateral mantida em flexão. O quadril examinado é fletido a 90° e então abduzido, rodado externamente e estendido. Em seguida, o quadril é levado à posição de flexão em 90°, aduzido, rodado internamente e estendido. A presença de um clique é o sinal de McCarthy, utilizado para detectar impacto femoroacetabular anterior ou ruptura labral (Figura 10.26).

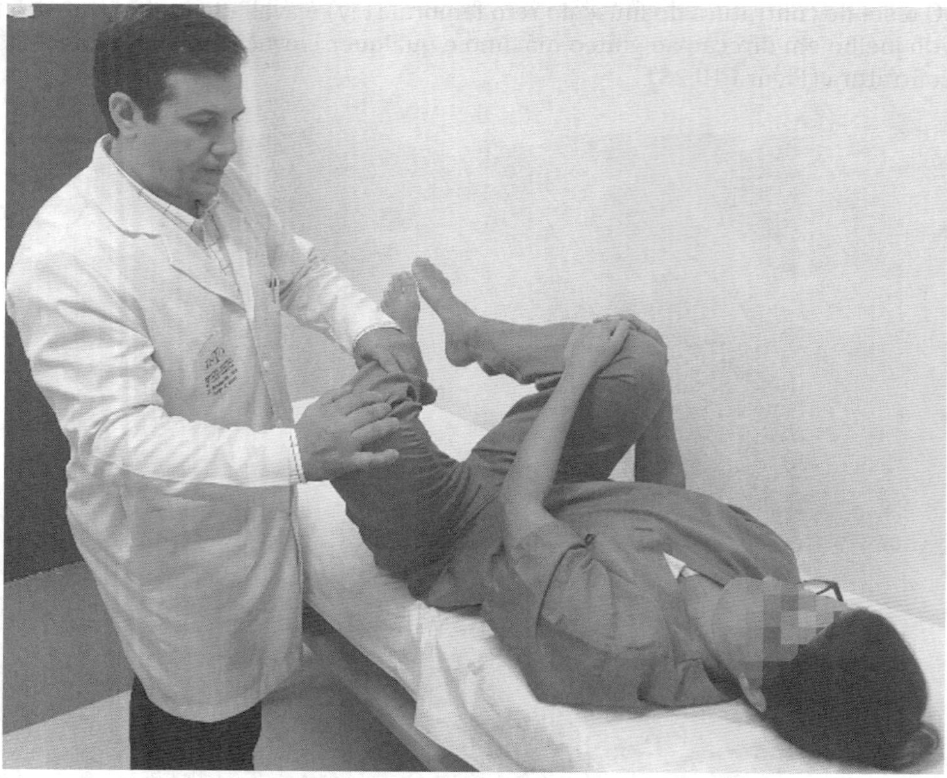

Figura 10.26 Fase média do teste de McCarthy onde o clique na fase final em extensão traduz o sinal de McCarthy.

Teste da escora

Realizado da mesma forma que o *teste dinâmico de impacto rotatório interno*, porém com a aplicação de pressão no joelho, aumentando, portanto, a pressão sobre a articulação do quadril e avaliando a congruência articular.

Teste da distração da fóvea

O paciente apresenta alívio da dor pela tração da perna devido à diminuição da pressão intra-articular nessa manobra, caracterizando doença intra-articular.

Teste da bicicleta

Com o paciente em decúbito lateral, ele é orientado a recriar o movimento de pedalar no quadril elevado. Caso o paciente apresente cansaço nesse movimento após alguns segundos, podemos pensar em fraqueza de musculatura glútea (que pode ocorrer em lesões das musculaturas abdutora e na displasia do quadril). Caso ocorra ressalto, devemos pensar em *coxa saltans*.

Teste de apreensão

Também relacionado à displasia do quadril, quando o paciente em decúbito dorsal refere insegurança na manobra passiva de abdução, rotação externa em extensão do quadril examinado (Figura 10.27).

Teste de Pace

Para avaliação de dor ao estiramento ativo do músculo piriforme em decúbito dorsal, quando o paciente apresenta dor à abdução ativa com o quadril em flexão de 90°.

Nesse grau de flexão, esse músculo realiza principalmente a abdução, diferentemente quando abaixo de 60° de flexão do quadril, quando realiza principalmente rotação externa (Figura 10.28).

Teste de Freiberg

Também para a pesquisa de dor ao estiramento do músculo piriforme, porém de forma passiva. O paciente em posição sentada e joelho em extensão, quando o examinador

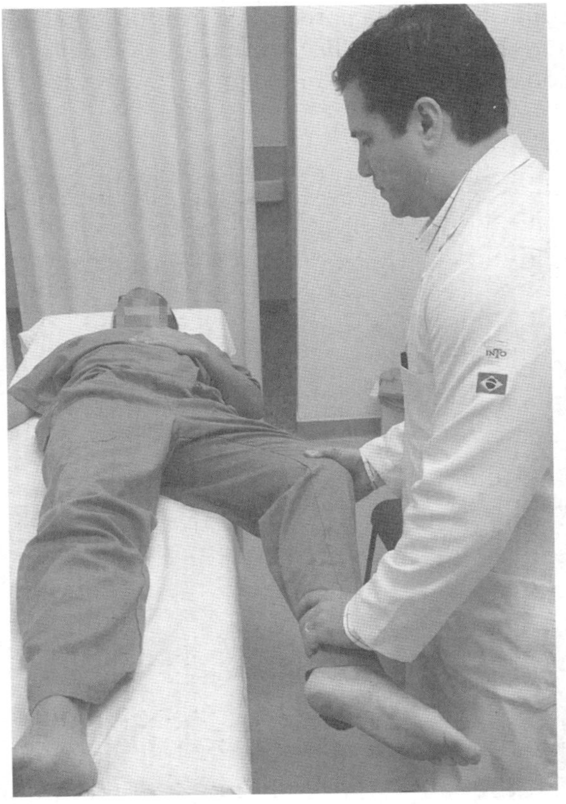

Figura 10.27 Teste da apreensão.

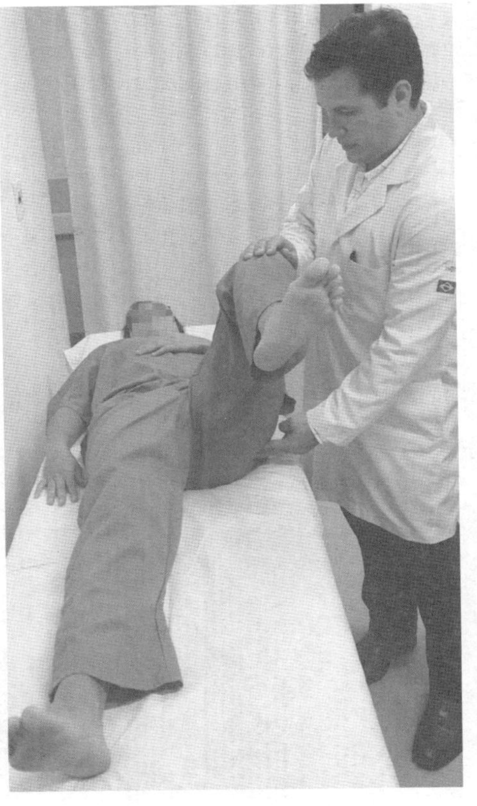

Figura 10.28 Teste de Pace.

realiza rotação interna do quadril palpando simultaneamente a topografia desse músculo (Figura 10.29).

Teste da integridade da cápsula posterior – teste do *end-point* em rotação interna

Manobra descrita por Ranawat para avaliar a cicatrização da cápsula posterior do quadril após artroplastias realizadas com via de acesso posterolateral, diminuindo assim o risco de luxação. Essa manobra visa testar a integridade capsular após 4 a 6 semanas da cirurgia.

O exame é feito com o paciente em decúbito dorsal e com o joelho e o quadril ipsilateral a ser testado em flexão de 90°. A partir daí, faz-se a manobra de rotação interna até 15°, na tentativa de sentir o *end-point* característico de integridade capsular posterior. Caso positivo, maiores arcos de movimento em flexão e rotação do quadril podem ser permitidos sem o temor da luxação e, nos casos em que forem utilizados, pode-se retirar o triângulo abdutor para dormir (Figura 10.30).

Teste de sentar-se contra a resistência

Teste realizado em decúbito dorsal, em que o paciente refere dor ao sentar-se, contra a resistência à flexão do quadril e também alteração da sensibilidade e dilatação do anel superficial.

A hérnia do esporte ocorre por enfraquecimento da parede posterior do canal inguinal, podendo apresentar-se como dor crônica na virilha com possível irradiação para áreas adjacentes circundantes, sendo exacerbada pela atividade física.

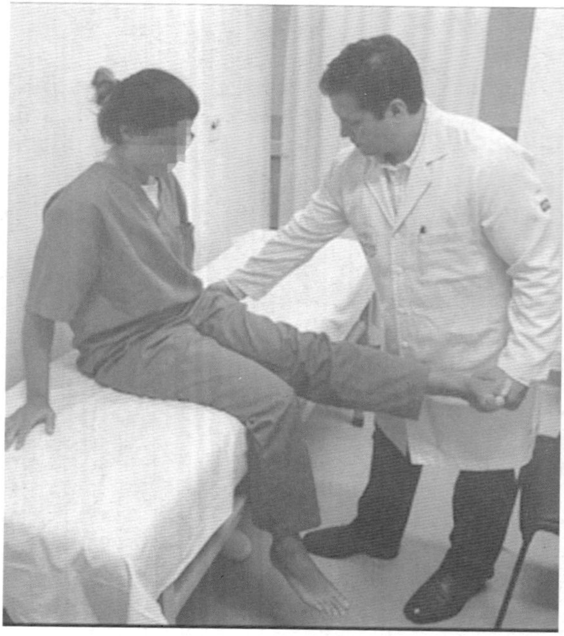

Figura 10.29 Teste de Freiberg.

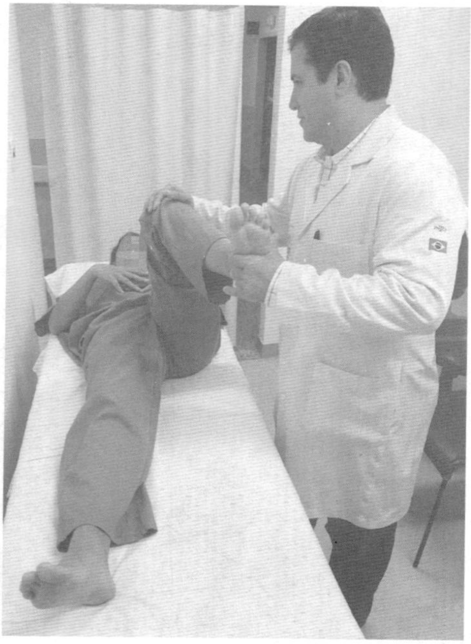

Figura 10.30 *Test end-point* posterior.

Por isso, muitos autores utilizam o termo hérnia do esporte, embora não muito aceita por outros por não se tratar realmente de uma hérnia, visto que não há aumento de volume nem herniação verdadeira comprovada por laparoscopia. Seu diagnóstico é difícil e pode confundir-se com doenças do quadril (Figura 10.31).

Escores de avaliação do quadril

Ao final da anamnese e exame físico do quadril, podemos utilizar escores de avaliação, como os macroscópicos tipo Merle-Daubigné-Postel ou o de Harris Hip Score (HHS), que é o escore mais consagrado e utilizado até o momento.

Há escores específicos para pacientes que praticam atividades esportivas como o escore de Quadril Não Artrítico (NAHS), o Formulário Short Form 36 (SF-36), o Índice de Osteoartrite de Western Ontário (WOMAC), ou o do grupo MAHORN (*Multicenter Arthroscopy of the Hip Outcomes Research Network*) que desenvolveu o IHOT (*International Hip Outcome Tool*), o qual promove avaliação qualitativa. Porém, até o momento, não existe consenso sobre qual o melhor escore utilizar.

ALGUNS TESTES AUXILIARES

Teste do bloqueio do nervo pudendo

Esse teste pode ser realizado para pesquisa de alívio da dor em pacientes que apresentem diagnóstico de aprisionamento do nervo pudendo. Segundo Nantes, quatro características devem estar presentes para esse diagnóstico: dor na área urogenital, exacerbada ao sentar-se, que não desperta o paciente à noite e com alterações de sensibilidade na genitália. Com esses critérios preenchidos, um bloqueio anestésico diagnóstico do nervo pudendo deve ser realizado e o alívio dos sintomas fornecerá o diagnóstico.

Injeção de contraste intra-articular

Esse teste auxiliar é de grande utilidade para o diagnóstico ou exclusão das doenças intra-articulares do quadril. Deve ser solicitado após investigação minuciosa sem elucidação com outros exames complementares, como radiografia, tomografia computadorizada e ressonância nuclear magnética.

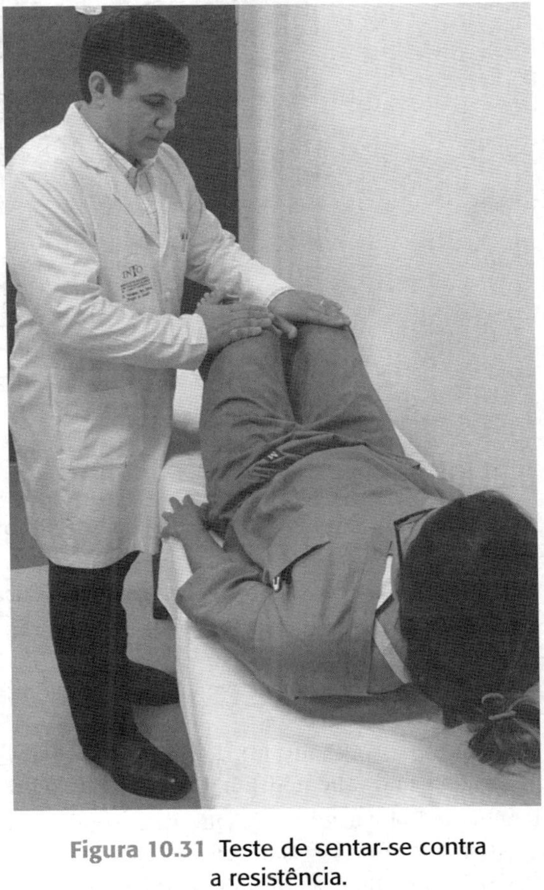

Figura 10.31 Teste de sentar-se contra a resistência.

Com o advento do ultrassom para guiar o exame, os testes de injeções intra-articulares utilizam contrastes e anestésicos, sendo este último de grande valia, pois, quando ocorre alívio da dor na sua administração, confirmam a existência de doença intra-articular.

Os pacientes com lesões condrais são os que apresentam a melhor resposta no alívio da dor após as injeções intra-articulares. Pacientes com achado de lesão labral por meio de ressonância e testes negativos de injeção intra-articular com anestésicos devem ser investigados para outras causas de dor (Figura 10.32).

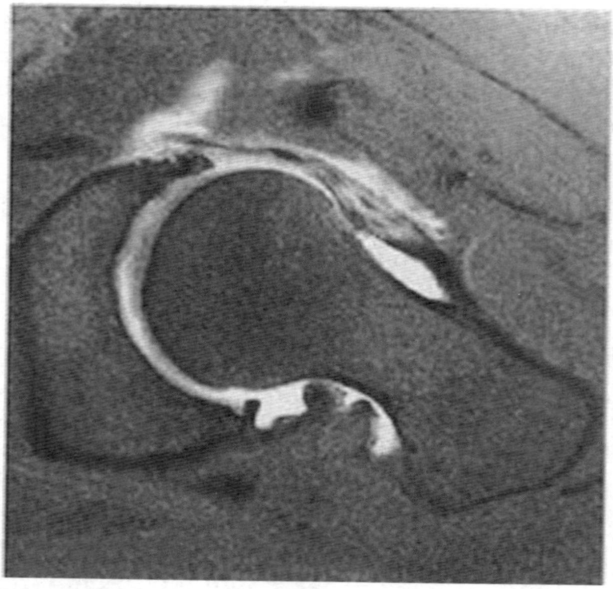

Figura 10.32 Ressonância nuclear magnética após injeção intra-articular.

BIBLIOGRAFIA

Boykin RE, Anz AW, Bushnell BD, Kocher MS, Stubbs AJ, Philippon MJ. Hip instability. J Am Acad Orthop Surg. 2011;19:340-9.

Byrd JW, Jones KS. Diagnostic accuracy of clinical assessment, magnetic resonance imaging, magnetic ressonance artrhografy, and intra-articular injection in hip arthroscopy patients. Am J Sports Med. 2004;32:1668-74.

Byrd JW, Jones KS. Prospective analysis of the hip arthroscopy with 2-year follow-up. Arthroscopy. 2000;16:578-87.

Christensen CP, Althausen PL, Mittleman MA, Lee JA, McCarthy JC. The nonarthritic hip score: reliable and validated. Clin Orthop Relat Res. 2003;406:75-83.

D'Aubigne RM, Postel M. Functional results of hip arthroplasty with acrylic prosthesis. J Bone Joint Surg Am. 1954;36-A:451-75.

Devin JC. Hip-spine syndrome. J Am Acad Orthop Surg. 2012;20:434-42.

Filho EPB, Lech O. Exame físico em ortopedia. São Paulo: Sarvier; 2001. p. 213-25.

Ganz R, Parvizi J, Beck M, Leunig M, Notzli H, Siebenrock KA. Femoroacetabular impigement: a cause for osteoarthritis of the hip. Clin Orthop Relat Res. 2009;467:638-44.

Hoppenfeld S, Hutton R (eds). Physical examination of the spine and extremities. New York. Upper Saddle River: Prentice Hall; 1976. p. 146-69.

Kivlan BR, Martin RL, Sekiya JK. Response to diagnostic injections in patients with femoroacetabular impingement, labral tears, chondral lesions, and extra-articular pathology. Arthroscopy. 2011;27:619-27.

Labat JJ, Riant T, Robert R, Amarenco G, Lefaucheur JP, Rigaud J. Diagnostic criteria for pudendal neuralgia by pudendal nerve entrapment. Neurourol Urodyn. 2008;27:306-10.

Litwin DE, Sneider EB, McEnaney PM, Busconi BD. Atletic pubalgia (sports hernia). Clin Sports Med. 2011;30:417-34.

Martin DP, Engelberg R, Agel J, Swiontkowski MF. Comparison of the Muscoloskeletal Function Assessment questionnaire with the Short Form-36, the Western Ontario and McMaster Universities Osteoarthritis Index, and the Sickness Impact Profile health-status measures. J Bone Joint Surg Am. 1997;79:1323-35.

Martin HD, Kelly BT, Leunig M. The pattern and technique in the clinical evaluation of the adult hip: The common physical examination tests of hip specialists. Arthroscopy. 2010;26:161-72.

Martin HD, Kivlan BR, Palmer IJ, Martin RL. Diagnostic accuracy of clinical tests for sciatic nerve entrapment in the gluteal region. Knee Surg Sports Traumatol Arthrosc. 2014;22:882-8.

Martin HD, Shears SA, Jonhson JC, Smathers AM, Palmer IJ. The endoscopic arthroscopic treatment of sciatic entrapment/deep gluteal syndrome. Arthroscopy. 2011;27:172-81.

Martin HD, Shears SA, Palmer IJ. Evaluation of the hip. Sports Med Arthrosc. 2010;18:63-75.

Martin HD. Patient history and exam. In: Clohisy JC, Baulé PE, Della Valle CJ, Callaghan JJ, Rosenberg AG, Rubash HE. The adult hip – hip preservation surgery. Philadelphia: Wolters Klumer; 2015. p. 97-120.

Martin RL, Irrgang JJ, Sekiya JK. The diagnostic accuracy of a clinical examination in determining intra-articular hip pain for potential hip arthroscopy candidates. Arthroscopy. 2008;24:1013-8.

Martin RL, Sekiya ML. The interrater reability of 4 clinical tests used to asses individuals with musculoskeletal hip pain. J Orthop Sports Phys Ther. 2008;38:71-7.

McCarthy JC, Busconi BD, Owens BD. Assessment of the painful hip. In: McCarthy JC (ed). Early hip disorders. New York: Springer; 2003. p. 3-6.

Perry J. Gait analysis normal and pathological function. Thorofare, NJ: SLACK Inc.; 1992.

Plante M, Wallace R, Busconi BD. Clinical diagnosis of hip pain. Clin Sports Med. 2011;30:225-38.

Ranawat CS, Meftah M, Potter HG, Ranawat AS. The posterior approach in THR: assuring capsular stability. Orthopaedics. 2011;34:452-5.

Reider B, Martel J. Pelvis, hip and thigh. In: Reider B, Martel J (eds). The orthopaedic physical examination. Philadelphia: WB Saunders; 1999. p. 159-99.

Swan KG, Wolcott M. The atletic hernia: a systematic review. Clin Orthop Relat Res. 2007;455:78-87.

Waddell JP. Bernesse periacetabular osteotomy. In: Waddell JP (ed). Operative tecchniques: hip arthritis surgery. Philadelphia: Saunders; 2008. p. 30.

CAPÍTULO

11

Quadril Pediátrico

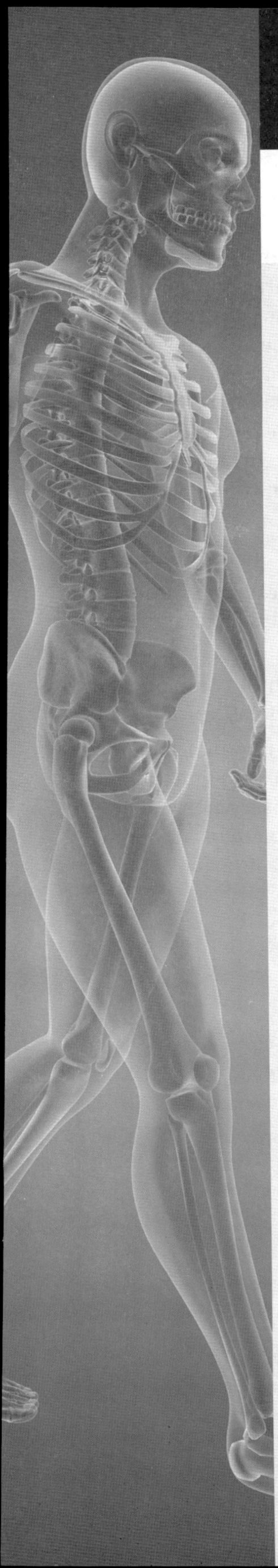

- Paulo Bertol
- Anastácio Kotzias Neto
- Ricardo Horta Miranda

INTRODUÇÃO

Doenças ortopédicas de diversas etiologias podem afetar o quadril na criança e no adolescente. Com maior frequência, a articulação do quadril é acometida pela displasia do desenvolvimento, doença de Legg-Calvé-Perthes, epifisiólise proximal do fêmur, sinovite transitória, artrite séptica e artrite reumatoide juvenil.

Doenças neuromusculares, como a paralisia cerebral e a mielomeningocele, também podem acometer a articulação do quadril na criança.

As doenças mencionadas podem originar uma série de sinais e sintomas específicos ou inespecíficos.

No exame físico do recém-nascido, devemos buscar primariamente doenças de natureza congênita, embora processos infecciosos articulares também possam acontecer menos frequentemente.

A dor e a limitação da mobilidade articular são sinais importantes e cabe ao médico assistente, por meio de exame físico apurado, identificá-los utilizando manobras específicas para cada enfermidade.

ANAMNESE

Na anamnese procurar o envolvimento dos pais ou responsáveis pela criança é de grande importância, para obter indícios que poderão colaborar na confirmação do diagnóstico.

Nas doenças que envolvem a articulação do quadril na criança, o diagnóstico deve ser realizado o mais precoce possível, sob pena de perdermos o momento oportuno para o tratamento, o que acarreta o aparecimento de sequelas que, na maioria dos casos, são de difícil solução. No recém-nascido, deve ser investigada a maneira como se desenvolveu o parto e as condições físicas apresentadas pelo recém-nascido. Nas crianças de mais idade, a queixa principal, com maior frequência a dor, deve ser pesquisada quanto a duração, intensidade, intermitência, esporadicidade, fatores agravantes e atenuantes. Investigar a ocorrência de traumatismo como causa da dor é também importante. Outros sintomas comuns, como febre e claudicação, também devem ser pesquisados. Na história pregressa, a presença de doenças congênitas, reumáticas e neurológicas na família também é elemento que deve fazer parte de uma anamnese bem conduzida.

EXAME FÍSICO

Com relação ao esqueleto, são utilizados como referências anatômicas a crista ilíaca, a espinha ilíaca anterossuperior e o trocanter maior. O ponto mais alto da crista ilíaca situa-se ao nível do processo espinhoso de L5 (Figura 11.1).

Essas referências são importantes, tanto para realizar procedimentos como punção da articulação do quadril quanto para localizar lesões ósseas traumáticas por avulsão.

O triângulo femoral é limitado superiormente pelo ligamento inguinal, medialmente pelo músculo adutor longo e lateralmente pelo músculo sartório (Figura 11.2). Pelo triângulo passam a veia e a artéria femorais, os gânglios linfáticos e o nervo femoral. O interior do triângulo pode ser palpado na busca de gânglios linfáticos aumentados que podem indicar a presença de processo infeccioso no membro inferior.

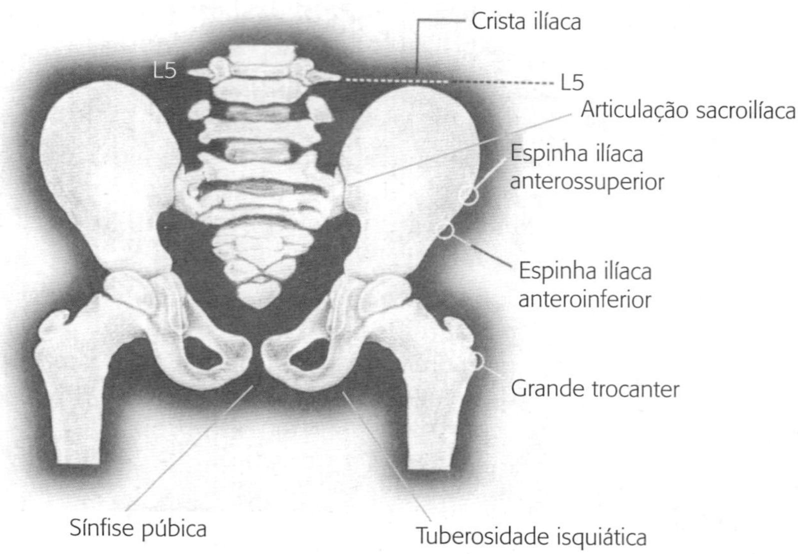

Figura 11.1 Referências anatômicas do quadril na criança.

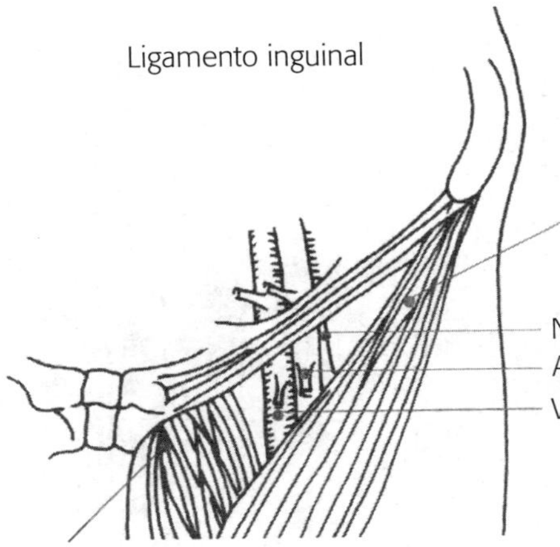

Figura 11.2 Referências anatômicas do quadril. Triângulo femoral.

INSPEÇÃO

No recém-nascido, em geral, o exame é realizado no berçário com ele completamente despido. Além da avaliação dos quadris, faz parte do exame a avaliação da coluna e dos membros. No exame, devem-se buscar a presença de deformidades, assimetria dos membros (dismetria, atrofia ou hipertrofia) e de manchas na pele, as quais podem ser sinais indicativos de doenças como, por exemplo, a neurofibromatose.

No exame específico dos quadris avaliar se existe instabilidade por meio dos sinais de Barlow e Ortolani. Após os primeiros meses de vida, avaliar se existe limitação da abdução em flexão, sinal clínico importante da displasia do desenvolvimento do quadril, o qual se manifesta na medida em que vão desaparecendo os sinais de Barlow e Ortolani.

Após o início da marcha, a inspeção estática é realizada mantendo o paciente em pé, onde é verificado o nível das cristas ilíacas (Figura 11.3A). Se for observado desnível, esse pode ser sinal de desigualdade no comprimento dos membros inferiores ou de escoliose.

Na inspeção dinâmica, ao observar a criança andando, verificar se existe simetria na marcha ou presença de claudicação. Após isso, observar o ângulo do passo, o qual evidencia alterações rotacionais nos membros inferiores, geralmente decorrentes de anteversão femoral excessiva ou torção tibial. Na marcha, pode ser observada ainda a insuficiência do glúteo médio, confirmada pelo sinal de Trendelenburg, o qual se manifesta pela inclinação do tronco para o lado da insuficiência muscular na fase de apoio do membro afetado.

Na inspeção estática, com o paciente deitado em posição supina, verificar se as espinhas ilíacas estão niveladas (Figura 11.3B). Observar na coluna se existe hiperlordose da coluna lombar, o que pode ser a manifestação clínica de contratura em flexão do quadril.

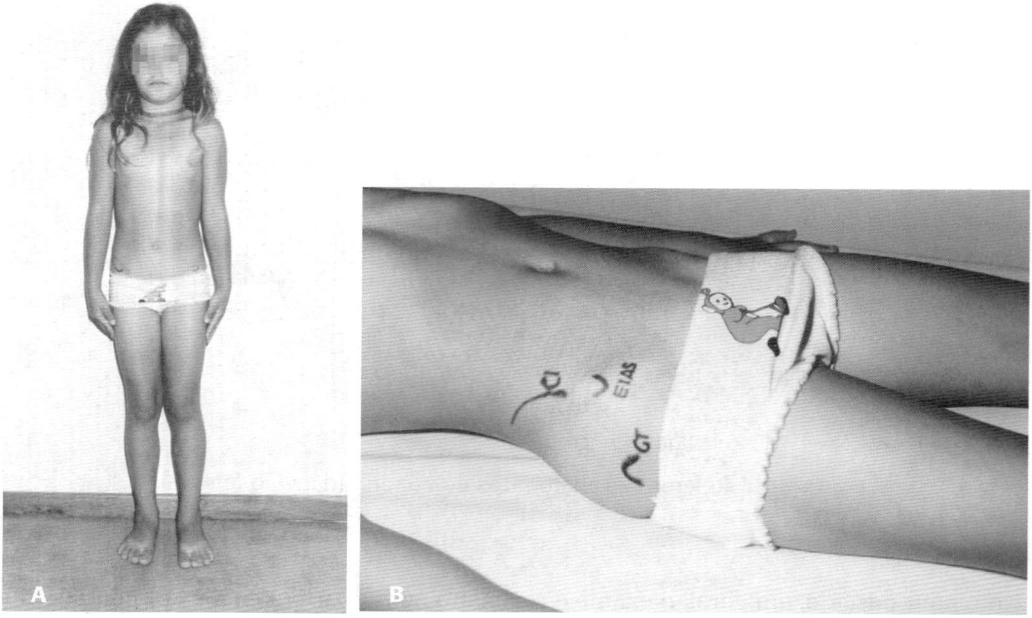

Figura 11.3 Inspeção do quadril. **A**) Em posição ortostática. **B**) Com o paciente deitado.

PALPAÇÃO

A palpação do quadril, por esse ser uma articulação profunda, fornece pouca informação clínica em comparação com outras superficiais como o joelho ou o tornozelo. A palpação do tecido que circunda a articulação pode ser a única informação útil na presença de alguma doença. Gânglios dolorosos podem ser encontrados na região inguinal associados a processos infecciosos. É frequente a criança referir dor no joelho diante de uma doença do quadril. Essa é uma dor reflexa oriunda do nervo obturador que enerva a articulação do quadril e a pele da região distal da coxa.

EXAME DA MOBILIDADE

A mobilidade do quadril envolve uma combinação de movimentos nos três planos que a articulação permite: flexão-extensão, abdução-adução e rotação interna-externa. Essa combinação de movimentos é possível em função da conformação anatômica da articulação do quadril do tipo "esfera-soquete". Quando a criança for portadora de frouxidão ligamentar, e por consequência frouxidão capsular, é possível que aconteça de maneira associada algum movimento de translação ou escorregamento da cabeça femoral quando o movimento se realiza. É importante anotar, por ocasião do exame da mobilidade, a amplitude dos movimentos (flexão-extensão, abdução-adução, rotação interna-rotação externa). O exame comparativo na consulta subsequente pode mostrar se houve melhora ou piora da doença.

FLEXÃO

Ao examinar a flexão devemos comparar ambos os lados. Isso é feito verificando-se o ângulo da coxa em relação ao tronco. A lordose lombar deve ser retificada no plano da mesa flexionando o lado oposto àquele que será examinado (Figura 11.4). Uma deformidade do fêmur proximal poderá levar o quadril acometido à rotação externa durante a flexão. Isso ocorre na moléstia de Legg-Calvé-Perthes devido ao aumento de volume da cabeça femoral e na epifisiólise proximal do fêmur (sinal de Drehmann).

Os valores normais para a flexão do quadril na criança situam-se entre 110° e 130°. Quando houver frouxidão ligamentar associada, a maior elasticidade permite maior amplitude dos movimentos.

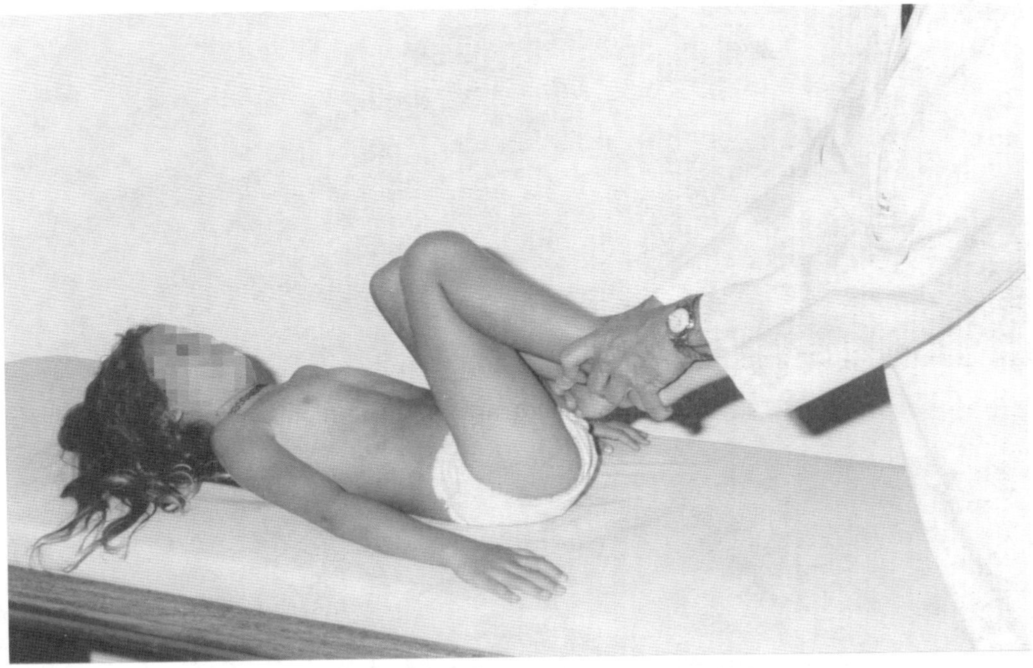

Figura 11.4 Exame da flexão.

EXTENSÃO

O quadril em condições normais posiciona-se em extensão completa em relação ao tronco. O teste de Thomas é a maneira clássica para avaliar a perda da extensão. O paciente é posicionado em decúbito dorsal em superfície firme com o quadril oposto em flexão máxima (Figura 11.5).

Outra maneira para avaliar a contratura em flexão é pelo teste descrito por Staheli em decúbito ventral (Figura 11.6). Em ambas as manobras, o eixo da coxa correspondente ao quadril testado deve seguir o eixo do tronco. Todos os recém-nascidos são portadores de contratura em flexão média do quadril de 28°. Com 6 semanas de idade, a contratura diminui para uma média de 19° e entre 3 e 6 meses para 7°. Essa contratura é atribuída à posição fetal e desaparece totalmente durante o primeiro ano de vida.

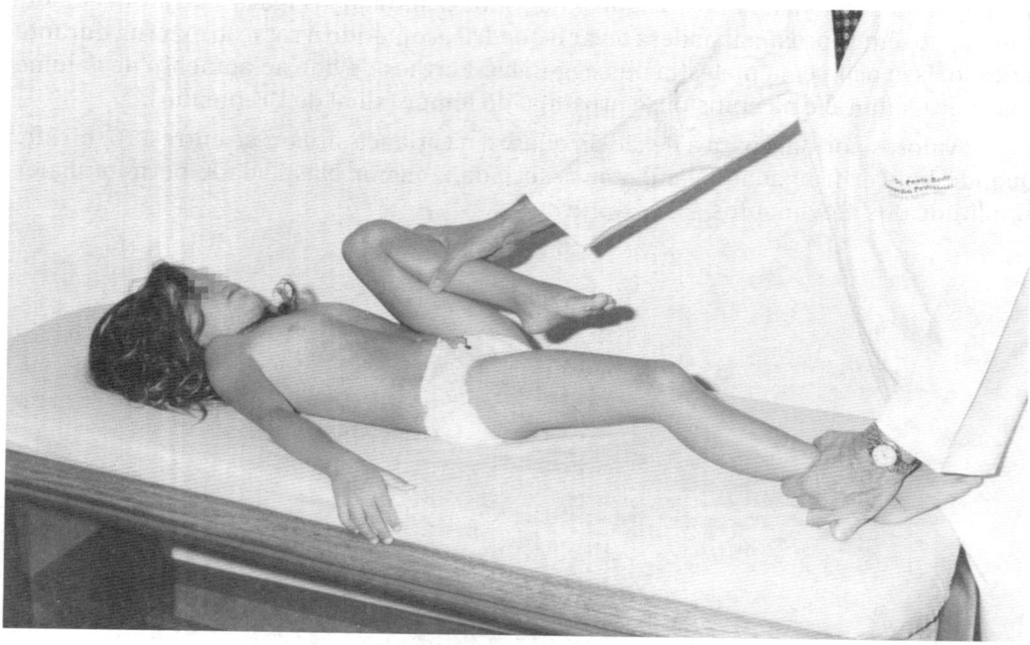

Figura 11.5 Exame da extensão. Teste de Thomas.

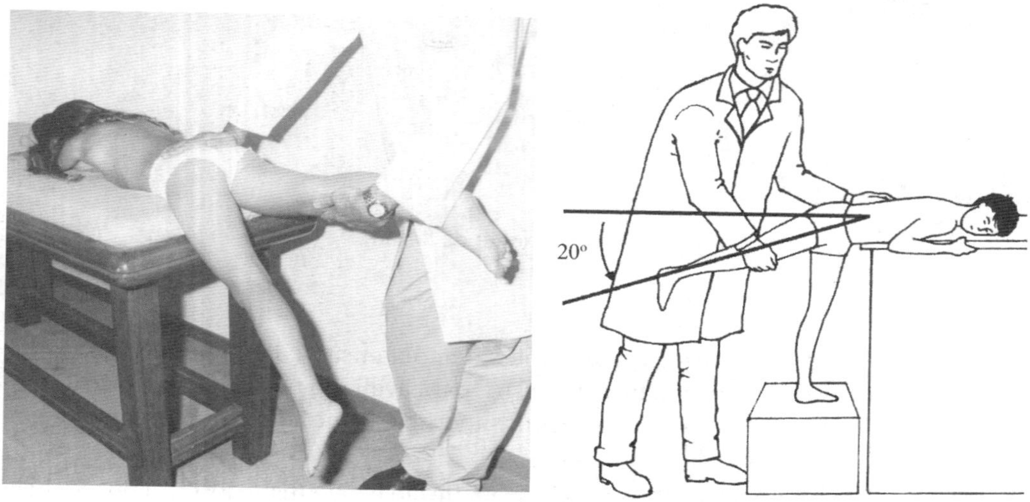

Figura 11.6 Exame da extensão. Teste de Staheli.

ROTAÇÃO INTERNA

A maneira mais fisiológica para avaliar a rotação interna é com o quadril em extensão. O paciente é posicionado em decúbito dorsal com a bacia nivelada, os joelhos fletidos na borda da mesa e o quadril em extensão (Figura 11.7A); ou em decúbito ventral com os joelhos em 90° (Figura 11.7B). O ângulo formado entre a vertical e o eixo da tíbia é a medida da rotação interna do quadril. Os valores normais variam entre 35° e 50°. A amplitude da rotação interna fornece estimativa clínica do grau de anteversão femoral. Quanto maior a amplitude da rotação interna, maior a anteversão. Com o quadril em flexão, o relaxamento da cápsula articular permite maior amplitude da rotação interna, no entanto a maneira correta para avaliar a anteversão é com o quadril em extensão.

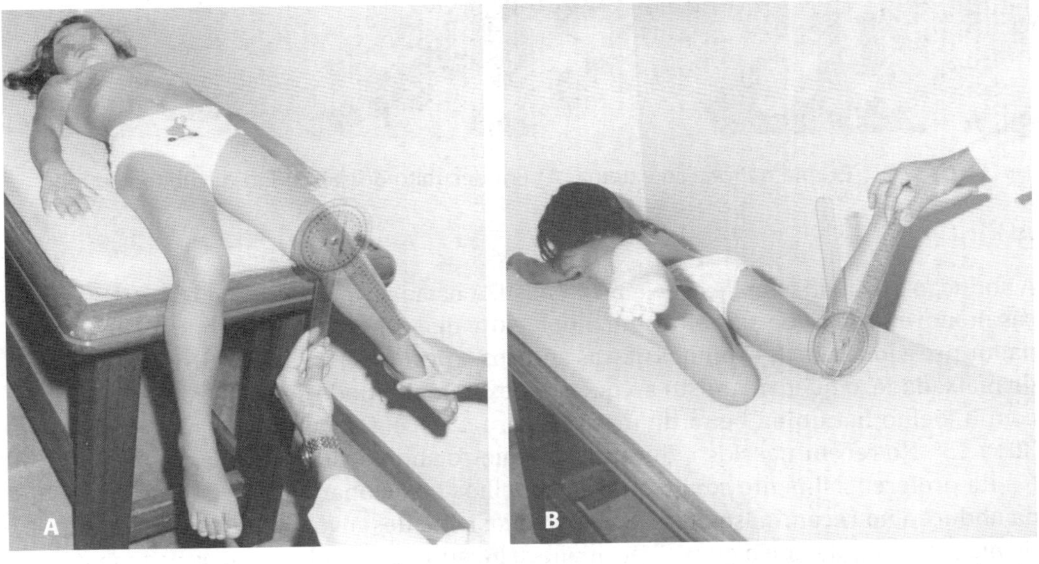

Figura 11.7 Exame da rotação interna. **A**) Em decúbito dorsal. **B**) Em decúbito ventral.

ROTAÇÃO EXTERNA

Abordando o paciente de maneira similar, a rotação externa também pode ser medida em decúbito dorsal (Figura 11.8A) ou em decúbito ventral (Figura 11.8B). Os valores normais variam de 40° a 50°. O aumento da rotação externa, em relação à rotação interna, revela diminuição da anteversão ou retroversão dos colos femorais. No recém-nascido e durante o primeiro ano de vida, a rotação externa é maior que a interna, tendo em vista que na posição fetal intrauterina o quadril é mantido em flexão e rotação externa. Essa postura promove contratura dos músculos rotadores externos do quadril, que persiste durante o primeiro ano de vida e se manifesta clinicamente pelo aumento da rotação externa e diminuição da rotação interna.

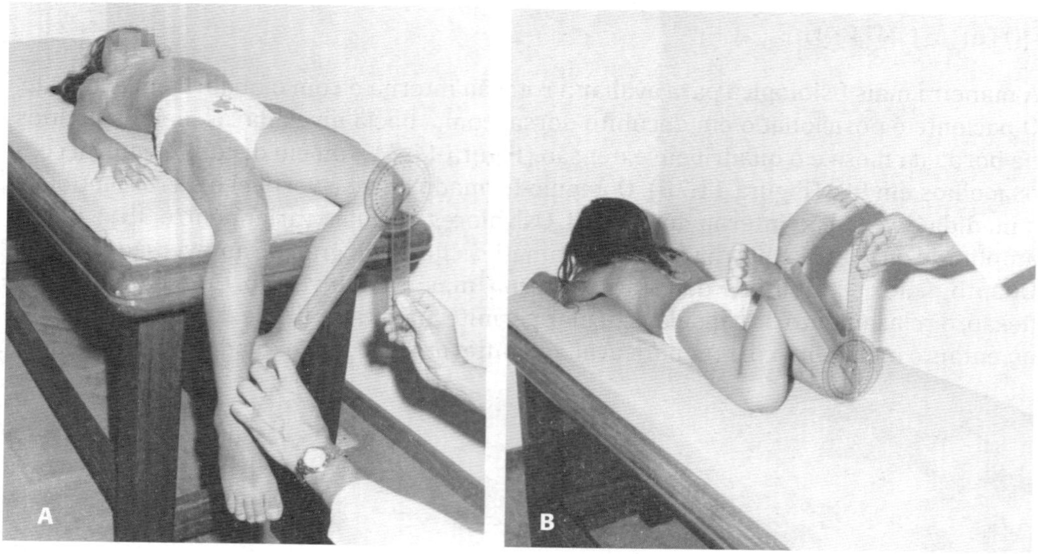

Figura 11.8 Exame da rotação externa. **A**) Em decúbito dorsal. **B**) Em decúbito ventral.

ABDUÇÃO

A abdução é avaliada em flexão e em extensão. A bacia deve ser mantida fixa. Nas crianças menores isso pode ser feito com o polegar e dedo médio da mão oposta do examinador pressionando as espinhas ilíacas anterossuperiores (Figura 11.9A). Nas crianças de mais idade, o quadril oposto ao que será examinado pode ser mantido em abdução com o joelho fletido na beira da mesa (Figura 11.9B). Os valores normais variam de 30° a 45°. No recém-nascido e durante o primeiro ano de vida, a avaliação da abdução é feita preferencialmente com o quadril e joelhos posicionados em 90°. O valor médio da abdução no recém-nascido é 78°. Na displasia do desenvolvimento, após o período neonatal, à medida que o quadril permanece luxado, desenvolvem-se progressivamente contratura dos adutores e consequente limitação da abdução (Figura 11.10).

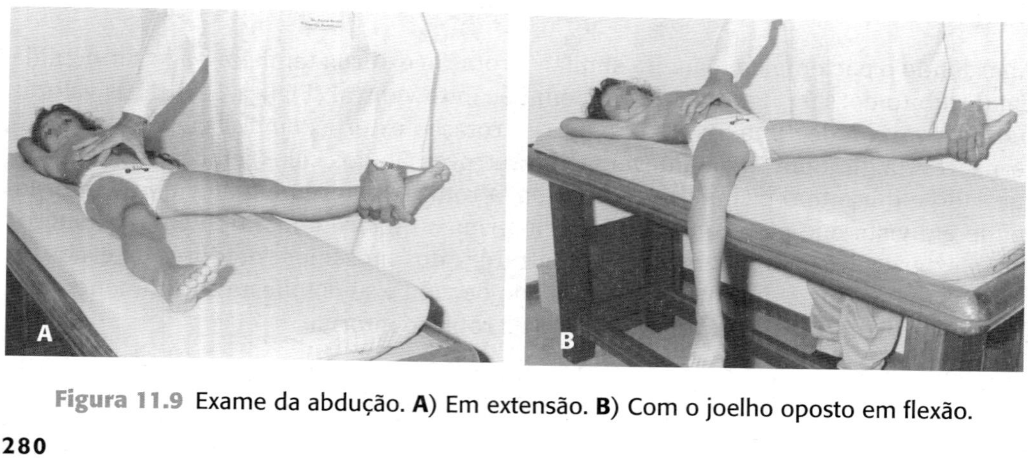

Figura 11.9 Exame da abdução. **A**) Em extensão. **B**) Com o joelho oposto em flexão.

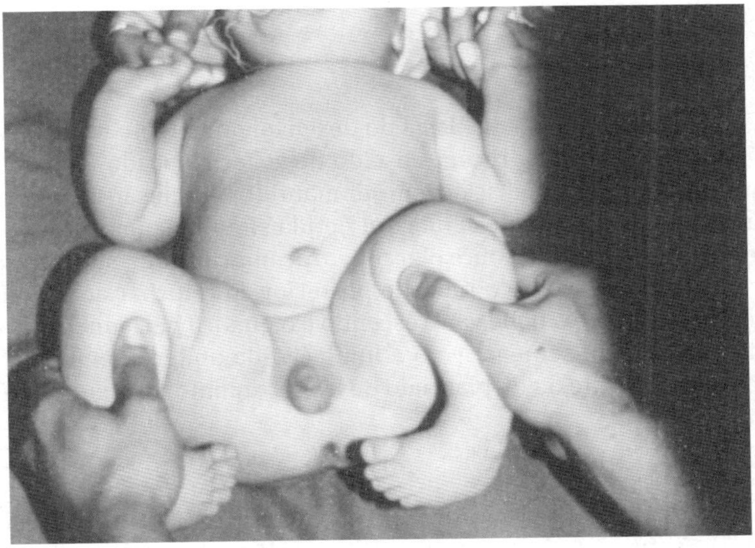

Figura 11.10 Limitação da abdução pela contratura dos adutores na displasia do desenvolvimento do quadril.

ADUÇÃO

A mensuração da adução é feita em decúbito dorsal mantendo-se o quadril estendido e elevando-se o membro oposto (Figura 11.11). Os valores normais na criança variam de 30° a 40°, sendo de menor amplitude, em média 15°-17°, no recém-nascido.

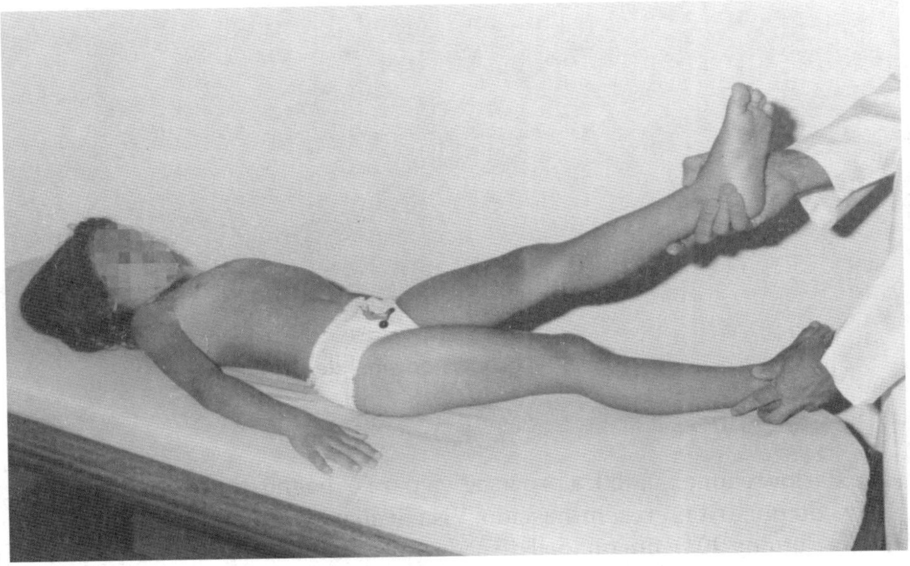

Figura 11.11 Exame da adução.

SINAIS CLÍNICOS E MEDIDAS

SINAL DE ORTOLANI

Utilizado para o diagnóstico da displasia do desenvolvimento no recém-nascido e descrito por Ortolani em 1948. O recém-nascido deve ser colocado em superfície firme em ambiente aquecido. Os quadris devem ser mantidos em flexão de 90° e examinados um de cada vez. Ao fazer a abdução da coxa fletida simultaneamente, exercer pressão com o indicador e dedo médio sobre o grande trocanter produz-se um ressalto provocado pela cabeça femoral sobre o rebordo posterior ao retornar ao acetábulo (Figura 11.12). Na medida em que o bebê vai crescendo e o quadril permanecer luxado, o sinal de Ortolani vai tornando-se negativo e a limitação da abdução em flexão torna-se o sinal clínico predominante da displasia do desenvolvimento do quadril após o período neonatal.

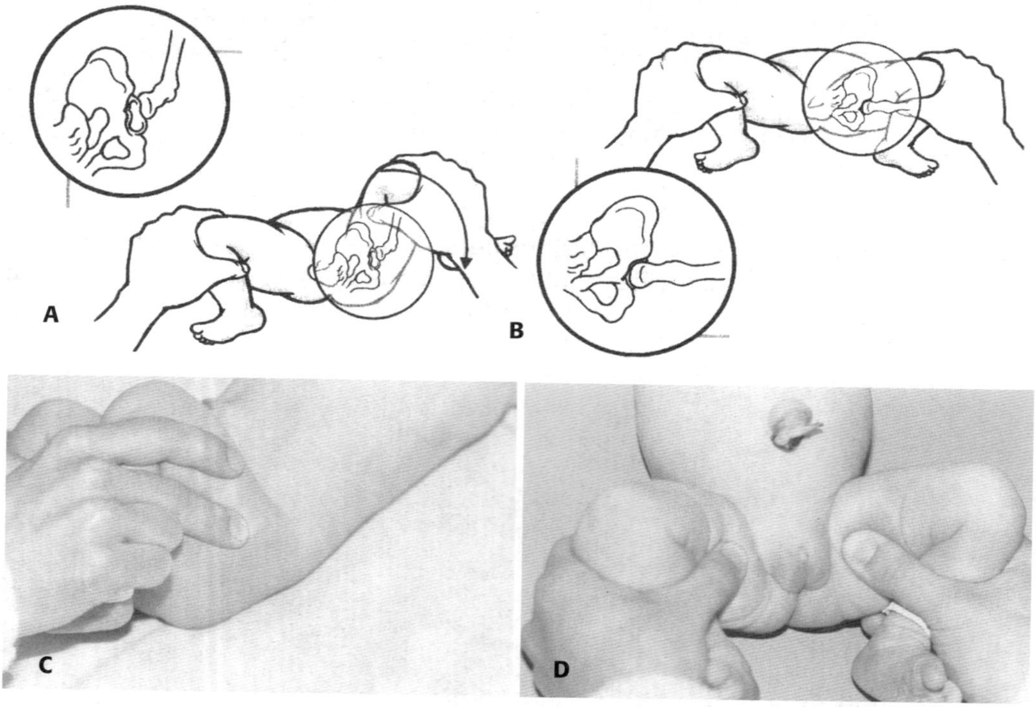

Figura 11.12 Pesquisa do sinal de Ortolani.

SINAL DE BARLOW

O sinal de Barlow é uma manobra provocativa para o diagnóstico da displasia do desenvolvimento do quadril no recém-nascido. Visa avaliar se o quadril é luxável. Ambos os quadris são fletidos 90° e um quadril de cada vez é testado. Na primeira etapa, ao pressionar a coxa aduzida no lado medial com o polegar e no sentido longitudinal, a cabeça femoral instável se desloca do acetábulo alojando-se posterior ao rebordo (Barlow 1). A segunda etapa da manobra de Barlow promove o retorno da cabeça ao acetábulo ao fazer a abdução da coxa e pressionar simultaneamente a região do grande trocanter com o indicador e dedo médio da mão do examinador (Barlow 2) (Figura 11.13).

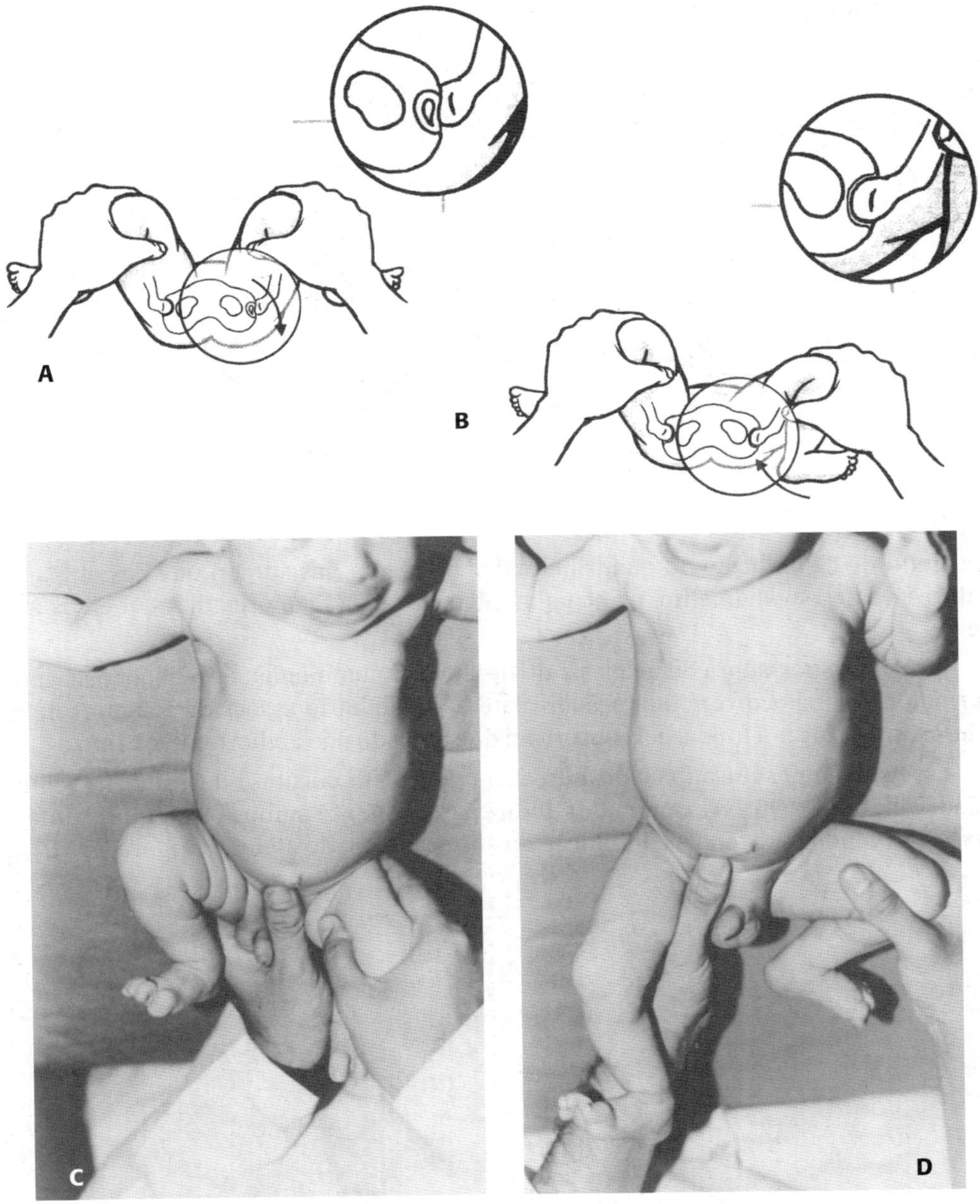

Figura 11.13 Pesquisa do sinal de Barlow.

TESTE DA TELESCOPAGEM

O teste da telescopagem é utilizado para avaliar a instabilidade do quadril. Com o paciente em posição supina, manter o quadril a ser examinado em 90° de flexão. Ao exercer pressão no sentido longitudinal sobre a coxa, a cabeça femoral desloca-se no sentido anteroposterior (Figura 11.14).

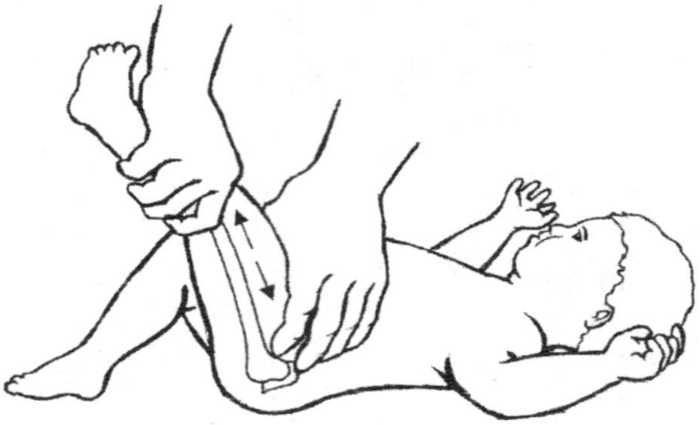

Figura 11.14 Teste da telescopagem.

SINAL DE HART

A amplitude de abdução do quadril é maior no recém-nascido do que nas etapas seguintes do desenvolvimento, principalmente se avaliada com quadris e joelhos a 90° de flexão.

Na criança portadora de displasia do desenvolvimento unilateral do quadril, após o período neonatal ocorrerá limitação ipsilateral da abdução associada à contratura dos adutores. Ao trocar a fralda, pais observam que um lado não abduz tanto quanto o outro.

Esse sinal é pesquisado colocando-se a criança em decúbito dorsal com joelhos e quadris fletidos a 90°. O examinador abduz passivamente ambos os membros inferiores, observando resistência e limitação da abdução no lado afetado (Figura 11.15).

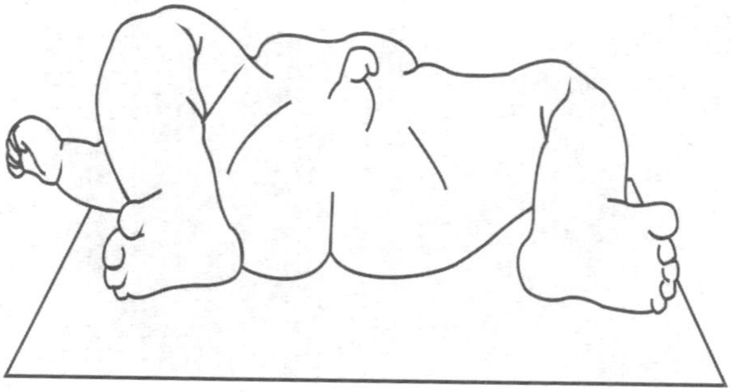

Figura 11.15 Sinal de Hart.

SINAL DE TRENDELENBURG

É realizado com o paciente em pé e o quadril oposto àquele a ser examinado mantido em extensão com o joelho fletido (Figura 11.16). Esse sinal é utilizado para avaliar a função dos abdutores do quadril. Quando esse sinal é positivo, a bacia inclina-se para o lado que não está apoiado, revelando a fraqueza da musculatura abdutora. Em condições normais, a bacia é mantida nivelada pela contração dos abdutores que a apoia. Na displasia do desenvolvimento do quadril, após o início da marcha, é o sinal clínico mais importante para o diagnóstico.

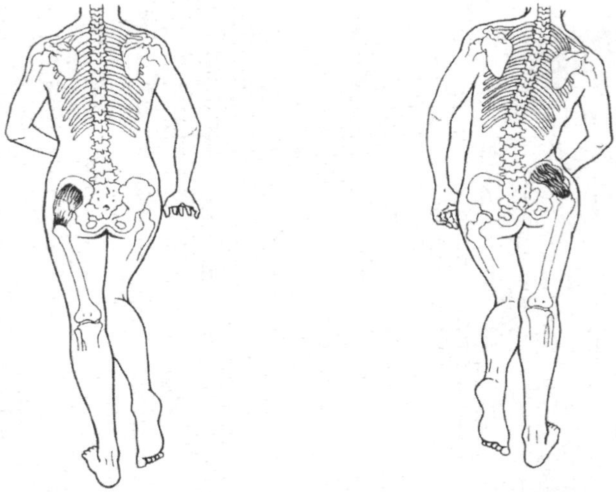

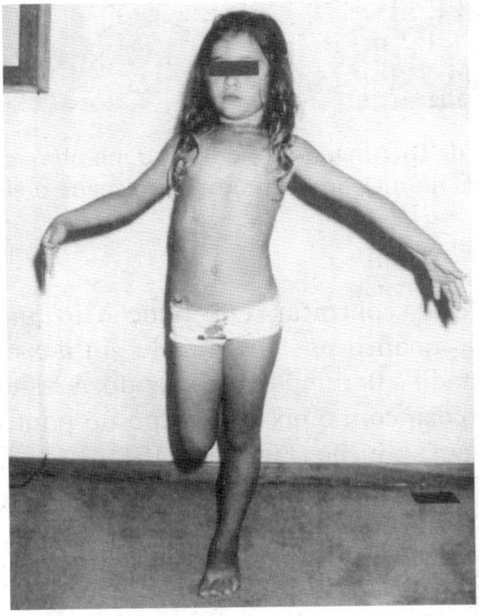

Figura 11.16 Sinal de Trendelenburg.

SINAL DE DREHMANN

A epifisiolistese da cabeça femoral acarreta deslocamento gradual do colo do fêmur em sentido proximal e anterior em relação à epífise, o que determina deformidade em retroversão do colo do fêmur. Com o paciente em decúbito dorsal sobre a mesa de exames, ao realizarmos a flexão passiva do quadril afetado, o membro roda externamente (Figura 11.17A), caracterizando assim o sinal de Drehmann. No quadril normal, a flexão ocorre no eixo da coxa (Figura 11.17B).

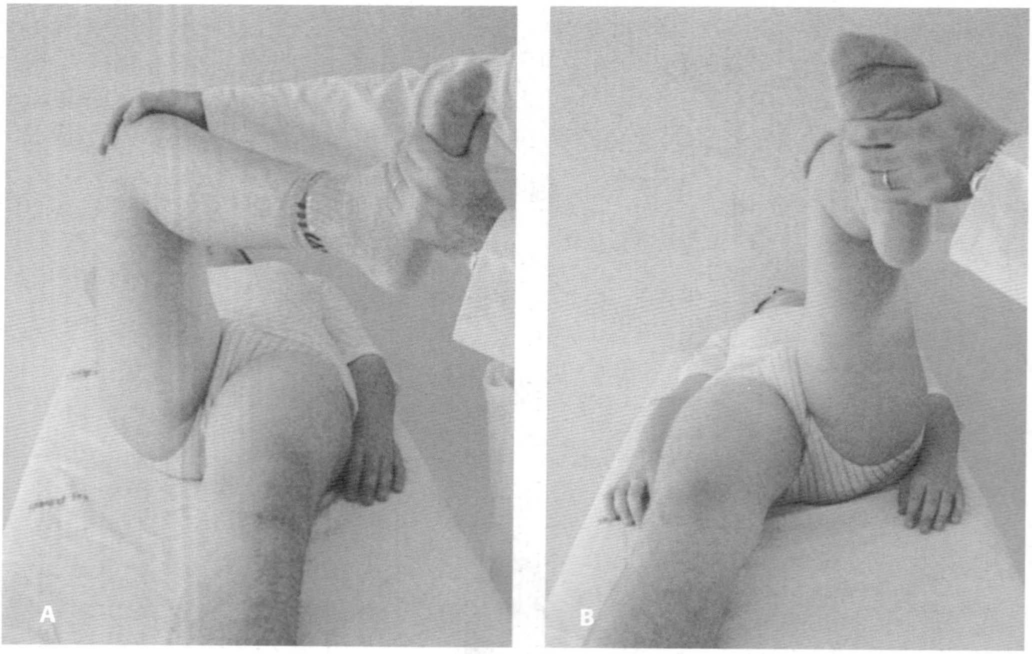

Figura 11.17 Sinal de Drehmann. **A**) Ao fletir, o membro roda externamente. **B**) No quadril normal, ao fletir o membro segue o eixo da coxa.

TESTE DE OBER

Utilizado para o diagnóstico da contratura em abdução do quadril. A criança é mantida em decúbito lateral com o quadril oposto apoiado em flexão máxima. Com o joelho fletido, o quadril a ser testado é fletido 90° e abduzido. A seguir, o quadril é estendido, e o ângulo formado pela coxa com o eixo do corpo no ponto de resistência revela a magnitude da contratura em abdução (Figura 11.18).

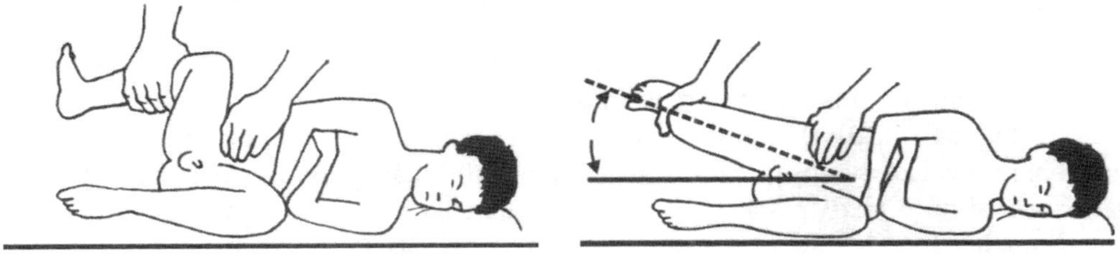

Figura 11.18 Teste de Ober.

ASSIMETRIA DE PREGAS

Durante os primeiros meses de vida, com frequência, as pregas glúteas ou das coxas mostram assimetria (Figura 11.19). Em torno de 30% das crianças normais podem apresentar as pregas glúteas ou das coxas assimétricas. Às vezes, as pregas assimétricas podem representar manifestação clínica de displasia do desenvolvimento do quadril. Esse sinal é particularmente importante nas crianças portadoras de displasia do desenvolvimento, entre as idades de 3 e 4 meses, que não mais mostram os sinais de Barlow e Ortolani positivos.

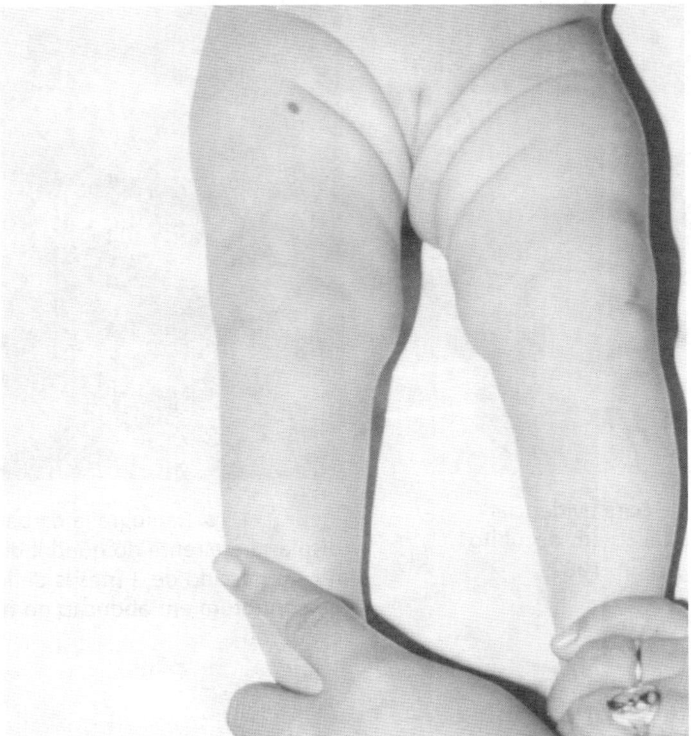

Figura 11.19 Assimetria das pregas das coxas.

CONTRATURA EM ABDUÇÃO

Pode ser detectada pelo exame em decúbito ventral. O examinador estabiliza a bacia com uma de suas mãos e com a mão oposta tenta realizar a adução do quadril a ser testado (Figura 11.20). O ângulo formado pela coxa com o eixo do corpo no ponto de resistência revela a magnitude da contratura em abdução. Existe associação entre contratura em abdução e displasia acetabular no quadril oposto na criança durante os primeiros meses de vida. A contratura manifesta-se pela assimetria das pregas das coxas e dismetria aparente dos membros inferiores. O quadril oposto apresenta-se radiologicamente displásico, porém sem sinais clínicos de instabilidade (Figura 11.21). Mais raramente, a contratura em abdução faz parte da síndrome da moldagem intrauterina, a qual é composta por assimetria do crânio (plagiocefalia), escoliose e limitação da abdução do quadril em flexão.

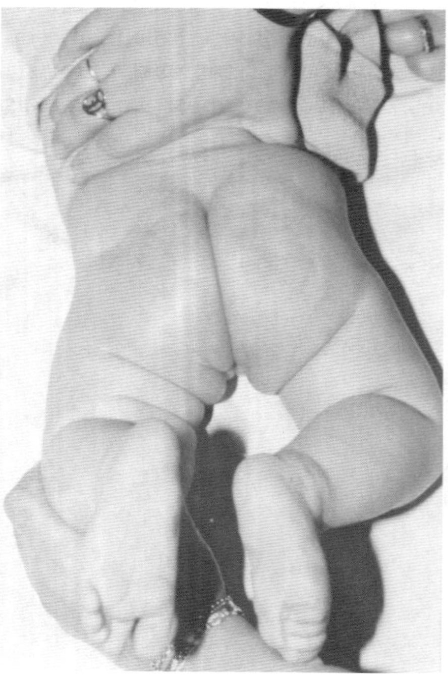

Figura 11.20 Teste para evidenciar contratura em abdução em decúbito ventral (Green e Griffin, 1982).

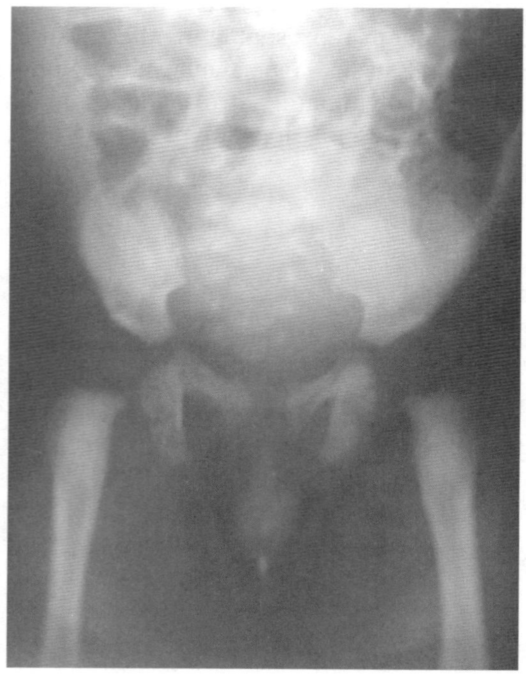

Figura 11.21 Radiografia da bacia mostrando displasia aparente do quadril direito em recém-nascido de 2 meses de idade portador de contratura em abdução no quadril esquerdo.

TESTE DE ELY

Utilizado para evidenciar espasticidade do reto femoral na paralisia cerebral. Posiciona-se o paciente em decúbito ventral com o joelho fletido 90° no lado a ser examinado.

Flexão rápida do joelho, além dos 90°, causa elevação da nádega se existir espasticidade do reto femoral. A estimativa da contratura é fornecida pelo grau de afastamento do quadril em relação ao plano da mesa (Figura 11.22).

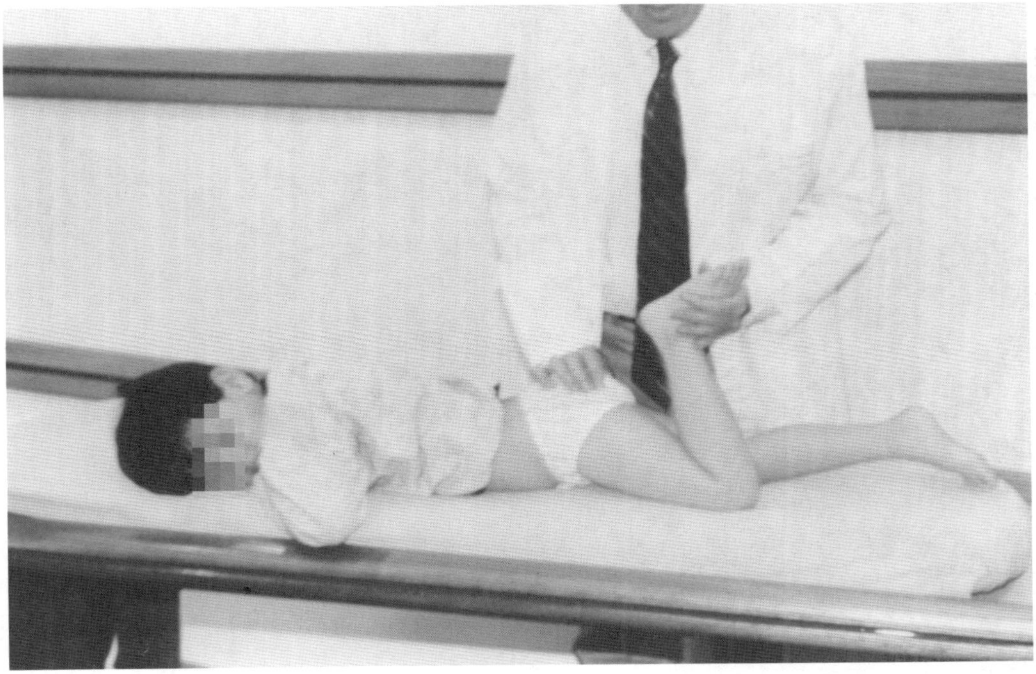

Figura 11.22 Teste de Ely.

TESTE DA ADUÇÃO EM FLEXÃO

A adução em flexão é geralmente o primeiro movimento a sofrer limitação quando existe doença do quadril na criança, como na sinovite transitória, na moléstia de Legg-Calvé-Perthes e na displasia acetabular residual. Deve ser avaliado com o paciente deitado em superfície firme e plana, com o quadril a ser examinado em flexão de 90° (Figura 11.23). Na medida em que a coxa vai sendo aduzida, o paciente passa a referir dor.

DISMETRIA DOS MEMBROS INFERIORES

A desigualdade no comprimento dos membros inferiores pode ser evidenciada clinicamente pela medida com fita ou com calços colocados sob a extremidade mais curta. A medida do comprimento real é feita com fita métrica desde a espinha ilíaca anterossuperior, até o maléolo interno ou a superfície plantar do calcanhar (Figura 11.24A). Outra maneira clínica utilizada para quantificar a dismetria é por meio da colocação de calços (espessura de 0,5 a 3cm) no membro mais curto, até a horizontalização da bacia (Figura 11.24B). O escanograma e, se necessário, a tomografia computadorizada complementarão a avaliação revelando a medida exata da dismetria. Quando existir contratura em adução, ocorrerá encurtamento aparente no lado da contratura. Da mesma maneira, quando ocorrer contratura em abdução haverá alongamento aparente do lado da contratura.

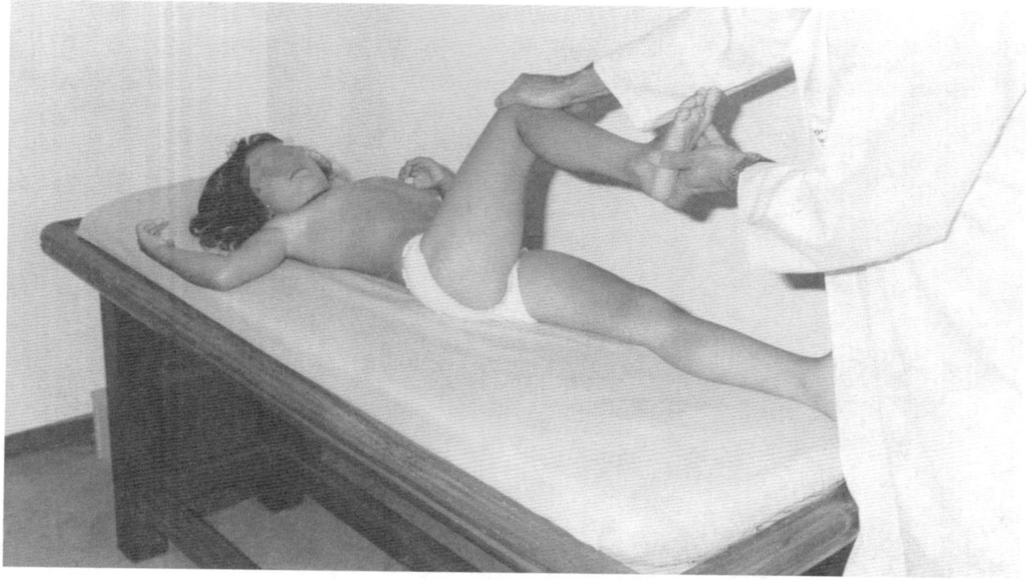

Figura 11.23 Teste da adução em flexão.

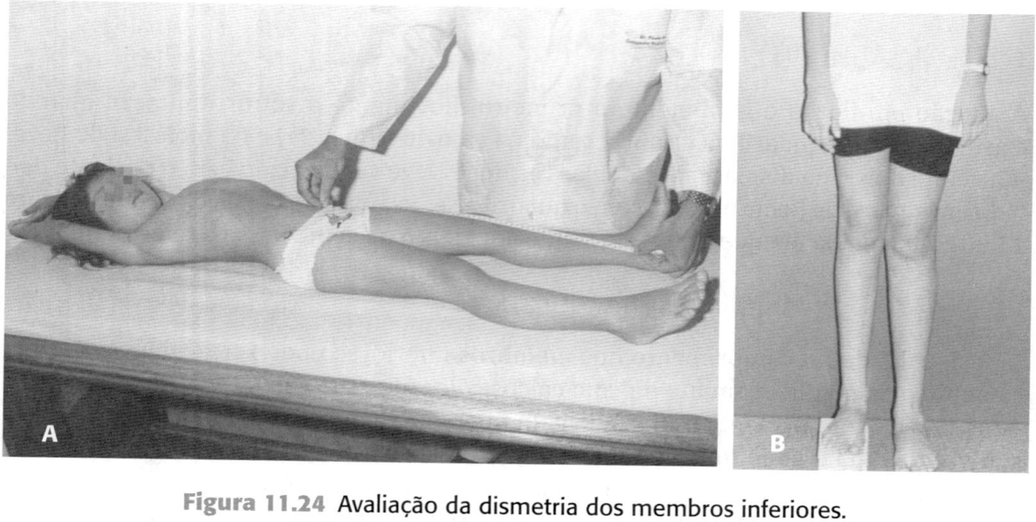

Figura 11.24 Avaliação da dismetria dos membros inferiores. **A**) Com uso de fita. **B**) Com uso de calços.

EXAME DA FORÇA MUSCULAR

FLEXÃO

O paciente deve estar sentado à beira da mesa, com as pernas pendentes. Enquanto solicita ao paciente que eleve a coxa, o examinador procura opor resistência pressionando no sentido contrário a parte distal da mesma coxa (Figura 11.25). Embora o reto anterior, o sartório e o pectíneo contribuam, o iliopsoas é o principal flexor do quadril.

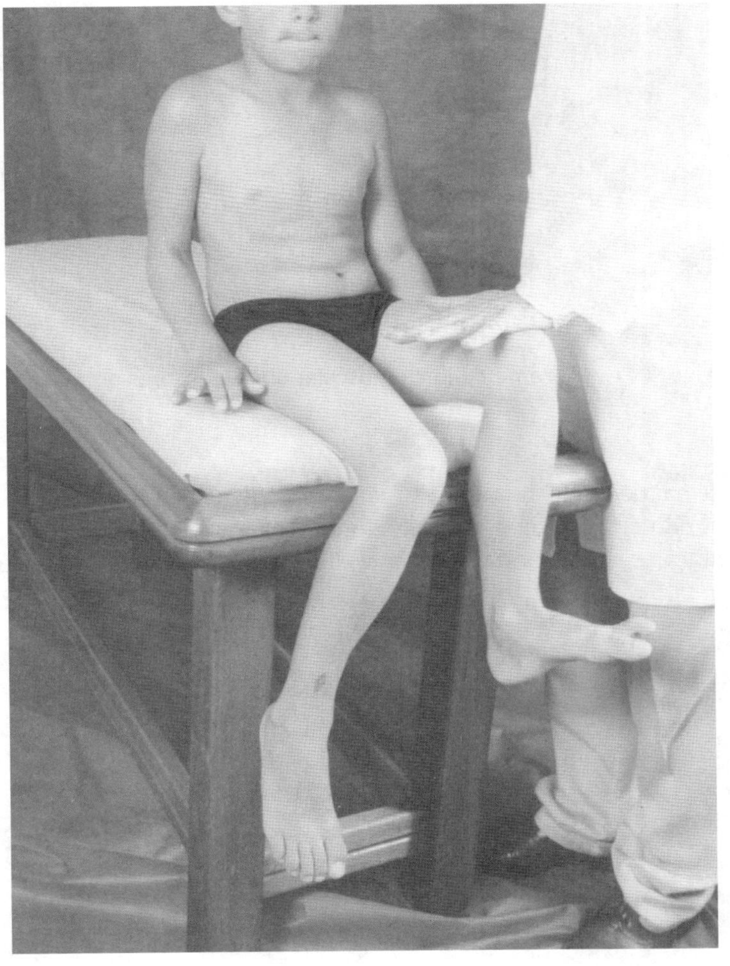

Figura 11.25 Exame da força muscular dos flexores do quadril.

EXTENSÃO

O paciente deve ser posicionado em decúbito ventral e o joelho fletido para relaxar os isquiotibiais, de modo a excluir a participação desses músculos no movimento de extensão da coxa. Exercendo pressão sobre a face posterior da coxa, o examinador solicita ao paciente que a estenda opondo resistência a esse movimento (Figura 11.26). Os músculos que contribuem para a extensão do quadril são os glúteos máximo e o mínimo, o bíceps da coxa, o semitendíneo, o semimembranáceo e o adutor longo.

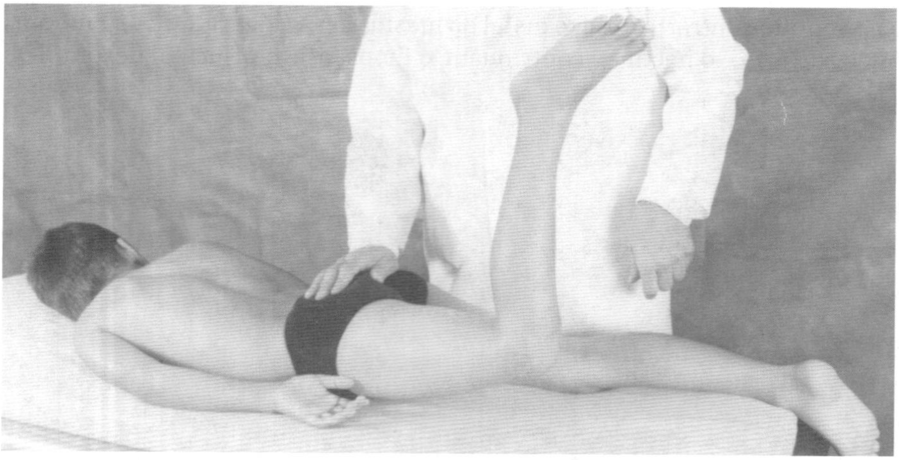

Figura 11.26 Exame da força muscular dos extensores do quadril.

ABDUÇÃO

Com o paciente em decúbito lateral, o examinador deve instruí-lo para elevar a coxa a ser examinada opondo resistência a esse movimento (Figura 11.27). Os músculos responsáveis pela abdução são: tensor da fáscia lata, glúteos mínimo, médio e máximo e sartório.

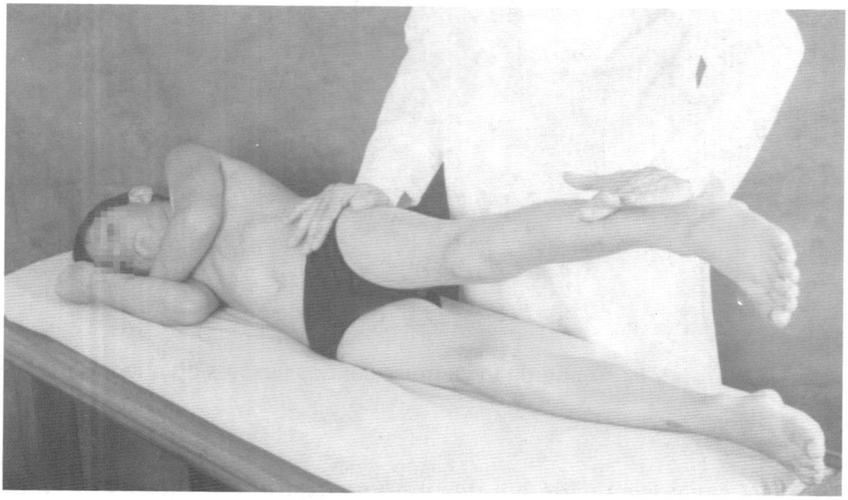

Figura 11.27 Exame da força muscular dos abdutores do quadril.

ADUÇÃO

Com o paciente em decúbito dorsal, o examinador instrui o paciente para mover a coxa no sentido medial opondo resistência a esse movimento (Figura 11.28). Os músculos responsáveis pela adução são: adutores longo, curto e magno e pectíneo.

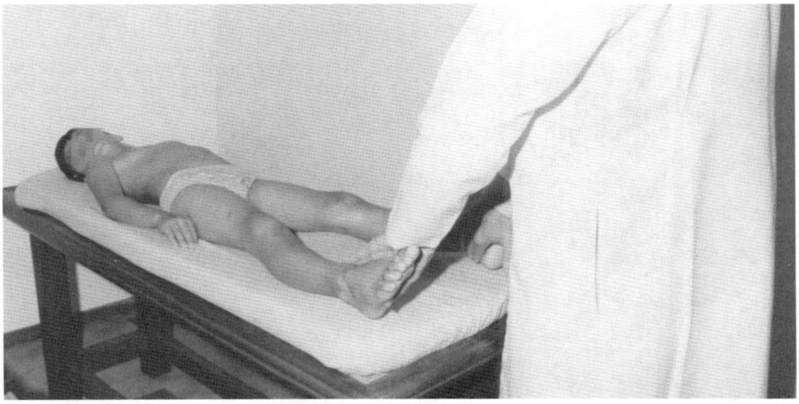

Figura 11.28 Exame da força muscular dos adutores do quadril.

ROTAÇÃO INTERNA

Com o paciente em decúbito ventral e os joelhos em 90°, o examinador deve instruí-lo para rotar a perna para fora opondo resistência a esse movimento (Figura 11.29). Os músculos responsáveis pela rotação interna são: adutores longo, curto e magno, glúteos mínimo e médio, tensor da fáscia lata, pectíneo e grácil.

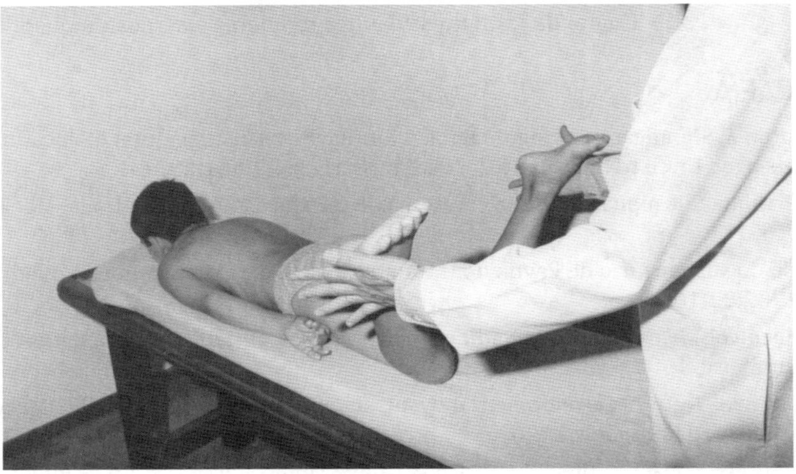

Figura 11.29 Exame da força muscular dos rotadores internos do quadril.

ROTAÇÃO EXTERNA

Com o paciente em decúbito ventral e os joelhos em 90°, o examinador deve instruí-lo para rotar a perna em sentido medial opondo resistência a esse movimento (Figura 11.30). Os músculos responsáveis pela rotação externa são: glúteos máximo e médio, obturadores interno e externo, quadrado da coxa, piriforme, gêmeos superior e inferior e sartório.

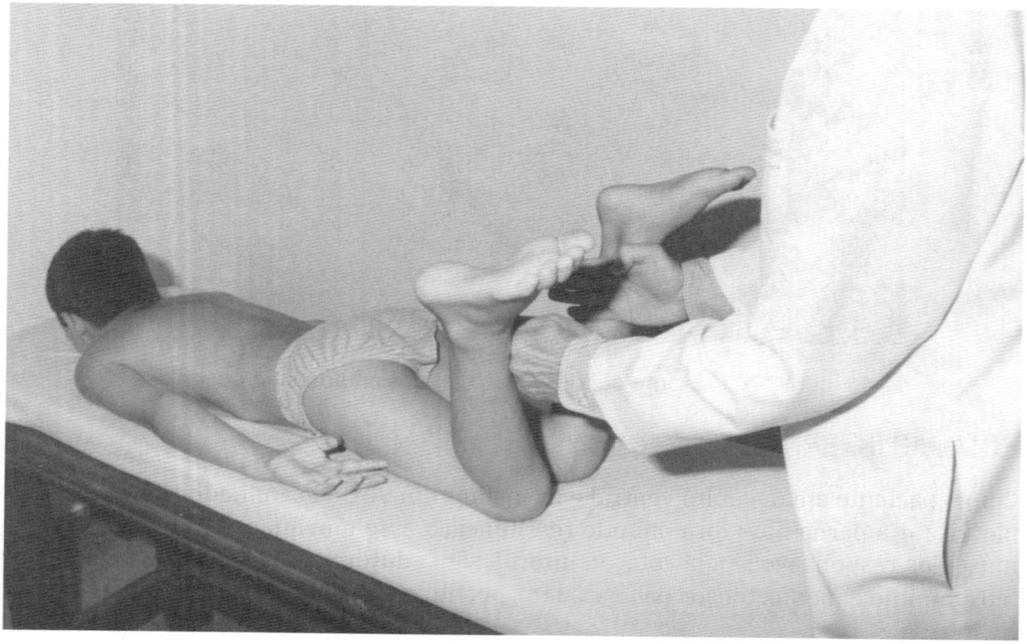

Figura 11.30 Exame da força muscular dos rotadores externos do quadril.

BIBLIOGRAFIA

Ando M, Gotoh E. Significance of inguinal folds for diagnosis of congenital dislocation of the hip in infants aged three to four months. J Pediatr Orthop. 1990;10:331-4.

Bleck EE. Orthopaedic management in cerebral palsy. Oxford and Philadelphia: Mac Keith Press. 1987. p. 52.

Bertol P. Uso do suspensório de Pavlik no tratamento da luxação congênita do quadril. Rev Bras Ortop.1987;22:163-7.

Bertol P, Macnicol MF, Mitchell GP. Radiographic features of neonatal dislocation of the hip. J Bone Joint Surg. 1982;64B:176-9.

Bowen JR, Kotzias Neto A. Developmental dysplasia of the hip. Brooklandville, Maryland: Data Trace Publishing Company; 2006.

Coon V, Donato G, Houser C, Bleck EE. Normal ranges of motion of the hip in infants, six weeks and six months of age. Clin Orthop. 1975;110:256-60.

Drehmann F. Das drehmannsches zeichen: eine klinische untersuchungsmethode bei epiphyseolysis capitis femoris zeichenbescchreinbungen, atiopathogenetische gedanken, klinische erfahrungen. Z Orthop. 1979;118:333-4.

Forero N, Okamura MPT, Larson M. Normal ranges of hip motion in neonates. J Pediatr Orthop. 1989;9:391-6.

Good C, Walker G. The hip in the moulded baby syndrome. J Bone Joint Surg. 1984;66-B:491-3.

Green NE, Griffin PP. Hip dysplasia associated with abduction contracture of the contralateral hip. J Bone Joint Surg. 1982;64-A:1273-81.

Haas SS, Epps CH Jr, Adams JP. Normal ranges of hip motion in the newborn. Clin Orthop. 1973;91:114-8.

Hoffer MM. Joint motion limitation in newborns. Clin Orthop Relat Res. 1980;148:94-6.

Lloyd-Roberts GC, Pilcher MF. Structural idiopathic scoliosis in infancy. J Bone Joint Surg. 1965;47-B:520-3.

Macnicol MF. Color atlas and text of osteotomy of the hip. Times Mirror International Publishers Limited; 1996. p. 1-6.

Pitkow RB. External rotation contracture of the extended hip. Clin Orthop. 1955;110:139-45.

Schwarze DJ, Denton JR. Normal values of neonatal lower limbs: an evaluation of 1.000 neonates. J Pediatr Orthop. 1993;13:758-60.

Shen YS. Abduction contracture of the hip in children. Bone Joint Surg. 1975;57-B:463-5.

Tonnis D, Henecke A. Diminished femoral antetorsion syndrome: a cause of pain and osteoarthritis. J Pediatr Orthop. 1991;11:419-31.

Weissman SL. Congenital dysplasia of the hip. Observations on the "normal" joint in cases of unilateral disease. J Bone Joint Surg. 1954;36-B:385-96.

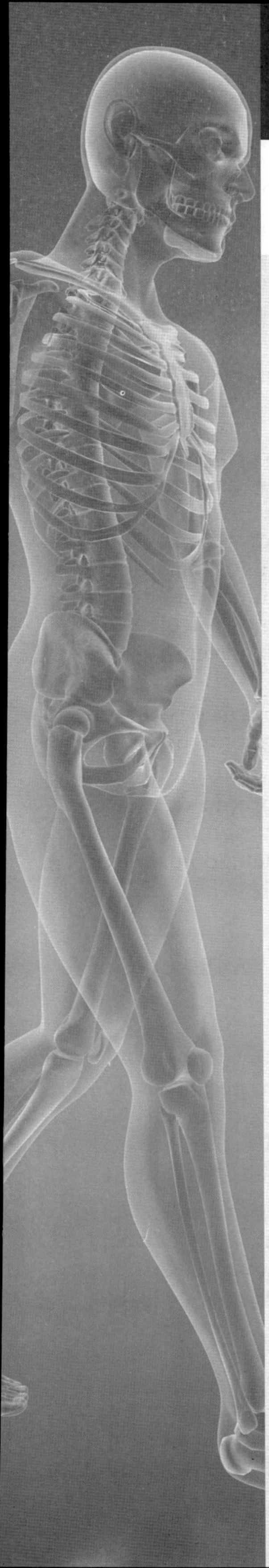

CAPÍTULO

12

Joelho

- Marco M. Amatuzzi
- Arnaldo J. Hernandez
- Júlio C. Nardelli

Quando temos diante de nós, ortopedistas, um paciente com queixa de problema no joelho, é muito importante a sequência que daremos ao exame clínico, pois é dele que surgem as principais hipóteses diagnósticas.

Antes de iniciarmos o exame clínico propriamente dito, devem ser considerados os dados de identificação nos quais deverão constar, além dos tradicionais, idade, sexo, profissão, atividade física principal, de lazer ou profissional, esporte preferido e posição em que o pratica. O lado acometido e o lado dominante também fazem parte desse preâmbulo da ficha clínica.

Muitas das doenças do joelho são relacionadas com a idade: epifisites, osteocondrite dissecante, lesões meniscais traumáticas e degenerativas, osteonecrose, doença femoropatelar, síndromes periarticulares ou instabilidades. Ainda sabemos que as lesões traumáticas graves são específicas para cada fase da vida. Assim, na criança, ocorrem descolamentos epifisários; no adulto, lesões ligamentares; e no idoso, fraturas.

Na luxação recidivante da patela, a idade que o paciente tinha quando ocorreu a primeira luxação tem importância na determinação da conduta, pois é sabido que os pacientes que tiveram sua primeira luxação antes dos 13 anos de idade fatalmente evoluem para a necessidade de tratamento cirúrgico.

O gênero (masculino ou feminino) está relacionado com a atividade esportiva e com as atividades de vida doméstica e seus vícios posturais, sempre prejudiciais ao aparelho locomotor. Os movimentos diários de uma dona de casa são diferentes dos de um executivo ou de um trabalhador braçal.

Muitas profissões exigem mais dos joelhos. Um agrônomo que trabalha no campo é sujeito a entorses frequentes devido à irregularidade da terra em que pisa, ao contrário de um homem de negócios ou um digitador, nem sempre sujeito a esse tipo de lesão. O pedreiro ou encanador trabalha muitas vezes agachado sobre os segmentos posteriores dos meniscos e pode lesá-los; o soldado do corpo de bombeiros pode ter de se manter equilibrado em uma escada ou peitoril de uma marquise e não pode correr o risco de ter falseio ou dor súbita nos joelhos.

Para o ser humano, a atividade esportiva é fundamental. Para os profissionais do esporte, obviamente ela não pode ser mudada, mas, para aqueles que praticam o esporte como recreação, pouca diferença haverá na mudança do tipo de atividade esportiva, que pode, muitas vezes, representar uma atitude terapêutica. Haverá pouca diferença para o paciente que tem o costume de andar, cumprir sua determinação de exercícios em uma bicicleta ou esteira. Para alguns, no entanto, apaixonados por certa modalidade esportiva, essa mudança pode significar graves problemas psicológicos. Esses aspectos psicológicos, relacionados com a atividade esportiva, devem ser uns dos primeiros a ser avaliados pelo ortopedista.

Ainda no campo da atividade esportiva, muitas vezes a simples troca da posição em que o paciente joga em um esporte coletivo pode ajudar na solução de um problema articular.

Após análise desses fatores, começamos a anamnese pela exploração da queixa principal, determinando de maneira mais precisa possível o início da sintomatologia, caracterizando as que surgiram após um traumatismo agudo bem definido daquelas de início insidioso.

- O QUE
- QUANDO
- COMO
- ONDE

O exame clínico do joelho começa com rápidas respostas a quatro perguntas fundamentais. O QUE que representa a queixa principal do paciente, como dor, falseios, torção, queda etc. O QUANDO vai mostrar o tempo de queixa. O COMO relata o mecanismo de um trauma ou a atividade que desencadeia a queixa principal. ONDE relata a atividade que estava sendo vivida no momento do aparecimento da queixa principal.

No traumatismo, é importante sua descrição minuciosa em detalhes. Queda com impacto direto sobre o joelho sugere traumatismo ósseo. Torção deve ser descrita, lembrando que ela se faz sempre no pé de apoio, com o corpo girando sobre o joelho, estando o membro inferior apoiado. Esse mecanismo é o mais comum da lesão intrínseca: se com esse mecanismo o paciente sentir um estalido no joelho que inchou com derrame imediatamente, estaremos certamente diante de um caso de lesão do ligamento cruzado anterior (LCA); o estalido é comum em 80% das lesões do LCA e o derrame que se seguiu de imediato é característico de hemartrose, diferente do tardio, que sugere sinovite reacional. A importância imediata à marcha deve ser arguida, pois sugere algo mais grave, se bem que sabemos que em muitas lesões graves do LCA o paciente pode até terminar uma partida de futebol.

Os primeiros socorros devem ser lembrados e registrados; a aplicação imediata de calor pode determinar grande hemartrose ou derramamento de sangue exagerado nas partes moles adjacentes. A retirada da carga e a imobilização bem como o seu tempo são importantes.

A movimentação articular após o traumatismo deve diferenciar os bloqueios. O "desbloqueio" espontâneo pode sugerir a redução de luxação da patela e, dependendo do movimento realizado, "desbloqueio" meniscal ou de um corpo livre de fratura osteocondral. A sensação imediata de instabilidade ou falseio pode sugerir grave lesão ligamentar.

Nas queixas decorrentes de traumatismo agudo, a história deve ser pesquisada desde o primeiro episódio e em todos os seus detalhes. O tempo decorrido entre ele e o início da sintomatologia deve ser definido, bem como os tratamentos já realizados e seus resultados.

Devemos indagar do paciente se ele foi examinado imediatamente após o traumatismo, pois, nesses casos, a ausência do edema e, consequentemente, a menor dor facilitam a aplicação dos testes ligamentares. A relação dos sintomas com a atividade profissional ou esportiva pode significar como tratamento uma simples alteração nos hábitos de vida (a síndrome do poplíteo do maratonista pode ser tratada com a mudança de mão de direção na corrida).

A queixa principal deve ser explorada em detalhes. Algumas delas são comuns a todas as afecções do aparelho locomotor, mas muitas específicas do joelho.

SINTOMAS COMUNS NAS DOENÇAS DO JOELHO

DOR

Sua localização no joelho (alta ou baixa, anterior medial ou lateral, posterior medial ou lateral), sua periodicidade (diurna ou noturna) e sua relação com as atividades profissional, recreacional ou esportiva são importantes parâmetros que devem ser analisados. O início insidioso, repentino ou agudo, relacionado ou não com traumatismo tem valor, pois pode ser uma pista segura para o diagnóstico. A dor intermitente que piora aos esforços e à atividade é uma característica das afecções intrínsecas, bem como aquela que se faz presente em determinada posição, como a dor do joelho fletido (sinal do cinema), que é característica da síndrome femoropatelar ou da plica patológica, ou a dor do joelho hiperfletido, característica da lesão do corno posterior do menisco medial.

Nas lesões ligamentares periféricas, os pontos dolorosos palpáveis geralmente sugerem o local da lesão, mas, em doença crônica, o local da dor nem sempre corresponde à localização anatômica da estrutura lesada; assim, lesão antiga de menisco externo pode ser confundida com plica patológica ou com afecção femoropatelar. O fenômeno *coxitis knee* – dor referida no joelho por problemas do quadril – é o maior exemplo dessa situação.

ESTALO OU ESTALIDO

São sintomas importantes e que podem definir o diagnóstico. O estalido que ocorre na torção aguda, presente em mais de 90% dos casos de lesão do LCA, ou aquele que aparece ao se estender o joelho fletido e doloroso está presente na história da plica sinovial patológica. O menisco discoide, muitas vezes, provoca estalidos na flexoextensão, sem sintomas dolorosos. O estalo pode ser audível ou simplesmente uma sensação referida. Geralmente, na doença crônica, ele é acompanhado de sensação confortante de algo que se acomoda e até faz desaparecer a dor, como ocorre em casos com plica sinovial patológica.

FALSEIO

Sintoma comum em um sem-número de doenças do joelho, como as lesões meniscais, os corpos livres articulares, a plica sinovial ou as instabilidades femoropatelares; entretanto, o típico falseio desacompanhado de dor mas seguido de derrame tardio, altamente incapacitante, é o da instabilidade ligamentar. Ele surge algum tempo após traumatismo agudo bem definido com todas as características de lesão ligamentar e está presente no simples andar ou em uma atividade específica. Pode ocorrer no plano, em paradas bruscas, ao giro, ao drible, na mudança brusca de direção ou ao entrar ou sair de um automóvel.

O falseio na atividade atlética merece um tipo de conduta diferente daquela na atividade de vida diária, pois esse pode tornar-se perigoso e de risco.

Na luxação recidivante da patela, as informações sobre o número de episódios ocorridos, a especificação da idade do paciente quando do primeiro episódio, a bilateralidade da queixa e os sintomas que se seguiram após o falseio, bem como as medidas terapêuticas já tomadas, são detalhes importantes e fundamentais na determinação da conduta a ser adotada.

A dor que acompanha o falseio sugere algum tipo de pinçamento articular, associado a eventual instabilidade, lesão meniscal, interposição de um corpo livre ou mesmo de alguma alteração femoropatelar aguda.

TRAVAMENTO

Deve ser diferenciado do falseio que é momentâneo, rápido e instantâneo, voltando imediatamente à situação anterior. O travamento é mais demorado e muitas vezes leva alguns segundos para se desfazer. Deve ser diferenciado do pseudotravamento por contração espontânea e involuntária muscular, desencadeada pela dor de pinçamento momentâneo, geralmente comum às afecções dolorosas do joelho.

DERRAME

Quando presente logo após traumatismo sugere hemartrose e caracteriza lesão grave, diferente do derrame que aparece tardiamente, resultado de sinovite reacional que acompanha muitas das doenças intrínsecas do joelho. O derrame pode estar associado aos sintomas de falseio ou travamento, pois é consequência do processo irritativo mecânico, comum a muitas doenças do joelho. O derrame de origem insidiosa, crônico e sem história de problema mecânico sugere doença sinovial pura, como na doença reumática.

OUTROS ASPECTOS DA ANAMNESE APLICADOS AO JOELHO

ANTECEDENTES

Nessa fase final do interrogatório, deve ser feita investigação dos antecedentes mórbidos. No estudo da doença femoropatelar, é muito importante obtermos esses dados, pois a luxação recidivante pode ser uma doença familiar.

OUTRAS QUEIXAS

Eventuais queixas em outras localizações devem ser pesquisadas. A doença do quadril pode, muitas vezes, levar a sintomas para o lado do joelho, caracterizando a *coxitis knee*. Contratura em adução da coxa poderá determinar o aparecimento do valgismo do joelho, bem como as operações sobre o quadril, particularmente as artrodeses; e as próteses que alteram a mecânica do membro inferior podem, com o tempo, determinar o aparecimento de alterações no joelho. A bilateralidade da doença e os sintomas sobre o joelho oposto devem ser considerados, pois podem influir na escolha do tratamento.

OPERAÇÕES ANTERIORES

É importante serem relacionadas, se possível com detalhes. Meniscectomia prévia pode ser a causa de processo degenerativo artrósico com ou sem desvio angular, ou ser o fator importante no desenvolvimento sintomático de instabilidade ligamentar já existente e negligenciada. O joelho é uma articulação sensível. Diz Jack Hughston que o joelho só aceita uma operação, e sabemos quão difícil é corrigir uma operação malfeita.

EXAME CLÍNICO

O exame ortopédico deve ser feito de maneira sistemática, devendo-se anotar todos os detalhes, positivos e negativos. Para melhor compreensão e realização dos testes a serem aplicados, devemos ter em mente a correlação anatômica correspondente e aplicá-los sempre em ambos os joelhos, para comparação dos resultados.

Durante a realização do exame ortopédico, a maior preocupação deve ser a de fazer o diagnóstico clinicamente, e isso será possível se a semiologia for bem aplicada. O exame ortopédico divide-se basicamente em três etapas: inspeção (estática e dinâmica), palpação e testes específicos.

INSPEÇÃO

Paciente em pé

A inspeção estática inicia-se com a observação do paciente em pé, em posição anatômica de frente e perfil, e em seguida andando de frente e de costas para o examinador.

O alinhamento deve ser observado desde a cabeça até os pés. Assim, na visualização de perfil do corpo um fio de prumo deve passar pelo centro da orelha, meio dos ombros, centro dos joelhos até o maléolo externo dos tornozelos. Dessa maneira, são detectados cifose dorsal, hiperlordose, flexão ou extensão do quadril, flexo ou *recurvatum* do joelho.

Na inspeção de frente observamos o alinhamento dos membros inferiores no mesmo plano (varo ou valgo – Figura 12.1) ou em dois (desvios torcionais), alinhamento patelar, ângulo "Q", presença de edema, derrame, equimoses, atrofias musculares (principalmente do quadríceps, vasto medial oblíquo, gastrocnêmio e tríceps sural), alterações dinâmicas nas diferentes fases da marcha e presença de deformidades, como, por exemplo, o aumento de volume da tuberosidade anterior da tíbia decorrente da doença de Osgood-Schlatter (Figura 12.2).

O aparecimento de deformidade laterolateral (*thrust* ou flambagem) durante a fase de apoio da marcha pode caracterizar afecção degenerativa artrítica com erosão cartilaginosa e desvio em varo do joelho, ou falência ligamentar periférica associada à lesão do LCA (Figura 12.3).

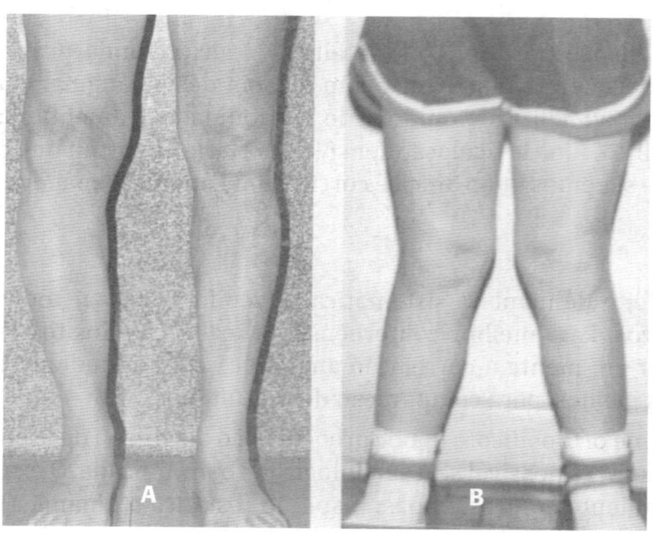

Figura 12.1 **A**) Geno varo. **B**) Geno valgo.

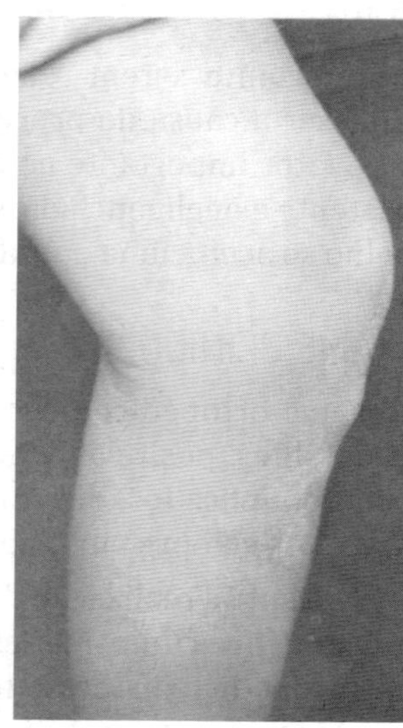

Figura 12.2 Deformidade de Osgood-Schlatter.

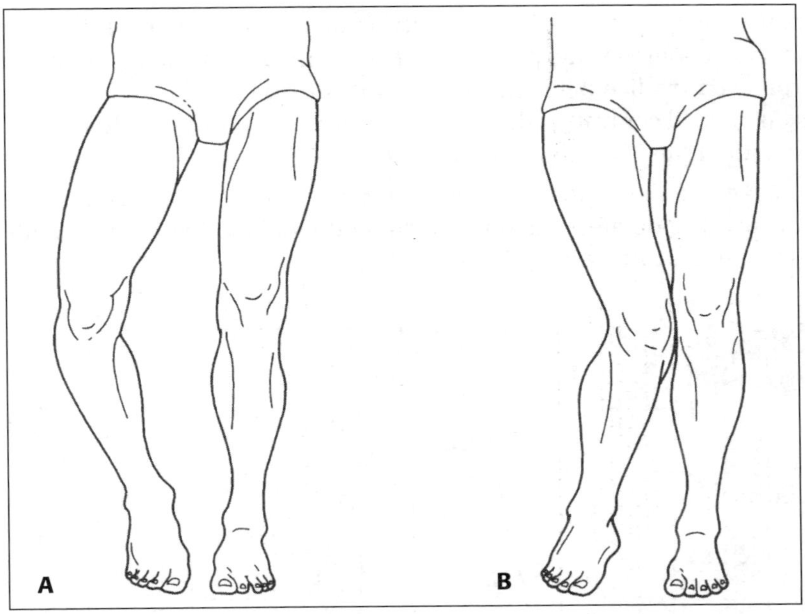

Figura 12.3 Flambagem (*thrust*). **A**) Flambagem lateral. **B**) Flambagem medial.

O *recurvatum* (Figura 12.4) e as limitações da extensão do joelho (Figura 12.5) já aparecem nessa fase do exame e podem significar desde bloqueio articular ou até posição em consequência de deformidade em flexão do quadril.

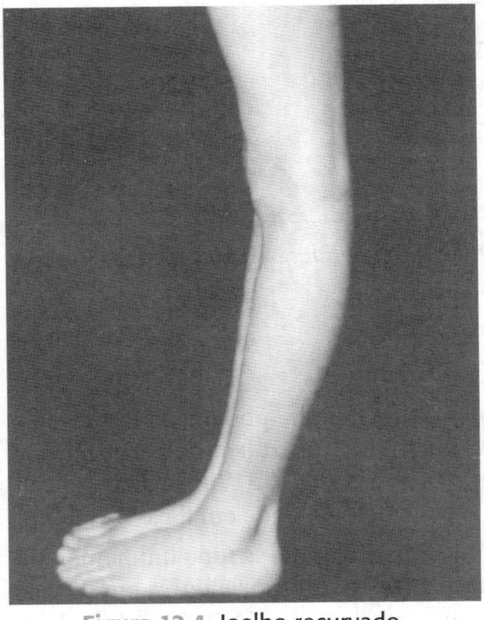

Figura 12.4 Joelho recurvado.

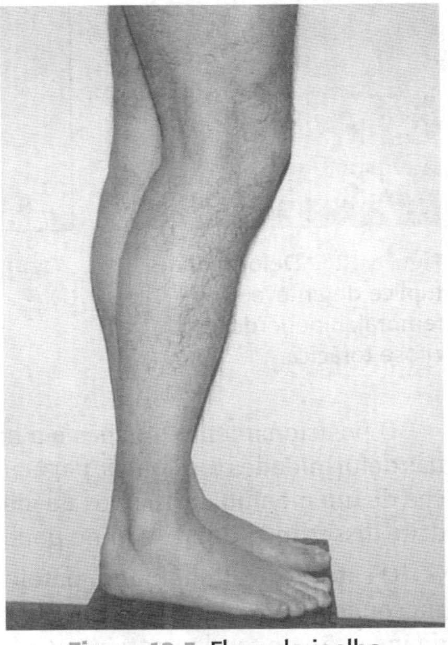

Figura 12.5 Flexo do joelho.

É durante a inspeção estática e no exame da marcha que detectamos alterações outras que não no joelho e que podem estar relacionadas com a doença articular, como a hiperlordose da tríplice deformidade da anteversão do colo femoral ou as posições anômalas do quadril contraturado, em adução ou abdução, que podem por si só causar problemas articulares no joelho (Figura 12.6).

A claudicação é detectada na marcha, e o estudo do tempo de apoio na marcha separa a decorrente de afecções do quadril da do joelho. O sinal de Trendelenburg é visível nesse momento do exame (Figura 12.7).

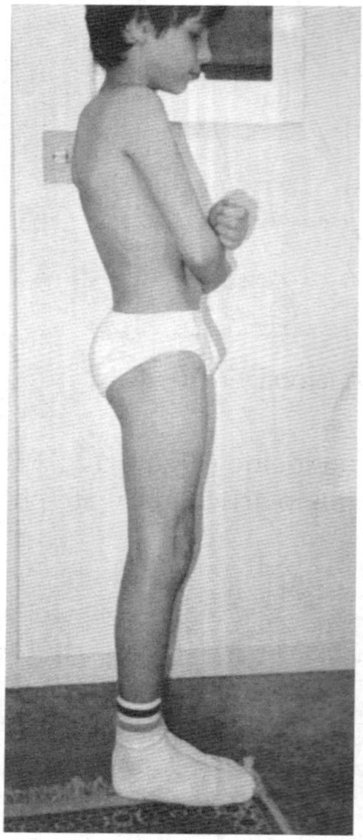

Figura 12.6 Deformidade tríplice de anteversão femoral, hiperlordose e cifose torácica.

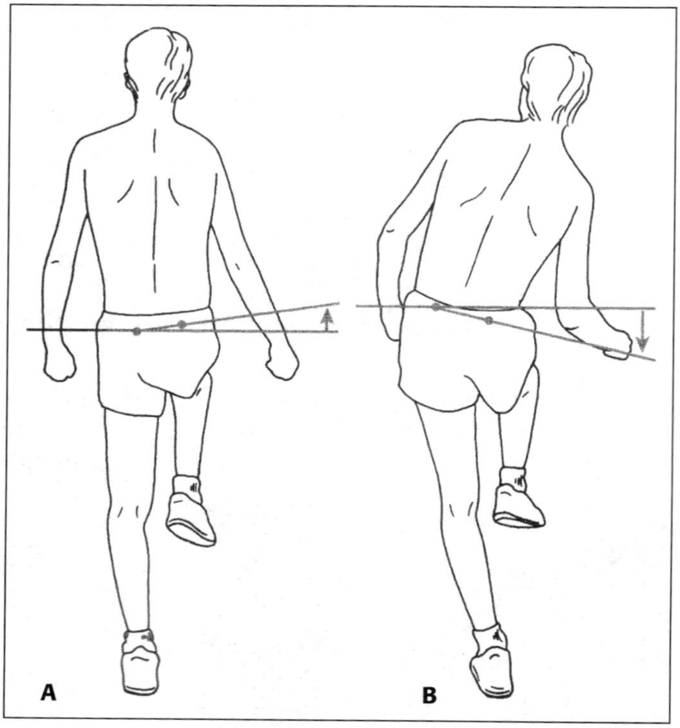

Figura 12.7 Teste de Trendelenburg. **A**) Negativo. **B**) Positivo.

O posicionamento dos pés e a impressão plantar na marcha podem estar alterados nas deformidades torcionais, particularmente da tíbia. A torção externa da perna na marcha de um menino de 10 anos de idade pode representar o sinal de Wilson da osteocondrite dissecante. Um pé equino pode ter relação com a deformidade em flexo do joelho.

O estudo do alinhamento patelar deve ser iniciado traçando-se uma linha imaginária conectando o centro da patela à espinha ilíaca anterossuperior e outra em direção da inserção do tendão patelar na tuberosidade anterior da tíbia (TAT). A medida dessa angulação, denominada ângulo "Q", é de no máximo 20°, a partir de 20 graus esse ângulo é considerado aumentado (Figura 12.8).

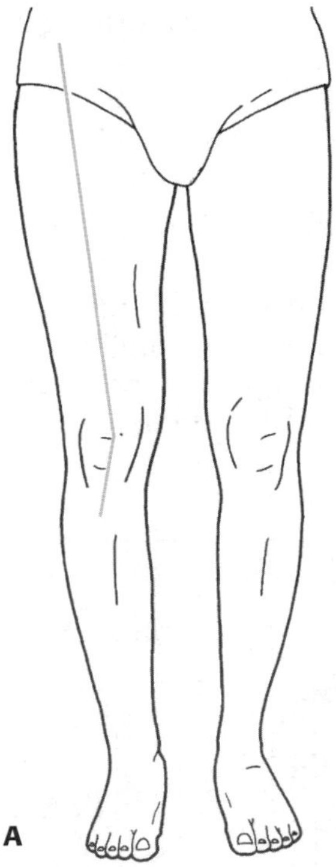

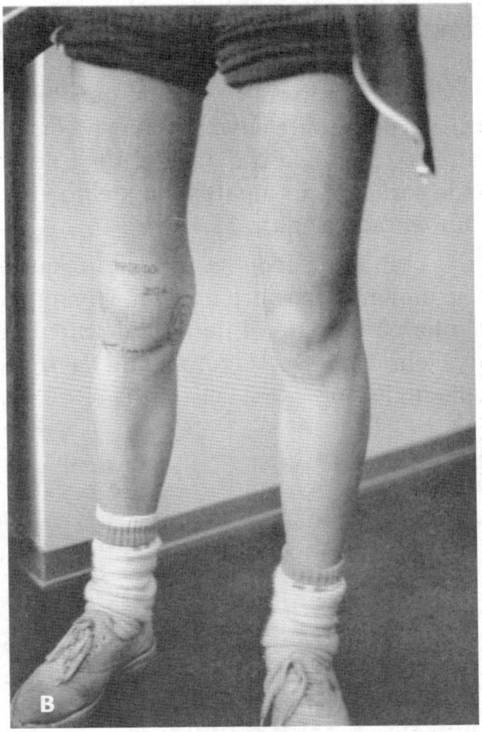

Figura 12.8 **A**) Ângulo "Q". **B**) Deformidade tríplice do colo femoral e aumento do ângulo "Q".

Nessa fase do exame, ainda podemos analisar a mobilidade articular e os contornos musculares que, muitas vezes diferentes de um lado e outro, podem caracterizar a atrofia (Figura 12.9).

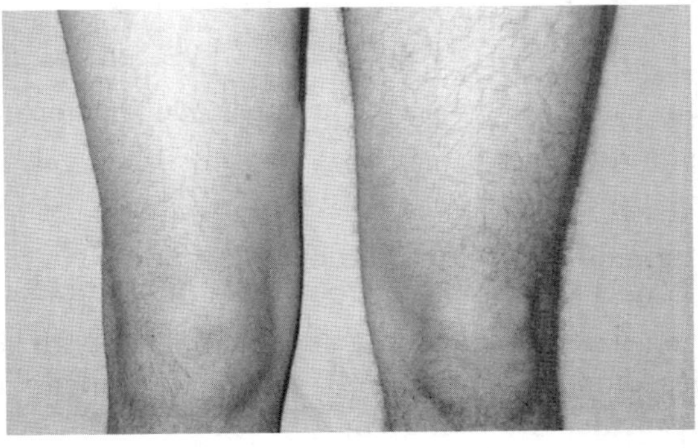

Figura 12.9 Atrofia muscular do músculo quadríceps.

Paciente sentado

Em seguida, o paciente senta-se sobre a mesa de exame, de frente para o examinador. Nessa posição, observa-se a altura da patela. Sua posição normal é na frente dos côndilos femorais, em continuidade com o ligamento patelar, com o qual se integra em um só braço do aparelho extensor. Se estiver alta, ela forma uma angulação com o ligamento patelar, decompondo a alavanca do quadríceps em três braços: o músculo quadríceps da coxa, a própria patela e o tendão patelar. Ainda se observam o alinhamento do tendão patelar e sua inserção na TAT. Uma deformidade torcional com desvio lateral da TAT pode caracterizar a patela ou joelho em "baioneta", em que o ângulo "Q" se apresenta aumentado (Figura 12.10).

Nesse momento, pede-se ao paciente que estenda o joelho, quando se verifica que a patela se movimenta sobre uma linha imaginária reta em toda a amplitude. Um desvio dessa linha para a lateral no final do movimento pode significar instabilidade femoropatelar em extensão (Figura 12.11), e um desvio no início do movimento, luxação habitual em flexão.

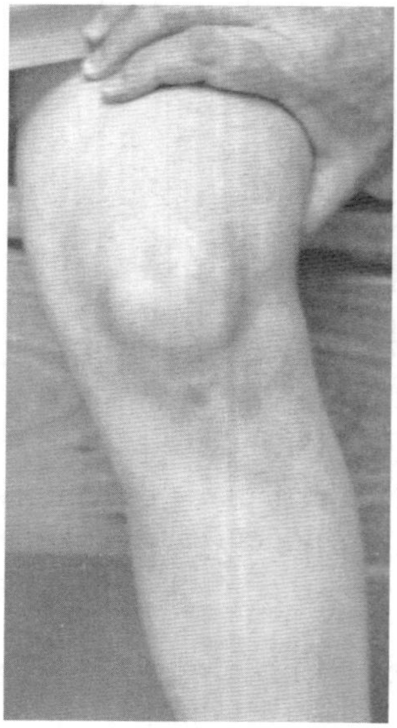

Figura 12.10 Joelho em "baioneta".

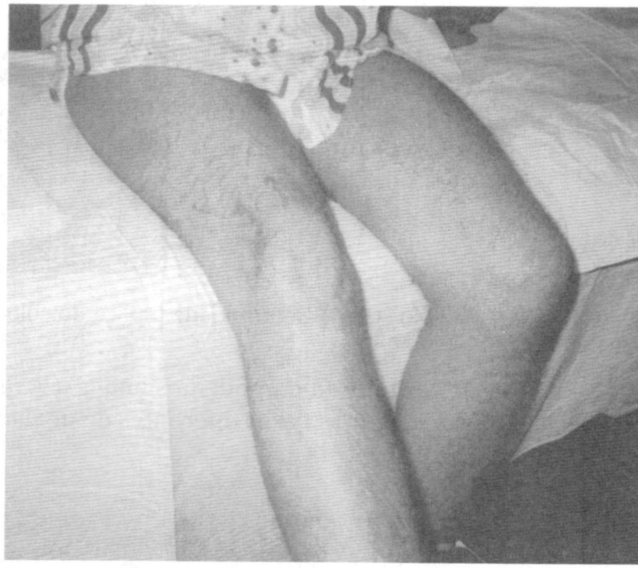

Figura 12.11 Instabilidade femoropatelar em extensão.

Com o paciente deitado e o joelho fletido a 30°, pode-se detectar mais facilmente a presença da patela em "baioneta", causadora de possível instabilidade patelar; nesses casos, o desvio lateral do tendão patelar, levado pela lateralização da TAT, torna-se evidente. Nessa posição, mede-se o ângulo "Q" com maior fidelidade, pois a patela está colocada totalmente no sulco intercondilar.

Ainda durante movimento ativo de extensão, o examinador verifica a rotação do fêmur e da perna, permitindo-se também surpreender tríplice deformidade decorrente da anteversão dos colos femorais ou torção tibial externa ou interna já verificada no exame da marcha.

O movimento de flexoextensão do joelho permite ao examinador sentir o deslizamento da patela no sulco troclear e analisar a presença de crepitação (inicial, terminal e superior) e eventuais estalidos articulares. A crepitação femoropatelar inicial espelhará o contato total da cartilagem articular da patela com a tróclea; a terminal, a extremidade superior da tróclea com a inferior da patela; e a superior, o fundo de saco do quadríceps. A crepitação pode ser classificada em leve, moderada e grave. Essa manobra é sentida quando o examinador coloca sua mão espalmada sobre a patela no movimento, e pode ser sensibilizada quando pressiona a patela contra a tróclea femoral (Figura 12.12).

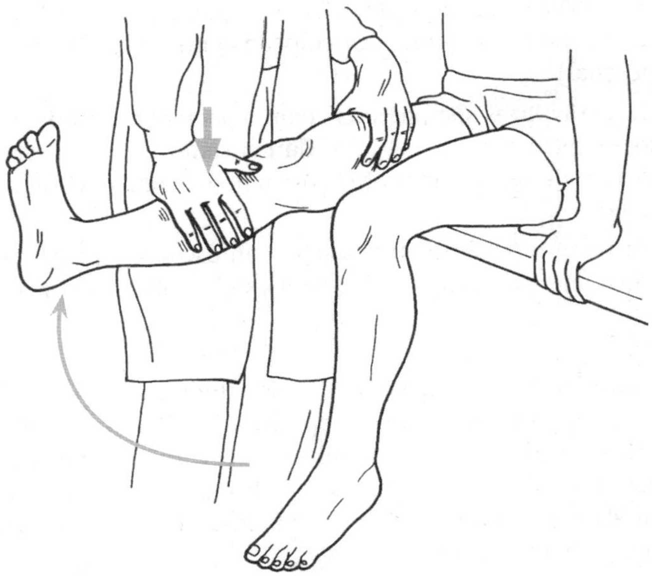

Figura 12.12 Crepitação femoropatelar em flexoextensão.

PALPAÇÃO

Ainda com o paciente sentado, realizamos a palpação dos tendões da pata de ganso. Na presença de tendinite, há dor local à flexão resistida, sensibilizada com a rotação externa da perna. Palpamos a região posterior do joelho para verificar a presença de cistos, dos quais o mais comum é o que representa o espessamento da bolsa comum do gastrocnêmio e semimembranáceo, conhecido como cisto de Baker. Durante a análise da região posterior do joelho, merece atenção também a palpação da região da fabela e das cabeças lateral e medial do gastrocnêmio. Nessa posição sentada é observada a movimentação do joelho, pelo menos até 90°.

A amplitude completa de movimentos é pesquisada com o paciente deitado na maca, quando o examinador passivamente estende e flete o joelho nos seus limites. No caso de limitação da movimentação articular, é importante atentar para o ponto de bloqueio chamado de *end point*, que pode ser mole ou duro. Duro quando é rígido, em um momento fixo do movimento, como se fosse travamento mecânico, ou mole quando esse ponto de bloqueio pode ser deslocado para mais ou para menos quando os movimentos são forçados pelo examinador. Não é raro o bloqueio articular provocado por retração ou espasmo do músculo quadríceps, que deve ser investigado pela palpação e pela movimentação passiva do joelho com o quadril fletido e estendido, nesses para afastar a lesão isolada do reto anterior, biarticular.

No exame com o paciente sentado ainda é verificada a tonicidade dos músculos adutores da coxa, particularmente nos idosos com desvios axiais do joelho; muitas vezes o varismo é acompanhado de nítida diminuição da massa muscular desse grupo, facilmente detectável de maneira comparativa. A palpação desse grupo muscular é feita de maneira comparativa testando sua tonicidade quando solicitados à contração para comprimir a mão fechada do examinador colocada entre os joelhos (sinal de Nicholas) (comunicação pessoal).

As interlinhas articulares são palpadas com o paciente sentado, para verificar dor, estalidos à flexoextensão e para a análise da consistência de possíveis cistos locais, como os que ocorrem preferencialmente sobre o menisco lateral, bem visíveis na hiperextensão do joelho.

Após o exame, com o paciente sentado, partimos para a próxima etapa, que será examinar o joelho com o paciente deitado em posição supina ou pronada.

Paciente deitado

Com o paciente deitado em posição supina, verificamos o tônus de toda a musculatura da coxa e da perna, em especial do quadríceps, cuja atrofia deve estar sempre presente nas afecções intrínsecas do joelho e, assim, atesta a veracidade das queixas. Observamos os contornos musculares da bolsa subquadricipital que, desaparecidos pelo aumento de volume da bolsa subquadricipital com líquido em seu interior, caracterizam o derrame articular (Figura 12.13).

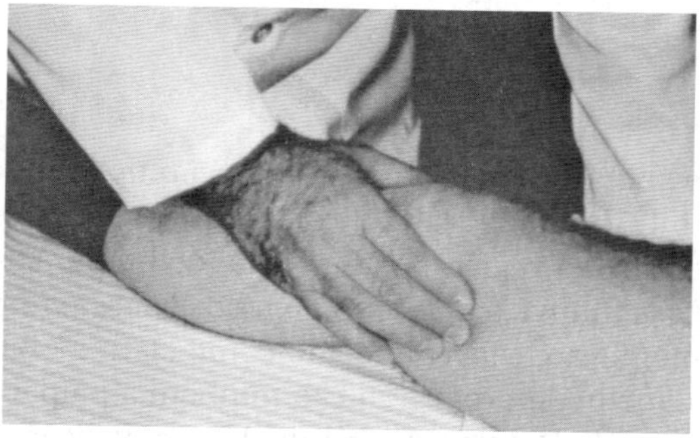

Figura 12.13 Derrame articular.

A retração da musculatura isquiotibial é avaliada com o paciente em posição supina, os quadris a 90°, os joelhos também em 90°, quando o examinador estende gradualmente o joelho até encontrar resistência ao movimento. Nesse ponto, mede-se o ângulo do joelho que pode avaliar o grau de retração dessa musculatura, que é considerada com boa flexibilidade quando a extensão total do joelho for obtida sem resistência (Figura 12.14).

A retração do quadríceps é analisada com o paciente deitado em posição pronada (DDV), quando os joelhos são lentamente fletidos até que se encontre resistência. Nesse momento, o paciente bascula a pelve. Nesse ângulo, mensura-se a retração. O paciente com boa flexibilidade consegue tocar livremente o calcanhar junto à região glútea (Figura 12.15).

A retração do tríceps sural é verificada pela dorsiflexão passiva do pé com o joelho fletido e estendido (o solear é biarticular), bem como pela flexão passiva testa-se a elasticidade dos músculos intrínsecos do pé.

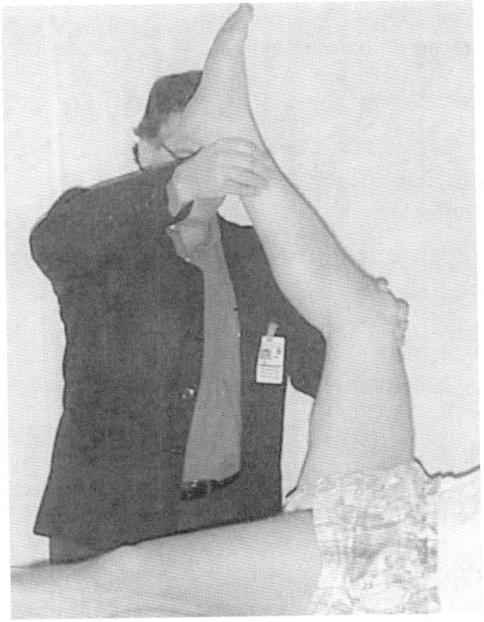

Figura 12.14 Retração dos músculos isquiotibiais.

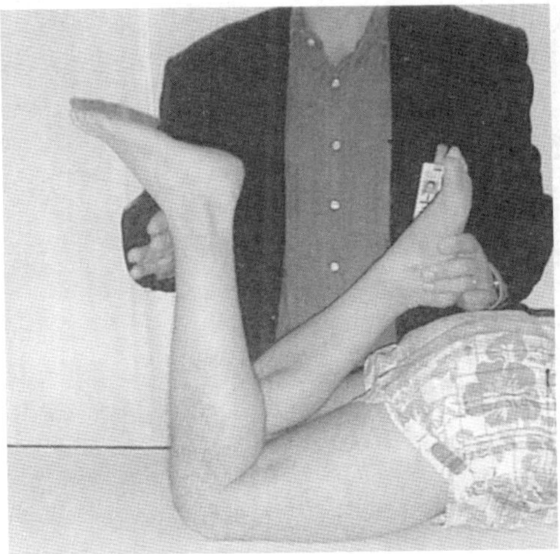

Figura 12.15 Retração do músculo quadríceps.

Pacientes corredores de longa distância desenvolvem, com frequência, quadro de dor junto à região lateral do epicôndilo femoral, devido ao movimento de fricção ou atrito da banda iliotibial sobre o epicôndilo femoral lateral. Essa doença, denominada síndrome da banda iliotibial, é marcada também pela retração e atrito da banda iliotibial ao deslizar sobre o côndilo femoral externo.

Para estudo da retração da banda iliotibial utilizamos o teste descrito por Ober. Nesse teste, o paciente deita-se em decúbito lateral sobre o lado não lesado. O examinador estabiliza a pelve com uma das mãos e com a outra controla o membro a ser examinado. O quadril é inicialmente abduzido e estendido e em seguida faz-se sua adução. A retração da banda iliotibial é demonstrada se o quadril permanecer passivamente abduzido (Figura 12.16).

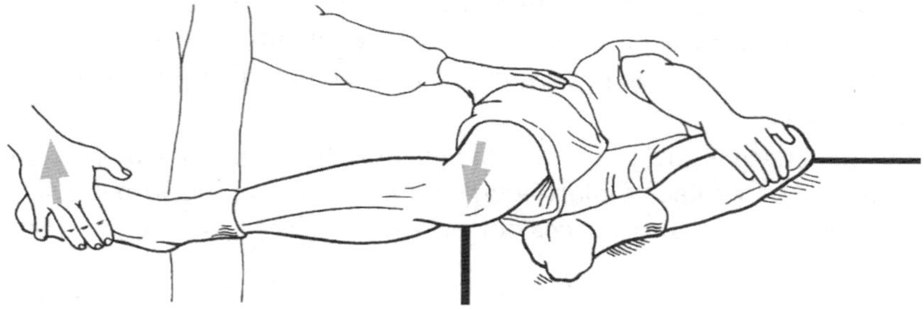

Figura 12.16 Teste de Ober. Retração da banda iliotibial.

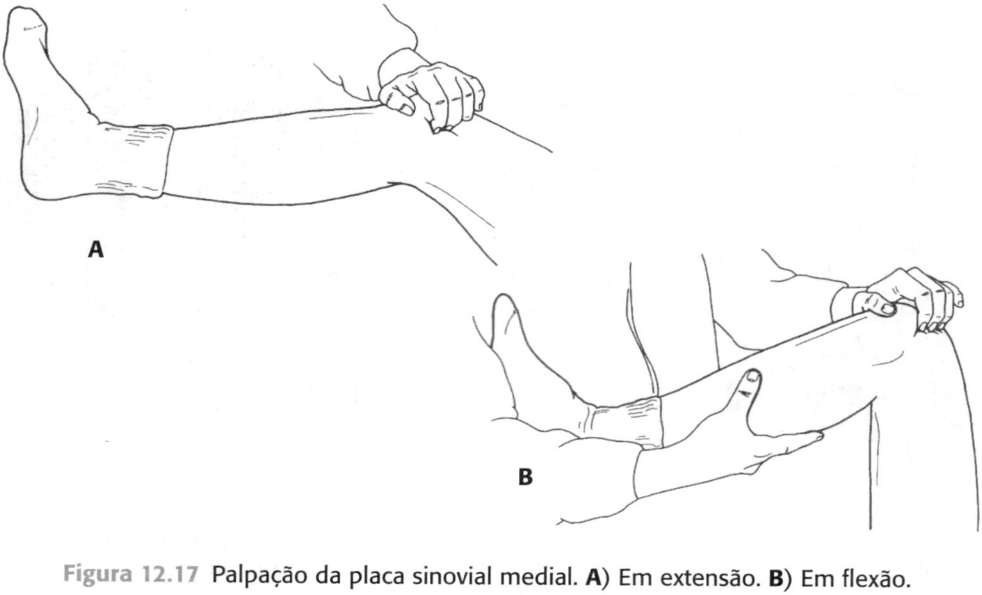

Figura 12.17 Palpação da placa sinovial medial. **A**) Em extensão. **B**) Em flexão.

Após a análise da elasticidade muscular, iniciamos a palpação da articulação femoropatelar junto às facetas e extremidades superior e inferior da patela, tuberosidade anterior da tíbia e bursas supra e infrapatelares. A identificação de pontos e espessamentos dolorosos nas porções medial ou lateral da patela pode corresponder à presença de plicas sinoviais (Figura 12.17).

A dor localizada nos polos proximal e distal da patela representa processos inflamatórios do tendão quadricipital e do tendão patelar, respectivamente, e é característica das tendinites ou entesites locais. A palpação do polo distal da patela deve ser feita com uma das mãos, enquanto a outra comprime a parte superior da patela para basculá-la para expor seu polo distal.

A patela bipartida também pode ser dolorosa, detectável à palpação. Passo importante é a palpação das superfícies articulares da patela, que pode ser feita com o paciente em decúbito ventral e o joelho em extensão, quando o examinador desloca a patela lateralmente com os quatro dedos da mão e palpa a superfície articular com o polegar; com essa manobra, torna-se fácil o acesso à faceta articular lateral. A palpação da faceta medial é mais difícil pela dificuldade de se medializar a patela (Figura 12.18).

Uma vez realizada a palpação da patela, prosseguimos com sua compressão sobre o sulco femoral, com o joelho em extensão, e em flexão de 25°-30°. Nesse teste, denominado teste da compressão patelar (*patellar compression test*), a dor e a crepitação refletem condromalacia, artrose ou instabilidade femoropatelar (Figura 12.19). Se com uma das mãos comprimimos a patela para deslocá-la para baixo e pedirmos para o paciente contrair o quadríceps, se houver comprometimento da cartilagem articular de revestimento, condromalacia ou lesão condral, o paciente referirá muita dor.

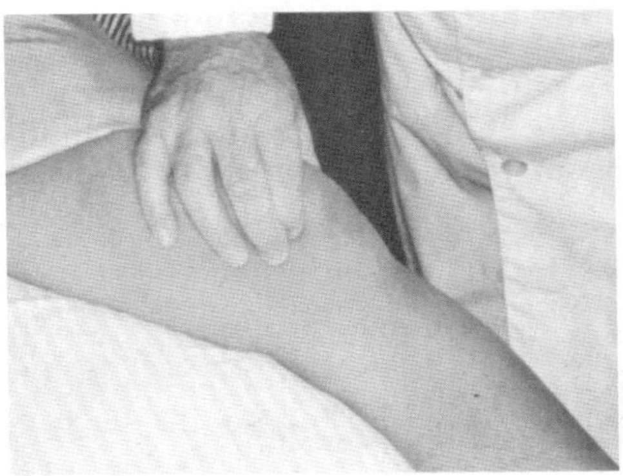

Figura 12.18 Palpação das facetas articulares da patela.

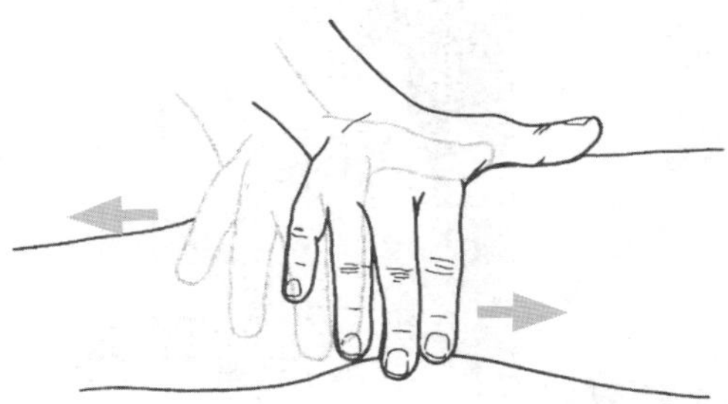

Figura 12.19 Teste da compressão patelar.

A mobilização lateral e medial da patela em extensão e em 30° de flexão permite avaliar o grau de tensionamento exercido pelos retináculos medial e lateral, respectivamente. Esse teste é denominado teste da inclinação patelar (*passive patellar tilt test*) (Figura 12.20).

Quando a patela apresenta grau de mobilidade lateral maior que o normal, detecta-se luxação ou subluxação patelar. Esse teste pode ser acompanhado de sensação de apreensão por parte do paciente, que tenta impedir que o examinador "tire sua patela do lugar"; é o sinal da apreensão descrito por Smille e que caracteriza a luxação recidivante da patela (Figura 12.21).

Paciente deitado em decúbito ventral

Finalizando o exame, com o paciente deitado em posição pronada, avaliamos a anteversão do colo femoral, medindo o grau de rotação interna do quadril. O aumento excessivo da rotação interna com diminuição proporcional da rotação externa caracteriza a anteversão do colo femoral. A anteversão dos colos, pela torção interna do fêmur e externa da tíbia, determina aumento do ângulo "Q", que pode levar à instabilidade femoropatelar (Figura 12.22).

Ainda nessa posição, em decúbito ventral, consegue-se palpar a superfície articular da patela. Para isso, basta basculá-la para levá-la lateralmente.

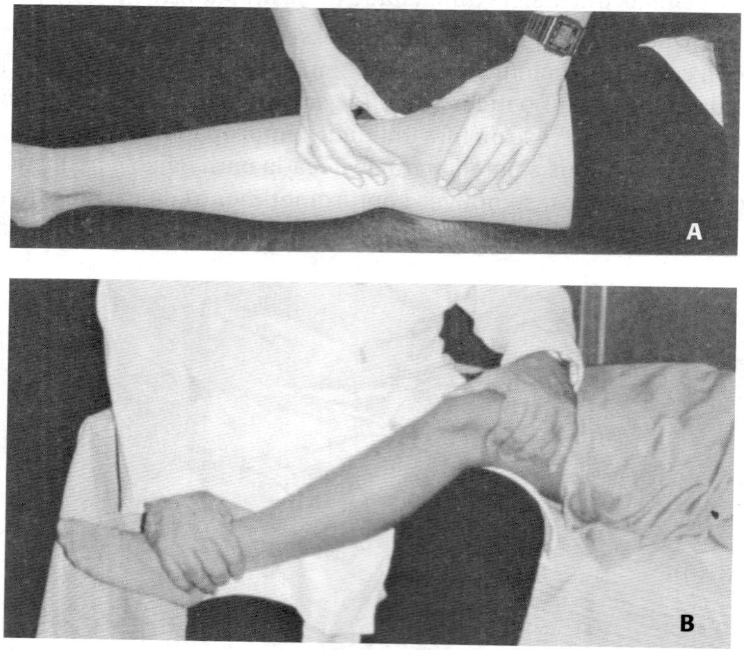

Figura 12.20 Teste de inclinação patelar. **A**) Em extensão. **B**) Em flexão.

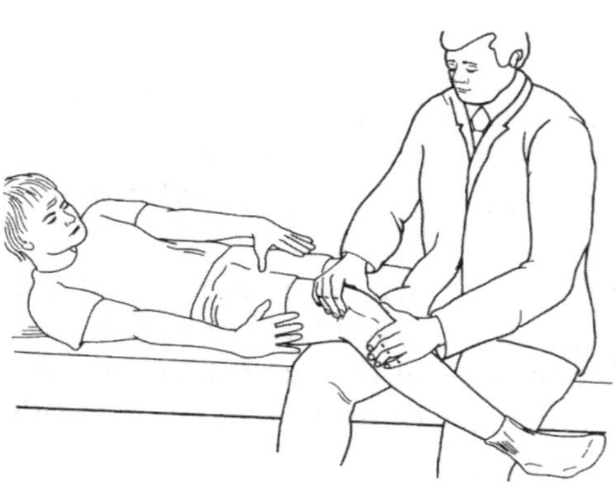

Figura 12.21 Teste da apreensão na instabilidade femoropatelar.

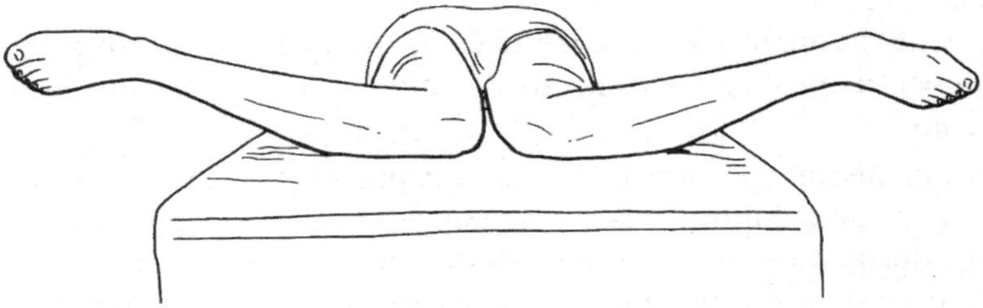

Figura 12.22 Análise da anteversão do colo femoral com aumento da rotação interna do quadril (ligamentos).

TESTES ESPECÍFICOS

Testes meniscais

Teste de McMurray – descrito para a identificação das lesões dos cornos posteriores dos meniscos. Com o paciente deitado em posição supina, os quadris a 90° e os joelhos em flexão máxima, o examinador ao lado do joelho a ser examinado palpa as interlinhas articulares com uma das mãos e, com a outra, segura o pé do paciente, provocando movimentos de rotação interna e externa da perna, alternadamente. A presença de dor, com ou sem estalidos, junto à interlinha articular medial após rotação externa, pode caracterizar lesão do menisco medial. Quando se realiza rotação interna com sintomatologia junto à interlinha articular lateral, pode-se estar diante de uma lesão do menisco lateral (Figura 12.23).

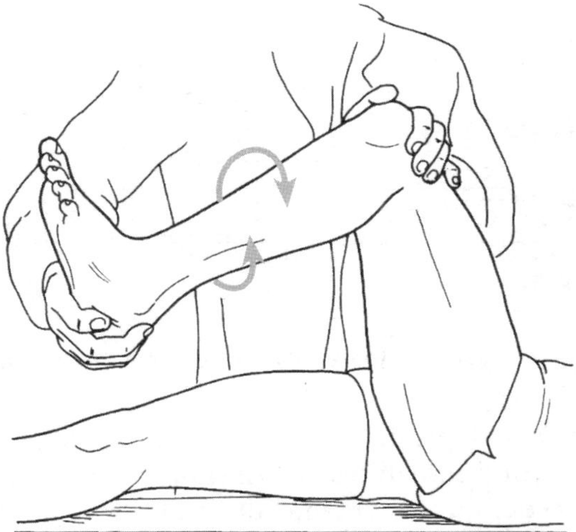

Figura 12.23 Teste de McMurray.

Teste de Appley – pode ser considerado uma modificação do teste de McMurray. Realizado com o paciente deitado em posição pronada, inicia-se a flexão do joelho com o quadril em extensão, aplica-se compressão axial junto ao pé e rotação externa da perna até o ponto da angulação em que o paciente refira dor. A manobra é repetida com a rotação da perna oposta e realizada novamente aplicando força de distração em vez de compressão.

As lesões meniscais são caracterizadas pela presença de dor ou estalidos junto às interlinhas articulares durante a fase de compressão de teste, para o menisco medial em rotação externa da perna e para o lateral em rotação interna. A contraprova da positividade do teste faz-se quando se repete a manobra aplicando força de distração, quando a dor desaparece ou diminui de intensidade.

O teste de Appley pode tornar-se de valor duvidoso quando se examina um joelho edemaciado ou com doença femoropatelar, devido à pressão exercida no joelho pela mesa de exame (Figura 12.24).

Teste de Steinmann – com o paciente sentado sobre a mesa, com os joelhos fletidos a 90° e pendentes, faz-se rotação externa e interna da perna, segurando pelo pé. A presença de dor ou estalido junto à interlinha articular é sinal de lesão do menisco correspondente (Figura 12.25).

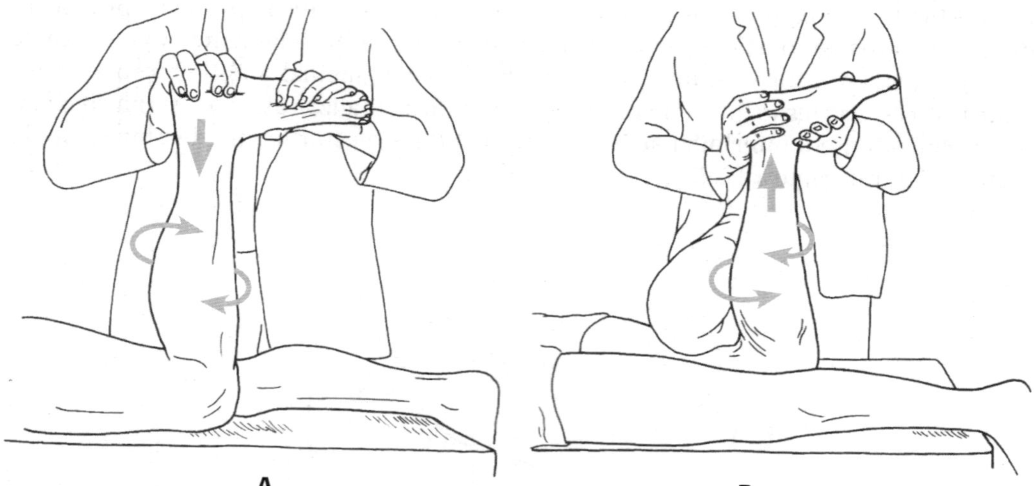

A B

Figura 12.24 Teste de Appley. **A**) Em compressão. **B**) Em tração.

Todos esses testes que dependem da rotação da tíbia para ser realizados podem apresentar limitações. A presença de lesão do ligamento colateral também pode provocar o mesmo quadro de dor que, no entanto, diminui com o passar dos dias.

Sinal de Smillie – a palpação das interlinhas articulares também é importante na avaliação das lesões meniscais. As lesões do corno posterior do menisco medial frequentemente causam dor junto à interlinha medial, ao contrário das afecções patelares que podem causar dor nas regiões anterior e medial. As lesões do menisco lateral, por sua vez, podem causar dor junto às regiões anterior e lateral do joelho. A dor à palpação da interlinha correspondente é o sinal de Smillie para a lesão meniscal.

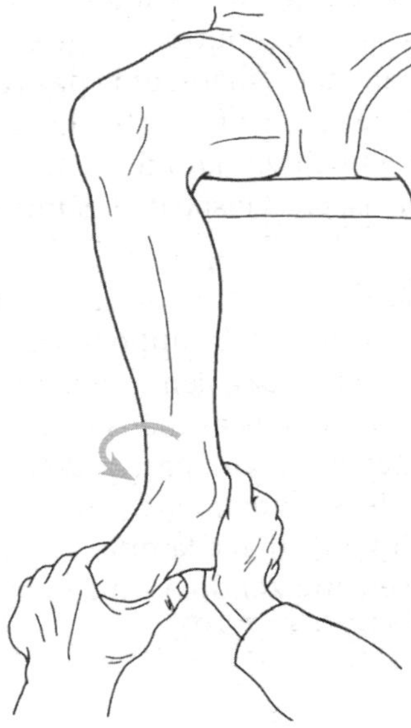

Figura 12.25 Teste de Steinmann.

Marcha de pato – com o paciente agachado no chão, pedimos que ele dê alguns passos. Na lesão do corno posterior do menisco medial, há dor que impede o paciente de executar o movimento (Figura 12.26).

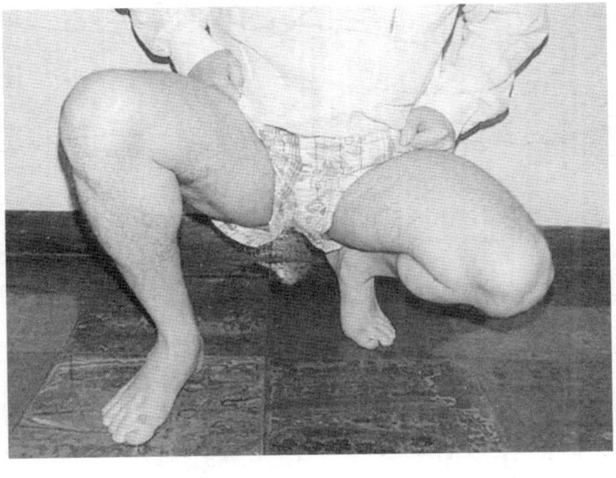

Figura 12.26 Marcha de pato.

Testes de função ligamentar

Teste de Lachman (teste de Richey) – com o paciente posicionado em decúbito dorsal horizontal (DDH) e com o joelho fletido a 30°, o examinador segura com uma das mãos a região supracondilar do fêmur e, com a outra, a região superior da tíbia e provoca movimento antagônico com cada uma das mãos, uma para a frente e a outra para atrás, a fim de fazer o deslizamento de uma superfície articular sobre a outra. Quando a tíbia se desloca para a frente, o sinal é positivo para lesão do ligamento cruzado anterior (LCA), e quando se desloca para trás, para lesão do ligamento cruzado posterior (LCP) (Figura 12.27).

Teste da gaveta anterior – usado para detectar lesão do ligamento cruzado anterior e, eventualmente, a associação com eventual componente periférico. Ele é pesquisado com o paciente na mesa de exame em DDH, com o joelho em 80° de flexão. O examinador apoia o pé do paciente e, com ambas as mãos colocadas na região posterior do terço superior da tíbia do paciente, traciona-a para a frente provocando deslizamento anterior da perna sobre a coxa. Nesse movimento, movimento da gaveta, usando os dois polegares sobre o rebordo tibial medial e lateral o examinador mensura o avanço anterior da tíbia nos dois lados, sensibilizando o sinal da gaveta como predominantemente medial ou lateral (Figuras 12.28 e 12.29).

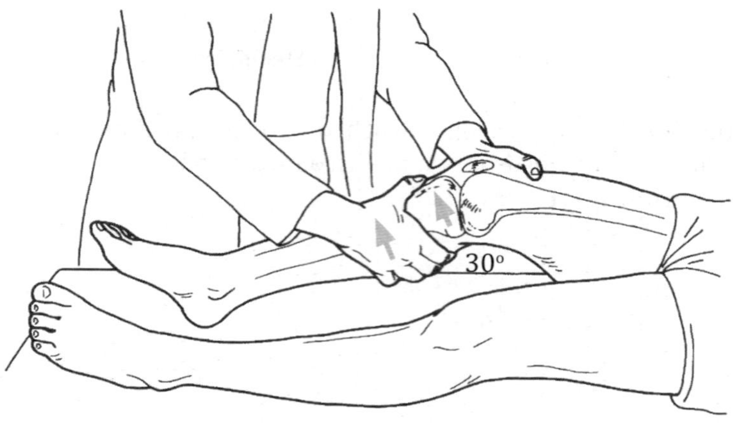

Figura 12.27 Teste de Lachman.

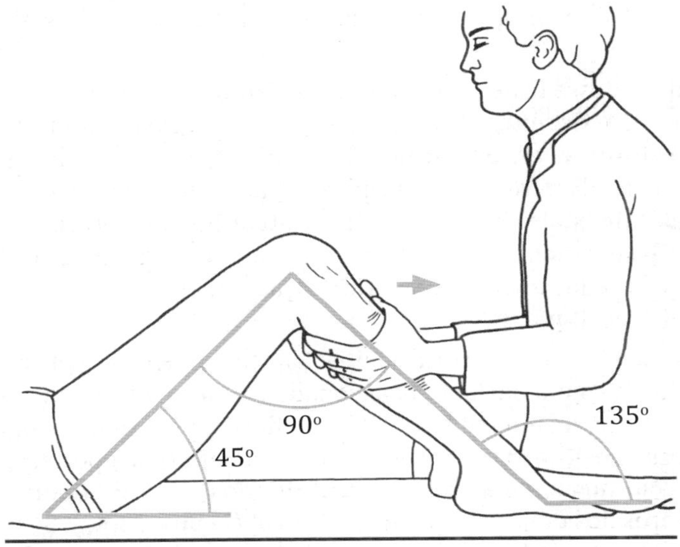

Figura 12.28 Teste da gaveta anterior.

O teste da gaveta anterior deve ser pesquisado nas três rotações da perna (interna, neutra e externa) e, para mantê-las na posição, o examinador pode sentar sobre o pé do paciente, estabilizando, dessa forma, a tíbia e a rotação.

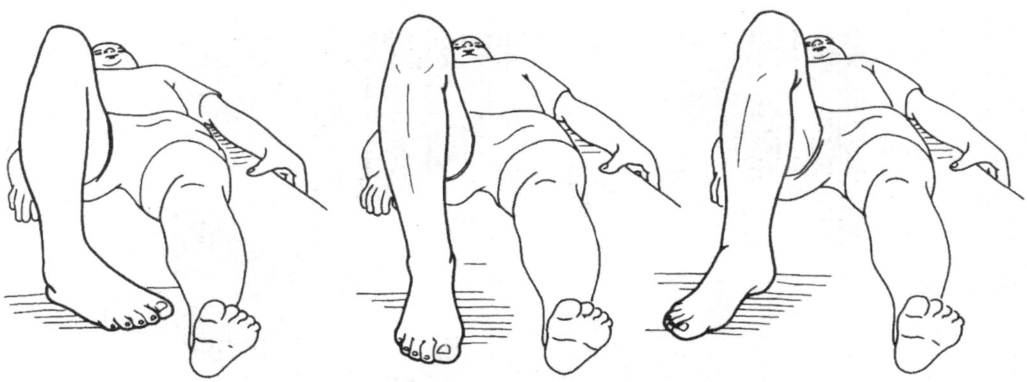

Figura 12.29 Teste da gaveta anterior em rotações interna, neutra e externa.

A instabilidade rotatória anteromedial é demonstrada quando a pesquisa do sinal da gaveta anterior com a tíbia rodada externamente determina anteriorização da perna maior do lado medial. Da mesma forma, com a tíbia em rotação neutra, pode-se observar quando um deslocamento anterior da tíbia é igual em ambos os lados, o que caracteriza instabilidades anteromedial e anterolateral combinadas; se, todavia, nessa mesma posição, o lado lateral se anterioriza mais, tratar-se-á de instabilidade anterolateral isolada.

A sensibilidade desse teste permite detectar, junto com a lesão do LCA, as eventuais lesões periféricas coexistentes. A pesquisa do teste da gaveta anterior em rotação interna máxima é negativa para a lesão do LCA, só se positivando quando há lesão do LCP. Muitas vezes, o teste da gaveta anterior pode estar bloqueado pela presença de lesão meniscal em "alça de balde" interposta. Outra situação que merece cuidado por parte do examinador é na presença de lesão do LCP, quando a tíbia poderá estar posteriorizada; nesse caso, a redução dessa posteriorização poderá ser confundida com o sinal da gaveta anterior positivo.

Teste da gaveta posterior – verifica a integridade do LCP, sendo pesquisado em rotação neutra da perna com o paciente posicionado da mesma forma que para o teste da gaveta anterior, com o joelho em 80° ou 90° de flexão, e o examinador apoiando o pé do paciente. Nessa posição, o examinador empurra para trás a perna e, com ambas as polpas digitais colocadas sobre o rebordo anterior dos planaltos tibiais, sente os movimentos posteriores dos dois lados, medial e lateral (Figura 12.30). Se o lado lateral da perna se posterioriza isoladamente, trata-se de instabilidade posterolateral, mas, se o faz de ambos os lados, o teste é positivo para lesão do LCP. A contraprova necessária é a posteriorização da perna quando em rotação interna, característica da lesão do LCP, a qual pode ser reconhecida também quando o paciente se posiciona para a pesquisa do teste e verifica-se posteriorização espontânea da tíbia (comparada ao lado oposto). A partir dessa mesma posição, pede-se ao paciente que realize contração ativa do quadríceps, quando se observa redução da posteriorização da tíbia pela ação do quadríceps (*quadriceps active test*) (Figura 12.31).

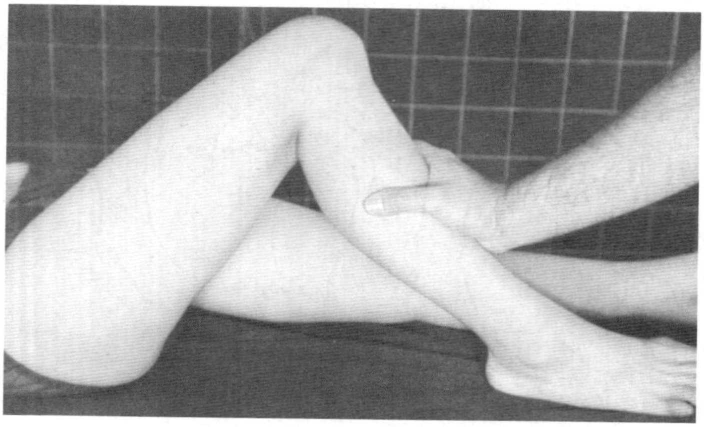

Figura 12.30 Teste da gaveta posterior.

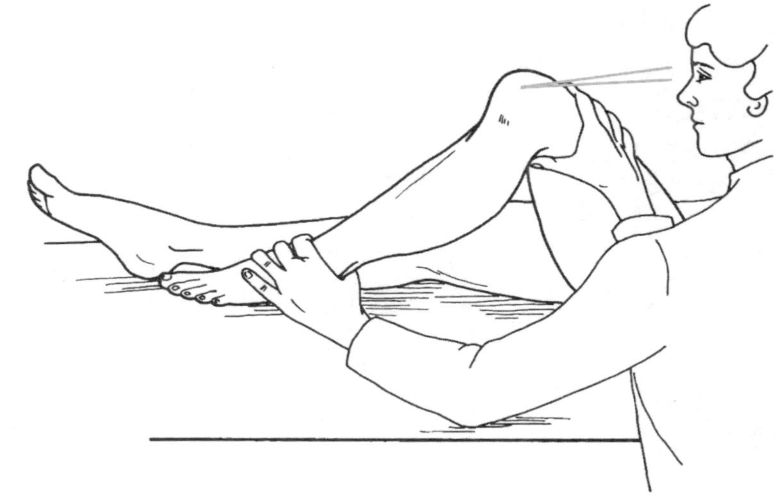

Figura 12.31 Teste de contração ativa do quadríceps.

Teste da gaveta posterolateral – pesquisado da mesma maneira que o teste da gaveta posterior. Possibilita a verificação de deslizamento posterior do tipo rotatório, do côndilo tibial lateral acompanhado da cabeça da fíbula. Esse descolamento posterior é neutralizado quando se colocam o pé e a perna em rotação interna forçada.

Teste de Jerk (teste do ressalto) – esse teste é usado para as lesões do LCA. Em sua pesquisa, reproduz-se a subluxação anterior da extremidade superior da tíbia que se reduz imediatamente pela força de tração do trato iliotibial que puxa a tíbia para trás.

O teste de Jerk (teste de Hughston) é pesquisado com o paciente deitado em DDH, com seu membro inferior colocado em 45° de flexão do quadril e 90° de flexão do joelho. O examinador, com uma das mãos, segura o pé ou a perna em rotação interna e, com a outra, pressiona o terço superior externo da perna para a frente, fazendo discreto valgo do joelho; nessa posição, o joelho estende-se lenta e progressivamente até o momento em que se nota ressalto articular repentino, que é subluxação anterolateral do joelho, o qual se mantém subluxado até sua extensão total (Figura 13.32).

Teste do *pivot-shift* (teste de McIntoch) – pesquisa-se a partir da posição final do teste de Jerk, com o joelho estendido e a tíbia subluxada anteriormente. Nessa posição, inicia-se lentamente a flexão quando, em torno dos 30° a 50°, será percebida redução repentina da subluxação anterior. É positivo na lesão do LCA (Figura 12.33).

Teste do *pivot-shift* reverso (teste de Jakob) – o joelho é fletido com uma força de abdução aplicada à tíbia em rotação externa, estando o quadril em rotação interna. Nessa posição, se houver instabilidade posterolateral, a tíbia se deslocará para trás sobre o côndilo femoral lateral, com subluxação, que é reduzida na extensão do joelho (Figura 12.34).

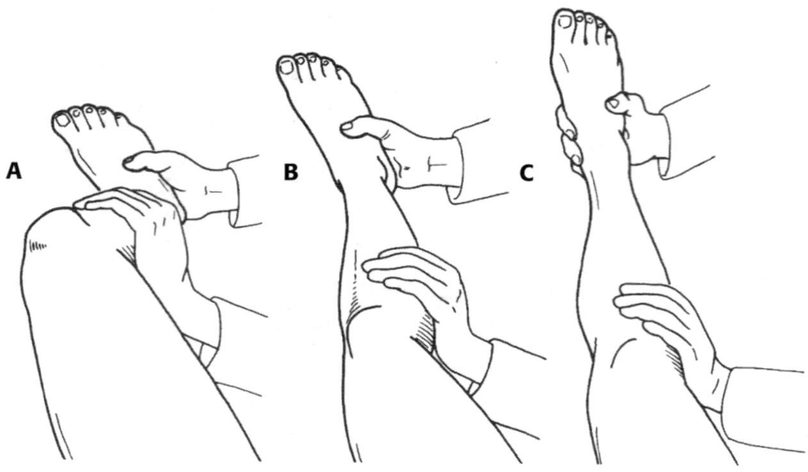

Figura 12.32 Teste de Jerk.

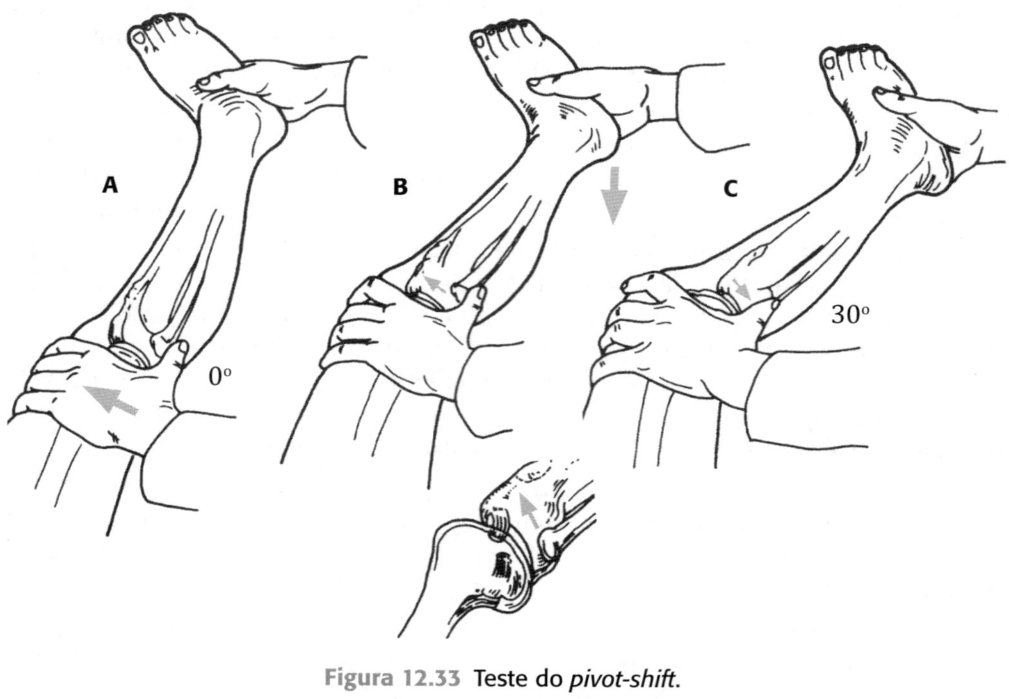

Figura 12.33 Teste do *pivot-shift*.

Teste de rotação externa-recurvado (RRE) – pesquisado com o paciente em posição supina na mesa de exame. O examinador toma primeiro um dos pés e depois o outro, pelo hálux, e eleva ambos os pés em posição de hiperextensão do joelho, e cada joelho é observado quanto ao grau de recurvado, de rotação externa da perna e aparente tíbia vara. No RRE positivo, a tíbia está rodada externamente com aparente subluxação posterior do rebordo tibial lateral em relação ao côndilo femoral lateral, característico da instabilidade posterolateral (Figura 12.35).

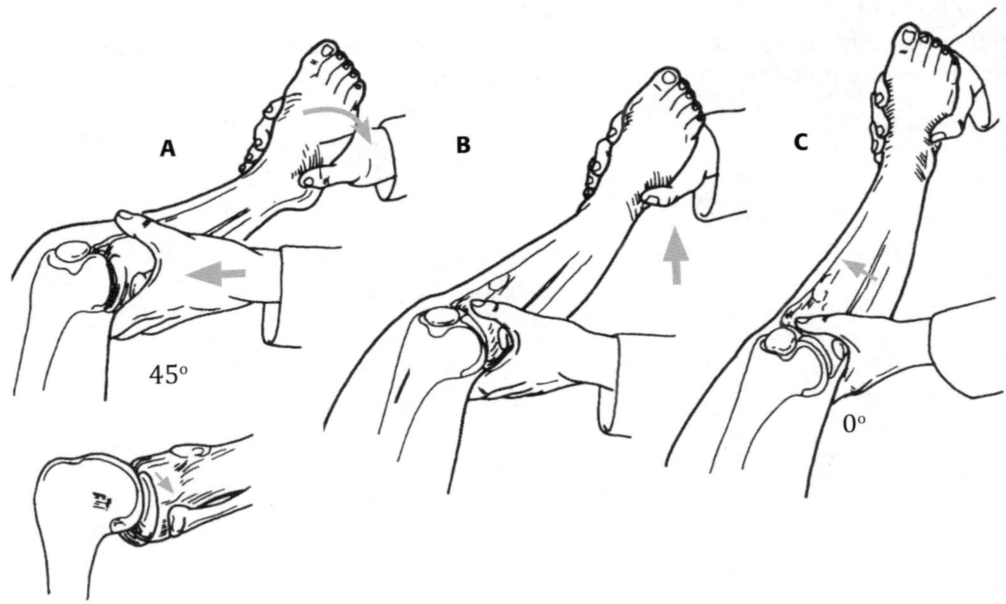

Figura 12.34 Teste do *pivot-shift* reverso.

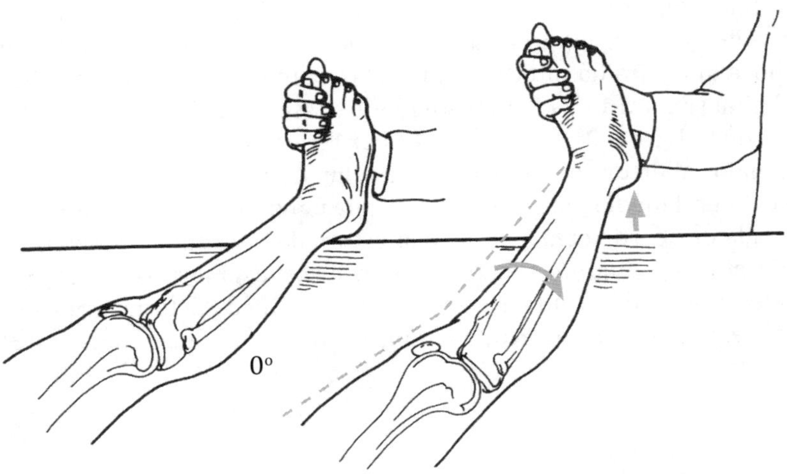

Figura 12.35 Teste do joelho recurvado e rotação externa.

Hiperextensão ou recurvado – pesquisado com o paciente deitado. Levantando-se seu membro inferior pelo pé, verificamos o recurvado, o qual é medido em graus e sempre de maneira comparativa.

Posteriorização passiva da tíbia a 90° (*90° sag test* – teste de Godfrey) – teste utilizado para a análise da integridade do LCP, é realizado mantendo-se o quadril em 90°, com o joelho também em 90°. O examinador mantém a perna nessa posição para o relaxamento do quadríceps. Caso haja lesão do LCP, a tíbia subluxa posteriormente, criando-se um degrau junto ao planalto tibial medial (Figura 12.36).

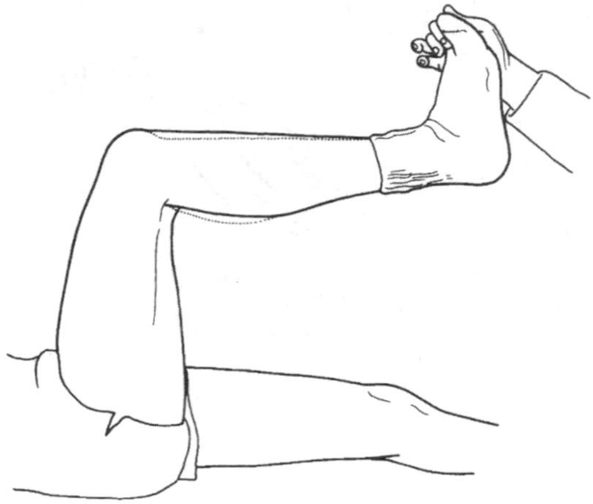

Figura 12.36 Posteriorização passiva da tíbia a 90° (*posterior sag test*).

Teste da abdução (valgo) – é muito importante nesse teste que o paciente esteja totalmente relaxado, com o quadril em 0° de extensão, e a coxa, totalmente apoiada sobre a mesa de exame. Quando se faz a manobra de abdução da perna provocando valgo do joelho, a abertura da interlinha articular, patológica, poderá ser detectada pela palpação digital (Figura 12.37). A positividade desse teste em hiperextensão pode significar lesão do LCP, e em 0° e em 30°, lesão periférica medial. A lesão do LCA associada determina maior abertura da interlinha articular. A instabilidade associada à lesão do ligamento colateral medial pode ser classificada em três tipos, leve, moderada e grave, e caracterizada de acordo com o grau de abertura da interlinha articular. As aberturas entre 0 e 5mm representam as instabilidades leves; as aberturas entre 5 e 10mm, as instabilidades moderadas; e aquelas maiores que 10mm caracterizam as instabilidades graves. Esse teste deve ser praticado em hiperextensão, 0° de extensão e 5° de flexão do joelho.

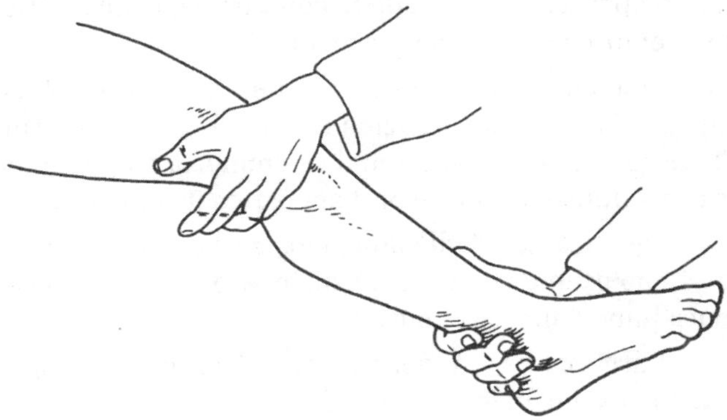

Figura 12.37 Teste de estresse em abdução (valgo).

Teste da adução (varo) – pesquisado de forma análoga ao teste anterior em hiperextensão, em 0º e em 30º de flexão do joelho. O examinador, segurando com uma das mãos o pé ou o tornozelo e com a outra apoiada na face medial do joelho sobre o côndilo femoral medial, força a adução da perna e do pé e avalia a abertura da interlinha articular. Esse teste também poderá ser classificado, como no anterior, em leve, moderado e grave (Figura 12.38). Deve-se notar que, na maioria das vezes, esse teste, quando pesquisado em 30º, aparece com + de positividade, fisiológica para o joelho valgo normal do homem.

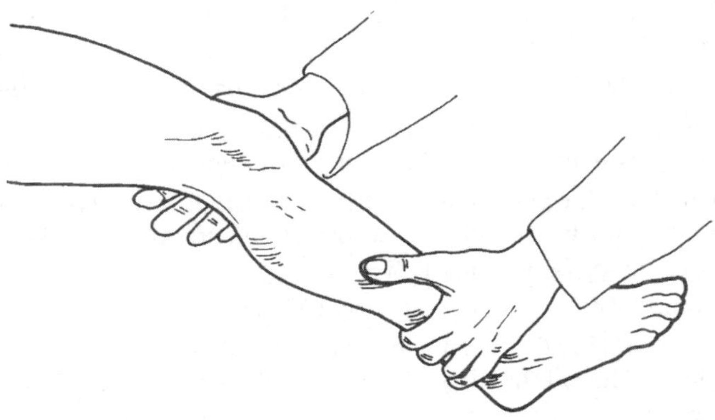

Figura 12.38 Teste de estresse (varo).

Os testes de função ligamentar espelham um estado de frouxidão articular que, correlacionado com a história, determina o diagnóstico de instabilidade ligamentar, portanto, nada mais do que a representação clínica de frouxidão sintomática.

Após o exame clínico são realizadas radiografias simples ou outro estudo por imagem da articulação. Muitas vezes, a radiografia simples do joelho já sugere lesão, como o que ocorre quando aparece a fratura de Segond da superfície articular superior da tíbia. Nesses casos, sempre existe lesão grave do LCA.

Outros exames suplementares são de rara necessidade na doença do joelho. A pneumoartrografia contrastada, introduzida no Brasil por nosso grupo em 1960, tem valor histórico. Teve sua época, quando mal se conhecia as instabilidades do joelho. Hoje, induz a falsas condutas por fornecer diagnóstico incompleto.

A ressonância magnética, tão divulgada pelos colegas radiologistas quando solicitada em substituição ao exame clínico, é o espelho do ensino médico mal ministrado, aquele que dá pouca importância à clínica.

Os exames subsidiários caros e, às vezes, inacessíveis não devem gerar ilusões, pois jamais substituirão um exame físico bem conduzido.

Um dos graves defeitos desses exames modernos é o resultado falso-positivo, muito comum neles. Pior ainda é o fato de induzir o médico a tratar uma lesão ou anomalia que existe e foi demonstrada pela imagem, mas que nada mais é do que um achado que pode ser normal para o paciente e nada tem a ver com sua sintomatologia.

BIBLIOGRAFIA

Anderson AF, Lipscomb AB. Clinical diagnosis of meniscal tears. Description of a new manipulative test. Am J Sports Med. 1986;14:291-3.

Appley G. The diagnosis of meniscus injuries. J Bone Joint Surg. 1947;29:78-84.

Clancy WG, Shelbourne KD, Zoellner GB. Treatment of knee joint instability secondary to rupture of the posterior cruciate ligament. J Bone Surg. 1983;65A:310-22.

Fetto JF, Marshall JL. Injury to the anterior cruciate ligament producing the pivot-shift sign. J Bone Joint Surg. 1979;61A:710-4.

Fu FH, Harner CD, Vince KG. Knee surgery. Baltimore: Williams & Wilkins; 1994.

Hughston JC, Andrews JR, Cross MJ, Moschi A. Classification of knce ligament instabilities: Part I. The medial compartment and cruciate ligaments. J Bone Joint Surg. 1976;58A: 159-72.

Hughston JC, Norwood LA. The posterolateral drawer test and external rotation recurvatum test for posterolateral rotatory instability of the knee. Clin Orthop. 1980;147:82-7.

Hughston JC, Andrews JR, Cross MJ, Moschi A. Classification of knee ligament instabilities: Part II. The lateral compartment. J Bone Joint Surg. 1976;58A:173-9.

Hughston JC, Wash WM, Puddu G. Patelar subluxation and dislocation. Vol. V in the Series: Saunders Monography in Clinical Orthopaedics. Philadelphia: Saunders; 1984.

Insall JN, Windsor RE, Scott WN, Kelly MA, Aglietti P. Sugery of the knee. 2nd ed. New York: Churchill Livingstone Inc.; 1993.

Jakob RP, Hassler H, Staeubli HU. Observations on rotatory instability of the lateral compartment of the knee. Experimental studies on the functional anatomy and the pathomechanism of the true and the reversed pivot shift sign. Acta Orthop Scand. 1981;191:6-27.

James SL. Chondromalacia of the patella in adolescent. In: Kennedy JC (ed). The injured adolecent knee. Baltimore: Williams & Wilkins, 1979.

Jonsson T, Althoff B, Peterson L, Renstrom P. Clinical diagnosis of ruptures of the anterior cruciate ligament: a comparative study of the Lachman test and the anterior drawer sign. Am J Sports Med. 1982;10:100-2.

Kolowich PA, Paulos LE, Rosenberg TD, Farnsworth S. Lateral release of the patella: indications and contraindications. Am J Sports Med. 1990;18:359-65.

McMurray TP. The semilunar cartilages. Br J Surg. 1942;29:407-14.

Savatsky GJ, Marshall JL, Warren RF, Baugher WH. Posterior cruciate ligament injury. Orthop. Trans. 1980;4:293.

Smillie IS. Diseases of the knee. New York: Churchill Livingstone; 1974.

Torg JS, Conrad W, Kalen V. Clinical diagnosis of anterior cruciate ligament instability in the athlete. Am J Sports Med. 1976;4:84-93.

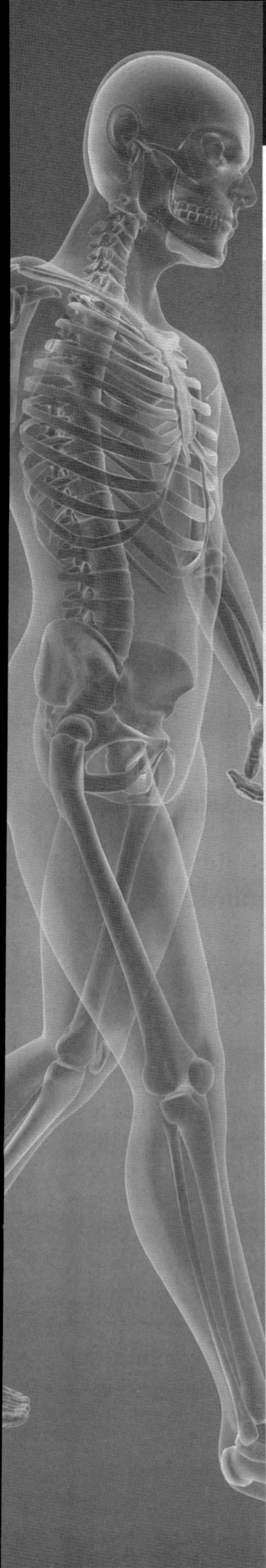

CAPÍTULO

13

Tornozelo e Pé

- Caio Augusto de Souza Nery
- Frederico Zatti Lima de Souza
- Ricardo Horta Miranda

As queixas podálicas predominantes que levam um paciente ao ortopedista são as deformidades, as alterações no suporte da carga corporal durante a marcha ou a ortostase e a dor. As deformidades congênitas ou adquiridas são agravadas pela fadiga, idade, traumatismos, pressão inadequada dos calçados ou tentativas frustradas de tratamento. Os sintomas podem estar relacionados a doenças locais ou gerais que acometam secundariamente os sistemas osteoarticular, vascular e nervoso. Em vista disso, uma abordagem disciplinada e criteriosa é imperativa para a obtenção do diagnóstico correto e do sucesso de qualquer forma de tratamento.

HISTÓRIA

A identificação deve conter dados sobre sexo, idade, ocupação e atividades costumeiras (trabalho e recreação). Além disso, as preferências ou necessidades profissionais quanto ao uso de calçados especiais e sua correlação com o aparecimento dos sintomas devem ser detectadas.

Um questionário cuidadoso deve abordar a forma e o tempo de aparecimento da queixa, sua evolução e a relação com doenças prévias ou familiares (artrites, infecções, alterações vasculares, diabetes, neuropatias, traumatismos, anomalias congênitas etc.).

Data do aparecimento da queixa, duração e velocidade da progressão, mudanças de intensidade durante o dia e relações com qualquer tipo de traumatismo, uso de calçados (especialmente os de saltos altos), tipo de atividade desenvolvida e hora preferencial do aparecimento da dor.

Localização da dor, presença ou não de irradiação e fatores de melhora ou piora, bem como resposta a eventuais terapêuticas prévias.

Características da dor, tais como "agulhada", "peso", "choque", "aperto" e fenômenos como "formigamento", "anestesia" etc.

Fenômenos secundários como edema, eritema, rigidez articular, fraqueza e instabilidade, zonas de hiperqueratose ou úlceras devem ser cuidadosamente anotados e relacionados como as queixas principais.

O objetivo básico da história deve ser a determinação exata das estruturas anatômicas envolvidas na gênese da dor e seu relacionamento com situações e condições que participem em sua produção. É sempre interessante sugerir ao paciente que aponte o local da dor o mais corretamente possível e que realize as manobras ou posições que exacerbem o quadro. O examinador deve estar atento ao tipo e à qualidade da informação de seu paciente. Deve certificar-se de seus conhecimentos sobre anatomia e do posicionamento dos segmentos corporais. São comuns as expressões "para dentro" e "para fora" quando o paciente descreve uma deformidade e que pode não corresponder àquilo que se observa ao exame. Por não conhecer a terminologia adequada, alguns pacientes introduzem informações à história que, em vez de enriquecê-la, atrapalham o raciocínio médico.

De suma importância é a adoção de terminologia detalhada e acurada na descrição dos achados para o correto entendimento por aqueles que, em tempo futuro, dependerão dessas informações para dar prosseguimento aos cuidados do paciente.

A face superior do pé é denominada "dorso", enquanto sua face inferior é conhecida como "planta". Essas denominações dão origem aos termos utilizados para identificar o posicionamento de estruturas, bem como as direções de movimentação nos diversos planos anatômicos. A borda tibial do pé é corretamente denominada como borda medial (com a face medial correspondente), enquanto a borda fibular corresponde à lateral (com a face lateral correspondente) do tornozelo e do pé.

O conhecimento dos planos anatômicos e de suas denominações é imprescindível não só para o entendimento correto dos achados, como também para a acuracidade dos registros relativos a cada paciente em particular. O plano sagital é aquele que divide o pé em duas metades, uma medial e outra lateral. O plano frontal divide o pé em porções anterior e posterior, e o plano transverso, em porções superior e inferior (Figura 13.1).

A flexão e a extensão do tornozelo (flexão plantar e dorsiflexão) ocorrem no plano transverso; a inversão e a eversão, no plano frontal; e a adução e a abdução, no plano sagital.

Os termos supinação e pronação do pé referem-se a movimentações complexas que envolvem os três planos descritos, já que a supinação consiste na combinação de adução, inversão e flexão, enquanto a pronação resulta da concomitância entre abdução, eversão e extensão do pé (Figura 13.2).

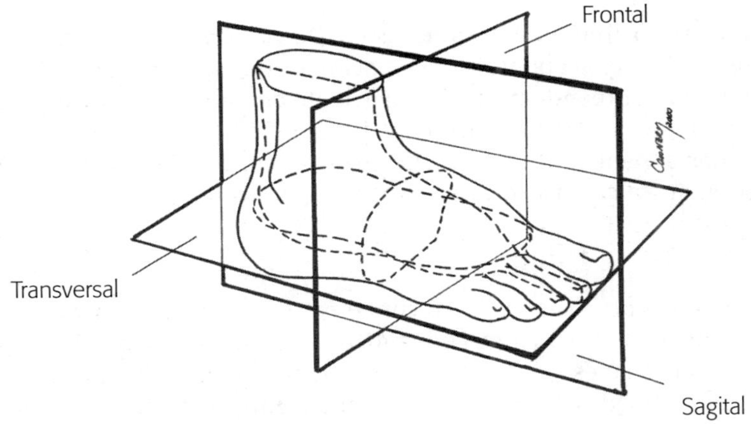

Figura 13.1 Planos anatômicos: o frontal divide o pé em anterior e posterior; o sagital, em medial e lateral; e o transversal, em superior e inferior.

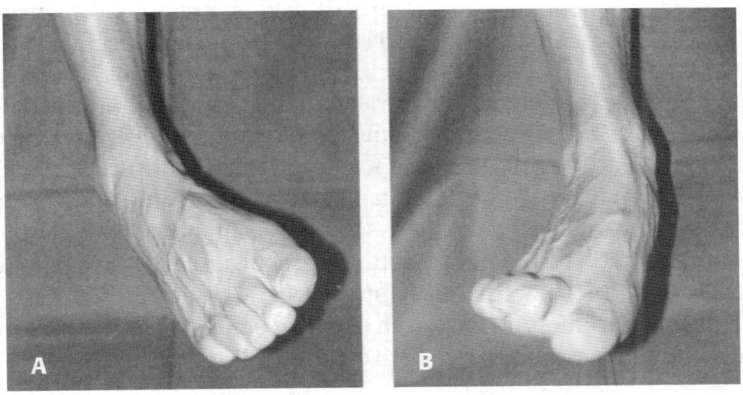

Figura 13.2 **A**) Supinação do pé que corresponde à combinação de flexão do tornozelo, inversão da subtalar, adução da articulação mediotársica e supinação da tarsometatársica. **B**) Pronação do pé que corresponde à combinação de extensão do tornozelo, eversão da subtalar, abdução da mediotársica e pronação da tarsometatársica.

EXAME FÍSICO

Deve ser realizado em ambiente bem iluminado, estando o paciente com os membros inferiores desnudos. O exame físico inicia-se com uma abordagem geral, buscando alterações em todos os segmentos corporais, especialmente a coluna vertebral que pode apresentar sinais externos bastante elucidativos (escoliose, massas, zonas hipercrômicas etc.). A avaliação das articulações do punho, mãos e joelhos pode esclarecer acerca de possíveis quadros sistêmicos tais como as artrites. Os membros inferiores são considerados um todo, objetivando-se notar defeitos torcionais, angulares, dismetrias, hipo ou hiperplasias segmentares ou globais.

Com as estruturas anatômicas responsáveis pela queixa em sua mente, o examinador tenta, adotando rotina de exame sistematizada e constante, correlacionar os dados de história com os do exame físico. Dentro do possível, deve ser evitado o exame exclusivo da região apontada pelo paciente como a mais dolorosa ou patológica. Frequentemente, surpreendemo-nos pelo achado de inúmeros outros sinais, além dos quais imaginávamos a partir da primeira impressão clínica. A regularidade e a persistência aliadas à atenção e à boa técnica de exame permitem o constante progresso do examinador, que passa a se diferenciar em sua função.

EXAME DO PÉ SEM CARGA

Essa parte do exame deve ser realizada com o paciente sentado sobre a mesa de exame, com as pernas pendentes para fora, enquanto o examinador se acomoda em um pequeno banco ou na escada da mesa, de forma a se posicionar o mais próximo possível da perna e do pé a serem examinados. Nessa posição, com o membro relaxado, o pé normal assume discreto equinismo e ligeira inversão. Devem ser avaliadas as relações dos vários segmentos do pé entre si e do conjunto com a perna (especialmente o joelho e o tornozelo). A rotina de exame deve ser sistemática e sempre comparando os dois lados, a cada achado.

Alguns autores recomendam que o tempo do exame referente às mensurações angulares e à mobilidade articular seja realizado com o paciente em decúbito prono, com o pé a ser examinado pendente da borda da maca. Para evitar as rotações do membro inferior decorrentes dessa posição, o membro contralateral deve ser fletido e abduzido, de forma que o maléolo medial se apoie na região poplítea do membro que estaremos examinando, constituindo a figura em "quatro" descrita por Root et al. (Figura 13.3). A sequência mais lógica e útil é realizar a inspeção, seguida da palpação e da manipulação, ocasião em que são feitas as provas específicas para cada segmento examinado. No entanto, o examinador pode alterar essa rotina e repeti-la quantas vezes julgar necessário para obter a maior quantidade possível de informações. Nas figuras 13.4 a 13.7 são apresentados os 50 pontos de referência mais importantes do tornozelo e pé. São pontos de fácil visibilização e acesso e, em conjunto, abrangem a quase totalidade da anatomia do tornozelo e pé.

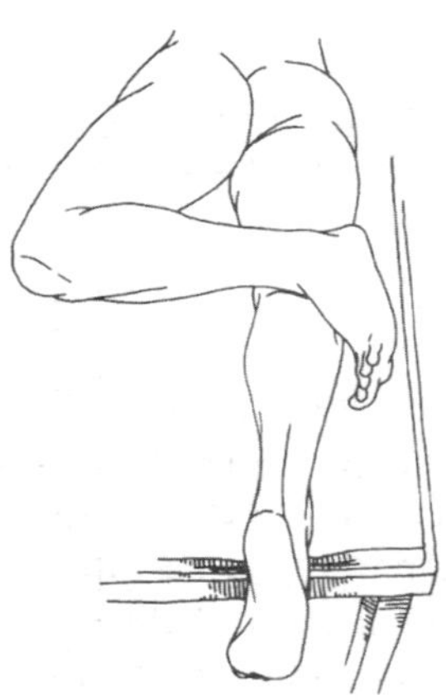

Figura 13.3 Posicionamento ideal, segundo Root, para mensurações dos membros inferiores (Fonte: Alexander, 1997).

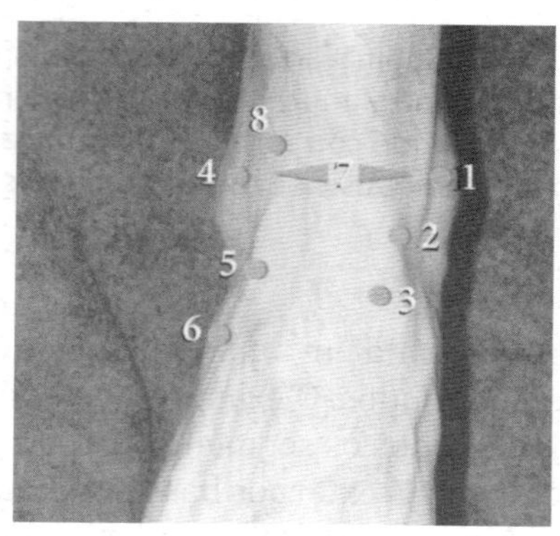

Figura 13.4 Tornozelo: face anterior. **1** = Maléolo tibial ou medial. **2** = Ligamento deltoide. **3** = Cabeça do talo. **4** = Maléolo fibular ou lateral. **5** = Ligamento talofibular anterior. **6** = Ligamento calcaneofibular. **7** = Interlinha articular anterior – tibiotársica. **8** = Articulação tibiofibular inferior ou distal.

9 = Tendão de Aquiles (tríceps sural). **10** = Eminência posterossuperior da tuberosidade posterior do calcâneo (inserção do tendão de Aquiles). **11** = Túnel do tarso – artéria e nervo tibiais posteriores, tendões tibiais posteriores, flexor longo dos dedos e flexor longo do hálux. **12** = Tendão do tibial anterior. **13** = Articulação cuneometatársica I. **14** = Articulação metatarsofalângica do hálux. **15** = Articulação talonavicular. **16** = Tuberosidade do navicular (inserção do tibial posterior e navicular acessório). **17** = Tendão flexor longo do hálux. **18** = Ponto de deflexão do ramo nervoso para o abdutor do V dedo. **19** = Borda superior do ligamento falciforme (retináculo dos flexores) – limite superior do túnel do tarso. **20** = Tuberosidade posterior do calcâneo. **21** = Tendões fibulares. **22** = Seio do tarso. **23** = Apófise estiloide do V metatarso – inserção do tendão fibular curto. **24** = Articulação metatarsofalângica do V raio. **25** = Ponto central do calcanhar. **26** = Fáscia plantar. **27** = Porção plantar da cabeça do I metatarso e sesamoides do hálux. **28** = Porção plantar da cabeça do II metatarso. **29** = Porção plantar da cabeça do III metatarso. **30** = Porção plantar da cabeça do IV metatarso. **31** = Porção plantar da cabeça do V metatarso. **32** = Região tarsometatársica – borda inferior do retináculo dos extensores e limite distal do túnel anterior do tarso – tendões extensores – artéria pediosa. **33** = Cabeça do I metatarso e articulação metatarsofalângica do hálux. **34** = Cabeça do II metatarso e articulação metatarsofalângica do II artelho. **35** = Cabeça do III metatarso e articulação metatarsofalângica do III artelho. **36** = Cabeça do IV metatarso e articulação metatarsofalângica do IV artelho. **37** = Cabeça do V metatarso e articulação metatarsofalângica do V artelho. **38** = Primeiro espaço intermetatarsal. **39** = Segundo espaço intermetatarsal. **40** = Terceiro espaço intermetatarsal. **41** = Quarto espaço intermetatarsal. **42** = Articulação interfalângica do hálux. **43** = Articulações interfalângicas do II artelho. **44** = Articulações interfalângicas do III artelho. **45** = Articulações interfalângicas do IV artelho. **46** = Articulações interfalângicas do V artelho. **47** = Primeiro interdígito, polpa digital, unha e região periungueal. **48** = Segundo interdígito, polpa digital, unha e região periungueal. **49** = Terceiro interdígito, polpa digital, unha e região periungueal. **50** = Quarto interdígito, polpa digital, unha e região periungueal.

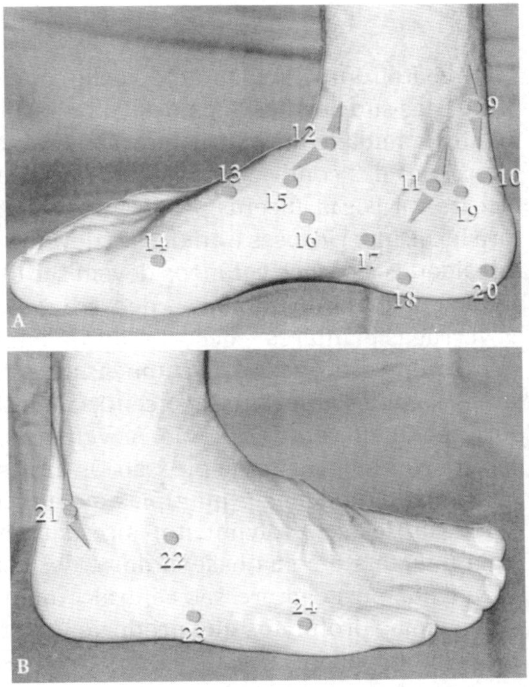

Figura 13.5 Pé. **A**) Face medial. **B**) Face lateral.

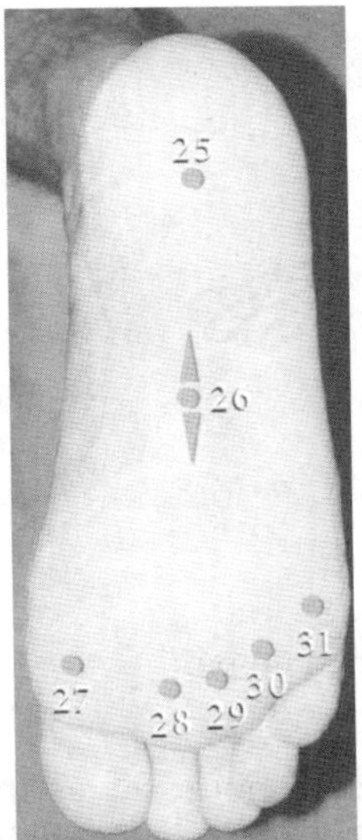

Figura 13.6 Pé. Face plantar.

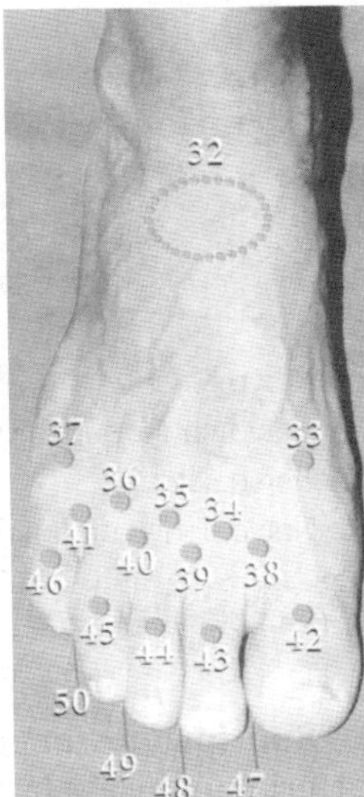

Figura 13.7 Pé. Face dorsal.

EXAME DAS ESTRUTURAS DE SUPERFÍCIE

Tegumento (dorsal e plantar) – inclui a pele, o tecido celular subcutâneo e as fáscias profundas subjacentes. A pele deve ser examinada com especial atenção para espessamentos, umidade normal, coloração geral, pigmentações e eixos das pregas cutâneas. Alterações das condições vasculares (varicosidades e telangiectasias) e tróficas como úlceras varicosas, úlceras perfurantes, edemas e inflamações, alterações da temperatura local, hiperidroses e anidroses devem ser notadas. Rachaduras na pele (ragádias), calosidades e cornos cutâneos devem ser identificados. É muito importante a diferenciação entre os calos simples – decorrentes da ação mecânica do calçado ou do solo – e as verrugas plantares – decorrentes de infecção viral. Os calos aparecem em áreas de atrito ou pressão, as linhas cutâneas atravessam a zona central da lesão, não existem lesões satélites associadas e o centro da lesão é seco e regular. A dor é desencadeada por pressão no centro da lesão. As verrugas, por sua vez, podem ou não estar localizadas em zonas de atrito ou pressão; as linhas da pele circundam o centro da lesão sem atravessá-lo; podem ser múltiplas ou apresentar lesões satélites de vários tamanhos e estágios de desenvolvimento; apresentam centro amolecido e irregular com hemorragia punctata em sua base; a dor é desencadeada pela compressão laterolateral da lesão e não pela compressão central. Tumores cutâneos de vários tipos ou aqueles de tecidos mais profundos que produzam alterações na pele podem ser percebidos sem muita dificuldade.

Sensibilidade cutânea – a sensibilidade cutânea do tornozelo e do pé provém das raízes L4, L5 e S1, distribuindo-se de maneira característica na superfície por meio dos ramos dos nervos safeno, fibular superficial, fibular profundo e sural (Figura 13.8).

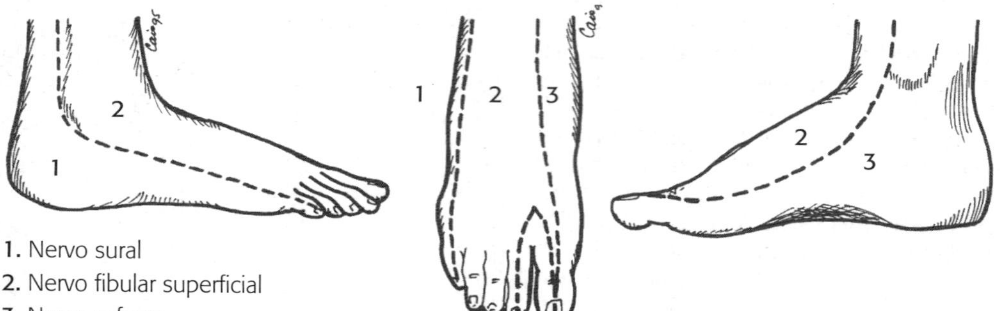

1. Nervo sural
2. Nervo fibular superficial
3. Nervo safeno
4. Nervo fibular profundo

Figura 13.8 Inervação cutânea do pé.

Suprimento sanguíneo – pode ser estimado pela palpação de pulsos periféricos (artéria pediosa – lateralmente à proeminência dorsal da base do I metatarso e osso cuneiforme medial; artéria tibial posterior – imediatamente atrás do maléolo medial, no interior do túnel tarsiano) e pela perfusão dos tecidos periféricos, em especial dos leitos subungueais, além da qualidade e da vitalidade dos fâneros da pele. No caso de dúvida, podem ser necessários os exames complementares de urgência (Doppler, venografias e arteriografias).

Anexos – a descrição exata das unhas e da região periungueal é importante para a determinação de doenças congênitas ou adquiridas dessas estruturas. Além da alteração na espessura e na resistência das unhas, o aparecimento de coloração ocre e o aprofundamento de suas ranhuras longitudinais podem estar indicando alterações devido à infecção fúngica. Além dessas, mudanças no formato das unhas ("vidro de relógio") e na distribuição dos pelos nos pés informam sobre a qualidade da microcirculação periférica.

EXAME DAS ESTRUTURAS PROFUNDAS

Tornozelo – o exame do tornozelo inicia-se pela constatação da presença de edemas globais ou localizados. Observa-se a posição relativa dos maléolos tibial e fibular e a relação desses dois acidentes ósseos em conjunto com o pé. O maléolo tibial é mais alto e mais anteriorizado do que o fibular. Por isso, forma-se entre eles um eixo que se inclina para baixo de medial para lateral e da frente para trás (Figura 13.9A). Com relação à perna, o ponto médio intermaleolar deve estar no eixo longitudinal que sobe até a tuberosidade anterior da tíbia. Quando deslocado para dentro desse eixo, há uma torção tibiofibular interna (que pode produzir a "marcha de periquito") e, quando deslocado para fora, uma torção tibiofibular externa (que produz a "marcha de Carlitos"). Com relação ao pé, o ponto médio intermaleolar deve estar em linha com o II metatarso e "olhar" para o segundo interdígito (Figura 13.9B). Se estiver deslocado internamente, o pé está aduzido (metatarsos varos congênitos), e quando deslocado externamente, o pé está abduzido (pés valgos). Na região retromaleolar há, normalmente, duas depressões que se prolongam até o tendão de Aquiles, as quais podem desaparecer em quadros inflamatórios em virtude do edema ou, nas mulheres maduras e obesas, devido à acumulação de gordura. A amplitude, a qualidade e o conforto do movimento em todas as direções devem ser observados. O tornozelo normal realiza 45° de flexão (flexão plantar) e 25° de extensão (flexão dorsal) (Figura 13.10A). O grau de extensão do tornozelo deve ser testado com o joelho fletido e estendido, a fim de se avaliar possíveis encurtamentos dos ventres dos gêmeos. Cada saliência óssea, incluindo a interlinha articular, deve ser cuidadosamente palpada, procurando-se pontos dolorosos. A palpação dos tendões e dos ligamentos deve ser feita seguindo seus trajetos anatômicos, podendo ser detectados aumentos de volume globais ou localizados, rupturas e processos inflamatórios. Além do tendão de Aquiles, devem ser palpados os tibiais posterior e anterior, o flexor longo do hálux e os fibulares. Na face medial, o ligamento deltoide aparece como forte banda fibrosa e, na face lateral, palpam-se facilmente os ligamentos fibulotalar anterior e fibulocalcâneo. A integridade dos ligamentos colaterais do tornozelo e da unidade tibiofibular inferior pode ser testada por meio das provas de "varismo forçado", "gaveta anterior" e "rotação do talo", que serão discutidas em detalhe no item Manobras e Testes Especiais.

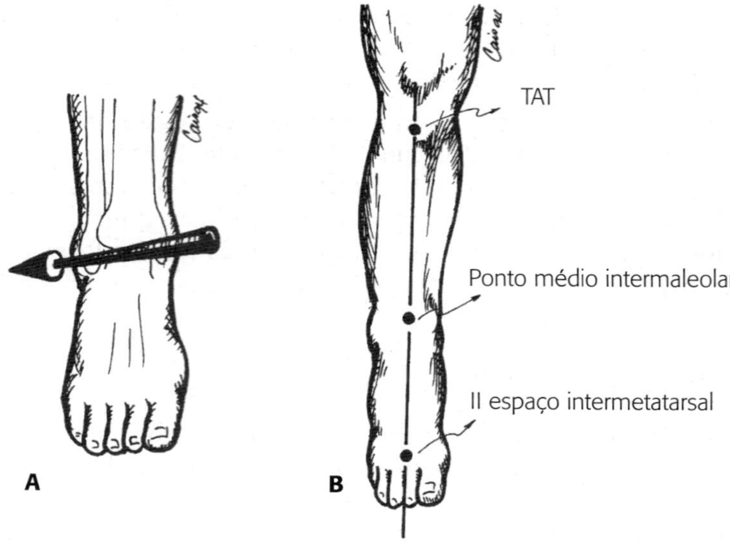

Figura 13.9 **A**) Eixo funcional da articulação tibiotársica – inclinação anteroposterior e craniocaudal de medial para lateral. **B**) Alinhamento da tuberosidade anterior da tíbia (TAT) com o ponto médio intermaleolar e com o II espaço intermetatarsal.

Complexo subtalar – movimenta-se no sentido de inversão e eversão (supinação e pronação) na amplitude de 20° de inversão e 10° de eversão (Figura 13.10B). Quando se constata redução dessa movimentação, indicando bloqueio da subtalar, podemos estar diante de processo artrítico específico (artrite reumatoide), processo degenerativo (artrose), processos neuromusculares (espasmo de fibulares, doenças congênitas ou adquiridas) e coalizões tarsais (defeito congênito da segmentação dos ossos do tarso durante a formação embrionária). A dor do complexo subtalar geralmente se manifesta na região anterior e inferior ao maléolo lateral (seio do tarso). Seu funcionamento normal pode ser avaliado por meio da manobra manual de inversão e eversão do pé, pela "prova das pontas" ou pelas marchas em equino, inversão e eversão.

Complexo articular de Chopart (articulação mediotársica ou talonavicular/calcaneocubóidea) – devem ser observados os movimentos de adução e abdução (Figura 13.10C), além da pronação e supinação do antepé. Além disso, deve-se observar o grau de convexidade da borda interna do pé que reflete o varismo e o valgismo do retropé. Nos pés planos, a cabeça do talo pode ser palpável e visível na borda interna do pé como uma massa dura e móvel. Nessa mesma região, podem ser observados os naviculares acessórios que se projetam igualmente como massas visíveis e palpáveis na face medial.

Complexo articular de Lisfranc (articulação tarsometatársica) – observar o movimento de flexão plantar e dorsal, a presença de osteofitose dorsal e dolorimentos locais. Em condições normais, podem ser esperados 15° de supinação e 25° de pronação do antepé com relação ao médio e retropés (Figura 13.10D). Esse movimento atua como verdadeiro feixe de molas que permite o maior contato possível, a cada movimento, do antepé com o solo. Dessa forma, apesar da irregularidade do terreno, obtém-se a maior estabilidade funcional possível para o conjunto. Observar ainda se há equinismo (exagero da flexão plantar) do antepé, com relação ao retropé. O desvio em adução do antepé pode indicar a presença de metatarsos varos congênitos ou pés cavos desbalanceados (varo). O desvio em abdução pode estar indicando pé calcâneo valgo congênito ou pé plano, tanto da criança como do adulto.

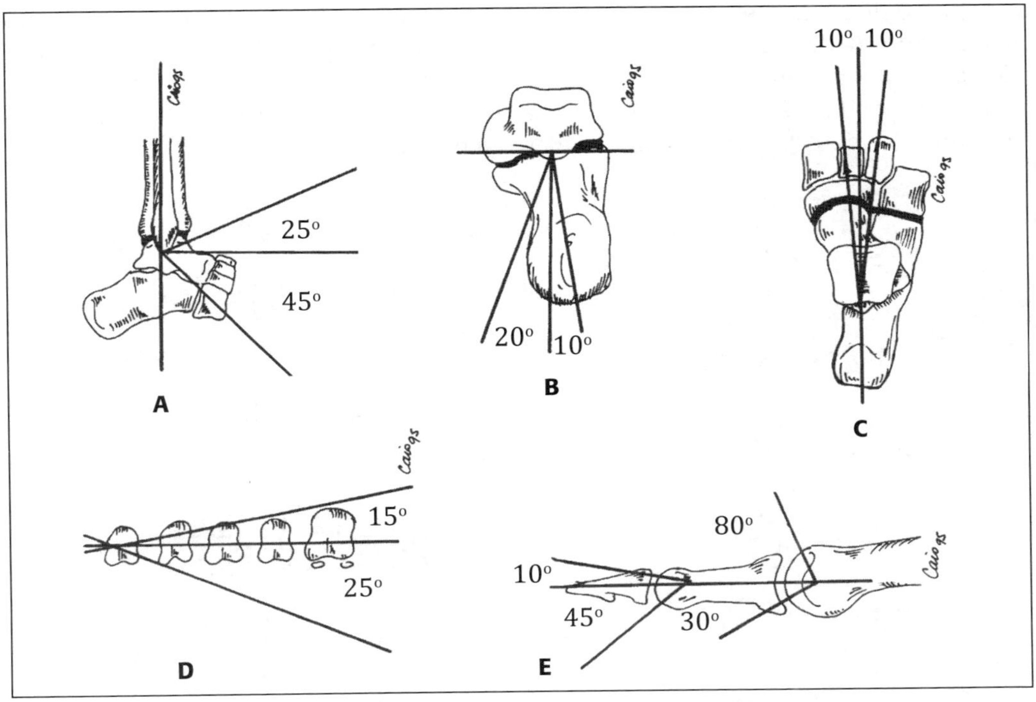

Figura 13.10 Arcos de movimento. **A**) Articulação tibiotársica. **B**) Articulação subtalar. **C**) Articulação mediotársica. **D**) Articulação tarsometatársica. **E**) Articulações metatarsofalângicas e interfalângicas.

Articulações metatarsofalângicas – normalmente, realizam 80° de dorsiflexão e 30° de flexão plantar (Figura 13.10E). Cada articulação pode estar rígida ou com várias deformidades, independentemente da normalidade das adjacentes. As cabeças dos metatarsos devem ser palpadas dorsal e ventralmente por poder apresentar, isoladamente, hipertrofias e calosidades plantares. A espessura do coxim gorduroso plantar deve ser observada, já que qualquer alteração localizada ou generalizada coloca a cabeça dos metatarsos, isolada ou em conjunto, sob efeito de hiperpressão do peso corporal. Diante de quadros inflamatórios das articulações metatarsofalângicas, de origem traumática ou inespecífica, é importante testar sua estabilidade por meio da manobra da gaveta metatarsofalângica (MTF), que fornece dados acerca da integridade dos ligamentos colaterais e da cápsula articular.

Articulações interfalângicas – a mobilidade e a qualidade de movimento, as deformidades flexíveis ou rígidas e as tensões dos tendões extensores e flexores devem ser observadas. As articulações interfalângicas dos artelhos são sede frequente de hiperqueratoses em virtude da pressão exercida pelos calçados. A observação da localização e da extensão dessas lesões é de suma importância. Devem ser notadas as deformidades clássicas dos dedos (martelo, garra e "taco de golfe") e sua redutibilidade (Figura 13.11). A região interdigital pode ser sede de infecções fúngicas ou bacterianas, bem como de hiperqueratoses conhecidas como calos moles. O exame dos tamanhos relativos dos dedos dos pés (fórmula digital) define três tipos principais de conformação, os quais denominamos pé egípcio (1 > 2 > 3 > 4 > 5), pé grego (1 < 2 > 3 > 4 > 5) e pé quadrado (1 = 2 > 3 > 4 > 5), considerados os fatores predisponentes para o aparecimento de determinadas deformidades (Figura 13.12).

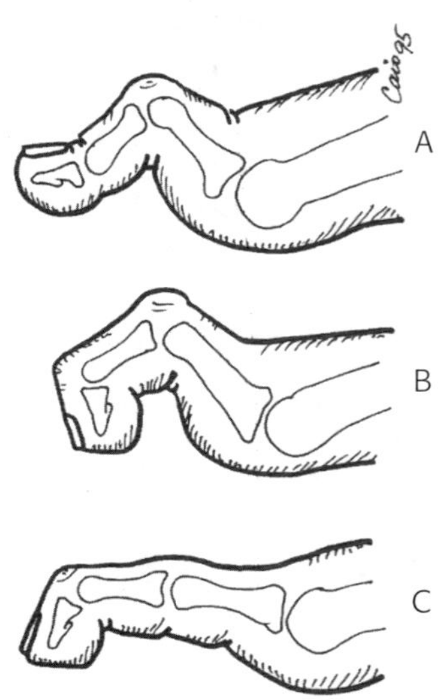

Figura 13.11 **A**) Dedo em martelo: hiperextensão da MTF e da IFD com flexão da IFP. **B**) Dedo em garra: hiperflexão das IIFF com ou sem hiperextensão da MTF. **C**) Dedo em taco de golfe: hiperflexão da IFD.

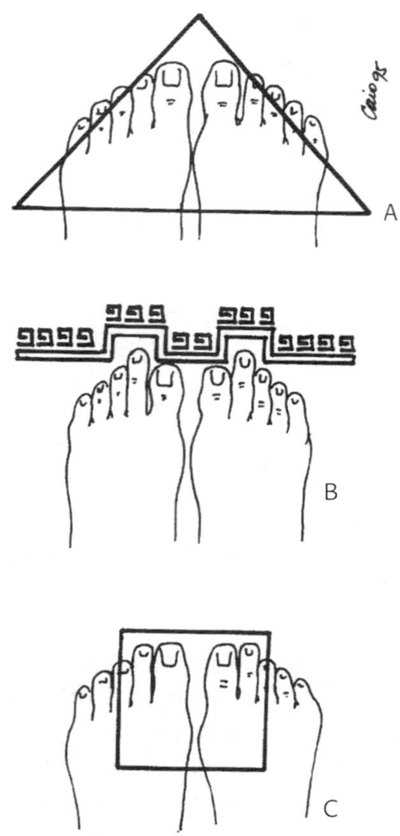

Figura 13.12 Fórmulas digitais mais comuns:
Pé egípcio: 1 > 2 > 3 > 4 > 5.
Pé grego: 1 < 2 > 3 > 4 > 5.
Pé quadrado: 1 = 2 > 3 > 4 > 5.

Musculatura – tanto os músculos extrínsecos quanto os intrínsecos devem ser testados, graduando-se sua função. As manobras básicas para testar cada músculo baseiam-se em solicitar a realização dos movimentos produzidos por cada músculo especificamente, sem resistência, e, se for constatada sua integridade, realizar as mesmas tarefas contra a resistência imposta pelo examinador, comparando-as com as obtidas no lado oposto. O quadro 13.1 descreve a função e a inervação da musculatura extrínseca e intrínseca do pé.

Quadro 13.1 Musculaturas extrínseca e extrínseca.

Musculatura extrínseca
Músculos extensores: • Tibial anterior (nervo fibular profundo – raízes L4, L5 e S1) • Extensor longo do hálux (nervo fibular profundo – raízes L4, L5 e S1) • Extensor longo dos dedos (nervo fibular profundo – raízes L4, L5 e S1) • Fibular terceiro (nervo fibular superficial – raízes L4, L5 e S1) Músculos flexores: • Tríceps sural (nervo tibial – raízes S1 e S2) • Flexor longo do hálux (nervo tibial – raízes L5, S1 e S2) • Flexor longo dos dedos (nervo tibial – raízes L5 e S1) • Tibial posterior (nervo tibial – raízes L5 e S1) • Fibulares curto e longo (nervo fibular superficial – raízes L4, L5 e S1) • Plantar delgado (nervo tibial – raízes L4, L5 e S1) Músculos inversores: • Tibial anterior • Tibial posterior Músculos eversores: • Fibular curto • Fibular longo • Fibular terceiro
Musculatura intrínseca
• Abdutor do hálux – abdução e flexão da MTF-I (nervo tibial – raízes L4, L5 e S1) • Adutor do hálux – adução e flexão da MTF-I (nervo tibial – raízes S1 e S2) • Flexor curto do hálux – flexão da MTF-I (nervo tibial – raízes L4, L5 e S1) • Flexor curto dos dedos – flexão das MTF-II a V (nervo tibial – raízes L4, L5 e S1) • Quadrado plantar – potencializa o flexor curto dos dedos (nervo tibial – raízes S1 e S2) • Lumbricais – flexão das MTF e extensão das interfalângicas dos dedos laterais (nervo tibial – raízes L4 a S2) • Interósseos dorsais – abdução dos três dedos centrais (nervo tibial – raízes S1 e S2) • Interósseos plantares – abdução dos três dedos laterais (nervo tibial – raízes S1 e S2) • Extensor curto dos dedos – extensão da MTF do hálux e MTF e interfalângicas dos dedos centrais (nervo fibular superficial, raízes L4, L5 e S1). • Abdutor do V dedo – abdução do V dedo (nervo tibial – raízes L5 e S1) • Flexor curto do V dedo – flexão da MTF do V dedo (nervo tibial – raízes L5 e S1)

AVALIAÇÃO DO MEMBRO INFERIOR COMO UM TODO

Adotamos e sugerimos a sistemática proposta por Staheli para a avaliação global dos membros inferiores. O exame é realizado com o paciente em decúbito ventral e com os joelhos fletidos a 90°:

a) Utilizando-se a perna como "braço" de um goniômetro e o zênite como zero, estabiliza-se a bacia com uma das mãos e com a outra realizam-se as rotações interna e externa do quadril, anotando-se seus valores angulares (Figura 13.13A). O exagero da rotação interna pode estar indicando aumento da anteversão do colo femoral, e o exagero da rotação externa, redução da anteversão do colo femoral. A ausência ou redução das rotações em indivíduos adultos indica doença articular do quadril.

b) Na mesma posição, palpam-se, com os dedos polegar e indicador, os maléolos tibial e fibular. Entre os dedos do examinador, imagina-se um eixo (eixo bimaleolar) que normalmente se encontra rodado externamente ao redor de 10°. As torções tibiofibulares interna e externa, responsáveis por distúrbios rotacionais da marcha, podem ser detectadas nessa manobra propedêutica (Figura 13.13C).

c) Observando-se o paciente por cima, traçam-se os eixos imaginários da imagem plantar e da coxa (Figura 13.13B). O eixo da planta encontra-se, nos indivíduos normais, rodado externamente com relação ao eixo da coxa (ângulo coxa-pé).

d) O eixo médio da imagem plantar corta ao meio a imagem oval do calcanhar e, ao prolongar-se anteriormente, atinge o segundo interdígito ou a terceira polpa digital (Figura 13.13C). Quando passa mais lateralmente, indica adução do antepé, e quando passa medialmente, abdução do antepé (índice oval).

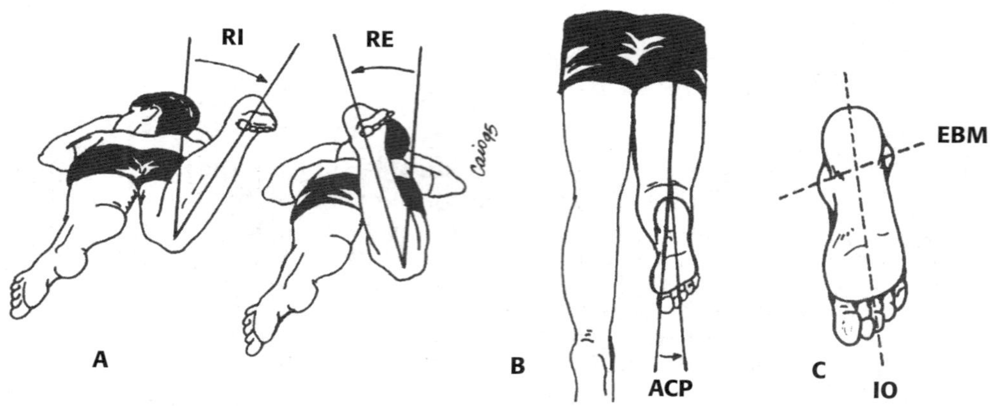

Figura 13.13 Método de Staheli para avaliação dos membros inferiores. **A**) Com o examinando em decúbito ventral e o joelho do membro a ser examinado fletido a 90°, utiliza-se a perna como "braço" de goniômetro a fim de se avaliar o grau de rotação interna (RI) e rotação externa (RE) do quadril. **B**) O ângulo coxa-pé (ACP) é medido entre os eixos imaginários da perna e do pé. **C**) A palpação dos maléolos tibial e fibular permite imaginar uma linha que os une – eixo bimaleolar (EBM). O eixo que corta ao meio o oval do calcanhar deve situar-se entre o segundo e o terceiro artelho (índice oval – IO).

EXAME DO PÉ COM CARGA

Estático – a simples observação do paciente em ortostase estática fornece dados acerca da angulação da coxa com relação à perna (valgismo ou varismo dos joelhos), defeitos torcionais dos quadris (exagero ou redução do ângulo de anteversão dos colos femorais), arqueamento das pernas (tíbias varas, raquitismo), posição relativa dos maléolos tibial e fibular (torção tibiofibular interna ou externa), grau de valgismo e varismo do retropé (pé calcâneo valgo ou pé calcâneo varo) e as relações do retropé com o médio e o antepé (pé serpentiforme, metatarsos varos congênitos ou pés planos valgos com abdução do antepé).

A silhueta do pé com seu arco longitudinal medial ausente, reduzido, normal ou aumentado, as saliências ósseas do calcâneo, dos maléolos, da cabeça do talo, da tuberosidade do V metatarso e das articulações metatarsofalângicas e interfalângicas indicam as principais deformidades e orientam o examinador onde buscar zonas de hiperqueratose, dolorimento e a origem da queixa.

Na observação podoscópica em ortostase, podemos notar como se distribui o peso do corpo, se há ou não áreas de hiperpressão que aparecem como pontos mais claros e isquêmicos na imagem plantar e qual a forma da superfície plantar dos pés, diferenciando os pés planos dos pés cavos. O arco longitudinal medial deve ter um mínimo de 14mm no adulto, o que pode ser constatado inserindo-se cunhas de tamanhos crescentes naquela região do pé, até que uma delas se acomode perfeitamente. Os podogramas, imagens grafadas em papel das superfícies plantares dos pés com a carga do peso corporal, devem ser obtidos a fim de se observar a relação dos eixos, a forma da imagem plantar e as relações lineares e angulares entre as diversas regiões do pé.

Em um pé normal, o retropé imprime uma imagem oval cujo maior eixo, quando projetado, atinge o segundo interdígito ou a terceira polpa digital (Figura 13.14).

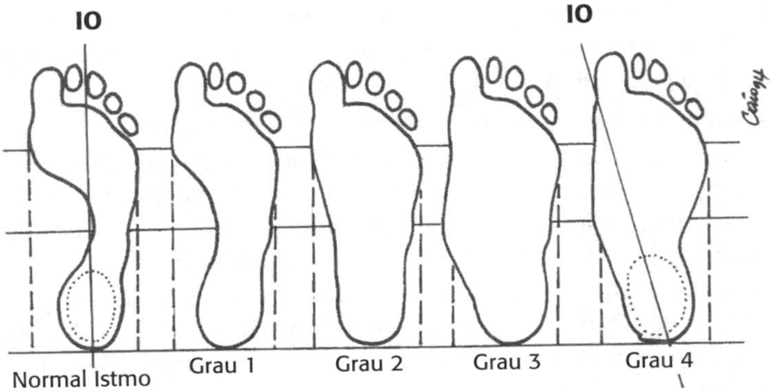

Figura 13.14 **Gradação do pé plano pela imagem plantar** (Valente). **Normal** – a largura do istmo corresponde a menos da metade da largura total do antepé. O eixo que divide o calcanhar em duas metades se prolonga até o segundo interdígito (índice oval – IO). **Grau 1** – a largura do istmo supera a metade da largura do antepé mas não ultrapassa 2/3 dessa mesma largura. **Grau 2** – a largura do istmo supera 2/3 da largura do antepé mas não a ultrapassa. **Grau 3** – a largura do istmo é superior à largura do antepé. **Grau 4** – surge o arco lateral em função do valgo exagerado do retropé. O índice oval desloca-se medialmente à medida que o pé se torna mais plano, atingindo seu maior desvio no grau 4.

O desvio medial desse eixo indica valgismo do retropé ou abdução do antepé. O desvio lateral do eixo pode estar indicando varismo do retropé ou adução do antepé.

A manobra da "ponta dos pés", que consiste simplesmente em solicitarmos ao paciente que se erga sobre as cabeças dos metatarsos elevando os calcanhares, fornece informações importantes sobre o grau de mobilidade da articulação subtalar, a potência muscular e a integridade de alguns tendões, tais como o tricipital e o tibial posterior. Considera-se a prova positiva e normal quando, ao se elevar nas pontas dos pés, observa-se a varização progressiva do retropé, que logo dá lugar ao valgismo fisiológico quando se solicita o retorno à condição de apoio plantígrado.

A prova de Jack, caracterizada pela hiperextensão passiva da articulação metatarsofalângica do hálux, promove a elevação (ou formação) do arco longitudinal medial. A positividade da prova indica a integração entre as musculaturas intrínseca e extrínseca do pé e a liberdade de movimentação da articulação subtalar. Nos casos de pés planos valgos, enseja bom prognóstico e classifica o paciente como potencialmente resolutivo.

Resultado semelhante pode ser obtido a partir da rotação externa, ativa ou passiva da perna sobre o pé apoiado. Ao ser rodada externamente, a pinça bimaleolar promove a rotação externa do talo que, por sua vez, determina varização do calcâneo, manifestada pelo aparecimento do arco longitudinal medial.

Dinâmico – durante a marcha, observa-se o modo com que o calcanhar toca o solo, as reações do médio e antepé quando o passo se desenvolve e a relação dos dedos com o solo durante os últimos estágios do passo. A comparação dos dados assim obtidos com aqueles do exame sem a carga corporal pode estar indicando como a dor pode produzir alterações e se as deformidades são ou não dependentes da função dos pés.

Quatro dados básicos acerca da marcha devem ser colhidos após observação minuciosa e atenta do paciente enquanto caminha: 1. o eixo da marcha; 2. o ângulo do passo; 3. a amplitude do passo; e 4. o apoio.

A marcha normal desenvolve-se conforme um eixo imaginário – eixo da marcha – que representa a menor distância entre dois pontos preestabelecidos. Alterações nesse eixo, quase sempre, representam problemas neurológicos graves (Figura 13.15A). Os pés deslocam-se em rotação externa de aproximadamente 10° em relação ao eixo da marcha – ângulo do passo ou de Fick (Figura 13.15A). Em virtude desse posicionamento dinâmico, na mudança do passo, a primeira região a tocar o solo é a borda posterior e lateral do calcanhar; a seguir, todo o calcanhar se encontra apoiado e inicia-se a distribuição do peso pelo mediopé – essa transmissão é rápida e, embora a região de contato seja a borda lateral do pé (região do istmo), o centro de gravidade desvia-se medialmente, deslocando-se sobre o arco longitudinal –; na sequência, apoia-se toda a porção anterior da planta, no sentido lateral para medial. Enquanto esse tempo acontece, os dedos estão estendidos em seu grau máximo (nesse momento é que, na vigência de desbalanceamentos da musculatura intrínseca do pé, surgem as garras dinâmicas, e os dedos, em vez de se encontrarem estendidos, realizam hiperextensão das metatarsofalângicas e flexão das interfalângicas). À medida que o passo evolui, o peso concentra-se na porção média do antepé, apoiam-se as polpas digitais, e o hálux adere-se firmemente ao solo; ao mesmo tempo, o retropé vai erguendo-se do solo. Por último, o peso concentra-se nas cabeças do I e II metatarsos e transmite-se para a extremidade do grande dedo que vai dorsifletindo-se e elevando-se até se desprender do solo, iniciando a fase de balanço do membro, ocasião em que o pé se desloca para a frente sem o peso do corpo, para, finalmente, voltar ao ponto de partida pelo choque da borda posteroexterna do calcanhar com o solo (Figura 13.15B).

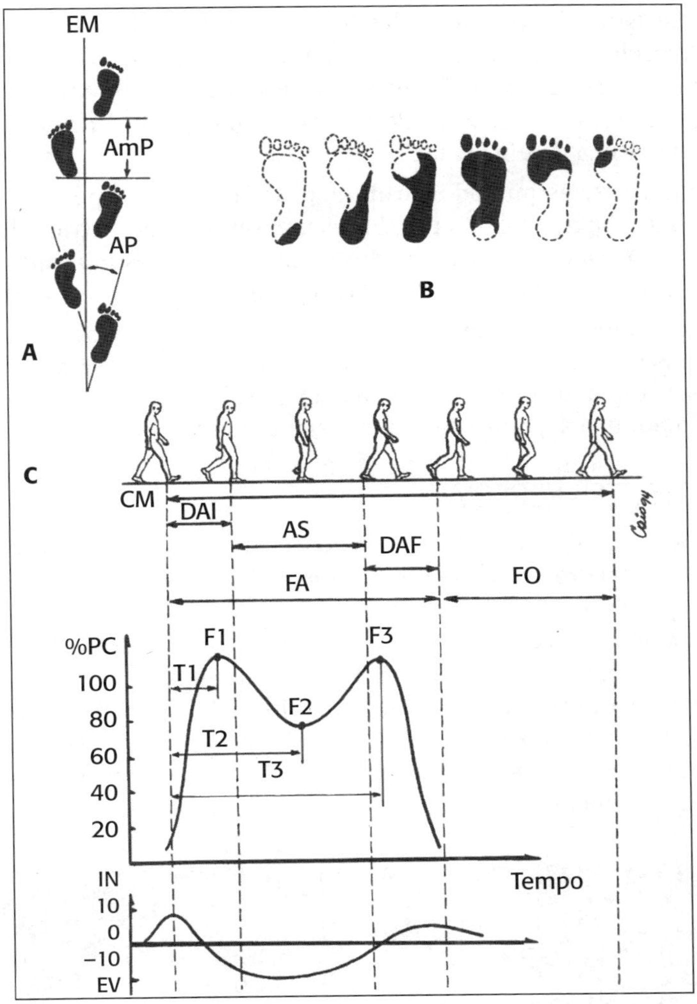

Figura 13.15 **A**) Eixo da marcha (EM): amplitude do passo (AmP) e ângulo do passo (AP). **B**) Regiões de contato e suporte plantar de carga à medida que evolui o passo. **C**) Esquema clássico do ciclo da marcha (CM) com seus diversos componentes: fase de apoio (FA), que corresponde a 60% da duração total do ciclo, e fase de oscilação (FO), que corresponde aos restantes 40% da duração total do ciclo da marcha. A fase de apoio (FA) é subdividida em duplo apoio inicial (DAI – 12%), apoio simples (AS – 60%) e duplo apoio final (DAF – 28%). O gráfico de pressão (expressa em porcentagem do peso corporal) indica os três pontos de reação vertical (F1, F2 e F3) correspondentes ao retro, médio e antepé, respectivamente. Tl, T2 e T3 são os tempos (expressos em porcentagem do tempo total da fase de apoio) durante os quais agem as reações verticais. O gráfico da pronossupinação da subtalar indica os valores angulares de inversão (IN) e eversão (EV) em cada momento da fase de apoio da marcha.

A amplitude do passo, definida como a distância linear entre os ciclos do passo, pode estar alterada pela fraqueza muscular, pela rigidez articular, pela dor e pelas deformidades intrínsecas ou extrínsecas ao pé (Figura 13.15A).

Essas características dinâmicas podem estar alteradas pelos processos patológicos, originando as marchas claudicantes, mas podem representar situações características de uma determinada faixa etária. Por exemplo, a redução da amplitude do passo pode representar a presença de hálux rígido doloroso, mas pode ser apenas um dado de normalidade na marcha de um ancião.

O paciente deve ser estimulado a caminhar nas pontas dos pés, nos calcanhares e sobre as faces lateral e medial dos pés. Essas manobras demonstram de maneira global, mas efetiva, a força e a integridade dos principais grupos musculares e o grau de mobilidade do tornozelo e das articulações do pé, principalmente a subtalar.

Os dados coletados nessas observações devem ser comparados aos valores populacionais normais e, em geral, indica-se o tratamento adequado sempre que os valores encontrados para um determinado paciente estejam fora da faixa de desvio-padrão da normalidade da população, tanto para mais quanto para menos.

MANOBRAS E TESTES ESPECIAIS

Mensuração do arco de movimento da articulação tibiotársica e grau de encurtamento do músculo tríceps sural – o examinador segura com uma das mãos o calcanhar do paciente e, com a outra, o antepé. Realiza o movimento completo de flexão e extensão do tornozelo anotando sua liberdade e amplitude. Quando se detecta limitação da extensão, indicando encurtamento do tríceps sural e do tendão calcâneo, realiza-se a mesma manobra com o joelho estendido e fletido a 90° (Figura 13.16). Com o joelho estendido, diagnostica-se o encurtamento do tríceps sural como um todo. Se a dificuldade persiste com o joelho fletido, fica confirmado o encurtamento do sóleo, já que os ventres dos gêmeos estão inativos nessa posição.

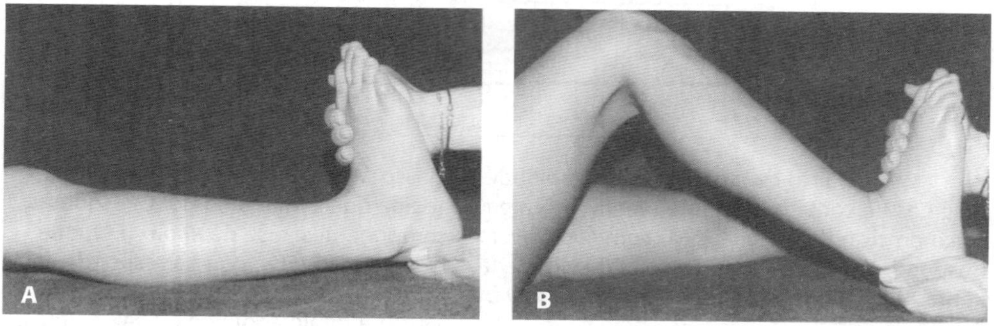

Figura 13.16 **A**) Manobra para mensuração da amplitude de extensão do tornozelo com o joelho estendido. **B**) Manobra para mensuração da amplitude de extensão do tornozelo com o joelho fletido.

Teste de Thompson (teste de Simmonds) – usado para a avaliação da integridade do tendão tricipital (Aquiles). Com o paciente em decúbito ventral e com os joelhos fletidos a 90° ou com a face anterior da perna, a ser examinada, apoiada em uma cadeira com o pé pendente aplica-se compressão manual vigorosa na massa muscular da panturrilha onde se situam os ventres dos gêmeos e o músculo solear. Essa compressão produz encurtamento da massa muscular que se transmite pelo tendão calcâneo até o pé, o qual sofre flexão plantar quando todas as estruturas estão íntegras – teste de Thompson negativo. Quando, em função da ruptura completa do tendão calcâneo, a mobilização da massa muscular tricipital não pode ser transmitida até o pé, não sendo observado nenhum movimento daquele segmento apesar da força exercida sobre a panturrilha, o teste de Thompson é positivo (Figura 13.17). O teste de Thompson pode ser realizado também com o paciente em decúbito ventral, com os pés pendentes da borda da cama e os joelhos estendidos. A observação é exatamente a mesma descrita para a prova realizada na primeira posição.

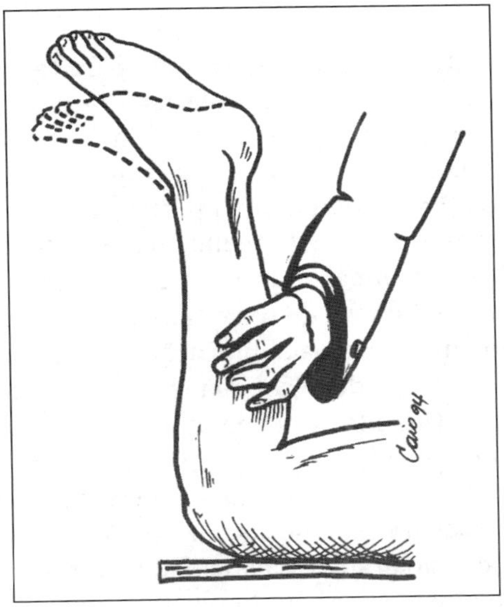

Figura 13.17 Teste de Thompson positivo.

Teste de Matle – este teste é pesquisado colocando-se o paciente em decúbito ventral, com os tornozelos para fora da maca. Em seguida, solicita-se ao paciente que faça a flexão dos joelhos até 90°. Durante a flexão deve-se observar a posição do tornozelo, se o pé declinar para a posição neutra ou para dorsiflexão podemos diagnosticar ruptura do tendão calcâneo, visto que em pacientes normais o pé permaneceria em ligeira flexão plantar.

Teste de O'Brien (*needle test*) – este teste é pesquisado colocando-se o paciente em decúbito ventral usando agulha pequena, inserindo-a pela pele cerca de 10cm do calcâneo, até a ponta entrar em contato com o tendão. O pé é então passiva e alternadamente movido de flexão plantar para flexão dorsal, podendo evidenciar dois resultados. Se a agulha balançar e apontar no sentido oposto à posição do tornozelo, realizamos flexão dorsal e a agulha aponta distalmente, tendo-se a indicação que o tendão calcâneo está intacto na porção distal à área de inserção da agulha. Por outro lado, se a agulha não se move, ou o se movimento é no mesmo sentido do tornozelo, movemos o pé para flexão dorsal e a agulha se move proximalmente, verificando que existe descontinuidade ou ruptura no tendão calcâneo no local entre a agulha e o calcâneo.

Teste de Coepeland – este teste é pesquisado colocando-se o paciente em decúbito ventral e usando um esfigmomanômetro envolve-se a zona média dos gêmeos da perna a ser examinada. Em seguida, o manguito é insuflado até cerca de 100mmHg, com o pé do paciente em flexão plantar. O pé é então colocado passivamente em dorsiflexão. Se a pressão aumentar para cerca de 140mmHg (o valor de referência é do membro contralateral), a unidade musculotendínea encontra-se intacta. Se, por outro lado, não houver nenhuma alteração ou se o valor oscilar pouco, podemos concluir e diagnosticar a ruptura do tendão de Aquiles.

Teste da gaveta anterior do tornozelo – utilizada para testar a integridade do ligamento fibulotalar anterior e da porção anterolateral da cápsula articular. O examinador apoia uma das mãos sobre a face anterior da tíbia, logo acima do tornozelo e, com a outra, envolve o calcanhar do membro a ser examinado. Nessa posição, aplica força para deslocar anteriormente o pé, enquanto a perna permanece fixa (Figura 13.18A). Na eventualidade de lesão das estruturas mencionadas, ocorre o deslocamento anterior do talo no interior da pinça bimaleolar e surge uma zona de depressão na face anterolateral do tornozelo – sinal do vácuo resultante da pressão negativa que se forma no interior da articulação em função da subluxação que acabamos de produzir com o teste (Figura 13.18B). A manobra deve ser realizada delicada e cuidadosamente por ser extremamente dolorosa. Quando se suspeita da positividade da prova, justifica-se sua realização sob bloqueio anestésico locorregional para a confirmação do achado sem desconforto para o paciente. A interpretação correta do resultado dessa manobra depende da realização do mesmo teste no tornozelo oposto, considerado normal. Dessa forma, podemos ter noção do grau de elasticidade ou frouxidão ligamentar geral do paciente, livrando-nos de diagnosticar como positiva uma gaveta anterior produzida pela frouxidão do tecido colágeno.

Teste do estresse em varo do tornozelo – usado para testar a integridade do ligamento fibulocalcâneo e da cápsula lateral do tornozelo. O examinador aplica, com uma das mãos, força varizante da região do calcanhar do examinando, mantendo a extremidade distal da perna fixa com a outra mão (Figura 13.19). Quando há lesão das estruturas capsuloligamentares, observa-se exagero do varismo do pé, surgindo zona de depressão na face lateral do tornozelo, logo abaixo do maléolo fibular.

Da mesma forma que a gaveta anterior do tornozelo, o teste do estresse em varo do tornozelo depende da avaliação contralateral para sua valorização correta. Ainda, dessa vez, devem ser observados os critérios de conforto e segurança do paciente, já que a realização da prova pode desencadear dor intensa.

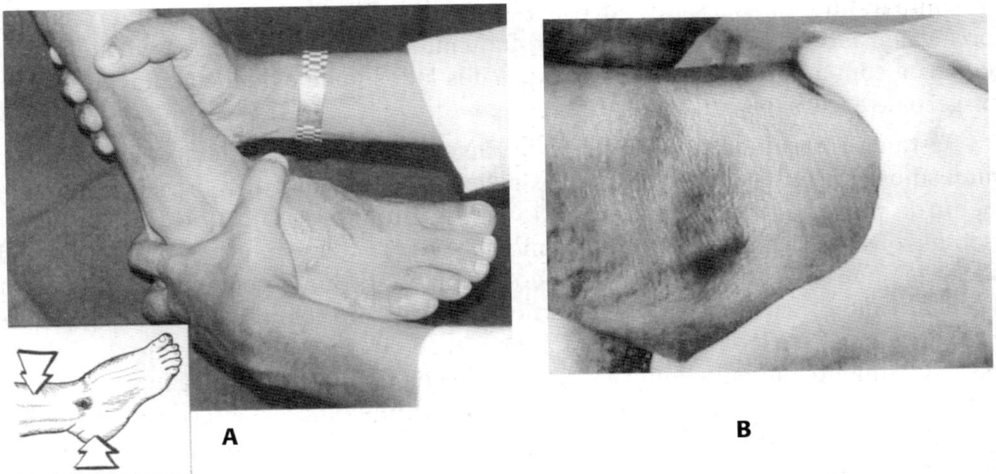

Figura 13.18 **A**) Forma de segurar corretamente a tíbia e o pé para a realização do teste da gaveta anterior do tornozelo. **B**) Sinal do vácuo na face anterolateral do tornozelo durante a realização do teste da gaveta anterior – sua presença indica a ocorrência de deslocamento do talo no interior da pinça bimaleolar do tornozelo em função da lesão capsuloligamentar ocorrida.

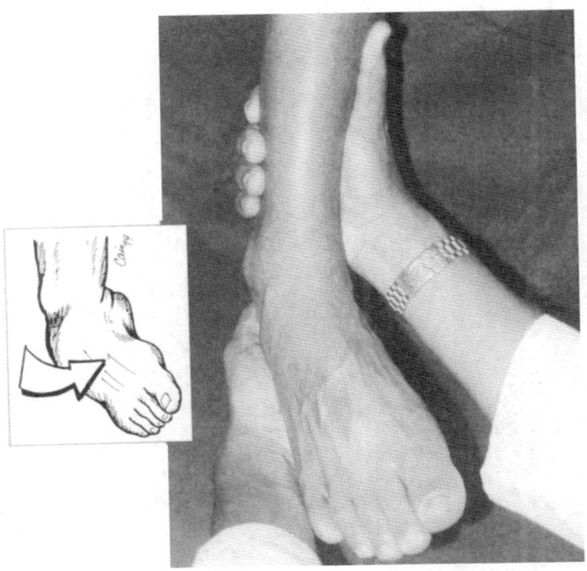

Figura 13.19 Manobra do estresse em varo do tornozelo.

Teste do estresse em valgo do tornozelo – usado para testar a integridade do ligamento deltoide nas raras ocasiões em que se suspeita de sua ruptura por movimento de alta energia em valgo que não tenha produzido fraturas. Sua positividade é bastante difícil de ser comprovada, mesmo quando se realiza o teste sob radioscopia ou radiologia comparando o lado lesado com o lado são. O examinador aplica, com uma das mãos, força valgizante na região do calcanhar, enquanto mantém fixa a extremidade inferior da perna com a outra mão. A comparação dos lados pode evidenciar, no lado lesado, exagero de excursão em valgo do pé.

Teste da rotação do talo – usado para investigar a integridade dos ligamentos da sindesmose tibiofibular distal. Uma das mãos do examinador fixa firmemente o terço médio da perna para impedir sua rotação externa durante a realização do teste. A outra mão envolve o calcanhar por sua face medial, de forma que a borda interna do pé do paciente fique encostada no antebraço do examinador. Enquanto uma das mãos segura a perna, o antebraço força o pé em rotação externa, tendo como fulcro a mão que envolve o calcanhar. Esse movimento produz rotação do talo no interior da pinça bimaleolar. Esse movimento anômalo tende a afastar a tíbia da fíbula por meio de força rotacional que se faz sentir primeiramente nos ligamentos tibiofibulares anteriores. Quando há lesão desses ligamentos, a manobra desencadeia dor aguda na região anterolateral do tornozelo, na projeção topográfica da sindesmose tibiofibular distal (Figura 13.20).

Teste da gaveta posterior da fíbula – usada para testar a integridade dos ligamentos da sindesmose tibiofibular distal. O examinador segura firmemente o tornozelo a ser examinado com uma das mãos e aplica força com o polegar da outra mão para deslocá-lo posteriormente da fíbula. Na eventualidade de lesão dos ligamentos tibiofibulares distais, surge dor importante na região correspondente à articulação, enquanto a fíbula se desloca levemente para trás (Figura 13.21).

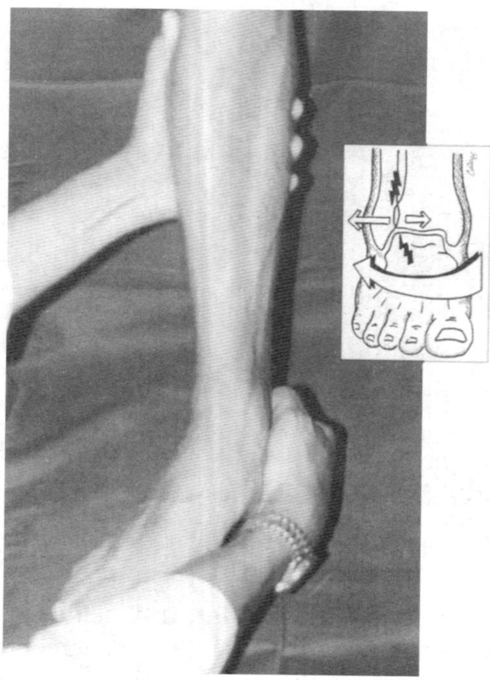

Figura 13.20 Teste da rotação do talo.

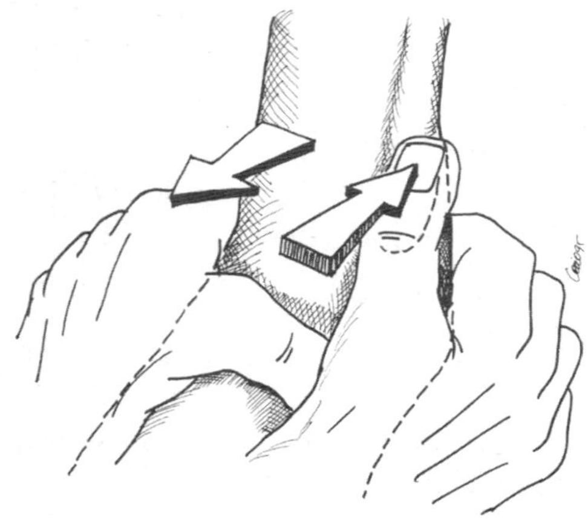

Figura 13.21 Gaveta posterior da fíbula.

Teste da compressão lateral da perna (teste de Pillings) – aponta para o envolvimento traumático ou inflamatório dos ligamentos e da articulação tibiofibular distal. O teste é realizado comprimindo-se firmemente, no terço médio da perna, a fíbula contra a tíbia. Como a fíbula é elástica e por estar sendo pressionada em seu ponto médio, possivelmente o mais móvel, ocorre arqueamento desse osso em função da força exercida (Figura 13.22). Esse arqueamento acaba por solicitar a ação dos ligamentos e da articulação tibiofibular distal, desencadeando dor aguda na face anterolateral do tornozelo quando houver processo inflamatório local.

Teste para luxação dos tendões fibulares – o paciente é posicionado em decúbito ventral com os joelhos fletidos em 90°. A região posterolateral do tornozelo é examinada à procura de edema. O paciente é então solicitado a realizar flexão plantar e dorsal do tornozelo com eversão e contra a resistência do examinador. Se os tendões subluxarem de sua posição, o teste é considerado positivo.

Teste da mobilidade da articulação subtalar – realizado para registrar a liberdade e os graus de movimentação em inversão e eversão da articulação talocalcânea. Enquanto uma das mãos mantém a relação original entre o médio e antepé com o retropé, a outra aplica forças varizantes e valgizantes no calcanhar, percebendo a movimentação entre o talo e o calcâneo (Figura 13.23).

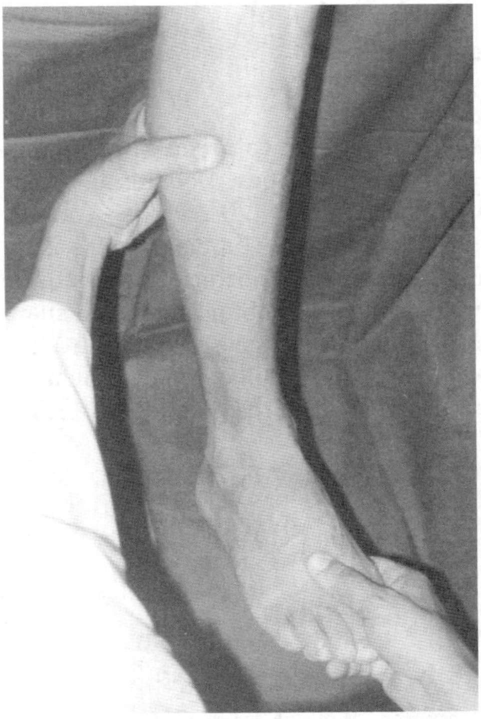

Figura 13.22 Teste da compressão lateral da perna – teste de Pillings.

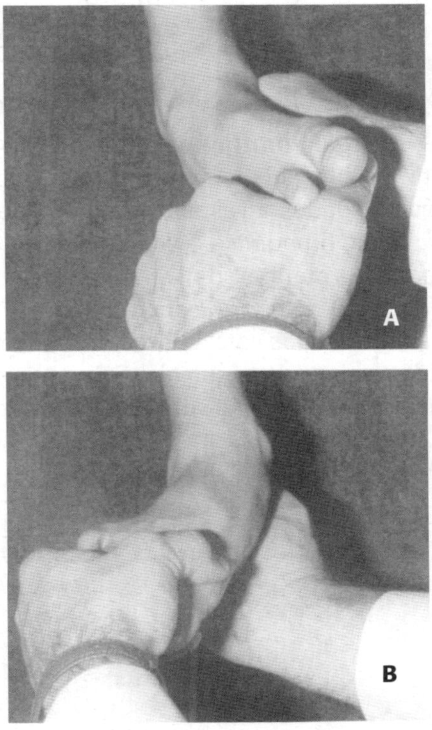

Figura 13.23 Teste da mobilidade da articulação subtalar. **A**) Inversão. **B**) Eversão.

Manobra da hiperextensão do tornozelo e dos artelhos – utiliza-se esta manobra para distender a fáscia plantar tornando-a mais superficial e palpável em toda sua extensão. Frequentemente, essa manobra torna a fáscia visível sob a pele como um cordão que se salienta na região plantar, ao mesmo tempo que produz o aumento da concavidade da abóbada do pé. Com uma das mãos, o examinador apreende os artelhos produzindo sua extensão máxima, ao mesmo tempo que produz a extensão máxima do tornozelo.

Nos quadros inflamatórios agudos, a manobra pode desencadear dor aguda no ponto de maior inflamação ou nas inserções calcâneas. No quadro de ruptura traumática da fáscia plantar, além da dor, pode ser detectada a presença de hematoma na face plantar, assim como solução de continuidade do tecido fibroso que constitui a fáscia plantar (Figura 13.24).

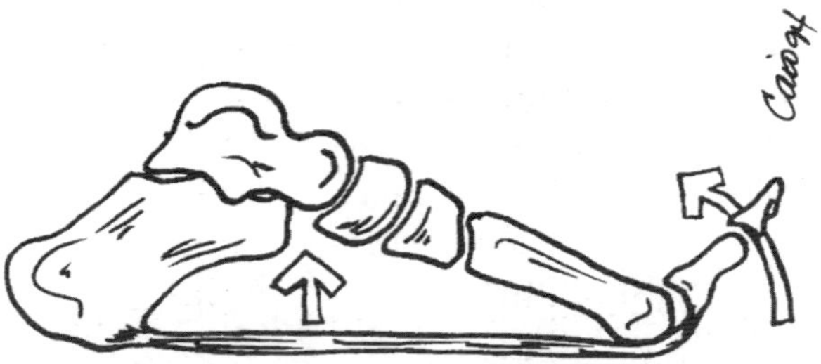

Figura 13.24 Ação da extensão dos dedos sobre a fáscia plantar.

Teste da ponta dos pés – avalia a integridade dos tendões calcâneo e tibial posterior e a capacidade neuromuscular de se erguer na ponta dos pés. Além disso, o teste fornece dados a respeito da mobilidade da articulação subtalar. O paciente, estando em apoio bipodálico, é solicitado a colocar-se nas pontas dos pés (apoiado sobre as cabeças dos metatarsos), enquanto se observam as faces medial e posterior do tornozelo e do pé. O resultado esperado para a manobra consiste em se obter a elevação suave e simétrica dos calcanhares, acompanhada de varização progressiva do retropé à medida que aumenta sua elevação em relação ao solo. Quando há bloqueio da movimentação da articulação subtalar, não ocorre a varização normal do retropé (Figura 13.25).

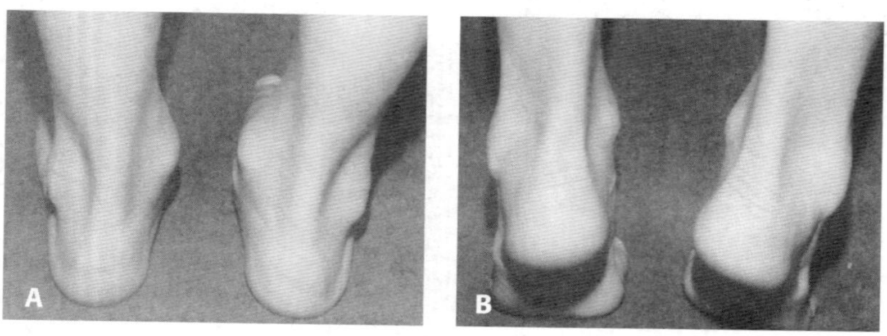

Figura 13.25 Prova da ponta dos pés. **A**) Apoio bipodálico – nota-se o valgismo fisiológico do retropé. **B**) Realizada a prova, ocorrem elevação dos calcanhares e varização do retropé.

O teste pode ser potencializado ao ser realizado em apoio monopodálico, enquanto o membro contralateral é mantido fletido a 90°. Sob essas condições, pode ficar mais evidente a incapacidade funcional do tríceps sural ou do tendão tibial posterior, além de doenças neuromusculares que estejam determinando algum grau de fraqueza ou atrofia muscular.

Teste de Jack (hiperextensão passiva do hálux) – utilizado para determinar a liberdade de movimentos da articulação subtalar, a integridade do tendão flexor longo do hálux e a sincronização autônoma (reflexa) entre as musculaturas intrínseca e extrínseca do pé. O teste é realizado com o paciente em ortostase bipodálica. O examinador provoca, com um de seus polegares, a extensão passiva da articulação metatarsofalângica do hálux, ao mesmo tempo que observa a varização do retropé, o surgimento ou acentuação da abóbada do pé e a rotação externa da perna. Considera-se positivo o teste em que foram observados esses fenômenos, indicando bom prognóstico no tratamento conservador dos pés planos valgos flácidos da infância. Sua negatividade exige prosseguimento e aprofundamento da pesquisa etiológica, já que pode estar indicando doenças articulares, tendíneas ou neuromusculares (Figura 13.26).

Teste da rotação externa passiva da perna – é útil na determinação da liberdade de movimento da articulação subtalar e na sua integração com as demais articulações do pé, especialmente a mediotársica e a tarsometatársica. Com o paciente em posição ortostática e apoio bipodálico, o examinador segura a porção média da perna a ser examinada e promove a rotação externa do conjunto. A pinça bimaleolar determina a rotação do talo que se desloca sobre o calcâneo promovendo sua varização. A ação desses movimentos sobre a mediotársica e a tarsometatársica determina o surgimento ou a acentuação da abóbada plantar do pé, indicando o perfeito funcionamento de todas as estruturas envolvidas (Figura 13.27).

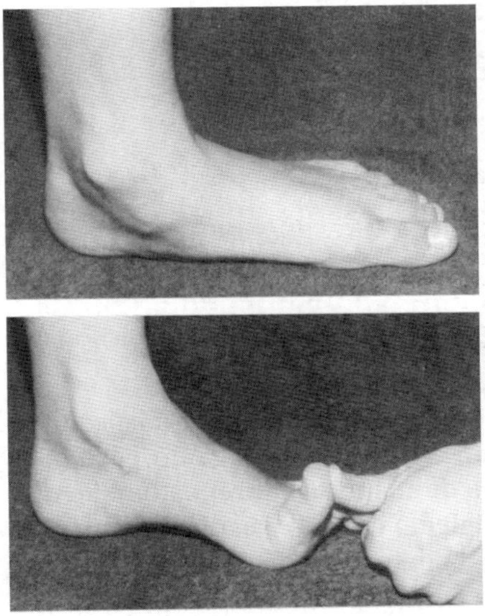

Figura 13.26 Teste de Jack positivo.

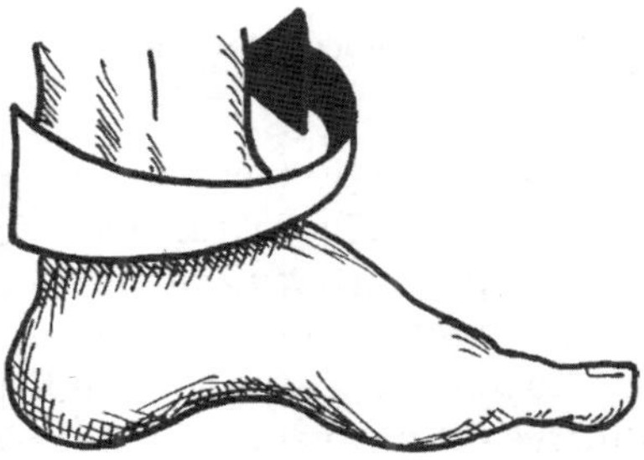

Figura 13.27 Rotação externa passiva da perna.

Teste dos blocos de Coleman – utilizado para a avaliação e o diagnóstico diferencial dos pés cavos varos flexíveis. O teste conta com três tempos, nos quais os blocos de madeira são orientados de forma a produzir a descarga do peso corporal sobre as regiões predeterminadas e escolhidas – o examinador deve procurar observar a orientação do retropé nas diversas situações do teste, pois o aparecimento do valgismo fisiológico do retropé é que determina a positividade do teste e estabelece a participação das estruturas na gênese do pé cavo varo (Figura 13.28).

No primeiro arranjo (Figura 13.28-1), o pé é colocado apoiado sobre apenas um bloco de madeira, de forma que o primeiro raio e o hálux permaneçam fora do contato. Se houver normalização do retropé – aparecimento do valgismo fisiológico –, podemos diagnosticar que o causador da deformidade é o primeiro raio que se encontra em situação de equinismo exagerado. Se, ao realizar essa primeira fase do teste, permanecer o varismo do retropé, podemos atribuí-lo às deformidades do antepé como um todo ou ao retropé.

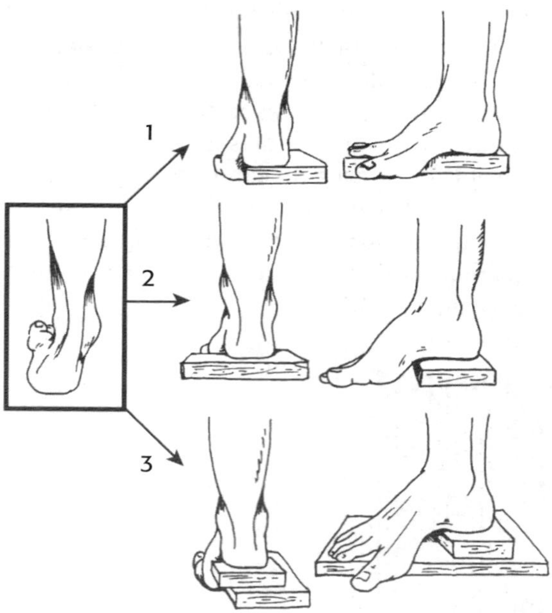

Figura 13.28 Teste dos blocos de Coleman.

No segundo tempo do teste, o paciente é convidado a apoiar apenas o calcanhar no bloco de madeira (Figura 13.28-2). Todo o antepé não recebe carga do peso corporal (para isso, podem ser necessários dois blocos de madeira sobrepostos). Se durante essa fase do teste houver normalização do valgismo do retropé, diagnosticamos o envolvimento do antepé como um todo na gênese da deformidade. O antepé está em posição equina e pronada em relação ao restante do pé. Quando permanece o varismo nesse tempo da prova, podemos considerar que a gênese da deformidade decorre de doença no retropé.

No terceiro arranjo do teste de Coleman, combinam-se os dois arranjos anteriores – o retropé é colocado em nível superior ao antepé e o primeiro raio é excluído da carga do peso corporal (Figura 13.28-3). Quando, nesse tempo do teste, observa-se a valgização normal do retropé, podemos afastar o retropé como sendo responsável pela deformidade. Ao contrário, se permanecer a existência de varismo do retropé, podemos considerar que a deformidade em varismo do retropé se deve à combinação de deformidades localizadas no antepé e no retropé e ambas são igualmente importantes na gênese da deformidade, devendo ser tratadas concomitantemente.

Sinal dos "muitos dedos" (*too many toes*) – indica presença de deformidade em abdução do antepé com relação aos demais segmentos. Esse sinal frequentemente se relaciona com a pronação do retropé em virtude da insuficiência do tendão do músculo tibial posterior no pé plano adquirido do adulto. Quando se observam por trás o tornozelo e o pé de indivíduos normais, aparece lateralmente a imagem de apenas um artelho. Na eventualidade de existir abdução exagerada do antepé, surgem mais dedos lateralmente (Figura 13.29). O numeral que indica o artelho visível mais medialmente define a intensidade da abdução do antepé, sendo útil no seguimento de casos ao longo do tempo e na comparação de casos entre si.

Prova da redutibilidade do valgismo do hálux (conhecido também como prova de McBride) – utilizada na determinação do grau de retração dos tecidos moles laterais na deformidade do hálux valgo. Participam desse fenômeno os ligamentos e a cápsula lateral da metatarsofalângica do primeiro raio, além da musculatura adutora do hálux representada principalmente por seu tendão que se insere na face lateral da base da falange proximal do hálux. Com o paciente em posição ortostática bipodálica, o examinador aplica força varizante na borda lateral do hálux anotando o grau de redutibilidade da deformidade em valgo (Figura 13.30). Considera-se normal (sem contraturas ou retrações) quando o hálux se alinha com o eixo do metatarso (o que corresponde a um pequeno grau de varismo do hálux em relação ao pé). Quando esse limite não é atingido, admite-se como necessária a liberação das estruturas laterais quando do tratamento cirúrgico do hálux valgo.

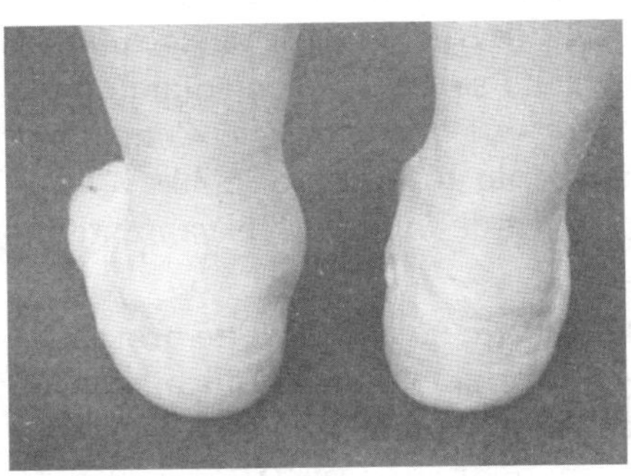

Figura 13.29 Sinal de *too many toes* à esquerda. São visíveis os terceiro, quarto e quinto dedos, enquanto no lado oposto nem sequer o quinto dedo pode ser observado.

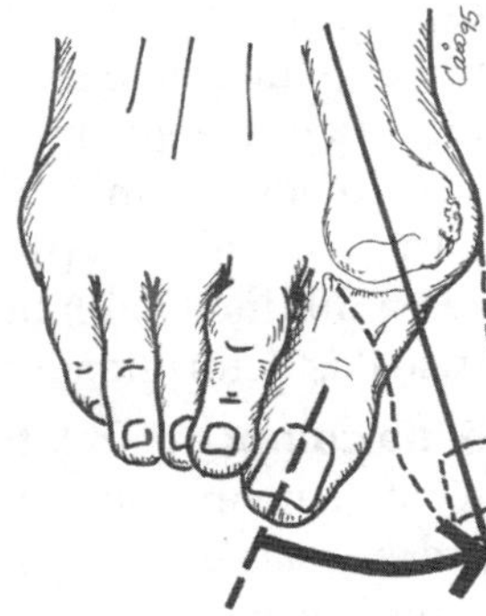

Figura 13.30 Prova de McBride da redutibilidade do valgismo do hálux.

Teste da hipermobilidade do primeiro raio – o conceito de hipermobilidade do primeiro raio foi introduzido por Morton em 1928, depois por Lapidus, que sugeriu associação com o hálux valgo. É utilizado para avaliar o grau de movimentação da primeira articulação tarsometatársica nas síndromes de insuficiência do primeiro raio e no hálux valgo juvenil. Pode ser realizado de duas formas distintas. Na primeira, o examinador fixa com uma das mãos os quatro raios laterais (do II ao V), enquanto o polegar e o indicador da outra mão apreendem a cabeça do primeiro metatarso com o tornozelo em posição neutra. Mantendo os raios laterais fixos, aplicam-se forças nos sentidos plantar e dorsal, a fim de mobilizar o primeiro raio (flexão e extensão). Um suave *end point* pode ser observado.

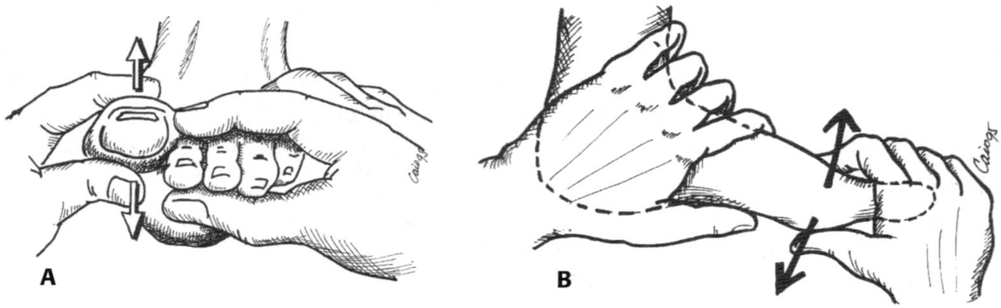

Figura 13.31 Prova da hipermobilidade do primeiro raio. **A**) Método 1. **B**) Método 2.

O resultado da prova realizada dessa maneira é grafado em milímetros de deslocamentos dorsal e plantar (Figura 13.31). Na outra maneira de se graduar a mobilidade do primeiro raio do pé, o examinador fixa o retro e mediopés com uma das mãos que se encontra apoiada na face medial do pé a ser examinado. Dessa forma, o polegar e o indicador podem fixar a cunha medial de maneira efetiva. Com o polegar e o indicador da mão oposta, o examinador segura a cabeça do primeiro metatarso aplicando, ainda dessa vez, forças capazes de deslocar o primeiro raio dorsal e plantarmente, lembrando de manter o tornozelo em posição neutra (Figura 13.31B). O grau de deslocamento do primeiro raio é mensurado com goniômetro colocado sobre a face medial do pé e cujo centro coincida com a articulação tarsometatársica do primeiro raio. Considera-se normal a excursão total (flexoextensão) do primeiro raio até o limite de 30°. Valores superiores a 30° indicam hipermobilidade do raio capaz de influir decisivamente no prognóstico das deformidades.

Teste da compressão laterolateral do antepé – usado na detecção de processos inflamatórios e neoplásicos expansivos dos espaços intermetatarsais. Aplica-se força de compressão nas cabeças do I e V metatarsos para aproximá-las entre si, causando redução substancial dos espaços intermetatarsais. A manobra pode ser potencializada exercendo-se pressão plantar com o polegar de uma das mãos na região metatársica que desperta mais interesse, ao mesmo tempo que a outra mão realiza a compressão laterolateral (Figura 13.32).

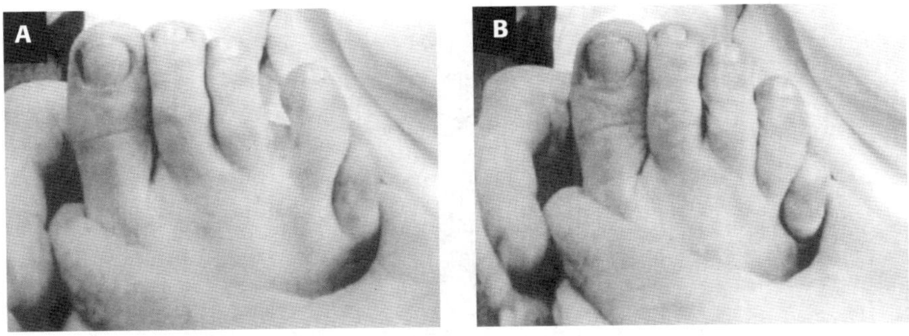

Figura 13.32 **A**) Examinador posicionado para a realização do teste potencializado da compressão laterolateral do antepé. Reparar que o polegar da mão direita pressiona a face plantar do terceiro espaço intermetatarsal com intensidade suficiente para produzir o afastamento dos raios entre si. **B**) Ao mesmo tempo que se exerce a força de compressão laterolateral, alivia-se a compressão plantar permitindo a mobilização e o "pinçamento" dos tecidos moles regionais pela cabeça dos metatarsos.

Na eventualidade de existência de processos inflamatórios, surge dor na região inflamada acompanhada ou não de parestesias na região de inervação dos ramos digitais comprometidos. No quadro de neuroma de Morton, a prova costuma ser francamente positiva, acompanhando-se de estalido característico (clique) e ressalto doloroso resultante da movimentação brusca do neuroma no espaço entre as cabeças metatársicas, o que produz dor em choque irradiada para os dedos correspondentes aos ramos neurais acometidos – sinal de Mulder. A presença de dor também pode ser positiva para fratura por estresse.

Teste da gaveta metatarsofalângica (manobra de Thompson e Hamilton) – em 1986, Thompson e Hamilton descreveram "o sinal da gaveta", útil na determinação de quadros de instabilidade de origem traumática ou inflamatória dessas articulações. Com o tornozelo em posição neutra, o examinador fixa com os polegares e os indicadores a diáfise da falange proximal, enquanto a outra mão estabiliza em forma de pinça a cabeça do metatarso, o colo do metatarso e a falange proximal do raio a ser examinado. Com movimentos suaves, tentar deslocar nos sentidos dorsal e plantar a falange sobre a cabeça metatársica. Sugere-se a graduação da gaveta em estágios como descrito a seguir:

- Estádio 0 – articulação estável: deslocamento mínimo, resultante apenas da elasticidade das estruturas estabilizadoras.
- Estádio I – deslocamento inferior a 50% da largura total da articulação MTF examinada.
- Estádio II – deslocamento superior a 50% da largura total da articulação MTF examinada.
- Estádio III – articulação completamente luxável.
- Estádio IV – articulação luxada.

Quando há insuficiência das estruturas capsuloligamentares (frouxidão ou ruptura) ou lesão da placa plantar, a excursão observada é ampla o bastante para diferenciá-la das articulações normais com as quais é comparada (Figura 13.33).

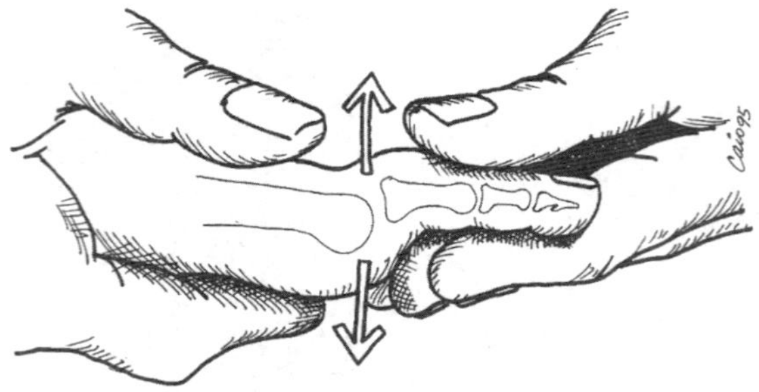

Figura 13.33 Teste da gaveta metatarsofalângica.

Durante a mesma prova e com a mesma delicadeza, podem ser testadas a estabilidade lateral (adução e abdução – lesão dos ligamentos colaterais) e a hiperextensão (lesão da cápsula plantar), sempre de forma comparativa com as articulações adjacentes e com as contralaterais.

Teste da redutibilidade das garras (e martelo) dos artelhos (também conhecido como teste de Kelikian-Ducroquet) – utilizado para testar a existência de retrações e contraturas capsuloligamentares e tendíneas das articulações metatarsofalângicas e interfalângicas dos dedos dos pés quando da existência de deformidades em martelo ou garra. Aplica-se pressão com os polegares na cabeça dos metatarsos, região central do antepé, para acentuar ou produzir o arqueamento transverso dessa região. Na vigência de contraturas e retrações dos tecidos mencionados, as deformidades dos dedos não se alteram quando da realização da manobra, sendo consideradas rígidas ou estruturadas. Nas deformidades flexíveis ou funcionais, a manobra produz a correção do posicionamento dos dedos indicando tática diferenciada no tratamento das deformidades (Figura 13.34).

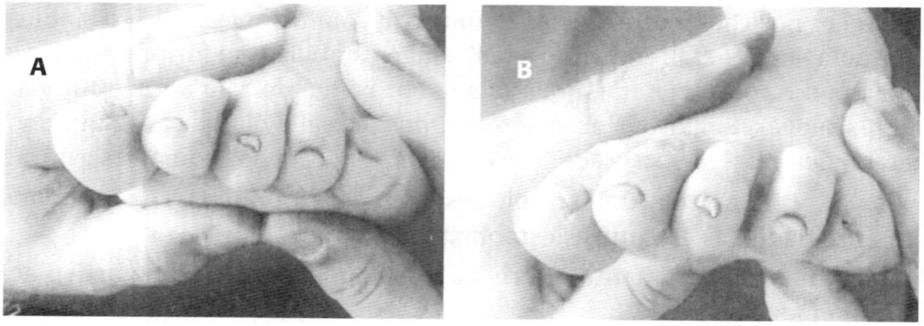

Figura 13.34 Teste de Kelikian-Ducroquet para avaliar a flexibilidade de deformidades dos artelhos. **A**) Posicionamento correto antes de aplicar a pressão plantar com ambos os polegares. Notar que os segundo, terceiro e quarto dedos se apresentam deformados em garra. **B**) Aplicada a pressão plantar, ocorre correção das deformidades dos segundo e terceiro dedos (flexíveis) e mantém-se a deformidade do quarto (rígida).

Teste de Kleiger – utilizado para detectar lesões no ligamento deltoide. O paciente está sentado com os joelhos em 90°. O examinador segura o pé do paciente e tenta abduzir o antepé. O teste é positivo se o paciente se queixar de dor medial e lateralmente. O examinador pode sentir o tálus se deslocar levemente do maléolo medial.

Teste de Hoffa – o paciente se posiciona em decúbito ventral com os pés pendentes para fora da mesa. O examinador palpa os tendões calcâneos bilateralmente, enquanto o paciente realiza flexão plantar e dorsal. O tendão do lado lesado encontra-se menos retesado do que o do lado normal. Pode haver também dorsiflexão aumentada no lado lesado. O teste é positivo para fratura de calcâneo.

Teste de Tinel no tornozelo – o sinal de Tinel deve ser pesquisado em duas regiões do tornozelo. O ramo tibial anterior do nervo fibular profundo pode ser testado na região anterior do tornozelo. O nervo tibial posterior pode ser testado na região posterior ao maléolo medial. Em ambos os casos, a sensação de parestesia é sinal positivo para o teste.

Teste de Buerger – destinado para avaliação do suprimento arterial no membro inferior. O paciente posiciona-se em posição supina enquanto o examinador eleva a perna do paciente a 45° durante no mínimo 3 minutos. O suprimento sanguíneo é deficiente se o dorso do pé descorar e as veias proeminentes colapsarem quando a perna é elevada inicialmente. É solicitado ao paciente para sentar-se, com as pernas pendentes. Se levar de 1 a 2 minutos para se observar a cianose avermelhada da pele e para as veias se encherem e se tornarem proeminentes, o teste é confirmado como positivo.

Teste do músculo tríceps sural – o músculo tríceps sural, principal flexor do tornozelo, é facilmente testado solicitando-se ao paciente que fique na ponta dos pés. A prova pode ser potencializada ao solicitarmos ao paciente que permaneça na ponta de apenas um dos pés (Figura 13.35).

Teste do músculo tibial anterior – fixando-se a perna com uma das mãos e com a outra a porção anterior do pé, solicita-se ao paciente que realize dorsiflexão do tornozelo (Figura 13.36). O tibial anterior é o mais importante extensor do tornozelo, mas é auxiliado pelo extensor do hálux e pelo extensor comum dos dedos. Devemos, enquanto fazemos a prova de avaliação do tibial anterior, constatar sua presença por meio da impressão que seu tendão imprime sob a pele durante o esforço. Sua atuação também pode ser avaliada durante a manobra da inversão e adução contra a resistência utilizada para testar o músculo tibial posterior.

Teste do músculo tibial posterior – realizado mantendo-se fixa a extremidade inferior da perna ao mesmo tempo que o paciente tenta realizar inversão e adução do pé contra a resistência oferecida pelo examinador. Ambos os inversores do pé – os músculos tibiais anterior e posterior – são testados nessa manobra. Não é possível isolar a ação de cada um dos músculos nessa manobra (Figura 13.37).

Teste dos músculos fibulares curto e longo – realizado estabilizando-se a perna com uma das mãos e solicitando ao paciente que faça abdução e eversão do pé ao mesmo tempo que se aplica resistência contra esses movimentos (Figura 13.38). Ambos os fibulares realizam a eversão do pé, porém a ação específica do fibular longo pode ser sentida ao constatarmos o abaixamento do primeiro raio metatársico durante a realização dessa manobra. São observações difíceis de quantificar, mas o examinador experiente consegue perceber a ação de cada músculo e, embora sem poder isolá-las completamente, avaliar sua efetividade.

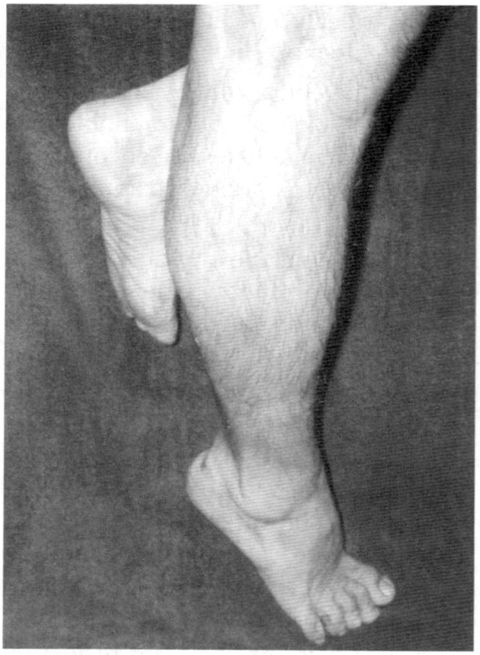

Figura 13.35 Manobra da ponta dos pés potencializada para avaliação do músculo tríceps sural.

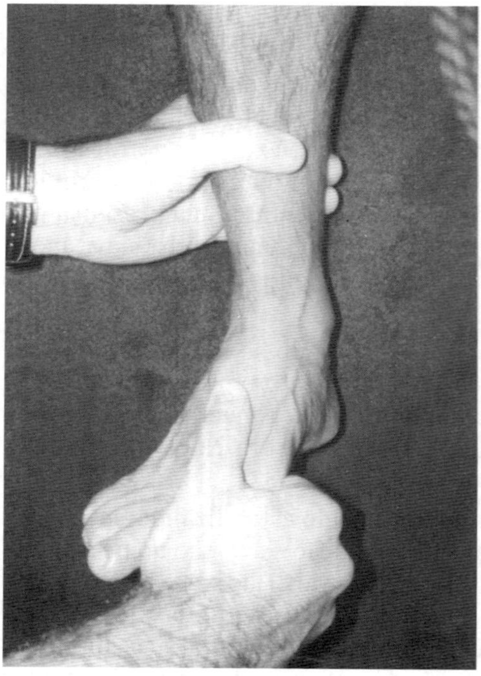

Figura 13.36 Manobra para testar o músculo tibial anterior.

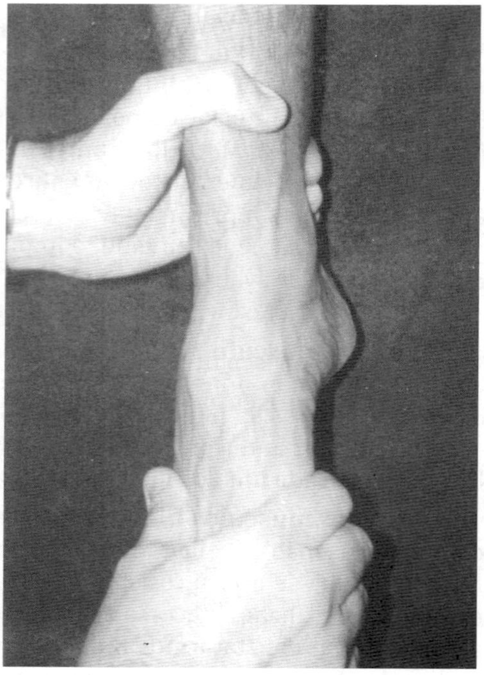

Figura 13.37 Teste para o músculo tibial posterior.

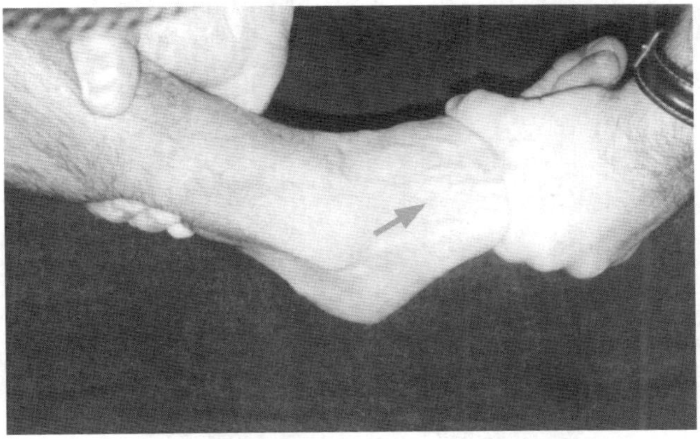

Figura 13.38 Teste para os tendões fibulares.
A seta aponta a saliência do terceiro tendão fibular.

Teste do músculo extensor longo do hálux – realizado ao solicitar ao paciente que faça a extensão do hálux, enquanto o examinador procura mantê-lo imóvel a partir de sua extremidade distal. Esse tendão, quando acionado contra a resistência, determina o aparecimento de silhueta bastante visível na região dorsal do pé. Na região do tornozelo, o tendão torna-se menos saliente por ter sido envolvido pelo retináculo dos extensores, porém constitui importante marco anatômico utilizado, em conjunto, com o tendão do músculo tibial anterior, como referência para inúmeros procedimentos relativos à articulação do tornozelo. A ação do extensor longo do hálux faz-se sentir principalmente sobre a articulação interfalângica, razão pela qual devemos tomar o cuidado de circunscrever, a essa articulação, a resistência para a realização da prova (Figura 13.39).

Teste do músculo flexor longo do hálux – o paciente é solicitado para realizar a flexão da articulação interfalângica do hálux ao mesmo tempo que o examinador aplica resistência contra esse movimento na polpa digital (Figura 13.40). A ação do músculo flexor longo do hálux faz-se principalmente sobre a falange distal do hálux. Sua avaliação exige o posicionamento correto do examinador e das forças de resistência sob risco de não ser obtida a avaliação pretendida.

Teste do músculo flexor curto do hálux – com o pé mantido em flexão plantar e estabilizado pelo calcanhar, o paciente é solicitado a realizar flexão da articulação metatarsofalângica do hálux, ao mesmo tempo que o examinador aplica resistência contra esse movimento na região plantar da falange proximal do hálux (Figura 13.41).

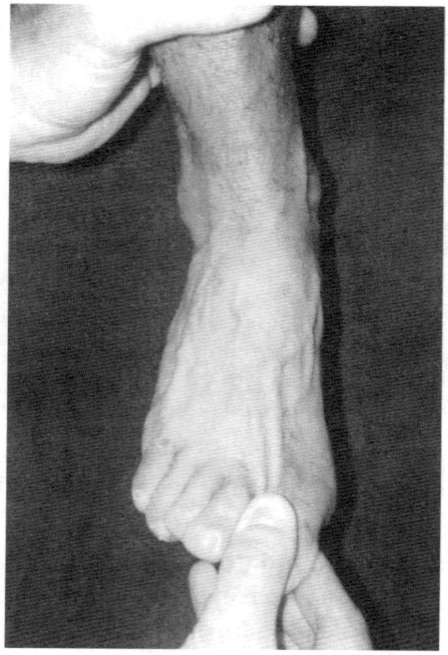

Figura 13.39 Teste do músculo extensor longo do hálux.

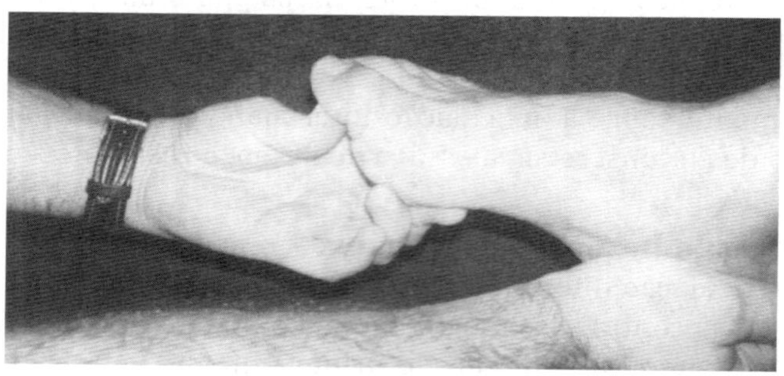

Figura 13.40 Teste do músculo flexor longo do hálux.

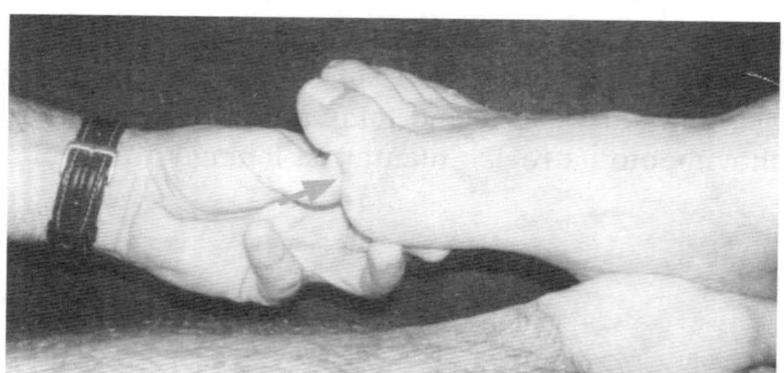

Figura 13.41 Teste do músculo flexor curto do hálux.

Teste do músculo extensor longo dos dedos – ao mesmo tempo que o paciente é solicitado a realizar a extensão das articulações interfalângicas distais dos quatro pequenos dedos laterais (II ao V), o examinador aplica força contrária a esse movimento na face dorsal das extremidades dos pequenos artelhos – região das falanges distais (Figura 13.42).

Teste do músculo extensor curto dos dedos – mantendo-se estáveis as interfalângicas dos pequenos dedos e o tornozelo, solicita-se ao paciente que realize a extensão da articulação metatarsofalângica dos quatro dedos laterais (Figura 13.43).

Teste do músculo flexor longo dos dedos – mantendo, com uma das mãos, estabilizadas as metatarsofalângicas dos quatro artelhos laterais, o examinador aplica força extensora nas polpas desses mesmos dedos solicitando ao paciente que realize flexão de suas articulações interfalângicas (Figura 13.44).

Teste dos músculos lumbricais – o examinador estabiliza as cabeças dos metatarsos laterais (II ao V) por sua face plantar, enquanto o paciente é solicitado a fletir as articulações metatarsofalângicas dos mesmos raios. Durante a manobra, os lumbricais, agindo normalmente, promovem a extensão das articulações interfalângicas (Figura 13.45).

Teste dos músculos interósseos – após a estabilização das articulações metatarsofalângicas, solicita-se ao paciente que realize a extensão das articulações interfalângicas contra a resistência (Figura 13.46). Por não ser comum a habilidade de abdução e adução dos artelhos, a solicitação desse movimento para a avaliação dos músculos interósseos nos pés perde importância clínica, diferentemente do exame das mãos.

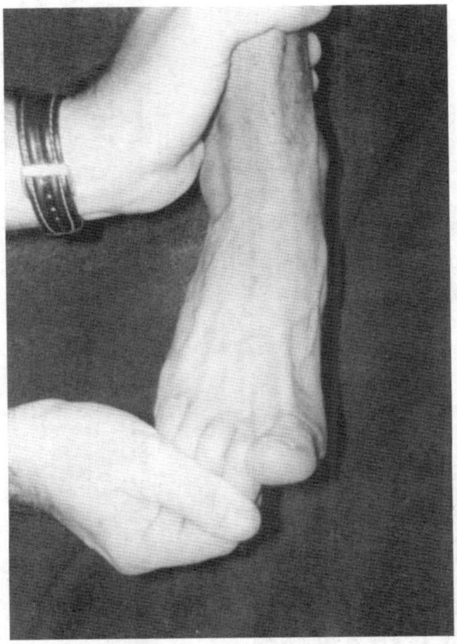

Figura 13.42 Teste do músculo extensor longo dos dedos.

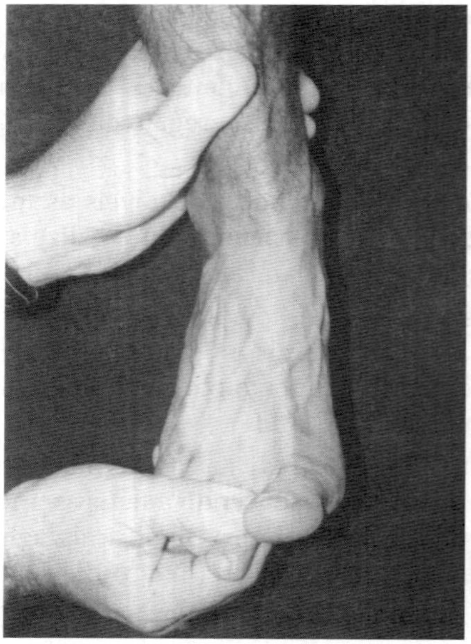

Figura 13.43 Teste do músculo extensor curto dos dedos.

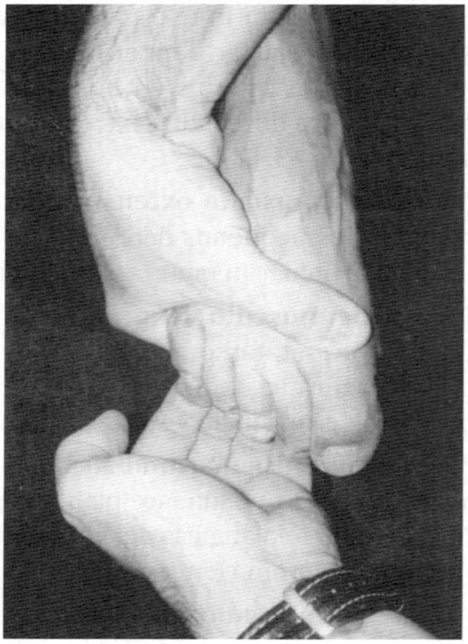

Figura 13.44 Teste do músculo flexor longo dos dedos.

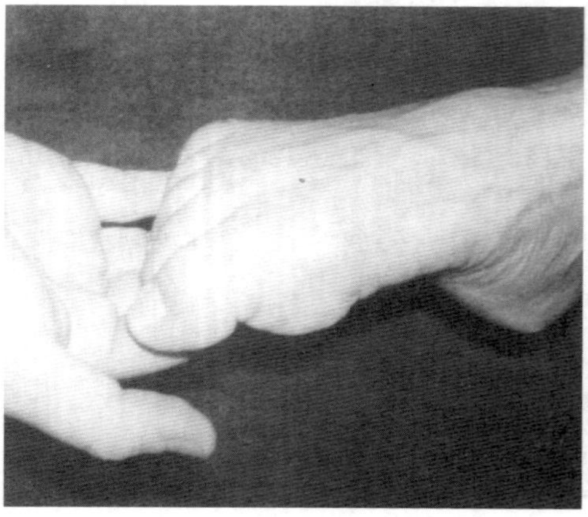

Figura 13.45 Teste dos músculos lumbricais.

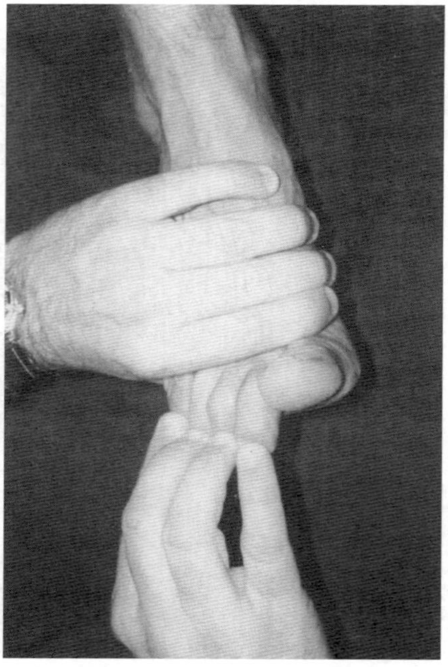

Figura 13.46 Teste dos músculos interósseos.

BIBLIOGRAFIA

Alexander IJ. The foot – examination & diagnosis. 2nd ed. New York: Churchill Livingstone; 1987. p. 182.

Hoppenfeld S. Propedêutica ortopédica – coluna e extremidades. Rio de Janeiro: Atheneu; 1980. p. 276.

Jahss MH. Disorders of the foot and ankle: medical and surgical management. 2nd ed. Philadelphia, USA WB Saunders Co.; 1991.

Mann RA. Principies of examination of the foot and ankle. In: Surgery of the foot. 5th ed. St. Louis, USA; Mosby; 1985. p. 30-49.

Nery CAS. Propedêutica do tornozelo e pé do adulto. Fascículos de Propedêutica Ortopédica – UNIFESP – Escola Paulista de Medicina; 1996.

Nery C, Coughlin ML, Baumfeld D, Mann TS. Instabilidade das articulações metatarsicofalângicas e lesões de placas plantares: estudo clínico e morfológico. ABTPé. 2011;5(2):63-74.

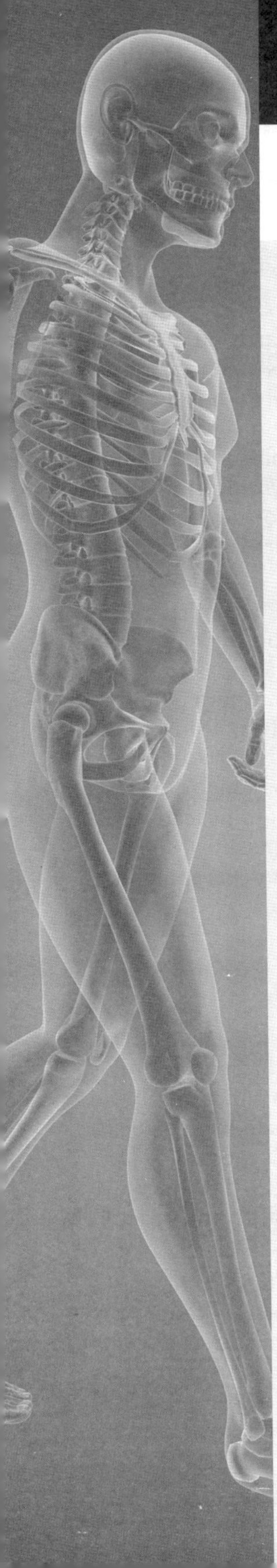

CAPÍTULO

14

Desenvolvimento Postural dos Membros Inferiores na Criança

- Akira Ishida
- Sergio S. Kuwajima

Uma das principais características que diferenciam o homem moderno dos demais mamíferos é sua postura ereta, que é o resultado de milhões de anos de evolução. Muitas das fases do desenvolvimento musculoesquelético da criança possuem origem pré-histórica, e vários aspectos do comportamento humano constituem reminiscências da vida sobre as árvores.

A ordem dos primatas, à qual pertencemos, evoluiu de pequenos mamíferos insectívoros no final da era mesozoica, há cerca de 70 milhões de anos, a partir de um animal quadrúpede chamado Plesiadapis, que vivia tanto nas árvores quanto no solo.

O fóssil do primeiro ancestral conhecido do homem a caminhar sobre dois pés foi descoberto na África oriental e incluído na espécie *Australopithecus afarensis*. São restos de uma mulher que viveu há aproximadamente 3 milhões de anos, e foi "batizada" pelos paleontólogos com o nome de "Lucy".

A nossa espécie (*Homo sapiens*) surgiu algo em torno de 300.000 a 400.000 anos atrás, sendo que o homem moderno totalmente desenvolvido (*Homo sapiens sapiens*) já proliferava em abundância no hemisfério leste há cerca de 300.000 anos.

Durante esse processo evolutivo, os membros inferiores tornaram-se mais longos e retos. O glúteo máximo foi deslocado para trás e cresceu em volume, passando a atuar como extensor da coxa. Ao mesmo tempo, houve também aumento das dimensões do músculo quadríceps femoral, que tem a função de impedir a flexão do joelho durante o apoio bipodal.

Antes de atingir o padrão de um adulto normal, os membros inferiores dos humanos assumem diferentes posturas desde a fase embrionária até o final do crescimento.

DESENVOLVIMENTOS EMBRIONÁRIO E FETAL DOS MEMBROS INFERIORES

As extremidades inferiores do corpo humano desenvolvem-se a partir de dois pequenos brotos que surgem na parede ventrolateral do embrião a partir da quinta ou sexta semana de gestação. A porção central (interna) desses brotos é constituída de mesênquima condensado, que é revestido por um espessamento conhecido como crista ectodérmica apical. Junto com a proliferação do mesênquima, ocorrem o crescimento do broto e a invasão de vasos e nervos, formando-se um blastema, cuja porção central se condrifica e passa a depositar matriz cartilaginosa. Essa matriz, por sua vez, desenvolve-se sob uma forma semelhante à dos ossos longos do adulto. Assim, o molde, inicialmente composto por mesênquima, converte-se em cartilagem que, por sua vez, acabará se ossificando.

Existem dois tipos de ossificação: membranosa e endocondral. A ossificação do tipo membranosa ocorre por transformação direta do tecido fibrocelular em osso. Isso é o que ocorre com a clavícula e a maioria dos ossos craniofaciais. Os ossos pós-cranianos são formados por metamorfose do mesênquima fibrocelular para o modelo cartilaginoso, o qual posteriormente sofre invasão vascular com a formação do centro primário de ossificação. A vascularização prossegue e propicia o aparecimento dos centros secundários de ossificação nas extremidades dos ossos longos. A placa de crescimento que se desenvolve a partir do centro primário de ossificação é responsável pelo crescimento desses ossos longos. Ambos os tipos de ossificação estão presentes na maioria dos ossos, fazendo com que haja alongamento, alargamento e remodelação do esqueleto.

Os brotos seguem aumentando em tamanho em consequência da migração, da proliferação e da diferenciação dos tecidos mesenquimais, sendo que ao término da sexta semana eles se tornam achatados para a formação dos pés.

A seguir, desenvolvem-se constrições para a demarcação dos dígitos e divisão dos membros em dois segmentos: cranial e caudal. A proliferação e a diferenciação dos tecidos parecem ser controladas por mecanismos genéticos, sofrendo pouca influência de fatores externos. Entretanto, a partir do momento em que todos os tecidos específicos do membro estão formados, ocorre ação cada vez maior de fatores mecânicos, que passam a modelar o esqueleto. Assim, o aparecimento dos ligamentos, das inserções musculares e dos vasos determina a formação de acidentes ósseos, tais como proeminências e sulcos.

A rotação dos membros inferiores faz parte do desenvolvimento embrionário normal, que ocorre a partir da sétima semana. Nessa fase, os eixos longitudinais dos membros inferiores são paralelos entre si, com os componentes pré-axiais localizados na face anterior, e os pós-axiais, na região posterior. Esse processo ocorre porque as camadas ectodérmica e mesodérmica crescem de maneira diferenciada, em uma sequência predeterminada geneticamente e não dependente da ação muscular, durante a fase embrionária da gestação.

Durante a fase fetal, outros fatores, além da herança genética, podem influenciar a morfologia dos membros inferiores, alterando a orientação desses, principalmente nos planos transversal e frontal.

Inicialmente (final da quarta semana), a porção correspondente ao futuro pé tem sua face plantar orientada cranial e medialmente. Gradualmente, vai ocorrendo a rotação medial do broto dos membros inferiores, de tal modo que, ao final da sétima semana, as faces plantares de ambos os pés estão em contato entre si ("posição de oração") e em linha reta com as pernas, ou seja, em posição de equino varoadução. Findo o período embrionário (primeiras oito semanas de gestação), tem início o período fetal. Durante esse período, ocorre progressivamente, além da torção lateral da extremidade caudal da tíbia e da fíbula, que pode variar de 2° a 20° ao nascimento, deslocamento lateral do tálus, aumento do ângulo entre o eixo longitudinal do calcâneo e o plano do solo e diminuição do desvio medial do primeiro metatarso, de modo que, ao nascimento, os pés estão praticamente na postura normal do indivíduo adulto.

DESENVOLVIMENTO PÓS-NATAL DO ÂNGULO DO JOELHO NO PLANO FRONTAL

O comportamento do ângulo do joelho em crianças de diferentes idades já foi objeto de estudo em diversos trabalhos relatados na literatura. Böhm foi o primeiro a sugerir que os desvios em varo e valgo do joelho poderiam fazer parte do crescimento normal, sem fazer, entretanto, distinção clara do limite de normalidade. Tal padronização ocorreu após a publicação do estudo populacional de Salenius e Vankka, no qual foi medido o ângulo tibiofemoral nas radiografias dos joelhos de 979 indivíduos, incluindo desde recém-nascidos até adolescentes de 13 anos de idade. Seus resultados indicaram que, ao nascimento, existe varismo de aproximadamente 16°, que gradualmente diminui para 10° no primeiro ano e 0° entre 18 meses e 2 anos, passando para um valgismo máximo em torno de 12° por volta de 3 anos. A partir daí ocorre regressão do valgismo até a idade de 7 anos, quando os joelhos atingem o ângulo definitivo de 5° a 6°. Esse padrão de evolução, de acordo com as idades, é semelhante ao relatado por outros autores que se utilizaram de medidas clínicas, embora os valores angulares absolutos tenham sido discretamente menores. Essas diferenças podem estar relacionadas ao fator racial, pois cada um desses trabalhos foi realizado em países diferentes (Suécia, Estados Unidos, China e Brasil).

O ângulo do joelho no plano frontal pode ser medido clinicamente colocando-se o indivíduo em pé com os membros inferiores alinhados. Para a avaliação do valgismo, o goniômetro deve ser colocado na face lateral do joelho com o lado medial das coxas em discreto contato. O varismo é medido de modo semelhante, porém com ambos os pés em contato entre si.

Outra maneira de se avaliar o varismo e o valgismo do joelho é medir a distância em centímetros entre os côndilos femorais mediais e os maléolos tibiais, respectivamente.

DESENVOLVIMENTO PÓS-NATAL DA TORÇÃO DOS MEMBROS INFERIORES

A torção dos membros inferiores refere-se à rotação desses em seu eixo longitudinal ou axial, que ocorre principalmente nos segmentos cranial do fêmur e caudal da tíbia.

A rotação medial que ocorre durante o período embrionário afeta principalmente a parte cranial do fêmur e é traduzida pelo ângulo de declinação ou anteversão do colo femoral. Ao nascimento, esse ângulo é de aproximadamente 40°, com variação de 30° a 60°. Ele diminui progressivamente durante o crescimento, chegando a 25°-30° aos 12 anos de idade e aproximadamente 12°-15° no adulto.

O grau de anteversão do colo femoral tem influência direta sobre a amplitude de rotação do quadril, de modo que ao nascimento, quando essa anteversão atinge o máximo, a rotação medial é de 35° a 40° maior que a rotação lateral. Ao mesmo tempo, existe também discreto encurvamento em varo e rotação medial da tíbia. Essa "deformidade fisiológica" é secundária à posição que o feto assume durante os últimos meses de gestação. Se o feto ficar em posições extremas ou assimétricas, ou ainda se houver predisposição genética a deformidades torsionais, o grau de rotação dos membros inferiores pode aumentar ou diminuir. Durante o desenvolvimento normal, a maior parte dessas atitudes presentes ao nascimento sofrerá regressão espontânea. Assim, na idade adulta, a rotação medial do quadril será em média 40°, e a externa, cerca de 45°, com ângulo médio de anteversão do colo femoral de 15°. A tíbia, por sua vez, se retificará, e a rotação medial, presente ao nascimento, evoluirá para rotação lateral de cerca de 20°.

A avaliação da orientação rotacional dos membros inferiores deve incluir uma série de medidas que compreendem o ângulo dos pés durante a deambulação (ângulo de progressão da marcha), a amplitude de rotação medial e lateral dos quadris em decúbito ventral, o ângulo formado entre os eixos longitudinais dos pés e das coxas (ângulo coxa-pé) e o ângulo entre o eixo transmaleolar e o eixo longitudinal do pé (ângulo do eixo transmaleolar).

Todos esses parâmetros são analisados em conjunto, para determinar a orientação dos membros inferiores no plano transversal, tanto em relação à porção cranial do fêmur quanto na região caudal da tíbia.

Existem poucos estudos populacionais relatando tais parâmetros, cujos limites de normalidade passaremos a descrever.

Ângulo de progressão da marcha – é o ângulo entre o eixo longitudinal do pé e a linha de progressão da marcha. Sua avaliação pode ser realizada visualmente, pela observação da deambulação da criança vista de frente, ou então por meio da mensuração das marcas produzidas pelos calçados sobre uma superfície de papel, após terem sido as solas mergulhadas em tinta ou pós de giz colorido. São consideradas seis pegadas por indivíduo, ou seja, três passos consecutivos de cada lado. É obtida uma média dos seis valores angulares, que corresponde ao ângulo de progressão da marcha para o indivíduo em questão. Se houver marcha em rotação medial, o ângulo terá valor negativo, o contrário ocorrendo com a rotação lateral. Há pouca variação durante a infância até a idade adulta, com a média permanecendo em torno de 10° e variação normal de –3° a 20°.

Rotação medial do quadril (Figura 14.1) – é sempre maior ao nascimento, ocorrendo diminuição progressiva com o avanço da idade. A partir da meia-infância, a média para o sexo masculino é de 50°, com variação normal de 25° a 65°. Para o sexo feminino, a média é de 40°, e a variação normal, de 15° a 60°.

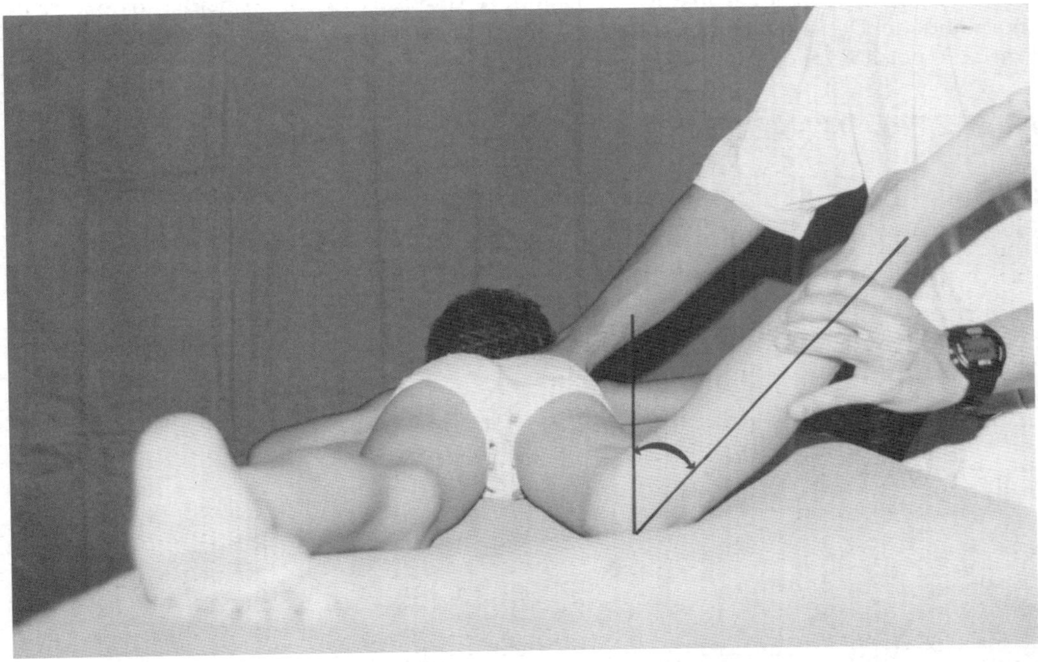

Figura 14.1 Método clínico da mensuração da rotação medial do quadril no paciente em decúbito ventral.

Rotação lateral do quadril (Figura 14.2) – também é maior ao nascimento e diminui com a idade. Após a metade da infância, seu valor médio é de 45°, e a variação normal, de 25° a 65°.

As rotações do quadril (lateral e medial) são medidas com o indivíduo em decúbito ventral e os joelhos em flexão de 90° e refletem o grau de anteversão do colo femoral. Assim, quanto maior a anteversão, maior a amplitude de rotação medial do quadril.

Outro método clínico utilizado na avaliação da anteversão do colo femoral pode ser descrito da seguinte maneira: o indivíduo é colocado em decúbito dorsal horizontal com os membros inferiores estendidos sobre a mesa de exame; a seguir, faz-se a rotação do membro até que o trocanter maior do fêmur fique em sua posição mais lateral; nesse momento, mede-se o ângulo entre o eixo transcondilar do fêmur e o plano da mesa, que corresponderá ao ângulo de anteversão do colo femoral.

Ângulo coxa-pé e ângulo do eixo transmaleolar – são utilizados para a determinação da orientação da perna e do pé no plano transverso. A mensuração de tais ângulos é feita no indivíduo em decúbito ventral e com os joelhos em flexão de 90° e tornozelos em posição neutra. O ângulo coxa-pé é aquele formado entre os eixos longitudinais da coxa e do pé (Figura 14.3). O ângulo do eixo transmaleolar é aquele formado entre o eixo longitudinal da coxa e uma linha perpendicular ao eixo que une as extremidades caudais de ambos os maléolos passando sobre o calcanhar (Figura 14.4). Valores negativos referem-se à rotação medial, enquanto à rotação lateral são dados valores positivos. O ângulo coxa-pé aumenta com a idade, sendo que a partir da meia-infância se torna menos variável, com média de cerca de 10° e variação normal de -5° até 30°. Os valores do ângulo do eixo transmaleolar geralmente são discretamente maiores do que os do ângulo coxa-pé, assim como a variação da faixa de normalidade. Dessa maneira, após a meia-infância, a média é de aproximadamente 20° e a variação normal vai de 0° até 40°.

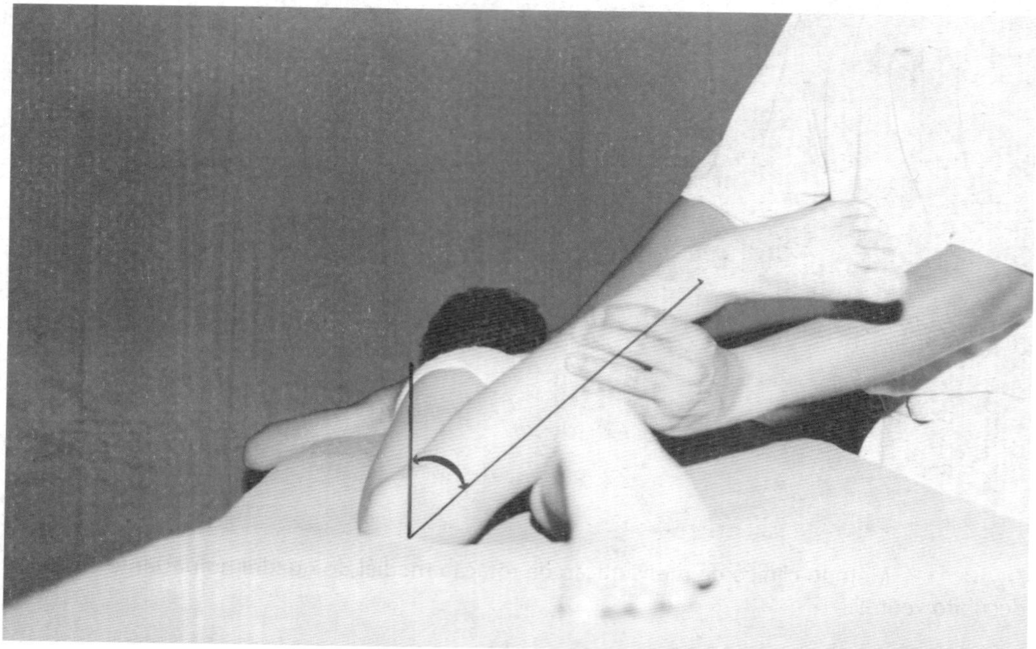

Figura 14.2 Método clínico da mensuração da rotação lateral do quadril no paciente em decúbito ventral.

A avaliação desses dois ângulos deve levar em consideração o fato de que deformidades, tais como metatarso varo e pé plano flexível, podem produzir marcha em rotação medial e lateral, respectivamente, independente do grau de rotação da tíbia e do fêmur.

Existem outros métodos clínicos para a avaliação da torção tibial, alguns dos quais incluem a utilização de instrumentos. Cabe aqui a descrição de dois métodos visuais preconizados por Tachdjian (1978).

No primeiro método, com a criança sentada na beira do leito e as pernas suspensas no ar ou em decúbito ventral e os joelhos em flexão de 90° e tornozelos em posição neutra, o eixo transcondilar da tíbia é colocado em posição paralela ao plano da mesa. A seguir, mede-se o ângulo entre esse eixo e o transmaleolar, obtendo-se assim o grau de torção tibial.

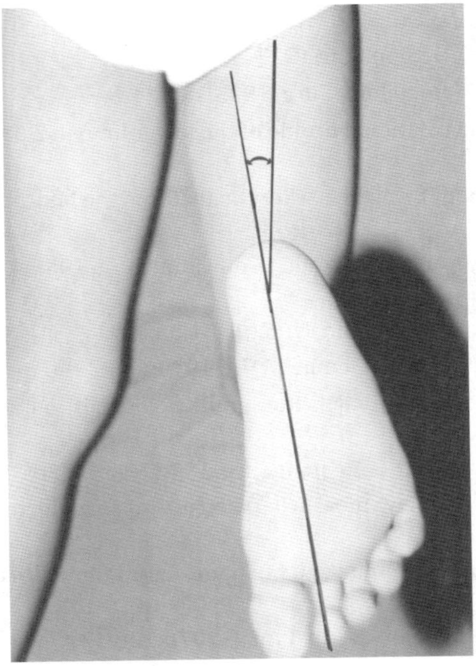

Figura 14.3 Método da mensuração do ângulo coxa-pé.

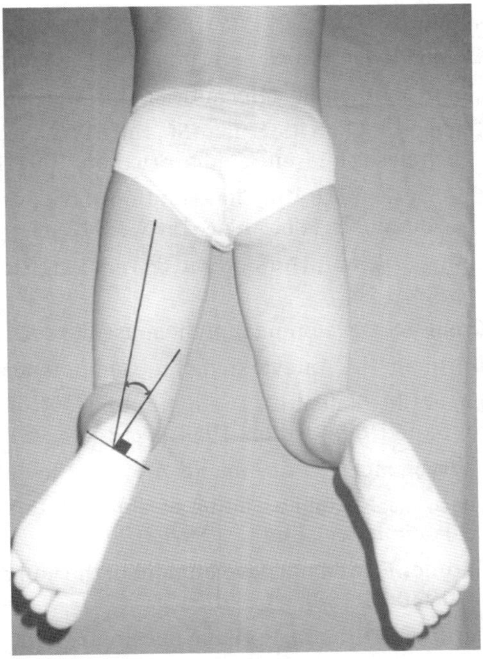

Figura 14.4 Método da mensuração do ângulo do eixo transmaleolar.

O segundo método é aplicado à criança sentada na beira do leito e as pernas suspensas no ar, com os joelhos em flexão de 90° e tornozelos em posição neutra. Mede-se então o ângulo entre a tuberosidade da tíbia e o eixo longitudinal do II metatarso do pé. No caso de haver deformidade do pé, o ponto de referência distal passa a ser o ponto médio entre o maléolo tibial e o maléolo fibular, na face anterior do tornozelo.

Os distúrbios da orientação dos membros inferiores nos planos frontal e transversal frequentemente são objeto de preocupação por parte dos pais da criança. É importante que o ortopedista saiba reconhecer as variações angulares normais que ocorrem durante o desenvolvimento musculoesquelético, as quais foram discutidas neste capítulo. Evita-se, dessa maneira, que se realizem tratamentos desnecessários de alterações "fisiológicas" que sofrerão correção espontânea. Por outro lado, deve-se igualmente evitar que um estado patológico passe despercebido, o que no futuro acarretará em deformidade permanente que pode levar ao desequilíbrio biomecânico do membro em questão.

BIBLIOGRAFIA

Arey LB. Developmental anatomy. A textbook and laboratory manual of embryology. Philadelphia: WB Saunders; 1965.

Badelon O, Bensahel H, Foeinais D, Lassale B. Tibiofibular torsion from the fetal period until birth. J Pediatr Orthop. 1989;9:169-73.

Blount WF. Bow leg. Wis Med J. 1941;0:484-7.

Böhm M. Genu varum und genu valgum infantum. Z Orthop Chir. 1927-1928;49:321.

Böhm M. Infantile deformities of the knee and hip. J Bone Joint Surg. 1933;15:574-8.

Cheng JCY, Chan PS, Chiang SC, Hui PW. Angular and rotational profile of the lower limb in 2,630 chinese children. J Pediatr Orthop. 1991;11:154-61.

Conroy GC, Rose MD. The evolution of the primate foot from the earliest primates to the Miocene hominoids. Foot Ankle. 1983;3:342-64.

Grane L. Femoral torsion and its relation to toeing-in and toeing-out. J Bone Joint Surg. 1959;41-A:421-8.

Crelin ES. Development of the musculoskeletal system. Ciba Clin Symp. 1981;33:1.

Durnham HA. Anteversion of the femoral neck in the normal femur. JAMA. 1915;65:223-4.

Engel GM, Staheli LT. The natural history of torsion and other factors influencing gait in childhood. Clin Orthop. 1974;99:12-7.

Fabry G, McEwen GD, Shands AR Jr. Torsion of the femur. J Bone Joint Surg. 1973;55-A:1726-38.

Fusco EB. Normal variation of tibial rotation: use of a new measuring instrument (articulated goniometer). J Int Coll Surg. 1963;39:482-8.

Gardner E. Prenatal development of the human hip joint, femur, and hip bone. Instr Course Lect. 1970;21:138.

Gardner E, Gray DJ. Prenatal development of the human femur. Am J Anat. 1970;129:121.

Heath CH, Staheli LT. Normal limits of knee angle in white children – genu varum and genu valgum. J Pediatr Orthop. 1993;13:259-62.

Holt JF, Latourette HB, Watson EH. Physiological bowing of the legs in young children. J Am Med Assn. 1954;154:390-4.

Hutter CG, Scott W. Tibial torsion. J Bone Joint Surg. 1949;31-A:511-8.

Jones KL. Smith's Recognizable patterns of human's malformations. Philadelphia: WB Saunders; 1988. p. 276.

Katz K, Naor N, Merlob P, Wielunsky E. Rotational deformities of the tibia and foot in preterm infants. J Pediatr Orthop. 1990;10:483-5.

Kawashima T, Uhthof HK. The embryology of the human locomotor system. Berlin: Springer--Verlag; 1990. p. 141.

Kite JH. Torsion of the lower extremities in small children. J Bone Joint Surg. 1954;36-A:511 -20.

Khermosh O, Lior G, Weissman SL. Tibial torsion in children. Clin Orthop. 1971;79:25-31.

Knight RA. Developmental deformities of the lower extremities. J Bone Joint Surg. 1954;36-A:521-7.

Le Damany P. Les torsions osseuses. Leur role dans la transformation des membres. J Anat. 1903;39:126-34.

Le Damany P. La torsion de tibia, normale, pathologique, experimentale. J Anat Physiol. 1909;45:598.

McEvan DW, Dunbar JS. Radiologic study of knockknee in childhood. J Canad Assn Radiol. 1958;10:59-62.

Morley AJM. Knock knee in children. Br Med J. 1957;2:976-9.

Murray PDF. Bones. A study of the development and structure of the vertebrate skeleton. Cambridge: Cambridge University Press; 1985.

Ogden JA, Grogan DP. Prenatal development and growth of the musculoskeletal system. In: Albright JA, Brand RA (eds). The scientific basis of orthopaedics. New York; Appleton & Lange; 1987. p. 91-160.

Parsons FG. The characters of the English thigh bone. J Anat Physiol. 1914;8:238-67.

Pearson K, Bell J. A study of the long bones of the English skeleton. Drapers Company Research Menioir, Biometric Series X and XI, Part I, Section I, Chaps. 1-6 and Part II, Section II, Chaps. 7-10. London: Cambridge University Press; 1919.

Ritter MA, De Rosa GP, Babcock JL. Tibial torsion. Clin Orthop. 1976;120:159-63.

Sadler TW. Langmans medical embriology. Baltimore: Williams & Wilkins; 1985.

Salenius P, Vankka E. The development of the tibiofemoral angle in children. J Bone Joint Surg Am. 1975;57-A:259-61.

Shands AR Jr, Steele MK. Torsion of the femur. J Bone Joint Surg. 1958;40-A:803-16.

Sherman M. Physiologic bowing of the legs. Southern Med J. 1960;53:830-6.

Staheli LT. Torsional deformity. Pediatr Clin North Am. 1977;24:799.

Staheli LT, Corbett M, Wyss C, King H. Lower extremity rotational problems in children. J Bone Joint Surg. 1985;67-A:39-47.

Swanson AB, Greene PW Jr, Allis HD. Rotational deformities of the lower extremity in children and their significance. Clin Orthop. 1963;27:157-75.

Tachdjian MO. Pediatric orthopedics. 2nd ed. Philadelphia; WB Saunders; 1990. p. 2791-824.

Trinkaus E. Functional aspects of Neandertal pedal remains. Foot Ankle. 1983;3:377-90.

Volpon JB, Abreu EMA, Furchi G, Nisiayama C. Estudo populacional do alinhamento do joelho no plano frontal durante o desenvolvimento. Rev Bras Ortop. 1986;21:91-6.

SEÇÃO

IV

NÔMINA ANATÔMICA

- Aldo Junqueira Rodrigues Júnior
- Consuelo Junqueira Rodrigues
- Alfredo Luis Jácomo
- Rafael Garcia de Oliveira

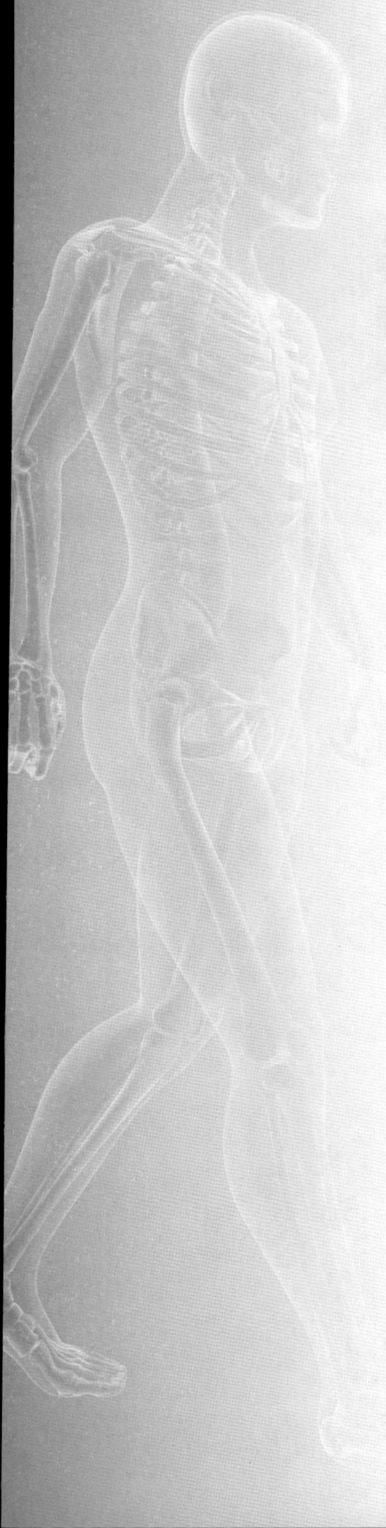

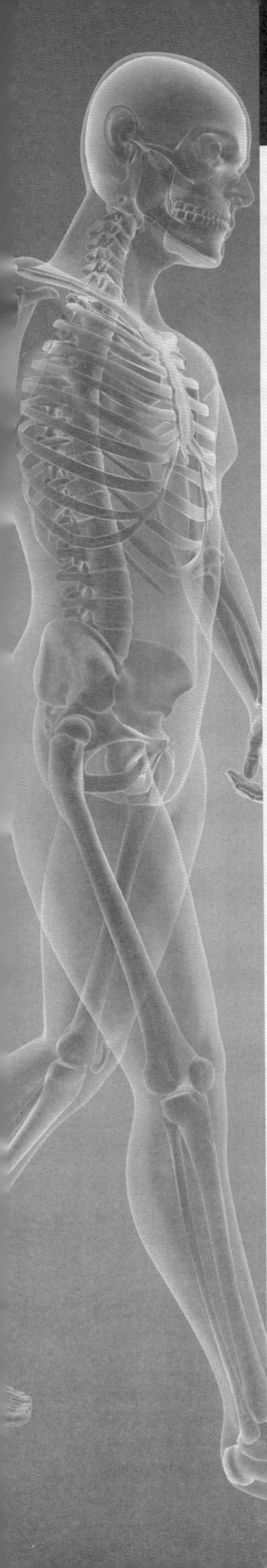

Entendemos a "Nômina Anatômica" como o somatório do trabalho sinérgico e harmônico de anatomistas clínicos, cirurgiões, clínicos, ortopedistas, especialistas nas diversas áreas da Medicina e todos os profissionais da área da saúde.

Esta seção objetiva fornecer a listagem das diferentes estruturas anatômicas nomeando-as de acordo com a última versão da "Nômina Anatômica", internacionalmente proposta e aceita no Brasil.

A estratégia do arranjo da seção procurou facilitar a busca realizada, em geral, sob forma de consulta. Assim propusemos os seguintes tópicos:

1. Regiões topográficas do corpo humano.
2. Aparelho locomotor.
3. Sistema vascular.
4. Sistema nervoso.

Os profissionais da área da Ortopedia poderão buscar o respaldo anatômico toda vez que assim acharem conveniente e necessário.

REGIÕES DO PESCOÇO (Cervicais)

Região anterior do pescoço (Trígono anterior do pescoço)
Trígono submandibular
Trígono carótico
Trígono muscular (omotraqueal)
Trígono submental
Região esternocleidomastoidea
Fossa supraclavicular menor
Região lateral do pescoço (Trígono posterior do pescoço)
Trígono omoclavicular
Fossa supraclavicular maior
Região posterior do pescoço (Região nucal)

REGIÕES DO PEITO (Tórax)

Região presternal
Fossa infraclavicular
Trígono clavipeitoral
Região peitoral
Região mamária
Região inframamária
Região axilar
Fossa axilar

REGIÕES DORSAIS

Região vertebral
Região lombar
Região sacral
Região escapular
Região infraescapular
Trígono lombar

REGIÕES DO MEMBRO SUPERIOR

BRAÇO

Região deltóidea
Região anterior do braço
Região posterior do braço

COTOVELO

Região anterior do cotovelo
Região posterior do cotovelo
Fossa cubital
Sulco bicipital lateral (radial)
Sulco bicipital medial (ulnar)

ANTEBRAÇO

Região anterior do antebraço
Região posterior do antebraço
Margem lateral (radial)
Margem medial (ulnar)

CARPO

Região anterior do carpo
Região posterior do carpo

MÃO

Dorso da mão
Palma da mão
Tenar (Eminência tenar)
Hipotenar (Eminência hipotenar)
Metacarpo
Dedos
- Polegar (primeiro dedo – I)
- Índice (segundo dedo – II)
- Dedo médio (terceiro – III)
- Dedo anular (quarto – IV)
- Dedo mínimo (quinto – V)
- Faces digitais ventrais (palmares)
- Faces digitais dorsais

REGIÕES DO MEMBRO INFERIOR

Região glútea
Sulco glúteo

COXA (Região da coxa)

Região anterior da coxa
Trígono femoral
Região posterior da coxa

JOELHO

Região anterior do joelho
Região posterior do joelho
Fossa poplítea

PERNA (Região crural)

Região anterior da perna
Região posterior da perna
Panturrilha (Sura) (Região sural)
Regiões talocrurais anterior e posterior

PÉ

Região calcânea (Calcanhar)
Dorso (Região dorsal) do pé
Planta (Região plantar) do pé
Margem lateral (Fibular) do pé
Tarso
Metatarso
Dedos
Hálux (primeiro dedo – I)
Segundo, terceiro, quarto dedos – II, III, IV)
Dedo mínimo (quinto – V)

OSTEOLOGIA

Sistema esquelético
Parte óssea
Periósteo
Endósteo
Substância cortical
Substância compacta
Substância esponjosa (trabecular)
Parte cartilaginosa
Pericôndrio
Esqueleto axial
Esqueleto apendicular
Osso longo
Osso curto
Osso plano
Osso irregular
Osso pneumático
Epífise

Diáfise
Metáfise
Cartilagem epifisária
Linha epifisária

ESQUELETO AXIAL

COLUNA VERTEBRAL

Canal vertebral
Corpo da vértebra (vertebral)
Arco da vértebra (vertebral)
    Pedículo do arco da vértebra (vertebral)
    Lâmina do arco de vértebra (vertebral)
Forame intervertebral
Incisura vertebral superior
Incisura vertebral inferior
Forame vertebral
Processo espinhoso
Processo transverso
Processo costal
Processo articular superior
Processo articular inferior

VÉRTEBRAS CERVICAIS (CI-CVII)

Gancho (Úncus) do corpo
Forame do processo transverso (Forame vertebroarterial)
Tubérculo anterior (Tubérculo carótico)
Tubérculo posterior
Sulco do nervo espinal

ATLAS (CI)

Massa lateral
    Face articular superior
    Face articular inferior
Arco anterior
    Fóvea do dente
    Tubérculo anterior
Arco posterior
    Sulco da artéria vertebral
    Tubérculo posterior

ÁXIS (CII)

Dente
    Ápice do dente
    Face articular superior
    Face articular inferior
Vértebras proeminentes (CVII)
Vértebras torácicas (TI-TXII)
    Fóvea costal superior
    Fóvea costal inferior
    Fóvea costal do processo transverso
Vértebras lombares (LI-LV)
    Processo acessório
    Processo mamilar
Osso sacro (Sacral) (Vértebras sacrais I-IV)
Base do osso sacro
    Promontório
    Asa sacral
Processo articular superior
Parte lateral
    Face auricular
    Tuberosidade sacral
Face pelviana (pélvica)
    Linhas transversas
    Forames intervertebrais
    Forames sacrais anteriores (pélvicos)
Face dorsal
    Crista sacral mediana
    Forames sacrais posteriores
    Crista sacral intermédia
    Crista sacral lateral
    Corno sacral
    Canal sacral
        Hiato sacral
Ápice do osso sacro

OSSO COCCÍGEO (Cóccix)

(Vértebras coccígeas I-IV)
Corno coccígeo

OSSOS DO TÓRAX

Costelas (I-XII)
Costelas espúrias (falsas) (VIII-XII)
Costelas flutuantes (XI-XII)
Cartilagem costal
Osso costal (Costela)
Cabeça da costela
Face articular da cabeça da costela
Crista da cabeça da costela
Colo da costela
Crista do colo da costela
Corpo da costela
Tubérculo da costela
Face articular do tubérculo da costela
Sulco da costela (Costela cervical)
Primeira costela (I)
Tubérculo do músculo escaleno anterior
Sulco da artéria subclávia
Sulco da veia subclávia
Segunda costela (II)
Tuberosidade do músculo serrátil anterior

ESTERNO

Manúbrio do esterno
Incisura clavicular
Incisura jugular
Ângulo do esterno
Corpo do esterno
Processo xifoide
Incisuras costais (Ossos supraesternais)

CAIXA TORÁCICA

Cavidade torácica
Abertura torácica superior
Abertura torácica inferior
Sulco do pulmão
Arco costal
Espaço intercostal
Ângulo infraesternal

ESQUELETO APENDICULAR

OSSOS DO MEMBRO SUPERIOR

Cíngulo do membro superior (Cíngulo peitoral)

ESCÁPULA

Face costal (anterior)
Fossa subescapular
Face posterior
Espinha da escápula
Fossa supraespinhal
Fossa infraespinhal

ACRÔMIO

Face articular acromial
Ângulo acromial
Margem medial
Margem lateral
Margem superior
Incisura da escápula
Ângulo inferior
Ângulo lateral
Ângulo superior
Cavidade glenoide
Tubérculo supraglenoidal
Tubérculo infraglenoidal
Colo da escápula
Processo coracoide

CLAVÍCULA

Extremidade esternal
Face articular esternal
Impressão do ligamento costoclavicular
Corpo da clavícula
Sulco do músculo subclávio
Extremidade acromial
Face articular acromial
Tubérculo conoide
Linha trapezoide

Parte livre do membro superior

ÚMERO

Cabeça do úmero
Colo anatômico
Colo cirúrgico
Tubérculo maior
Tubérculo menor
Sulco intertubercular
Crista do tubérculo maior
Crista do tubérculo menor
Corpo do úmero
Face anteromedial
Face anterolateral
Face posterior
Sulco do nervo radial
Margem medial
Crista supracondilar medial (Processo supracondilar)
Margem lateral
Crista supracondilar lateral
Tuberosidade deltóidea
Côndilo do úmero
Tróclea do úmero
Fossa do olécrano
Fossa coronoide
Fossa radial
Epicôndilo medial
Sulco do nervo ulnar
Epicôndilo lateral

RÁDIO

Cabeça do rádio
Fóvea articular
Circunferência articular
Colo do rádio
Corpo do rádio
Tuberosidade do rádio
Face anterior
Face posterior
Face lateral
Margem interóssea
Margem anterior
Margem posterior
Processo estiloide
Tubérculo dorsal
Incisura ulnar
Face articular do carpo (carpal)

ULNA

Olécrano
Processo coronoide
Tuberosidade da ulna
Incisura troclear
Incisura radial
Corpo da ulna
Face anterior
Face posterior
Face medial
Margem interóssea
Margem anterior
Margem posterior
Crista do músculo supinador
Cabeça da ulna
Circunferência articular
Processo estiloide

Ossos do carpo (Carpais)

(Osso central)
Osso escafoide
Tubérculo do osso escafoide
Osso semilunar
Osso piramidal
Osso pisiforme
Osso trapézio
Tubérculo do osso trapézio
Osso trapezoide
Osso capitato
Osso uncinado
Gancho do osso uncinado
Sulco do carpo

Ossos do metacarpo (Metacarpais – I-V)

Base metacarpal
Corpo metacarpal
Cabeça metacarpal
Osso metacarpal terceiro (III)
Processo estiloide

Ossos dos dedos (Falanges)

Falange proximal
Falange média
Falange distal

Tuberosidade da falange distal
Base da falange
Corpo da falange
Cabeça (Tróclea) da falange
Ossos sesamoides

OSSOS DO MEMBRO INFERIOR

Cíngulo do membro inferior (Cíngulo pélvico)

OSSO DO QUADRIL (PÉLVICO)

Acetábulo
Limbo (Margem) do acetábulo
Fossa do acetábulo
Incisura do acetábulo
Face semilunar
Forame obturador (obturatório)
Osso ilíaco (ílio)
Corpo do osso ilíaco
Sulco supra-acetabular
Asa do osso ilíaco
Linha arqueada
Crista ilíaca
Lábio externo
Tubérculo ilíaco
Linha intermédia
Lábio interno
Espinha ilíaca anterossuperior
Espinha ilíaca anteroinferior
Espinha ilíaca posterossuperior
Espinha ilíaca posteroinferior
Fossa ilíaca
Face glútea
Linha glútea anterior
Linha glútea posterior
Linha glútea inferior
Face sacropélvica
Face auricular
Tuberosidade ilíaca

OSSO ÍSQUIO

Corpo do osso ísquio
Ramo do osso ísquio
Túber isquiático
Espinha isquiática
Incisura isquiática maior
Incisura isquiática menor

OSSO PÚBIS

Corpo do osso púbis
Tubérculo púbico
Face sinfisial
Crista púbica
Ramo superior do osso púbico
Eminência iliopúbica
Linha pectínea do osso púbis
Crista obturatória
Sulco obturatório
Tubérculo obturatório anterior
(Tubérculo obturatório posterior)
Ramo inferior do osso púbico

PELVE

Cavidade pélvica
Arco do púbis (púbico)
Ângulo subpúbico
Pelve maior
Pelve menor
Linha terminal
Abertura superior da pelve
Abertura inferior da pelve
Eixo da pelve
Diâmetro conjugado
Diâmetro transverso
Diâmetro oblíquo
Inclinação da pelve

Parte livre do membro inferior

FÊMUR (OSSO DA COXA)

Cabeça do fêmur
Fóvea da cabeça do fêmur
Colo do fêmur
Trocanter maior
Fossa trocantéria
Trocanter menor (terceiro trocanter)
Linha intertrocantérica
Crista intertrocantérica
Corpo do fêmur
Linha áspera
Lábio lateral
Lábio medial
Linha pectínea
Tuberosidade glútea
Face poplítea
Linha supracondilar medial
Linha supracondilar lateral
Côndilo medial
Epicôndilo medial
Tubérculo adutor
Côndilo lateral
Epicôndilo lateral
Face patelar
Fossa intercondilar
Linha intercondilar

PATELA

Base da patela
Ápice da patela
Face articular
Face anterior

TÍBIA

Côndilo medial
Côndilo lateral
Face articular fibular
Face articular superior
Área intercondilar anterior
Área intercondilar posterior
Eminência intercondilar
Tubérculo intercondilar medial
Tubérculo intercondilar lateral
Corpo da tíbia

Tuberosidade da tíbia
Face medial
Face posterior
Linha do músculo sóleo
Face lateral
Margem anterior
Margem medial
Margem interóssea
Maléolo medial
Sulco maleolar
Face articular do maléolo
Incisura fibular
Face articular inferior

FÍBULA
Cabeça da fíbula
Face articular da cabeça da fíbula
Ápice da cabeça da fíbula
Colo da fíbula
Corpo da fíbula
Face lateral
Face medial
Face posterior
Crista medial
Margem anterior
Margem interóssea
Margem posterior
Maléolo lateral
Face articular do maléolo
Fossa do maléolo lateral
Sulco maleolar

Ossos do tarso (Tarsais)
Tálus
Cabeça do tálus
Face articular navicular
Colo do tálus
Corpo do tálus
Tróclea do tálus
Face superior
Face maleolar medial
Face maleolar lateral
Processo lateral do tálus
Face articular calcânea posterior
Sulco do tálus
Face articular calcânea média
Face articular calcânea anterior
Processo do tálus
Sulco do tendão do músculo flexor longo do hálux
Tubérculo lateral (Osso trígono)

Calcâneo
Tuberosidade do calcâneo
Processo medial da tuberosidade do calcâneo
Processo lateral da tuberosidade do calcâneo
Sustentáculo do tálus
Sulco do tendão do músculo flexor longo do hálux
Sulco do calcâneo
Seio do tarso
Face articular talar anterior
Face articular talar média
Face articular talar posterior
Sulco do tendão do músculo fibular longo
Tróclea fibular
Face articular do cuboide

Osso navicular
Tuberosidade do osso navicular

Osso cuneiforme medial

Osso cuneiforme intermédio

Osso cuneiforme lateral

Osso cuboide
Sulco do tendão do músculo fibular longo
Tuberosidade do osso cuboide
Processo calcâneo

OSSOS DO METATARSO
(Metatarsais – I-V)
Base metatarsal
Corpo metatarsal
Cabeça metatarsal
Tuberosidade do osso metatarsal (I)
Tuberosidade do osso metatarsal (V)

OSSOS DOS DEDOS (Falanges)
Falange proximal
Falange média
Falange distal
Tuberosidade da falange distal
Base da falange
Corpo da falange
Cabeça da falange
Ossos sesamoides

ARTROLOGIA

ARTICULAÇÕES FIBROSAS
Sindesmose
Ligamento pterigoespinal
Ligamento estilo-hióideo
Ligamentos interespinhais
Ligamentos amarelos
Ligamentos intertransversários
Ligamentos supraespinhais
Ligamento da nuca
Sindesmose (Articulação) radioulnar
Membrana interóssea do antebraço
Corda oblíqua
Sindesmose (Articulação) tibiofibular
Membrana interóssea da perna
Ligamento tibiofibular anterior
Ligamento tibiofibular posterior

ARTICULAÇÕES CARTILAGÍNEAS

Sínfise
Sínfise manubrioesternal
Síntese intervertebral
Discos intervertebrais
Anel fibroso
Núcleo pulposo
Ligamento longitudinal anterior
Ligamento longitudinal posterior
Sínfise púbica
Ligamento púbico superior
Ligamento arqueado do púbis
Disco interpúbico

ARTICULAÇÕES SINOVIAIS

Articulação simples
Articulação composta
Articulação plana
Articulação esferoide (cotiloide)
Articulação elipsoide (condilar)
Gínglimo
Articulação bicondilar
Articulação trocoide
Articulação selar
Cartilagem articular
Cavidade articular
Disco articular
Menisco articular
Lábio articular
Cápsula articular
Membrana fibrosa (Estrato fibroso)
Membrana sinovial (Estrato sinovial)
Prega sinovial
Vilosidades sinoviais
Sinóvia
Ligamentos extracapsulares
Ligamentos capsulares
Ligamentos intracapsulares

ARTICULAÇÕES VERTEBRAIS

Articulações zigoapofisárias

ARTICULAÇÃO LOMBOSSACRAL

Ligamento iliolombar

ARTICULAÇÃO SACROCOCCÍGEA

Ligamento sacrococcígeo
Posterior superficial
Posterior profundo
Ligamento sacrococcígeo anterior
Ligamento sacrococcígeo lateral

ARTICULAÇÕES DO TÓRAX

Articulações costovertebrais
Articulações da cabeça da costela
Ligamento radiado da cabeça da costela
Ligamento intra-articular da cabeça da costela

Articulação costotransversária

Ligamento costotransversário
Ligamento costotransversário superior
Ligamento costotransversário lateral
Ligamento lombocostal
Forame costotransversário

Articulações esternocostais

Ligamento esternocostal intra-articular
Ligamentos esternocostais radiados
Membrana do esterno
Ligamentos costoxifóideos
Membrana intercostal externa
Membrana intercostal interna

Articulações costocondrais

Articulações intercondrais

ARTICULAÇÕES DO CÍNGULO DO MEMBRO SUPERIOR

Ligamento coracoacromial
Ligamento transverso superior da escápula
Ligamento transverso inferior da escápula

Articulação acromioclavicular

Ligamento acromioclavicular
Disco articular
Ligamento coracoclavicular
Ligamento trapezoide
Ligamento conoide

Articulação esternoclavicular

Disco articular
Ligamento esternoclavicular anterior
Ligamento esternoclavicular posterior
Ligamento costoclavicular
Ligamento interclavicular

ARTICULAÇÕES DO MEMBRO SUPERIOR LIVRE

Articulação do ombro

Lábio glenoidal
Ligamentos glenoumerais
Ligamento coracoumeral

Articulação do cotovelo

Articulação umeroulnar
Articulação umerorradial
Articulação radioulnar proximal
Ligamento colateral da ulna
Ligamento colateral do rádio
Ligamento quadrado

Membrana interóssea do antebraço
Corda oblíqua

Articulação radioulnar distal
Disco articular
Recesso sacciforme
Articulação radiocárpica

Articulações do carpo
Articulações intercárpicas
Articulações mediocárpicas
Ligamento radiocárpico dorsal
Ligamento radiocárpico palmar
Ligamento ulnocárpico palmar
Ligamento radiado do carpo
Ligamento colateral ulnar do carpo
Ligamentos intercárpicos dorsais
Ligamentos intercárpicos palmares
Ligamentos intercárpicos interósseos
Articulação do osso pisiforme
Ligamento piso-hamato (pisouncinado)
Ligamento pisometacárpico
Canal do carpo

Articulações carpometacárpicas
Ligamentos carpometacárpicos dorsais
Ligamentos carpometacárpicos palmares
Articulação carpometacárpica do polegar

Articulações intermetacárpicas
Ligamentos metacárpicos dorsais
Ligamentos metacárpicos palmares
Ligamentos metacárpicos interósseos
Espaços interósseos do metacarpo

Articulações metacarpofalângicas
Ligamentos palmares
Ligamento metacárpico transverso profundo

Articulações interfalângicas da mão
Ligamentos colaterais
Ligamentos palmares

ARTICULAÇÕES DO CÍNGULO DO MEMBRO INFERIOR
(ver Sínfise púbica)
Membrana obturatória
Canal obturatório
Ligamento sacrotuberal
Processo falciforme
Ligamento sacroespinhal
Forame isquiático (ciático) maior
Forame isquiático (ciático) menor

Articulação sacroilíaca
Ligamentos sacroilíacos anteriores (ventrais)
Ligamentos sacroilíacos interósseos
Ligamentos sacroilíacos posteriores (dorsais)

ARTICULAÇÕES DO MEMBRO INFERIOR LIVRE

Articulação do quadril
Zona orbicular
Ligamento iliofemoral
Ligamento isquiofemoral
Ligamento pubofemoral
Lábio do acetábulo
Ligamento transverso do acetábulo
Ligamento da cabeça do fêmur

Articulação do joelho
Menisco lateral
Ligamento meniscofemoral anterior
Ligamento meniscofemoral posterior
Menisco medial
Ligamento transverso do joelho
Ligamento cruzado do joelho
Ligamento cruzado anterior
Ligamento cruzado posterior
Prega sinovial infrapatelar
Pregas alares
Ligamento colateral fibular
Ligamento colateral tibial
Ligamento poplíteo oblíquo
Ligamento poplíteo arqueado
Ligamento da patela
Retináculo medial da patela
Retináculo lateral da patela
Corpo adiposo infrapatelar

Articulação tibiofibular
Ligamento anterior da cabeça da fíbula
Ligamento posterior da cabeça da fíbula
Membrana interóssea da perna (ver Sindesmose tibiofibular)

Articulação talocrural
Ligamento medial (deltoide)
Porção tibionavicular
Porção tibiocalcânea
Porção tibiotalar anterior
Porção tibiotalar posterior

Ligamento talofibular anterior
Ligamento talofibular posterior
Ligamento calcâneo fibular

Articulações do pé

Articulação transversa do tarso

Articulação talocalcaneonavicular
Articulação subtalar
Ligamento talocalcâneo lateral
Ligamento talocalcâneo medial

Articulação calcaneocubóidea

Articulação cuneonavicular
Ligamentos interósseos do tarso
Ligamento talocalcâneo interósseo
Ligamento cuneocubóideo interósseo
Ligamentos intercuneiformes interósseos
Ligamentos dorsais do tarso
Ligamento talonavicular
Ligamentos intercuneiformes dorsais
Ligamento cuboidenavicular dorsal
Ligamento bifurcado
Ligamento calcaneonavicular
Ligamentos calcaneocubóideos
Ligamentos calcaneonaviculares dorsais
Ligamentos plantares do tarso
Ligamento plantar longo
Ligamento calcaneocubóideo plantar
Ligamento calcaneonavicular plantar
Ligamentos cuneonaviculares plantares
Ligamento cuboideonavicular plantar

Articulações intercuneiformes
Ligamentos intercuneiformes plantares
Articulação cuneocubóidea
Ligamento cuneocubóideo plantar

Articulações tarsometatársicas
Ligamentos tarsometatársicos dorsais
Ligamentos tarsometatársicos plantares
Ligamentos cuneometatársicos interósseos

Articulações intermetatársicas
Ligamentos metatársicos interósseos
Ligamentos metatársicos dorsais
Ligamentos metatársicos planares
Espaços interósseos do metatarso

Articulações metatarsofalângicas
Ligamentos colaterais
Ligamentos plantares
Ligamento transverso profundo do metatarso

Articulações interfalângicas do pé
Ligamentos colaterais
Ligamentos plantares

MIOLOGIA

Músculo
Cabeça
Ventre
Músculo fusiforme
Músculo quadrado
Músculo triangular
Músculo unipenado (semipenado)
Músculo bipenado (penado)
Músculo multipenado
Músculo esfíncter
Músculo orbicular
Músculo cruzado
Músculo cutâneo
Tendão
Bainha do tendão
Estrato fibroso
Estrato sinovial
Bainha sinovial do tendão
Mesotendão
Peritendão
Aponeurose
Epimísio
Endomísio
Fáscia
  Superficial
  Profunda
Intersecção tendínea
Arco tendíneo
Tróclea muscular
Bolsa sinovial

MÚSCULOS DO PESCOÇO

Platisma
Músculo longo do pescoço
Músculo longo da cabeça
Músculo escaleno anterior
Músculo escaleno médio
Músculo escaleno posterior (Músculo escaleno mínimo)
Músculo esterno-cleidomastoideo

FÁSCIA CERVICAL
Lâmina superficial
Lâmina pré-traqueal
Lâmina pré-vertebral
Bainha carótica

MÚSCULOS DA LARINGE

MÚSCULOS DO DORSO
Fáscia nucal
Músculo trapézio
(Músculo transverso da nuca)
Músculo grande dorsal
Músculo romboide maior
Músculo romboide menor
Músculo levantador da escápula
Músculo serrátil posterior inferior
Músculo serrátil posterior superior
Músculo esplênio da cabeça
Músculo esplênio do pescoço

MÚSCULO ERETOR DA ESPINHA
Fáscia toracolombar
Músculo iliocostal
Músculo iliocostal lombar
Músculo iliocostal torácico
Músculo iliocostal cervical
Músculo dorsal longo
Músculo longo do tórax
Músculo longo do pescoço
Músculo longo da cabeça
Músculo espinhal
Músculo espinhal do tórax
Músculo espinhal do pescoço
Músculo espinhal da cabeça

MÚSCULO TRANSVERSO ESPINHAL
Músculo semiespinhal
Músculo semiespinhal do tórax
Músculo semiespinhal do pescoço
Músculo semiespinhal da cabeça
Músculos multifídios
Músculos rotadores
Músculos rotadores cervicais
Músculos rotadores torácicos
Músculos rotadores lombares

MÚSCULOS INTERESPINHAIS
Músculos interespinhais cervicais
Músculos interespinhais torácicos
Músculos interespinhais lombares

MÚSCULOS INTER-TRANSVERSÁRIOS
Músculos intertransversários laterais lombares
Músculos intertransversários mediais lombares
Músculos intertransversários torácicos
Músculos intertransversários cervicais posteriores
  Parte medial
  Parte lateral
Músculos intertransversários cervicais anteriores

MÚSCULOS DO TÓRAX (Músculo esternal)
Músculo peitoral maior
  Parte clavicular
  Parte esternocostal
  Parte abdominal
Músculo peitoral menor
Músculo subclávio
Fáscia peitoral
Fáscia clavipeitoral
Músculo serrátil anterior
Músculos levantadores das costelas
Músculos levantadores longos das costelas
Músculos intercostais externos
Membrana intercostal externa
Músculos intercostais internos
Membrana intercostal interna
Músculos intercostais íntimos
Músculos subcostais
Músculo transverso do tórax
Fáscia torácica
Fáscia endotorácica

MÚSCULO DO MEMBRO SUPERIOR
Músculo deltoide
Músculo supraespinhal
Músculo infraespinhal
Músculo redondo menor
Músculo redondo maior
Músculo subescapular
Músculo bíceps do braço
  Cabeça longa
  Cabeça curta
  Bainha sinovial intertubercular
  Aponeurose do músculo bíceps do braço
  (Aponeurose bicipital)
Músculo coracobraquial
Músculo braquial
Músculo tríceps do braço
  Cabeça longa
  Cabeça lateral
  Cabeça medial
Músculo ancôneo
Músculo articular do cotovelo
Músculo pronador redondo
  Cabeça umeral
  Cabeça ulnar
Músculo flexor radial do carpo
Músculo palmar longo
Músculo flexor ulnar do carpo
  Cabeça umeral
  Cabeça ulnar

Músculo flexor superficial dos dedos
Cabeça umeroulnar
Cabeça radial
Músculo flexor profundo dos dedos
Músculo flexor do polegar
Músculo pronador quadrado
Músculo braquiorradial
Músculo extensor radial longo do carpo
Músculo extensor radial curto do carpo
Músculo extensor dos dedos
Conexão intertendínea
Músculo extensor do dedo mínimo
Músculo extensor ulnar do carpo
Cabeça umeral
Cabeça ulnar
Músculo supinador
Músculo abdutor longo do polegar
Músculo extensor curto do polegar
Músculo extensor longo do polegar
Músculo extensor do indicador
Músculo palmar curto
Músculo abdutor curto do polegar
Músculo flexor curto do polegar
Cabeça superficial
Cabeça profunda
Músculo oponente do polegar
Músculo abdutor do polegar
Cabeça oblíqua
Cabeça transversa
Músculo abdutor do dedo mínimo
Músculo flexor curto do dedo mínimo
Músculo oponente do dedo mínimo
Músculos lumbricais
Músculos interósseos dorsais
Músculos interósseos palmares
Fáscia axilar
Fáscia deltoidea
Fáscia do braço
Septo intermuscular medial do braço
Septo intermuscular lateral do braço
Fáscia do antebraço
Fáscia dorsal da mão
Retináculo dos extensores
Ligamento metacárpico transverso superficial
Aponeurose palmar
Fascículos transversos
Retináculo dos flexores
Canal do carpo
Quiasma tendíneo

MÚSCULOS DO MEMBRO INFERIOR

Músculo iliopsoas
Músculo ilíaco
Músculo psoas maior
(Músculo psoas menor)
Músculo glúteo máximo
Músculo glúteo médio
Músculo glúteo mínimo
Músculo tensor da *fáscia lata*
Músculo piriforme
Músculo obturador interno
Músculo gêmeo superior
Músculo gêmeo inferior
Músculo quadrado da coxa
Músculo sartório
Músculo quadríceps da coxa
Músculo reto da coxa
Cabeça reta
Cabeça reflexa
Músculo vasto lateral
Músculo vasto intermédio
Músculo vasto medial
Músculo articular do joelho
Músculo pectíneo
Músculo abdutor longo
Músculo abdutor curto
Músculo abdutor magno
Músculo grácil
Músculo obturador externo
Músculo bíceps da coxa
Cabeça longa
Cabeça curta
Músculo semitendíneo
Músculo semimembranáceo
Músculo tibial anterior
Músculo extensor longo dos dedos
Músculo fibular terceiro
Músculo extensor longo do hálux
Músculo fibular longo
Músculo fibular curto
Músculo tríceps da perna
Músculo gastrocnêmio
Cabeça lateral
Cabeça medial
Músculo sóleo
Arco tendíneo do músculo sóleo
Tendão calcâneo (de Aquiles)
Músculo plantar
Músculo poplíteo
Músculo tibial posterior
Músculo flexor longo dos dedos
Músculo flexor longo do hálux
Músculo extensor curto do hálux
Músculo extensor curto dos dedos
Músculo abdutor do hálux
Cabeça medial
Cabeça lateral
Músculo flexor curto do hálux
Músculo abdutor do hálux
Cabeça oblíqua
Cabeça transversa

Músculo flexor curto do dedo mínimo
Músculo flexor curto dos dedos
Músculo quadrado plantar
(Músculo flexor acessório)
Músculos lumbricais
Músculos interósseos dorsais
Músculos interósseos plantares
Fáscia lata
Trato iliotibial
Septo intermuscular lateral da coxa
Septo intermuscular medial da coxa
Canal abdutor
Hiato tendíneo (abdutor)
Fáscia ilíaca
Lacuna dos músculos
Arco iliopectíneo
Lacuna dos vasos
Trígono femoral
Canal femoral
Anel femoral
Septo femoral
Hiato safeno
Margem falciforme
Corno superior
Corno inferior
Fáscia crivosa
Fáscia da perna
Septo intermuscular anterior da perna
Septo intermuscular posterior da perna
Retináculo superior dos músculos extensores
Retináculo superior dos músculos fibulares
Retináculo inferior dos músculos fibulares
Fáscia dorsal do pé
Aponeurose plantar
Fascículos transversos
Ligamento metatársico transverso superficial

BOLSAS E BAINHAS SINOVIAIS

Bolsa subcutânea
Bolsa submuscular
Bolsa subfacial
Bolsa subtendínea
Bolsa do músculo tensor do véu palatino
Bolsa subcutânea da proeminência da laringe
Bolsa infra-hióidea
Bolsa retro-hióidea
Bolsa subtendínea do músculo trapézio
(Bolsa subcutânea acromial)
Bolsa subacromial
Bolsa subdeltóidea
(Bolsa do músculo coracobraquial)
Bolsa subtendínea do músculo infraespinhal
Bolsa subtendínea do músculo subescapular
Bolsa subtendínea do músculo redondo maior
Bolsa subtendínea do músculo grande dorsal
Bolsa subcutânea do olécrano
(Bolsa infratendínea do olécrano)
Bolsa subtendínea do músculo tríceps do braço
Bolsa bicipitorradial (Bolsa interóssea do cotovelo)
Bainhas fibrosas dos dedos da mão
Parte anular das bainhas fibrosas
Parte cruciforme das bainhas fibrosas
Bainhas sinoviais dos dedos da mão
Vínculos dos tendões
Vínculo longo
Vínculo curto
Bainha dos tendões dos músculos abdutor longo e extensor curto do polegar
Bainha dos tendões dos músculos extensores radiais do carpo
Bainha do tendão do músculo extensor longo do polegar
Bainha dos tendões dos músculos extensor dos dedos e extensor do indicador
Bainha do tendão do músculo extensor do dedo mínimo
Bainha do tendão do músculo extensor ulnar do carpo
Bolsa do músculo extensor radial curto do carpo
Bainha tendínea do tendão do músculo flexor radial do carpo
Bainha comum dos músculos flexores
Bainha do tendão do músculo flexor longo do polegar
Bainha dos tendões dos dedos da mão
Bolsa subcutânea trocantérica
Bolsa trocantérica do músculo glúteo máximo
Bolsas trocantéricas do músculo glúteo médio
Bolsa trocantérica do músculo glúteo mínimo
Bolsa do músculo piriforme
Bolsa isquiática do músculo obturador interno
Bolsa subtendínea do músculo obturador interno
Bolsas intermusculares dos músculos glúteos
Bolsa isquiática do músculo glúteo máximo (Bolsa iliopectínea)
Bolsa superior do músculo bíceps da coxa

Bolsa subcutânea pré-patelar (Bolsa subfascial pré--patelar) (Bolsa subtendínea pré-patelar)
Bolsa suprapatelar
Bolsa subcutânea infrapatelar
Bolsa infrapatelar profunda
Bolsa subcutânea da tuberosidade da tíbia
Bolsas subtendíneas do músculo sartório
Bolsa anserina
Bolsa subtendínea inferior do músculo bíceps da coxa
Recesso subpoplíteo
Bolsa subtendínea lateral do músculo gastrocnêmio
Bolsa subtendínea medial do músculo gastrocnêmio
Bolsa do músculo semimembranáceo
Bolsa subcutânea do maléolo lateral
Bolsa subcutânea do maléolo medial
Bainha do tendão do músculo tibial anterior
Bainha do tendão do músculo extensor longo do hálux
Bainha do tendão do músculo extensor longo dos dedos do pé
Bainha do tendão do músculo flexor longo dos dedos do pé
Bainha sinovial do tendão do músculo tibial posterior
Bainha do tendão do músculo flexor longo do hálux
Bainha comum dos músculos fibulares
Bolsa subtendínea do músculo tibial anterior
Bolsa calcânea subcutânea
Bolsa do tendão calcâneo
Bainha plantar do tendão do músculo fibular longo
Bainhas dos tendões dos dedos do pé
Vínculos dos tendões
Bainhas fibrosas dos dedos do pé
Parte anular das bainhas fibrosas
Parte cruciforme das bainhas fibrosas

ANGIOLOGIA

Anastomose arteriolovenular (arteriovenosa)
Artéria
Artéria nutrícia (nutriente)
Arteríola
Círculo arterioso
Círculo vasculoso
Cisterna
Sangue
Linfa
Nervos do vaso
Nodo linfático (linfonodo)
Nódulo (folículo) linfático
Plexo linfático
Plexo vasculoso
Rede arteriosa
Rede admirável
Rede vasculosa articular
Rede venosa
Seio venoso
Túnica intima
Túnica média
Valva
Válvula linfática
Válvula venosa
Vaso anastomótico
Vaso capilar
Vaso colateral
Vaso linfático
Vaso sinusoide
Vaso do vaso (*Vasa vasorum*)
Veia
Veia acompanhante
Veia cutânea
Veia emissária
Veia profunda
Veia superficial
Vênula

Artéria vertebral

Parte pré-vertebral
Parte transversária (cervical)
Ramos espinhais (radiculares)
Ramos musculares
Parte atlântica
Parte intracraniana
Ramos meníngeos
Artéria espinhal anterior
Artéria inferior posterior do cerebelo
Ramos coroideos do quarto ventrículo
Ramo da tonsila do cerebelo
Ramos medulares mediais e laterais (Ramos para a medula oblonga)

Artéria basilar

Artéria inferior anterior do cerebelo
Artéria espinal posterior
Artéria do labirinto (Ramo do meato acústico interno)
Artérias da ponte
Artérias mesencefálicas
Artéria do cerebelo

ARTÉRIA SUBCLÁVIA

Artéria axilar

Ramos subescapulares
Artéria torácica superior
Artéria toracoacromial
Ramo acromial
Ramo clavicular
Ramo deltóideo
Ramos peitorais
Artéria torácica lateral

Ramos mamários laterais
Artéria subescapular
Artéria toracodorsal
Artéria circunflexa da escápula
Artéria circunflexa anterior do úmero
Artéria circunflexa posterior do úmero

Artéria braquial
Artéria braquial superficial
Artéria do braço
Artérias nutrícias do úmero
Ramo deltóideo
Artéria colateral média
Artéria colateral radial
Artéria colateral ulnar superior
Artéria ulnar inferior

Artéria radial
Artéria recorrente radial
Ramo carpal palmar
Ramo palmar superficial
Ramo carpal dorsal
Rede carpal dorsal
Artérias metacarpais dorsais
Artérias digitais dorsais
Artéria principal do polegar
Artéria radial do indicador
Arco palmar profundo
Artérias metacarpais palmares
Ramos perfurantes

Artéria ulnar
Artéria recorrente ulnar
Ramo anterior
Ramo posterior
Rede articular do cotovelo
Artéria interóssea comum
Artéria interóssea anterior
Artéria acompanhante do nervo mediano
Artéria interóssea posterior
Artéria recorrente interóssea
Ramo carpal dorsal
Ramo carpal palmar
Ramo palmar profundo
Arco palmar superficial
Artérias digitais palmares comuns
Artérias digitais palmares próprias

Artéria ilíaca comum

Artéria ilíaca interna

Artéria iliolombar
Ramo lombar
Ramo espinal
Ramo ilíaco

Artérias sacrais laterais
Ramos espinais

Artéria obturatória
Ramo púbico
Ramo acetabular
Ramo superior
Ramo posterior

Artéria glútea superior
Ramo superficial
Ramo profundo
Ramo superior
Ramo inferior

Artéria glútea inferior
Artéria acompanhante do nervo isquiático

Artéria femoral
Artéria epigástrica superficial
Artéria circunflexa ilíaca

Artéria profunda da coxa

Artéria circunflexa medial da coxa
Ramo profundo
Ramo ascendente
Ramo transverso
Ramo acetabular

Artéria circunflexa lateral da coxa
Ramo ascendente
Ramo descendente
Ramo transverso
Artérias perfurantes
Artérias nutrícias do fêmur

Artéria poplítea
Artéria superior lateral do joelho
Artéria superior medial do joelho
Artéria média do joelho
Artérias surais
Artéria inferior lateral do joelho
Artéria inferior medial do joelho
Rede articular do joelho
Rede da patela

Artéria tibial anterior
Artéria recorrente tibial anterior
(Artéria recorrente tibial posterior)
Artéria maleolar anterior lateral
Artéria maleolar anterior medial
Rede maleolar lateral

Artéria dorsal do pé
Artéria tarsal lateral
Artérias tarsais mediais (Artéria arqueada)
Artérias digitais dorsais

Artéria plantar profunda

Artéria tibial posterior
Ramo circunflexo fibular
Ramos maleolares mediais
Ramos calcâneos
Artéria nutrícia da tíbia

Artéria plantar medial
Ramo profundo
Ramo superficial
Artéria plantar lateral
Arco plantar profundo
Artérias metatarsais plantares
Ramos perfurantes
Artérias digitais plantares comuns
Artérias digitais plantares próprias
(Arco plantar superficial)

Artéria fibular
Ramo perfurante
Ramo comunicante
Ramos maleolares laterais
Ramos calcâneos
Rede do calcâneo
Artéria nutrícia da fíbula

Veia axilar
Veia torácica lateral
Veias toracoepigástricas
Plexo venoso areolar

Veias superficiais do membro superior
Veia cefálica
Veia toracoacromial
(Veia cefálica acessória)
Veia basílica
Veia intermédia do cotovelo
Veia intermédia do antebraço
Veia intermédia cefálica
Veia intermédia basílica
Rede venosa dorsal da mão
Veias intercapitulares
Arco venoso palmar superficial
Veias digitais palmares
Veias metacarpais dorsais

Veias profundas do membro superior
Veias braquiais
Veias ulnares
Veias radiais
Arco venoso palmar profundo
Veias metacarpais palmares

Veias da coluna vertebral
Plexo venoso vertebral externo anterior
Plexo venoso vertebral externo posterior
Plexo venoso vertebral interno anterior
Veias basivertebrais
Veias espinais anteriores/posteriores
Plexo venoso vertebral interno posterior

Veias superficiais do membro inferior

Veia safena magna
Veias pudendas externas
Veia circunflexa superficial do ílio
Veia epigástrica superficial
Veia safena acessória
Veias dorsais superficiais do pênis
Veias dorsais superficiais do clitóris
Veias escrotais anteriores
Veias labiais anteriores
Veia safena parva
Rede venosa dorsal do pé
Arco venoso dorsal do pé
Veias metatarsais dorsais do pé
Veias digitais dorsais do pé
Rede venosa plantar
Arco venoso plantar
Veias metatarsais plantares
Veias digitais plantares
Veias intercapitulares
Veia marginal lateral
Veia marginal medial

Veias profundas do membro inferior
Veia femoral
Veia femoral da coxa
Veias circunflexas mediais da coxa
Veias circunflexas lateral da coxa
Veias perfurantes
Veia poplítea
Veias geniculares
Veias tibiais anteriores
Veias tibiais posteriores
Veias fibulares

MENINGES

Dura-máter espinal
Foice do cérebro
Tentório (tenda) do cerebelo
Incisura do tentório
Foice do cerebelo
Diafragma da sela
Cavo (espaço) do gânglio trigeminal
Espaço subdural

Aracnoide do encéfalo
Cavidade (Espaço) subaracnoide
Líquido cerebrospinal

Cisternas subaracnoides
Cisterna cerebelomedular (magna)

Cisterna da fossa lateral do cérebro
Cisterna do quiasma
Cisterna interpeduncular
Granulações aracnoides

Pia-máter do encéfalo
Tela coroide do quarto ventrículo
Plexo coroide do quarto ventrículo
Tela coroide do terceiro ventrículo
Plexo coroide do terceiro ventrículo
Plexo coroide do ventrículo lateral
Glomo coroide

Dura-máter espinal
Filamento terminal externo (durai)
Cavidade (Espaço) epidural

Aracnoide espinal
Cavidade (Espaço) subaracnoide
Líquido cerebrospinal

Pia-máter espinal
Ligamento denticulado (dentado)
Septo cervical intermédio
Filamento terminal interno (piai)

PARTE CENTRAL

(Sistema nervoso central)
Substância cinzenta (Núcleos e colunas)
Substância branca (Tratos e fascículos)
Formação reticular
Substância reticular
Substância gelatinosa
Epêndima

MEDULA ESPINAL
Intumescência cervical
Intumescência lombossacral
Cone medular
Filamento terminal (espinal)
Ventrículo terminal
Fissura mediana ventral (anterior)
Sulco mediano dorsal (posterior)
Septo mediano dorsal (posterior)
Sulco ventrolateral (antero-lateral)
Sulco dorsolateral (postero-lateral)
Sulco intermédio dorsal (posterior)
Funículos da medula espinal
Funículo ventral (anterior)
Funículo lateral
Funículo dorsal (posterior)
Segmentos da medula espinal
Cervicais (1-8) = Parte cervical
Torácicos (1-12) = Parte torácica
Lombares (1-15) = Parte lombar
Sacrais (1-5) = Parte sacral
Coccígeos (1-3) = Parte coccígea

Secções (cortes) da medula espinal
Canal central
Substância cinzenta
Substância branca
Substância gelatinosa central

Colunas cinzentas
Coluna ventral (anterior)
Corno ventral (anterior)
Núcleo ventrolateral
Núcleo ventromedial
Núcleo dorsolateral
Núcleo retrodorsolateral
Núcleo dorsomedial
Núcleo central
Núcleo do nervo acessório
Núcleo do nervo frênico
Coluna dorsal (posterior)
Corno dorsal (posterior)
Ápice do corno dorsal (posterior)
Cabeça do corno dorsal (posterior)
Colo do corno dorsal (posterior)
Base do corno dorsal (posterior)
Substância gelatinosa
Substância gelatinosa secundária
Coluna lateral

Corno lateral
Substância (cinzenta) intermédia central
Coluna torácica (Núcleo torácico)
Substância (cinzenta) intermédia lateral
Coluna intermédia lateral (autônoma)
(Núcleos parassimpáticos sacrais)
Formação reticular

Formação branca
Comissura branca

Funículo ventral (anterior)
Fascículos próprios ventrais (anteriores)
Fascículo sulcomarginal
Trato corticospinal ventral (piramidal)
Trato vestibulospinal

Trato reticulospinal
Trato espinotalâmico ventral (anterior)
Funículo lateral
Fascículos próprios laterais
Trato corticospinal lateral (piramidal)
Trato robrospinal
Trato bulborreticulospinal
Trato pontorreticulospinal
Trato tectospinal
Trato olivospinal
Trato espinotectal
Trato espinotalâmico lateral
Trato espinocerebelar ventral
Trato espinocerebelar dorsal
Trato dorsolateral
Trato espinolivar
Trato espinorreticular

Funículo dorsal
Fascículos próprios dorsais
Fascículo septomarginal
Fascículo interfascicular (semilunar)
Fascículo grácil
Fascículo cuneiforme

PARTE PERIFÉRICA

(Sistema nervoso periférico)

Nervo
Endoneuro
Perineuro
Epineuro
Fibra nervosa aferente
Fibra nervosa eferente
Fibra nervosa somática
Fibra nervosa visceral

Gânglio
Cápsula do gânglio
Estroma do gânglio
Gânglios craniospinais (encefalospinais) (sensitivos)
Gânglios sensitivos
Gânglios autônomos (viscerais)
Fibra nervosa pré-ganglionar
Fibra nervosa pós-ganglionar
Gânglio simpático
Ramo comunicante branco
Ramo comunicante cinzento
Gânglio parassimpático
Nervos espinais
Plexos cranianos (encefálicos)
Núcleos dos nervos cranianos
Núcleos de origem
Núcleos de terminação

Nervo misto
Nervos e ramos cutâneos
Nervos e ramos articulares
Nervos e ramos musculares
Nervo motor
Nervo sensitivo
Ramo comunicante
Nervo e ramo autônomos (viscerais)
Plexos viscerais e vasculares
Plexos periarteriais
Nervos dos vasos
Vasos dos nervos

NERVOS ESPINAIS

Filamentos radiculares
Raiz ventral (motora)
Raiz dorsal (sensitiva)
Gânglio espinal (sensitivo)
Tronco do nervo espinal
Ramo ventral
Ramo dorsal
Ramos comunicantes
Ramo meníngeo
Cauda equina

Plexo braquial
Troncos do plexo
Tronco superior
Tronco médio
Tronco inferior
Divisões ventrais
Divisões dorsais

Parte supraclavicular
Nervo dorsal da escápula
Nervo torácico longo
Nervo subclávio
Nervo suprascapular

Parte infraclavicular
Fascículo lateral
Fascículo medial
Fascículo posterior
Nervo peitoral medial
Nervo peitoral lateral
Nervo musculocutâneo
  Ramos musculares
Nervo cutâneo lateral do antebraço
Nervo cutâneo medial do braço
Nervo cutâneo medial do antebraço
  Ramo anterior
  Ramo posterior
Nervo mediano
  Raiz medial
  Raiz lateral
Nervo interósseo anterior (do antebraço)
  Ramos musculares
  Ramo palmar do nervo mediano
Ramo comunicante (com o nervo ulnar)
Nervos digitais palmares comuns
Nervos digitais palmares próprios
Nervo ulnar
  Ramos musculares

Ramo dorsal do nervo ulnar
Nervos digitais dorsais
Ramo palmar do nervo ulnar
Ramo superficial
Nervos digitais palmares comuns
Nervos digitais palmares próprios
Ramo profundo
Nervo radial
Nervo cutâneo posterior
Nervo cutâneo lateral inferior do braço
Nervo cutâneo posterior do antebraço
Ramos musculares
Ramo profundo
Nervo interósseo posterior (do antebraço)
Ramo superficial
Ramo comunicante ulnar
Nervos digitais dorsais
Nervos subscapulares
Nervo toracodorsal
Nervo axilar
Ramos musculares
Nervo cutâneo lateral superior do braço

NERVOS TORÁCICOS
Ramos dorsais
Ramo cutâneo lateral
Ramo cutâneo medial

Ramos ventrais
(Nervos intercostais)
Ramo cutâneo lateral (peitoral/abdominal)
Ramos mamários laterais
Nervos intercostobraquiais
Ramo cutâneo anterior (peitoral/abdominal)
Ramos mamários mediais
Nervo subcostal

Nervos lombares

Ramos dorsais

Ramo medial
Ramo lateral
Nervos superiores da nádega (nervos clúnios superiores)
Ramos ventrais
Nervos sacrais e nervo coccígeo
Ramos dorsais
Ramo medial
Ramo lateral
Nervos médios da nádega

Ramos ventrais

Plexo lombossacral
Tronco lombossacral

Plexo lombar
Nervo ílio-hipogástrico
Ramo cutâneo anterior
Nervo ilioinguinal
Nervos escrotais anteriores
Nervos labiais anteriores
Nervo genitofemoral
Ramo genital
Ramo femoral
Nervo cutâneo lateral da coxa
Nervo obturatório
Ramo anterior
Ramo cutâneo
Ramo posterior
Ramos musculares
Nervo obturatório acessório
Nervo femoral
Ramos musculares
Ramos cutâneos anteriores

Nervo safeno
Ramo infrapatelar
Ramos cutâneos mediais da perna

Plexo sacral
Nervo obturatório interno
Nervo piriforme
Nervo do músculo quadrado da coxa
Nervo glúteo superior
Nervo glúteo inferior
Nervo cutâneo posterior da coxa
Nervos inferiores da nádega
Ramos perineais
Nervo isquiático (ciático)
Nervo fibular
Nervo fibular comum
Nervo cutâneo lateral da sura
Ramo comunicante fibular
Nervo fibular superficial
Ramos musculares
Nervo cutâneo dorsal medial
Nervo cutâneo dorsal intermédio
Nervos digitais dorsais do pé
Nervo fibular profundo
Ramos musculares
Nervos digitais dorsais (laterais do hálux e medial do segundo dedo)
Nervo tibial
Ramos musculares
Nervo interósseo (da perna)
Nervo cutâneo medial da sura
Nervo sural
Nervo cutâneo dorsal lateral
Ramos laterais do calcâneo
Ramos mediais do calcâneo
Nervo plantar medial
Nervos digitais plantares comuns
Nervos digitais plantares próprios
Nervo plantar lateral
Ramo superficial

Nervos digitais plantares comuns
Nervos digitais plantares próprios
Ramo profundo
Nervo pudendo
Nervos retais inferiores
Nervos perineais
Nervos escrotais/labiais posteriores
Ramos musculares
Nervo dorsal do pênis
Nervo dorsal do clitóris

Nervo coccígeo
Plexo coccígeo
Nervos anococcígeos

Índice Remissivo

Colaboradores na estruturação do índice remissivo:

Daniel Betu • Gustavo Ghellioni • Haiana Cavalheiro • João Artur Bonadiman • Rodrigo Cattani • Vinícius Cachoeira

COLUNA LOMBAR

COLUNA TORÁCICA

COTOVELO

EXAME FÍSICO DO QUADRIL

JOELHO

MÃO

MARCHA

OMBRO

PUNHO

QUADRIL PEDIÁTRICO

TORNOZELO E PÉ

TRAUMATISMO RAQUIMEDULAR